Klinische Pathologie

Springer
Berlin
Heidelberg
New York
Barcelona
Hongkong
London
Mailand
Paris
Singapur
Tokio

Hans Bankl · Hans Christian Bankl

Pathologisch-Morphologische Diagnostik

Angewandte pathologische Anatomie für die Praxis

Mit 75 Abbildungen in 100 Einzeldarstellungen, 40 Abbildungen in Farbe

Springer

Prof. Dr. Hans Bankl
Krankenhaus der Landeshauptstadt St. Pölten
Inst. für Klinische Pathologie
Propst-Führer-Str. 4
A-3100 St. Pölten

Dr. Hans Christian Bankl
Inst. für Klinische Pathologie
der Universität Wien
Allgemeines Krankenhaus
Währinger Gürtel 18–20
A-1090 Wien

ISBN-13:978-3-642-64158-9

Die Deutsche Bibliothek – CIP-Einheitsaufnahme
Bankl, Hans
Pathologisch-morphologische Diagnostik : angewandte pathologische Anatomie für die Praxis / Hans Bankl. – Berlin ; Heidelberg ; New York ; Barcelona ; Budapest ; Hongkong ; London ; Mailand ; Paris ; Singapur ; Tokio : Springer, 1999
ISBN-13:978-3-642-64158-9 e-ISBN-13:978-3-642-59866-1
DOI: 10.1007/978-3-642-59866-1

Softcover reprint of the hardcover 1st edition 1999

Umschlaggestaltung: E. Kirchner, Heidelberg
Herstellung: ProduServ GmbH, Verlagsservice, Berlin
Satz: Fotosatz-Service Köhler GmbH, Würzburg
SPIN: 10576168 81/3135 – 5 4 3 2 1 0
Gedruckt auf säurefreiem Papier

Dem Andenken an

HERMANN CHIARI (1897–1969)
LOTHAR KUCSKO (1912–1976) und
WILHELM DOERR (1914–1996)

in Dankbarkeit gewidmet

Geleitwort

Vor 100 Jahren konnte man bei jeder inneren Leichenschau eine Entdeckung machen. Heute kann man bei jeder Obduktion eine Erkenntnis gewinnen für die Differentialdiagnose im klinischen Bereich und für Zusammenhänge in der Krankheitslehre. Dazu sind geschulter Blick und Erfahrung notwendig.

Zum Blick: Man sieht nur, was man weiß.

Zur Erfahrung: Man kann sie gewinnen durch Vielsehen und durch didaktisch gute Bücher. Der Verfasser läßt uns an seiner Erfahrung teilnehmen. Sein Ziel ist, aus den makroskopischen Befunden tiefreichende Argumente für die Organkrankheit, vor allem für pathogenetische Zusammenhänge aufzuzeigen.

Dieses Buch ist mehr als eine Sektionsanleitung. Es weist die Fülle der Möglichkeiten einer klinischen Obduktion auf, und zwar für den Einzelfall, für den Vergleich der klinischen Symptome mit den morphologischen Befunden sowie für die Jeweiligkeit des Todeseintrittes.

Das Buch ist knapp geschrieben, ohne Prätention, ungemein logisch und gründlich – die Begeisterung für sein Fach kann der Autor nicht verbergen. Er soll es auch nicht: Hat er doch die zeitgemäße Form der alten Sektions- und Pathologietradition zu vertreten, die einst im Sektionsraum des kleinen Leichenschauhauses im alten Allgemeinen Krankenhaus von Wien durch Carl v. Rokitansky begründet wurde.

Im Vordergrund stehen diagnostische makroskopische Möglichkeiten bei der Sektion, d.h. zunächst ohne Folgeuntersuchungen histologischer, histochemischer, bakteriologischer und immunzytochemischer Art. Diese werden nicht vernachlässigt, aber mit Verstand und Verständnis des einzelnen Falles empfohlen.

Die Obduktion der menschlichen Leiche - die innere Leichenschau - hat durch ihre naturwissenschaftliche Ausrichtung in der Mitte des 19. Jahrhunders eine Revolution der Krankheitslehre und der Medizin schlechthin bewirkt. Die beflügelt fortschreitende Medizin unterschätzt in der letzten Zeit vielfach die Bedeutung der Obduktion. Dazu die Frage: Ist denn eine Obduktion im Zeitalter der „neuen Morphologie" von Röntgen, Ultraschall, Computertomographie, Magnetresonanz etc. noch notwendig?

Wenn auch „neue Krankheiten" nur noch selten durch eine Obduktion gefunden werden, so hat die Sektion doch eine hochaktuelle Bedeutung erhalten: die Qualitätssicherung des medizinischen Handelns. Dies war zwar schon immer Aufgabe der klinischen Autopsie - die neuen Therapieformen einerseits sowie die Vielfalt der ärztlichen Aufgaben andererseits - und auch das gesteigerte Anspruchsdenken unserer Bevölkerung - haben sie jedoch in den Mittelpunkt gerückt. Wie kann sich die klinische Medizin weiterentwickeln ohne eine dauernde und dauerhafte Selbstüberprüfung?

Die Qualitätssicherung ist ungemein wichtig, beispielsweise bei einer neuen Therapie, für die Beurteilung einer neu aufgetretenen Epidemie oder auch für die Gesundheitspolitik. Wenn etwa im Rahmen einer klinischen Tumortherapiestudie ein Kranker verstirbt - wie wichtig ist dann die Erforschung des Todesmechanismus!

In einer Zeit, in der das Mißtrauen gegen die hochentwickelte geschulte Medizin wächst, weil der kompliziert und unpersönlich gewordene medizinische Apparat nicht ohne weiteres Vertrauen erweckt, ist die Obduktion mit dauerhaften Dokumenten nötig, um Mißtrauen und Vorwürfte abzubauen oder auch um Fehlleistungen zu beweisen. In solchen Fällen dient die Obduktion der Fehlersuche diagnostischer oder therapeutischer Art.

Der Staatsanwalt kann ohne Einschränkung bei Verdacht auf die Einwirkung anderer bei einem Todesereignis eine Obduktion anordnen. Ist es nicht paradox, daß das Bedürfnis der Angehörigen nach Aufklärung eines unerwarteten Todesereignisses bei einem lieben Verstorbenen so gering ist, daß die Einwilligung zur Obduktion in Frage gestellt wird? Dabei kann die Obduktion in aller Genauigkeit und

Ehrlichkeit über Ursache und Jeweiligkeit des Todes Aufschluß geben. Man vergißt, daß die Obduktion nicht nur die allgemeine Krankheitslehre, die Gesundheitsfürsorge und die Vorsorge fördert, sondern daß sie auch die biographische und pathographische Besonderheit dieses Verstorbenen aufzeigt.

Nicht die Krankheit, sondern das besondere Schicksal dieses Verstorbenen mit seinen körperlichen Vorgaben, seinen Vorkrankheiten und seiner aktuellen Krankheit läßt sich aus dem Obduktionsergebnis ablesen. Somit ist die klinische Obduktion „Ganzheitsmedizin" im besten Sinne.

Das vorliegende Buch zeigt die Möglichkeiten der klinischen Obduktion für die Angehörigen des Verstorbenen, für das weitere klinische und ärztliche Handeln, für Vorsorge, für die Volksgesundheit sowie für Erkenntnisse der Vererbung.

Die klinische Obduktion ist die Basis aller medizinischen Erkenntnis, des ärztlichen Vorgehens. Sie bildet einen Schlüssel für manches Geheimnis persönlichen Krankseins.

Dieses Buch würde wohl jeder Obduktionspathologe selbst gerne geschrieben haben. Es fördert das Verständnis für subzelluläre, pathogenetische Mechanismen. Aber ohne die Makroskopie gibt es keine ärztliche Diagnose, keine klinische Hilfe für den Kranken. Zu wünschen wäre, daß durch dieses Buch endlich klar würde, welche Verluste durch die verringerte Obduktionszahl eintreten für Erkenntnis, Epidemiologie, Therapie, Genealogie und Genetik, Naturerkenntnis, Antrhopologie und Selbstverständnis.

Gute Wünsche für das Werk! Es hat eine Mission zu erfüllen.

April 1998 Volker Becker, Erlangen

Inhaltsverzeichnis

Teil IV
Makroskopische Diagnostik der wichtigsten Organerkrankungen

Teil I

Die Stellung der Obduktion in der modernen Medizin

Die Pathologie splittert sich zunehmend in Spezialdisziplinen auf, jede derselben entwickelt ihre eigene Technik und Methode. Es droht der „Verlust der Mitte", wenn wir uns nicht darauf besinnen, wo der Mittelpunkt der Pathologischen Anatomie immer noch liegt. „*Neugierig bewegt*" sollten wir den Seziersaal betreten, von hier aus im Gespräch mit dem Kliniker „*Allgemeinmedizin*" betreiben und täglich das wichtigste diagnostische Instrument des Pathologen, das „*prüfende Auge*" üben, sowie das „*ärztliche Denken*" nicht verlernen. Erst wenn das geschehen ist, dürfen wir uns „*einseitig vertieft*" einem subspeziellen Kleingewerbe zuwenden.

Wilhem Doerr (1914–1996), der letzte Polyhistor unseres Faches, wurde zeitlebens nicht müde, diese Gedanken von Robert Roessle (1876–1956) zu propagieren.

Nichts hilft besser, die Übersicht des Gesamtfaches zu bewahren, als die tägliche Konfrontation mit den Problemen des Seziersaales. Leider drängt unsere akademische Jugend von dort weg, denn der „impact factor" eines Journals für experimentelle Studien ist nun einmal höher als eine noch so subtile morphologische Deskription in einer Basiszeitschrift.

Die Pathologie begann mit Beobachtungen, der junge Pathologe beginnt mit dem Erstauntsein über die Fülle seiner Beobachtungen. Diese Beobachtungen zu ordnen, lernt er im Seziersaal. Wer von dort aus seinen Weg geht und sich immer an den Ausgangspunkt erinnert, der mag getrost seine Laufbahn an den Gipfeln der Wissenschaft ausrichten.

Weiterführende Literatur

Becker V (1986) Die klinische Obduktion. Not und Notwendigkeit. perimed, Erlangen

Brugger CLM, Kühn H (1979) Sektion der menschlichen Leiche. Zur Entwicklung des Obduktionswesens aus medizinischer und rechtlicher Sicht. Medizin und Recht, Bd 7. Enke, Stuttgart

Cameron HM (1983) The Autopsy – Illusion and Reality. Pathol Ann 18/2:333–345

Helpap B (1997) Die klinisch-pathologische Konferenz. Ein Beitrag zur Qualitätssicherung in der Medizin. Springer, Berlin Heidelberg New York Tokyo

Holzner JH (1979) Die modernen Aufgaben der Obduktion in der Kontrolle des öffentlichen Gesundheitswesens. Virchows Arch A Pathol Anat Histol 383:69–76

Laissue JA, Altermatt HJ, Zürcher B, Trumiger B, Gebbers O (1986) Bedeutung der Autopsie. Fortlaufende internistische Wertung von Autopsieergebnissen. Schweiz Med Wochenschr 116:130–134

KAPITEL 1

Sinn und Zweck der diagnostischen Leichenöffnung 1

1.1 Die Aufgaben der klinischen Obduktion

Beim derzeitigen Stand der medizinisch-wissenschaftlichen Methoden ist es praktisch nur durch Obduktionen möglich, alle krankhaften morphologischen Veränderungen im menschlichen Organismus zu erfassen und deren Zusammenhänge aufzuklären.

Leichenöffnungen dienen nicht nur der Feststellung der Todesursache, sondern die stete und ausnahmslose Kontrolle der klinischen Befunde und des Effektes der Therapie stellen gerade für den jungen Arzt ein gar nicht hoch genug zu veranschlagendes didaktisches Moment dar.

Aus zahlreichen vergleichenden Statistiken wurde eine ***Fehlerrate der klinischen Diagnosen zwischen 20 % und 40 % festgestellt***, d.h. bei etwa jedem dritten Verstorbenen wurden Grundleiden oder Todesursache bzw. wesentliche Befunde zu Lebzeiten nicht erfaßt! [Literaturübersicht bei Becker 1986].

Der Kliniker benötigt die Autopsie zur Bestätigung, Aufklärung und Korrektur seiner Diagnose: Nur so erhält er zusätzliche, klinisch nicht festgestellte Befunde, die zum einen häufig die Hauptdiagnose komplettieren, zum anderen auch eine Beurteilung der angewandten diagnostischen Methoden ermöglichen. Obwohl zur Erstellung einer Diagnose in den letzten Jahren wesentlich mehr und aufwendigere diagnostische Verfahren angewandt wurden, hat sich jedoch die diagnostische Treffsicherheit mit Ausnahme der Befunde an Leber und Gallenwegen nicht wesentlich erhöht [Schölmerich et al. 1997].

Das Ergebnis der Obduktion ist das medizinische Gewissen.

Die Anwendung hochwirksamer Medikamente und Behandlungsverfahren hat zu Veränderungen der bisher bekannten Erscheinungsformen der Erkrankungen geführt. Dieser therapeutisch bedingte Gestaltwandel kann den Krankheitsverlauf soweit abändern, daß die ursprünglichen pathomorphologischen Prozesse sehr schwer oder gar nicht mehr erkennbar sind. Die Obduktion deckt nicht nur klassische Krankheitsbilder auf, sondern in zunehmendem Maße durch ärztliche Eingriffe bedingte Veränderungen. Ein völlig neues Spektrum morphologischer Befunde, eine „***Pathologie der Therapie***“, beginnt sich abzuzeichnen. Das bedeutet aber auch, daß die Auswertung der Autopsie nicht durch den Pathologen allein, sondern nur in enger Zusammenarbeit mit dem Kliniker und unter Berücksichtigung biochemischer und klinisch-funktioneller Befunde erfolgen kann. Das klinisch-pathologische Gespräch über den Obduktionsbefund stellt sowohl für die Qualifizierung und Qualitätskontrolle der klinischen Tätigkeit als auch für die Interpretation der Befunde durch den Pathologen die wichtigste Grundlage dar. Dies führt allerdings nicht selten an die Grenzen der morphologischen Betrachtungsweise.

Wie nahe diese Grenze liegt, mag folgends illustrieren: Eine der am schwierigsten zu beantwortenden Fragen des Klinikers im Seziersaal ist: *Woran ist also der Patient letztlich gestorben?*“ Wenn man nun als Pathologe z.B. eine Lungenentzündung vorweisen kann ist der Kliniker meist zufrieden, bedenkt aber oft nicht, warum gerade dieser Patient daran gestorben ist, ein anderer dagegen eine analoge Krankheit überlebte.

Die Dinge liegen eben etwas komplizierter.

Leben ist ein komplexes Zusammenspiel von Funktionen, der Tod tritt bei irreversiblen Störungen dieser Funktionen ein. Dies entbehrt aber auch der grobfaßbaren morphologischen Grundlage, da das Geschehen sich meist auf molekular-chemischer Ebene abspielt. Der Tod ist die Konsequenz einer Funktionsstörung, die Ursache ist im Einzelfall und in Einzelheiten nicht immer autoptisch erklärbar.

Die klinische Obduktion hat in der modernen Medizin folgende Aufgaben zu erfüllen:

- Klärung von Grundkrankheiten, von Todesursache und pathogenetischen Zusammenhängen.
- Feststellung neuer, noch unbekannter Krankheiten.
- Verfolgung des Gestaltwandels bekannter Krankheiten.
- Aufdeckung von iatrogen bedingten Veränderungen bzw. den Folgen der Intensivmedizin.
- Beobachtung über Therapieerfolge bzw. -versagen.
- Qualitätskontrolle ärztlicher Leistungen.
- Aufklärung von Berufskrankheiten, Folgen von Arbeitsunfällen u. dgl.
- Datenerstellung für eine sachgerechte Todesursachenstatistik sowie epidermiologische Erhebungen.
- Gewinnung prognosefähiger Daten für das Gesundheitswesen, den Gesundheitsschutz und die Gesundheitsvorsorge.
- Ausbildung, Weiterbildung und Erziehung der Medizinstudenten und Ärzte als Instrument der Selbstkontrolle und Korrektur.
- Sammlung von Gewebe für therapeutische Zwecke und Transplantationen.

Eine klinische Obduktion ist überdies die weitaus billigste diagnostische Methode; sie bringt für den Pathologen finanziell nichts.

Es sind nicht die Pathologen, die auf das Sezieren angewiesen sind, sondern es sind die behandelnden Ärzte, es ist die Gesundheitsverwaltung des Landes und es ist im letzten Grunde die Öffentlichkeit. Die Tätigkeit eines Pathologen ist nicht die des „Arzt im Schatten", sondern ist der menschlichen Gemeinschaft voll zugewendet.

Das Berufsbild der Sektionsarbeit liegt sehr kontroversiell artikuliert:

- Der Pathologe führt Leichenöffnungen durch. Er ist bei dieser Tätigkeit „Arzt mit besonderem Auftrag", d.h. er vollbringt die letzte ärztliche Untersuchung.
- Statement klinischer Jungärzte in den USA zur Tätigkeit der Pathologen im Seziersaal: „*How can anyone in their right mind do this sort of thing?*" [Frankel 1978].
- Die Erfahrung gereifter Mediziner drückt dagegen ein Artikel im *Lancet* aus: „*Necropsy as a research method in the age of molecular pathology*" [Kliener et al. 1995].

Wenn sich der ***Kontakt zwischen Klinik und Pathologie*** auf die gegenseitige Übermittlung von Biopsiepräparat und histologischem Befund beschränkt, so besteht keine ärztliche, diagnostische und wissenschaftliche Beziehung. Immer noch hat sich bewährt, dem klinischen Partner ins Auge zu sehen, wenn man mit ihm spricht. Die Gelegenheit dazu bietet das Zusammentreffen im Sektionssaal. Dort sollte der Mittelpunkt unserer Institute angesiedelt sein [Sandritter u. Lennert 1974) und wir müssen den klinischen Demonstrationen unsere ganze Anstrengung widmen. Pathologische Anatomie als Selbstzweck ist sinnlos, das ärztliche Gespräch über ein Autopsieergebnis kann hingegen in höchste Ebenen zu wissenschaftlicher Diskussion führen. Daraus folgt: In den Seziersaal gehören die besten und erfahrensten Leute, wenn der Institutschef selbst nicht kommt, so hat er das Fach Pathologie nicht zur Gänze begriffen.

Wer von interessanten und uninteressanten Obduktionen spricht, hat noch keine Sektion richtig gemacht [Albrecht 1909].

Die Autopsie bzw. das klinisch-pathologische Gespräch anläßlich der Obduktion hat die Beantwortung folgender Fragen in den Mittelpunkt zu stellen:

1. ***Was war die zum Tode führende Erkrankung sowie die eigentliche Todesursache?***
2. ***Was konnte die Obduktion aussagen über:***
   - Bestätigung der Hauptdiagnose?
   - *Klärung differentialdiagnostischer Fragen?*
     Beispiel: Akute Oberbauchschmerzen ↓ DD: Gallensteine? Pankreatitis? Zwölffingerdarmgeschwür? Oder überhaupt etwas ganz anderes?
   - *Feststellung eines unerwarteten oder zusätzlichen Befundes?*
     Beispiel: Exazerbierte Tuberkulose bei einer anderen, konsumierenden Grundkrankheit.
   - *Aufdeckung eines gravierenden diagnostischen Irrtums?*
     Beispiel: Die von einem Herzinfarkt herrührenden Schmerzen wurden als spondylogen, d.h. von der Wirbelsäule ausgehend, fehlgedeutet.
3. ***Gibt es Hinweise für klinische Fehler oder Komplikationen, welche den tödlichen Ausgang beeinflußt haben?***
   - *Irrtum bei der Beurteilung des Behandlungserfolges?*
     Beispiel: Schmerztherapie bei einem „Wirbelsäulenleiden" brachte vorübergehend Beschwerdefreiheit; tatsächlich handelte es sich aber um einen malignen Tumor, der auf Spinalnerven drückte.
   - *Komplikationen der Therapie?*
     Beispiel: Massive Blutung aus einem Magengeschwür bei Kortikosteroidtherapie.
   - *Fehlinterpretierter Labortest?*
     Beispiel: Eine Hyperkalzämie wurde nicht als Manifestation eines paraneoplastischen Syndroms interpretiert; das bestehende maligne Neoplasma ist daher nicht diagnostiziert worden.

- *Nicht durchgeführter Labortest?*
  Beispiel: Eine Calcitonin-Bestimmung im Blutserum hätte auf einen nicht erkannten C-Zellen-Tumor der Schilddrüse (z.B. medulläres Schilddrüsenkarzinom) hingewiesen.

4. ***Handelte es sich um einen beeinflußbaren Krankheitsverlauf?***
   Beispiel: Angeborener oder erworbener Immundefekt mit dementsprechend therapieresistenten Infektionskrankheiten.
5. ***Muß der Fall als unaufgeklärt angesehen werden?***
   - Etwa 2% der Obduktionen können weder die Krankheit noch den Sterbensmechanismus befriedigend klären. Ehrliche Pathologen geben das auch zu.
6. ***Konnte eine neue Krankheitskonstellation aufgedeckt werden?***
   - Die Legionärskrankheit, das toxische Schocksyndrom sowie die Erkrankungen durch das Ebola-Virus wurden jüngst erst durch Autopsien geklärt.

1.2 Wer hat Nutzen und Interesse an einer Obduktion?

Volker Becker hat 1986 die Schwerpunkte herausgearbeitet.

Wir sezieren für:

1. die Angehörigen des Verstorbenen,
2. die behandelnden Ärzte,
3. das Krankenhaus selbst,
4. den Unterricht der jungen Ärzte,
5. die Wissenschaft,
6. die Todesursache,
7. die Qualitätskontrolle.

1. Die Angehörigen: Früher oder später tauchen meist folgende Fragen auf:

- Hat man selbst, der Arzt oder das Krankenhaus etwas verabsäumt?
- Gibt es Hinweise für einen Suizid oder Fremdverschulden?
- Liegt eine Erbkrankheit mit Gefahren für die nächste Generation vor?
- Handelte es sich um eine Infektionskrankheit, bei welcher Familienmitglieder angesteckt worden sein könnten?

Von besonderer Bedeutung für die Hinterbliebenen ist der Nachweis einer rentenpflichtigen Berufserkrankung oder eines Unfalles. Die Versicherung fordert unweigerlich einen Obduktionsbefund, sonst wird die Rentenzahlung ein gutachterlicher Streitfall. Im Zeitalter der an Beliebtheit zunehmenden „*Alternativmedizin*“ und des schwindenden Vertrauens in die „*Schulmedizin*“ tritt es immer häufiger ein, die behandelnden Ärzte zu kritisieren, zu beschuldigen, ja anzugreifen.

! ***Ein Obduktionsbefund ist ein entscheidendes Dokument in einer eventuellen Auseinandersetzung zwischen den Hinterbliebenen und den Ärzten; auch für das Eingreifen eines Patientenanwaltes ist ein solcher Befund wichtig.***

2. Die behandelnden Ärzte: *„Ärzte, die viele Leichenöffnungen gemacht oder gesehen haben, haben zumindest zu zweifeln gelernt!"* Dieser Satz des großen Morgagni (1682–1771) hat noch immer Gültigkeit.

Die Häufigkeit klinischer Fehldiagnosen liegt in den letzten Jahrzehnten gleichbleibend zwischen 20% und 40% [Gross 1989]. Ein „Fortschritt" der Medizin hat sich diesbezüglich nicht bemerkbar gemacht.
Bei 80% der Verstorbenen wurde die Grundkrankheit richtig erkannt.
Bei 20% der Verstorbenen wurde die Grundkrankheit nicht erkannt.
Bei 40% der Verstorbenen wurde die Todesursache oder eine zum Tode beitragende Krankheit nicht richtig erkannt.

Es geht selbstverständlich nicht darum, den behandelnden Ärzten bei einem Patienten, der an einem Herzinfarkt verstorben ist und nur zwei Stunden an der Klinik war, deshalb eine Fehldiagnose anzulasten, weil ein noch klinisch stummes Dickdarmkarzinom erst bei der Obduktion aufgedeckt wurde.

Faustregel: Zwei Drittel der klinischen Diagnosen sind absolut richtig, ein Drittel ist ergänzungsbedürftig bzw. nicht zutreffend.

3. Das Krankenhaus: Im Zeitalter einer zunehmend aggressiven Berichterstattung in Fernsehen und Zeitungen ***ist es für ein Krankenhaus fast lebenswichtig, korrekte Krankengeschichten und Obduktionsbefunde vorweisen zu können.*** Letztendlich zwingt uns die zunehmende Zahl der „*Wunderheiler*", deren Patienten dann im Krankenhaus sterben, hier für eine exakte Klärung der Vorkommnisse zu sorgen.

4. Unterricht und Ausbildung: Der ständige Dialog zwischen Kliniker und Pathologen ist die Grundlage einer sinnvollen Ausbildung und Fortbildung. Der Arzt beschäftigt sich mit dem Einzelfall, dem Individuum. Das Individuelle einer Krankheit wie auch des Sterbenden ist nicht dem Lehrbuch zu entnehmen, sondern nur bei der letzten Besprechung des tragischen Einzelschicksales zu erfahren. Dieses Individuelle zu klären, ist Aufgabe des Pathologen. ***Die praktische Tätigkeit im Seziersaal ist angewandte Pathologie.*** Hier lernt man ***Hauptbefunde*** mit abhängigen Befunden, d.h. direkten ***Folgekrankheiten*** oder ***Komplikationen*** zu verbinden. Außerdem wird die ***Differentialdiagnose*** geübt, wenn man sieht, wie in den einzelnen Organen eine Reihe von Veränderungen auftreten können, die einander zwar ähnlich, aber keineswegs gleich sind. ***Makroskopische pathologisch-anatomische Diagnostik reicht weit über den Seziersaal hinaus und in die klinische Medizin hinein:*** Optimal Kenntnisse in morphologischer Pathologie werden etwa von jedem chirurgisch tätigen Arzt verlangt. Nicht vergessen darf man sämtliche Endoskopiker, die ebenfalls die Makropathologie jener Veränderungen, welche sie mit ihren Geräten erreichen können, kennen müssen. Alles das sieht und lernt man im Seziersaal!

5. ***Die Wissenschaft:*** Erst seitdem systematisch seziert wird, ist die Krankheitslehre in die Reihe der exakten Naturwissenschaften gerückt. ***Die Morphologie muß auch künftig die Basis und der Mittelpunkt der Pathologie bleiben.*** Nur dann, wenn das kundige Auge die letzte Kontrollinstanz bleibt, besteht keine Gefahr, eine rein technisch-apparative Disziplin zu werden.

6. ***Die Todesursachenstatistik:*** Zahlenangaben über Todesursachen, erhoben durch Statistische Zentralämter, sind von höchst beschränktem Wert. Betrachtet man etwa die nicht-obduzierten Todesfälle, so sind lediglich 40–60% der Diagnosen am Totenschein korrekt. Es gibt kaum eine Urkunde, die auf so unsicherer Grundlage steht wie die Angaben der Totenbeschauscheine: „*Der Schein trügt!*" Ein amerikanischer Vorschlag, der Ironie mit bitterer Erkenntnis vermischte, hat gelautet: *Man müßte gelegentlich ehrlicherweise in den Totenbeschauschein hineinschreiben „a – g – k"*, d.h. „*alone god knows*".

> ***Die Aussagekraft einer Krankheits- und Todesursachenstatistik ist direkt von der allgemeinen Häufigkeit der Obduktionen abhängig.***

Häufigkeit der Obduktionen in

- *den USA*
  1950 – etwa 50% aller Todesfälle,
  1990 – etwa 10% aller Todesfälle.

Es ist kein gesundheitspolitisches Geheimnis wenn folgender Satz kolportiert wird: „*Statistics on mortality are not even worth the paper they are written on.*"

- *Deutschland:* Etwa 8–10% aller Todesfälle.
- *Österreich:* Gesamtösterreich – etwa 34% aller Todesfälle, Wien – etwa 50% aller Todesfälle.

Die unterschiedliche Obduktionsfrequenz bestimmt der (nichtmedizinische) Gesetzgeber: In den USA und Deutschland müssen die Hinterbliebenen einverstanden sein, in Österreich gilt eine liberale Gesetzgebung (s. 5.2).

7. ***Qualitätskontrolle: Obduktionen sind Qualitätskontrollen der Methoden der modernen Medizin, nicht Kontrollen der Diagnostik.*** Es geht auch nicht so sehr um Kontrolle, als vielmehr um Sicherung der Qualität. Auch geht es nicht darum, ob die klinischen und pathologisch-anatomischen Befunde „*gleich*" sind und „*zusammenpassen*"; es geht um die Beurteilung der Befundkonstellation [Schned et al. 1986]. Nicht die Frage – um nur ein Beispiel zu nennen – ist entscheidend: War ein *klinisch okkultes Karzinom ein Leberkrebs, ja* oder *nein*? Es geht um die Tücken der Diagnosefindung, die Wege und Irrwege der Tumor-

suche, die Verhütung von Komplikationen. Es muß vor allem auch der Therapieaufwand und Therapieeffekt analysiert werden, insbesonders die Nebenwirkungen und damit die Lebensqualität der Patienten. Durch die Obduktion erfolgt sehr häufig auch ***eine Kontrolle der diagnostischen Qualität des Pathologen:*** jeder histologische und zytologische Befund, der zu Lebzeiten des Patienten erstellt wurde und auf dem die klinischen Überlegungen aufbauten, wird anläßlich der Obduktion überprüft und kritisch bewertet. Die diagnostische Fehlerrate eines durchschnittlichen Pathologen, der noch das Gesamtfach betreut, also nicht ein Organspezialist ist, beträgt etwa 0,1%. Organspezialisten sind jenseits ihres eigenen Gebietes manchmal hilflos.

Literatur

Albrecht E (1909) Sektionsordnung. Frankf Z Pathol 3:952–971

Frankel K (1978) The Autopsy. Human Pathol 9:609–610

Gross R (1989) Allgemeines über Fehldiagnosen. Internist 30:221–223

Kliener DE, Emmert-Buck MR, Liotta LA (1995) Necropsy as a research method in the age of molecular pathology. Lancet 346:945–948

Sandritter W, Lennert K (1974) Die Situation der Pathologie in Deutschland. Versuch einer Analyse. Beitr Pathol 152:320–326

Schned AR, Mogielnicki RP, Stauffer ME (1986) A comprehensive quality assessment program on the autopsy service. Am J Clin Pathol 86:133–138

Schölmerich J, Becker H, Witzig W (1997) Einfluß bildgebender Verfahren auf die prämortale Diagnosesicherheit. Med Klin 92:394–400

Kapitel 2

Rechtliche Probleme bei Leichenöffnungen 2

Die eindeutige Legalisierung der Autopsie ist ein dringendes Anliegen. Erfolgversprechende Aussichten zur Vereinheitlichung der Leichengesetzgebung im Rahmen der EU existieren nicht. Jedem Pathologen ist dringlich zu raten, sich in die juristische Problematik einzulesen und die Rechtsvorschriften zu kennen.

2.1 Totenbeschau

1. ***Jeder Todesfall ist der Behörde unverzüglich anzuzeigen.***
2. ***Die Leichen Verstorbener sowie tot aufgefundener Personen sind der Totenbeschau zu unterziehen.***

Zur Anzeige des Todesfalles sind verpflichtet: Familienangehörige, Pflegepersonen sowie jedermann, der den Todesfall bemerkt bzw. die Leiche auffindet.

Wo kann ein Todesfall gemeldet werden?

- *Polizei bzw. Gendarmerie*
- *Leichenbestattungsunternehmen*
- *Magistrat bzw. Standesamt*
- *Zweigstelle des Standesamtes in einem Krankenhaus*

Im weiteren wird von diesen Institutionen ein Totenbeschauarzt verständigt, der am Sterbeort die Leiche zu besichtigen hat. Bis zum Eintreffen des Arztes ist der Tote in unveränderter Lage zu belassen (Ausnahme nur in besonderen Fällen: Wiederbelebungsversuche, Freimachen von Verkehrsflächen, behördliche Anordnungen usw.).

Totenbeschauärzte werden von den örtlichen Gesundheitsbehörden bestimmt: Polizeiärzte, Amtsärzte, Gemeindeärzte, praktische Ärzte.

Totenbeschauarzt in einem Krankenhaus mit einer Pathologie ist der Prosektor; dazu wird die Leiche nach drei Stunden von der Krankenstation entfernt und in das Institut für Klinische Pathologie gebracht. In Anstalten ohne Pathologie übernehmen eigens bestellte Totenbeschauärzte diese Aufgabe.

Zweck der Totenbeschau

- die Feststellung des eingetretenen Todes (daß nicht nur Scheintod vorliegt
- die Art und Ursache des Todes
- ob bei ungeklärter Todesart oder Todesursache Umstände vorliegen, welche die Einleitung eines Obduktionsverfahrens erforderlich machen

Der Totenbeschauarzt hat entweder die Ausstellung der ***Todesbescheinigung = Totenbeschaubefund = Totenschein*** durchzuführen, oder ***eine Obduktion zu veranlassen.*** Dem Totenbeschauarzt ist nach Möglichkeit der ***ärztliche Behandlungschein*** vorzulegen. Gerade bei natürlichen Todesfällen ist die Todesursache durch alleinige äußere Inspektion der Leiche praktisch nicht feststellbar, so daß der Totenbeschauarzt auf anamnestische Angaben angewiesen ist. Im ärztlichen Behandlungsschein sind von dem Arzt, der den Patienten behandelt hat,

Angaben über jene Krankheiten und Leiden zu treffen, die als Todesursache in Frage kommen.

Bestehen für den Totenbeschauarzt ***Zweifel,*** so ist eine ***sanitätspolizeiliche Obduktion*** anzuordnen. Dies gilt für Österreich, in Deutschland ist für solche eine ***Verwaltungssektion*** vorgesehen. Ergibt sich der ***Verdacht auf Fremdverschulden,*** so ist eine ***Gerichtliche Obduktion*** zu beantragen (Tabelle 2.1).

Die Totenbeschau ist leider in der Praxis völlig ungeeignet, alle Tötungsdelikte aufzudecken. Die Dunkelziffer der ungeklärten gewaltsamen Todesfälle ist enorm hoch; dies wird weder von Kriminalisten noch von Gerichtsmedizinern bezweifelt. Vorsichtige Schätzungen kommen zu dem Schluß, daß auf ein festgestelltes Tötungsdelikt mindestens 3 bis 6 nicht entdeckte fallen [Janssen et al. 1976; Brinkmann u. Püschel 1991].

Die Regelungen zur Leichenschau und zum Ausstellen der Todesbescheinigungen unterliegen in der Bundesrepublik Deutschland und in Österreich der *Gesetzgebung der einzelnen Bundesländer*, in der Schweiz den *einzelnen Kantonen*. Durch Landesgesetze ist vorgeschrieben, daß jede menschliche Leiche von einem Arzt untersucht werden muß. Der Arzt hat herüber eine *Todesbescheinigung* nach jeweils vorgeschriebenem Muster auszustellen. Die Leichbeschau ist Voraussetzung für die Beerdigung des Leichnams.

2.2 Leichenöffnung, Sektion

Von eminenter praktischer Bedeutung ist die Unterscheidung zwischen gesetzlich geregelten Obduktionen und solchen ohne rechtliche Grundlage.

Gerichtliche Obduktion

Die gerichtliche Obduktion ist bei Fremdverschulden oder Verdacht auf Fremdverschulden vorzunehmen. Sie erfolgt im Auftrag des Gerichtes: der Staatsanwalt stellt den Antrag, der Untersuchungsrichter bestimmt den Obduzenten, d.h. einen gerichtlich beeideten Sachverständigen.

Nachsektionen

Die bereits sezierten Leichen kann aus forensischen Gründen sowohl von der Staatsanwaltschaft wie auch von den Angehörigen zur Klärung neuauftauchender Fragen (z.B. Intoxikation) eine Zweitbegutachtung in Auftrag gegeben werden.

! *Achtung:* Jeder Pathologe muß seine Obduktionen so sorgfältig durchführen und protokollieren, daß bei einer Nachsektion keine Unstimmigkeiten auftreten. Die Nachsektion ist eine Ergänzung, keine Korrektur.

Tabelle 2.1. Verschieden Arten der Obduktion in den deutschsprachigen Ländern

Gerichtliche Sektion (A, CH, D)	Klinische Obduktion (A, CH, D)
Gesundheitliche „Seuchensektion" (A, CH, D)	Versicherungssektion (A, D)
Feuerbestattungssektion (D)	Privatsektion (A, CH, D)
Sanitätspolizeiliche Sektion (A)	Anatomische Sektion (A, CH, D)

Seuchensektion
Wird bei Verdacht auf übertragbare Krankheiten vom Gesundheitsamt angeordnet. Es gilt das Bundesseuchengesetz.

Feuerbestattungssektion
Läßt sich die Todesursache bzw. die näheren Umstände des Sterbens durch eine Leichenschau nicht klären, dann kann eine „Feuerbestattungssektion" angeordent werden, um zu verhindern, daß Beweise eines nicht-natürlichen Todes durch die Einäscherung beseitigt werden. Es gelten die Feuerbestattungsgesetze der Bundesländer.

Sanitätspolizeiliche Obduktion
Eine sanitätspolizeiliche Obduktion ist zu veranlassen, wenn die Todesursache sonst nicht geklärt werden kann. Weiters aus Gründen der öffentlichen Gesundheitsfürsorge, d. h. um festzustellen, ob eine anzeigepflichtige Infektionskrankheit (s. 2.5) vorliegt.

Beispiele:

- plötzlicher, unerwarteter und unerklärlicher Tod, kein ärztlicher Behandlungsschein vorhanden;
- Tod bei Verdacht auf eine Infektionskrankheit, z. B. nach einem Aufenthalt in den Tropen.

Die sanitätspolizeiliche Obduktion erfolgt über Antrag des Totenbeschauarztes und im Auftrage des Gesundheitsamtes (Stadt) bzw. der Bezirksverwaltungsbehörde (Land).

Verwaltungssektion
Dieser Sektionstyp ist in der BRD legistisch erst im Entstehen. Ziel ist eine gesetzliche Möglichkeit, unklare Todesfälle im öffentlichen Interesse zu obduzieren. Nach dem Vorbild der sanitätspolizeilichen Obduktion in Österreich soll eine solche „außergerichtliche Obduktionsmöglichkeit" in der gesamten Bundesrepublik geschaffen werden.

Versicherungssektion
Auftraggeber sind die Sozialversicherungen, die Sozialgerichte oder private Versicherungen. Wird die Zustimmung zur Obduktion von den sorgeberechtigten Angehörigen verweigert und liegt keine Einverständniserklärung des verstorbenen Versicherungsnehmers vor, kann die Sektion nicht erzwungen werden [GRÜNER 1986].

Privatobduktion
Sie ist zulässig, wenn der Verstorbene sich nicht durch Willenserklärung ausgeschlossen hat und wenn die Totenbescheinigung bereits ausgestellt wurde. Häufiger Fall bei Fragen der Lebens- bzw. Unfallversicherung (z. B. Selbstmord: ja oder nein?).

Anatomische Sektion
Mittels testamentarischer Bestimmung zu Lebzeiten können Leichen den Anatomischen Instituten für Lehre und Forschung zur Verfügung gestellt werden. Ein „*Verkaufen des Leichnams*“ ist in Mitteleuropa nicht möglich.

Obduktionen zu Lehrzwecken
Die anatomische Verwertung einer Leiche ausschließlich zu Forschungs- und Studienzwecken, ist ohne besondere Rechtfertigung nach der herrschenden Rechtsprechung nicht zulässig. Gerechtfertigt wird eine derartige Verwendung eines Leichnams entweder durch einen Vertrag zwischen einer Forschungs- oder Studieneinrichtung und einem Lebenden über die anatomische Nutzung seines Leichnams oder durch eine letztwillige Verfügung eines Verstorbenen.

2.3 Die klinische oder wissenschaftliche Sektion

Die Vornahme von wissenschaftlichen (klinischen) Obduktionen ist in den einzelnen Ländern sehr unterschiedlich geregelt und nur unter bestimmten Voraussetzungen gestattet.

Juristische Rahmenbedingungen
Strafrechtlich wird eine ohne Einwilligung durchgeführte klinische Obduktion nicht erfaßt und nicht verfolgt. Eine Störung der Totenruhe ist bei Sektionen im Krankenhaus nicht gegeben. Zivilrechtlich könne bei nicht bewilligten Sektionen Geldforderungen als Schadenersatz oder Schmerzensgeld gefordert werden. Mit einer Rechtsprechung in diesem Sinne ist jedoch kaum zu rechnen [Heifer u. Pluisch 1991).

! *Achtung:* Für ausländische Staatsbürger gelten die Gesetze jenes Landes, wo der Todesfall erfolgte. Diplomaten genießen einen Sonderstatus!

Makabre Kuriosität der völlig unbefriedigenden Gesetzeslage:
In den Ländern (USA, Deutschland), in denen die Angehörigen und Hinterbliebenen um Erlaubnis zur Durchführung einer Obduktion gefragt werden müssen, ergibt es sich u.a. folgender paradoxer Sachverhalt: da etwa 30% aller Tötungsdelikte durch Angehörige erfolgen, kommen die Ärzte in die Verlegenheit, evtl. bei dem Täter anfragen zu müssen, ob sie das Opfer zur Klärung der Todesursache obduzieren dürfen.

2.3.1 Österreich

§ 25 Krankenanstalten-Grundsatzgesetz (KAG): Durch diesen Gesetzespassus werden klinische Obduktionen in öffentlichen Krankenanstalten rechtlich definiert und geregelt.

„Die Leichen der in öffentlichen Krankenanstalten verstorbenen Pfleglinge sind zu obduzieren,
- *wenn die Obduktion sanitätspolizeilich oder gerichtlich angeordnet worden ist,*
- *oder zur Wahrung anderer öffentlicher oder wissenschaftlicher Interessen,*
- *insbesondere wegen diagnostischer Unklarheit des Falles,*
- *oder wegen eines vorgenommenen operativen Eingriffes, erforderlich ist."*

Liegt keiner der erwähnten Fälle vor, und hat der Verstorbene nicht schon zu Lebzeiten einer Obduktion zugestimmt, darf eine Obduktion nur mit Zustimmung der nächsten Angehörigen vorgenommen werden.

Das Recht zur Leichenöffnung schließt auch das Recht zur Entfernung einzelner Leichenteile zum Zwecke der Erforschung der Todesursache mit ein. Es läßt sich heraus jedoch nach herrschender Auffassung kein Recht ableiten, den Leichnam insgesamt für Lehr- und Forschungszwecke zu verwenden.

Selbstverständlich wird man sich vorgebrachten religiösen Einwendungen (vor allem mosaischen und islamischen Glaubensvorschriften) verständig zeigen und versuchen, eine einvernehmliche Lösung zwischen Kliniker, Pathologen (bzw. Leichenbeschauer) und Angehörigen zu erreichen (Erklärung der religiösen Vorschriften bei BRUGGER u. KÜHN 1979, sowie BOGLIOLI u. TAFF 1990).

2.3.2
Schweiz

Es bestehen unterschiedliche kantonal-rechtliche Ordnungen.

§ 45 der Verordnung über die kantonalen Krankenhäuser Zürich (1971) besagt, daß am verstorbenen Patienten *eine Obduktion ausgeführt werden kann.* Die Obduktion hat zu unterbleiben, wenn der Verstorbene oder seine nächsten Angehörigen Einspruch erhoben haben. Der Einspruch muß spontan erhoben werden; eine Anfrage des Arztes ist nicht vorgesehen.

2.3.3
Deutschland

Es existieren keine gesetzlichen Bestimmungen für die Vornahme wissenschaftlicher (klinischer) Obduktionen. In rechtlicher Beziehung ist die klinische Sektion dann statthaft, wenn sie mit Einwilligung des Verstorbenen (spontane Äußerung vor Zeugen, letztwillige Verfügung) oder mit Zustimmung der Angehörigen vorgenommen wird.

Die klinisch-wissenschaftliche Sektion von verstorbenen Krankenhauspatienten hat keine rechtliche Grundlage, ist aber auch nicht rechtswidrig.

Über die Zulässigkeit von Obduktionen in Deutschland [JANSEN 1992]
Gesetzlich geregelt und daher zweifelsfrei durchzuführen sind gerichtliche Sektionen, Feuerbestattungssektionen; weiters sind Obduktionen mit entsprechen-

den Einverständniserklärungen unbedenklich. Liegt eine Widerspruchserklärung des Verstorbenen vor, sollte niemals seziert werden.

Was ist zu tun, wenn medizinisch eine Sektion erforderlich ist, oder eine Zustimmung der Angehörigen nicht zu erlangen ist?

- Klare gesetzliche Regelungen fehlen, es besteht eine „*juristische Grauzone*".
- Eine „*eigenmächtige*" Obduktion wird strafrechtlich derzeit nicht verfolgt.
- Zivilrechtlich kann gegen eine unerlaubte Obduktion eingeschritten werden; die Judikatur ist unübersichtlich.
- Nach einer Grundsatzentscheidung des Bundesgerichtshofes vom 31.5.1990 (Az: IX ZR 257/89) ist folgende Situation als verbindlich anzusehen:
  1. Die innere Leichenschau kann vorgenommen werden, wenn sie zur Feststellung der Todesursache aus ärztlicher Situation notwendig ist oder wenn ein wissenschaftliches Interesse besteht.
  2. Von der inneren Leichbeschau ist abzusehen, wenn ihr die verstorbene Person zu Lebzeiten widersprochen hat. Widersprechen der Ehegatte, die volljährigen Kinder, die Eltern oder die Geschwister der verstorbenen Person oder ihr gesetzlicher Vertreter, so ist von einer Obduktion abzusehen.

2.4 Meldepflicht bei der Gerichtsbehörde oder Polizei

Ein weiteres rechtliches Problem aus der Seziersalltätigkeit betrifft die ***„Anzeigepflicht des Prosektors"***. Hier liegen klare gesetzliche Bestimmungen vor.

Die gerichtliche Leichöffnung ist (kurz zusammengefaßt) zu beantragen:

1. Bei Verdacht auf
   - nicht natürlichen Tod,
   - äußere Gewalteinwirkung,
   - Fremdverschulden.
2. Bei Tod in der Narkose, d.h. *mors in tabula.*

Was bedeutet das in der Praxis? Es kann vorkommen, daß der Pathologe bei einer Leichenöffnung Anhaltspunkte für Verletzungen, einen nicht-natürlichen Tod oder gar das Vorliegen einer iatrogenen Schädigung vorfindet, z.B. das Aufdecken einer Fraktur oder ein zurückgelassenes Instrument nach einer Operation oder eine Perforation nach Endoskopie u.a.

Der Pathologe hat zu prüfen, wie er sich nach Protokollierung des Befundes verhält, ob er eine Meldung erstatten soll oder muß, oder ob er sich still verhalten kann. Auch der Pathologe ist Arzt, er verhandelt nicht gerne mit der Polizei, wenn er nicht muß; er fühlt sich mit Recht als Helfer des Klinikers und stellt ihn nicht gerne ohne zwingenden Grund bloß. Er hat auch keine Neigung, einen andern zu belasten und möglicherweise ein Ermittlungsverfahren der Staatsanwaltschaft in Gang zu bringen, das sich unter Umständen gegen den Kliniker richtet, der den Pathologen um die Leichenöffnung gebeten hat [MUELLER 1974]. Trotz allem sind auch die Pathologen den Gesetzen unterworfen und haben sich an den gesetzlichen Bestimmungen zu halten: die Sektion ist abzubrechen, die erhobenen Befunde sind schriftlich niederzulegen. Die Leiche sowie die bereits sezierten Organe müssen so verwahrt werden (Kühlraum), daß keine weiteren Veränderungen erfolgen können. Unverzüglich (also telefonisch) ist der begründete Verdacht oder der erhobene Befund dem Staatsanwalt bzw. der Polizei anzuzeigen.

Zu empfehlen ist, daß die Pathologen sich in zweifelhaften Fällen mit den Gerichtsmedizinern beraten, wie man sich am besten verhält.

Die aktuelle Situation in Österreich, Deutschland und der Schweiz ist dahergehend geregelt,

wonach jeder Arzt verpflichtet ist, wenn er in Ausübung seines Berufes Anzeichen dafür feststellt, daß durch eine gerichtlich strafbare Handlung der Tod oder die schwere Körperverletzung eines Menschen herbeigeführt worden ist ... unverzüglich der Sicherheitsbehörde die Anzeige darüber zu erstatten.

Ergänzend wird dazu festgestellt, daß nur mehr die schwerwiegenden Fälle angezeigt werden sollen, nämlich lediglich solche, in denen vorsätzlich oder fahrlässig jemand getötet oder ihm eine schwere Körperverletzung zugeführt wurde.

Anzeichen für eine gerichtlich strafbare Handlung sind nicht nur das offensichtliche Delikt („*Das Messer steckt noch im Rücken!*"), sondern auch der Zweifelsfall ist meldepflichtig.

Jeder Zweifelsfall ist anzuzeigen, d.h. Verdacht auf:

- *nichtnatürlichen Tod,*
- *Verletzungen in deren kausaler Folge der Tod eintrat,*
- *Fremdverschulden, vor allem im Sinne der Fahrlässigkeit oder Vorsätzlichkeit,*
- *sowie Todesfälle während oder unmittelbar nach einer ärztlichen Behandlung.*

Letzteres betrifft vor allem den Tod in der Narkose = *Mors in tabula*, sowie chirurgisch-iatrogene Komplikationen (z.B. Dickdarmperforationen bei Rektoskopie; zurückgelassenes Instrument nach einer Operation; Anstechen der Leber bei versuchter Pleurapunktion u.a.).

Weiteres Verhalten des Pathologen

Die Sektion ist sofort abzubrechen, wenn Hinweise auf einen gerichtlich strafbaren Tatbestand angetroffen werden. Ergeben sich bereits aus der Vorgeschichte Zweifel im obigen Sinne, darf mit einer Obduktion gar nicht begonnen werden. Weiters darf kein Totenbeschauschein ausgefüllt werden, und die Leiche kann selbstverständlich nicht zur Bestattung freigegeben werden.

Weiteres Verhalten der Behörde

Polizei bzw. Gendarmerie ermitteln; die Staatsanwaltschaft entscheidet auf Grund der Erhebungen, ob ein Verfahren eingeleitet wird und damit eine gerichtliche Obduktion durchzuführen ist; der Untersuchungsrichter beauftragt damit einen Sachverständigen, in der Regel einen Gerichtsmediziner.

2.5 Anzeigepflicht von Infektionskrankheiten

Um die Ausbreitung von Infektionskrankheiten durch rechtzeitige behördliche Maßnahmen zu bekämpfen, besteht für bestimmte Krankheiten eine Meldepflicht.

Die gesetzlichen Vorschriften der deutschsprachigen Länder unterscheiden sich nur ganz geringfügig. Folgende Infektionskrankheiten (im Zweifelsfall auch der Verdacht) sind der lokalen Gesundheitsbehörde schriftlich anzuzeigen. Die administrativen Grundlagen bieten die Epidemie- bzw. Seuchengesetze der jeweiligen Länder.

Meldepflicht besteht bei ***Verdacht, Erkrankung*** bzw. ***Todesfall*** an:

- Virushepatitis,
- Tularämie,
- Salmonellenerkrankungen,
- bakterieller Lebensmittelvergiftung,
- Ruhr (bazilläre Dysenterie, Amöbendysenterie),
- Cholera,
- Kinderlähmung,
- Papageienkrankheit (Psittakose),
- Tollwut sowie Bißverletzungen durch tollwutkranke oder verdächtige Tiere,
- Lepra,
- Fleckfieber,
- Gelbfieber,
- Milzbrand,
- Pest,
- Pocken,
- Rotz,
- Wochenbettfieber.

Unter dem Begriff „*bakterielle Lebensmittelvergiftung*" sind vor allem anzeigepflichtig: Salmonellengastroenteritis, Staphylokokken-, Clostridium perfringens und Bacillus-cereus-Vergiftungen, Botulismus, Helicobacterinfektionen, Yersinia-enterocolitica-Infektionen.

Die ***Erkrankung*** bzw. der ***Todesfall*** ist meldepflichtig bei:

- Brucellose (M. BANG),
- Tuberkulose,
- Scharlach,
- Keuchhusten,
- Diphtherie,
- Meningitis/Enzephalitis,
- Malaria,
- Leptospirosen,
- Rückfallfieber,
- Trichinose,
- Trachom.

Die Anzeige ist binnen 24 h an jene Bezirksverwaltungsbehörde zu erstatten, in deren Gebiet sich der Verstorbene zuletzt aufgehalten hat. Die Identität des Betroffenen ist anzuführen (anders als bei AIDS)!

AIDS-Gesetz (BGBl. 1993/728)
Für Österreich gilt:

1. Anzuzeigen sind HIV-positive Patienten mit Krankheitssymptomen bzw. wenn die Obduktion eine Erkrankung entsprechend der Definition des *Acquired Immune Deficiency Syndrome* aufdeckt.
2. Die Meldung ist innerhalb 1 Woche nach Feststellung der Diagnose schriftlich an das Bundesministerium für Gesundheit, Sport und Konsumentenschutz zu erstatten. Die Meldung hat die Initialen (Anfangsbuchstaben des Vor- und Familiennamens), das Geburtsdatum und das Geschlecht des Verstorbenen zu enthalten.

2.6 Die rechtliche Qualität des Leichnams

Häufigste Definition: ***Leichnam ist der Körper eines Verstorbenen, der noch die menschliche Gestalt erkennen läßt.*** Isolierte, abgetrennte Extremitäten sind ***Leichenteile***, der Rumpf allein heißt ***Torso***.

Totgeburten (termingerecht) und ***Frühgeburten*** (von mindestens 35 cm Körperlänge) sind Leichen. ***Abgestorbene Feten***, d.h. weniger als 35 cm lange und unter 500 g schwere unreife Frühgeburten sowie *Embryonen* sind im rechtlichen Sinne keine Leichen, sondern ***Fehlgeburten***.

Embryo: Frucht während der Organentwicklung, das sind die ersten 3 Schwangerschaftsmonate.

Fetus: Frucht nach Abschluß der Organentwicklung, d.h. nach dem 3. Schwangerschaftsmonat bis zum Ende der Gravidität.

Im Detail existieren über die Rechtsnatur eines Leichnams allerdings 2 Rechtsinterpretationen:

1. Der Leichnam ist an das Vorhandensein fleischlicher Überreste gebunden.
2. Ein Leichnam ist der tote Körper ohne Rücksicht darauf, ob die körperliche Substanz, d.h. die Weichteile, noch vorhanden sind oder nicht. Skelett, Skeletteile, ja sogar die Asche eines Toten, fallen nach dieser Meinung unter den Rechtsbegriff Leiche.
   Die Judikatur hat sich noch zu keiner unbestritten-einheitlichen Auffassung durchgerungen!

Was ist der Leichnam im Rechtssinn?
Das Gesetz unterscheidet zwischen Personen und Sachen. Es steht außer Zweifel, daß der menschliche Leichnam keine Person im Rechtssinn darstellt, denn

die Personeneigenschaften als Träger von Rechten und Pflichten enden mit dem Tod des Menschen. Mit dieser Feststellung endet aber auch die Einhelligkeit der Rechtslehre. 3 wesentliche Ansichten werden von den Juristen diskutiert:

1. der Leichnam ist eine Sache,
2. der Leichnam ist keine Sache,
3. die Rechtsnatur einer Leiche ist strittig.

Daraus wird ersichtlich, daß wir uns in einer juristischen Grauzone bewegen und somit einem Rechtsstreit jederzeit Tür und Tor geöffnet ist. Da man nie weiß, wie ein Rechtsverfahren ausgeht, ist allerdingst größte Vorsicht geboten.

Faustregel! Der menschliche Leichnam ist im Rechtssystem als Sache einzuordnen, an der zwar keine Vermögensrechte, wohl aber eingeschränkte Verfügungsrechte bestehen.

Bedenke: In der Juristerei wird auch ein Hund als „Sache" eingestuft.

Wem gehört der Leichnam?
Ein Leichnam gehört nicht zum Vermögen des Verstorbenen, damit auch nicht in den Nachlaß und kann daher nicht vererbt werden. Von manchen Juristen wird dezidiert erklärt, der „*Leichnam sei eine herrenlose Sache*".

Wer besitzt ein Verfügungsrecht über den menschlichen Leichnam?
Staatlichen Institutionen steht im öffentlichen Interesse ein Verfügungsrecht zu, z. B. der Gerichtsbehörde, der Sanitätsbehörde.
Öffentlichen Krankenanstalten und klinischen Instituten, in deren Gewahrsam sich die Leiche nach dem Tode des Patienten befindet, steht grundsätzlich ein Verfügungsrecht über die Entnahme einzelner Organe oder Gewebeteile zu. Dies beschränkt sich allerdings auf die Zwecke von Diagnostik, Unterricht und Transplantation.
Die nächsten Angehörigen sind selbstverständlich verfügungsberechtigt (Ehegatte, Kinder) bzw. Personen, mit denen der Verstorbene am engsten verbunden war und die daher auch die Bestattung ausrichten.
Entscheidungen, welche der Verstorbene zu Lebzeiten getroffen hat, besitzen absolute Priorität gegenüber den Hinterbliebenen.
Erben stehen zum Verstorbenen nur in vermögensrechtlicher Beziehung und haben kein Verfügungsrecht.

2.7 Störung der Totenruhe

Österreich, StGB § 190:

Wer einen Leichnam oder Teile eines Leichnams oder die Asche eines Toten einem Verfügungsberechtigten entzieht oder aus einer Beisetzungs- oder Aufbah-

rungsstätte wegschafft, ferner wer einen Leichnam mißhandelt oder einen Leichnam, die Asche eines Toten oder eine Beisetzungs-, Aufbahrungs- oder Totengedenkstätte verunehrt, ist mit Freiheitsstrafe bis zu 6 Monaten oder mit Geldstrafe bis zu 360 Tagessätzen zu bestrafen.

Deutschland, StGB § 168:

Es macht sich derjenige strafbar, der „unbefugt aus dem Gewahrsam des Berechtigten eine Leiche, Leichenteile, eine tote Leibesfrucht, Teile einer solchen oder die Asche eines Verstorbenen wegnimmt, wer daran oder an einer Beisetzungsstätte beschimpfenden Unfug verübt oder wer eine Beisetzungsstätte zerstört oder beschädigt".

2.8 Die Entnahme von Leichenteilen zu medizinischen Zwecken

Eine Entnahme von Leichenteilen, d. h. Organe oder Organteile, ist erforderlich und rechtlich gestattet:

- zur mikroskopischen Untersuchung zum Zwecke der ***Klärung der Diagnose,***
- zur ***Transplantation*** in einen anderen lebenden Menschen,
- zur Sammlung und Herstellung biologischer Materialien ***im therapeutischen Interesse.***

! *Achtung:* Hier sind wieder nur Materialien gemeint, welche wie bei Punkt 2 transplantiert werden: z. B. gefiergetrocknete (lyophilisierte) Dura zur Deckung von Wunden; Knochen für die sogenannte „Knochenbank", Hornhaut des Auges, Herzklappen und Gehörknöchelchen.

Nicht erlaubt sind Gewebeentnahmen für rein wissenschaftliche Untersuchungen! Forschungsprojekte unter Verwendung von menschlichen Leichenorganen sind nicht mehr möglich ohne die Genehmigung durch die Einwilligungsberechtigten sowie die Ethikkommission.

Organtransplantation
Deutschland: Eine postmortale Organentnahme zu Transplantationszwecken ist zulässig und ohne rechtliches Risiko, wenn eine Zustimmung des Verstorbenen (Organspenderausweis) oder der Hinterbliebenen vorliegt. Es besteht also eine Zustimmungsregelung, eine Konsenslösung.

Österreich: Eine Organentnahme zu Transplantationszwecken ist gestattet, wenn zu Lebzeiten der Betroffene eine Organspende nicht ausdrücklich abgelehnt hat. Dies wird rechtlich als Widerspruchsregelung bezeichnet.

In keinem Land und keinem Fall dürfen Organe von Verstorbenen Gegenstand von Rechtsgeschäften sein, die auf Gewinn gerichtet sind. Somit ist die „Verwertung" von Leichenteilen etwa für den Bereich der kosmetischen Industrie (z. B. Drüsenextrakte und dergleichen) nicht zulässig.

Versuche an Leichen
Sowohl die Judikatur wie auch der Trend öffentlicher und veröffentlichter Meinungen wirken der medizinischen Forschung massiv entgegen. So ist z.B. die Erprobung neuer Operationsmethoden an Leichen fast unmöglich geworden.

! *Es ist deshalb generell davon abzuraten, ohne Zustimmung der Berechtigten (des Verstorbenen zu Lebzeiten bzw. seiner Angehörigen) Versuche an Leichen durchzuführen.*

Die medizinische Forschung ist stets weiter als die nachhinkende Gesetzgebung.

2.9 Wem gehören die Ersatzteile im menschlichen Körper?

Bewertet man alle Implantate gleich, so gehören dieselben allesamt dem Empfänger. Das beginnt bei ganz kleinen Dingen, wie z.B. Zahnplomben und endet bei großen und wertvollen Gebilden wie Gelenkprothesen, künstlichen Herzklappen und Herzschrittmachern. Als Organersatzteile sind die selben Bestandteile des menschlichen Körpers geworden und können mit dem Leichnam weder vererbt noch zurückgefordert werden. Als Faustregel kann jedoch gelten: Ersatzteile sind Leichenteile und als solche zu behandeln. Die gängige Vorgangsweise ist, die Leichen mit ihren Implantaten zu beerdigen.

! *Achtung:* Es bestehen Ausnahmeregelungen für die Kremation, für die z.B. Herzschrittmacher vorher entfernt werden müssen.

2.10 Die ärztliche Schweigepflicht nach dem Tode des Patienten

Der Arzt ist zur Wahrung der ihm in Ausübung seines Berufes anvertrauten oder bekanntgewordenen Geheimnisse verpflichtet.

Dies gilt auch nach dem Tod des Patienten im Sinne des Fortwirkens der Persönlichkeitsrechte, d.h. es besteht absolute Verschwiegenheitspflicht und Beachtung des Berufsgeheimnisses.

Ausnahmen von der Schweigepflicht

- Entbindungen durch den Patienten zu Lebzeiten,
- Interesse der öffentlichen Gesundheitspflege oder Rechtspflege,
- gesetzliche Meldepflicht übertragbarer Krankheiten,
- Mitteilungen an Sozialversicherungen.

Den hinterbliebenen Angehörigen steht das grundsätzliche Recht zu, über Grundleiden und Todesursache des Verstorbenen informiert zu werden. Der

Pathologe sollte, wenn er gefragt wird, einem solchen Gespräch nicht ausweichen. Besser ist jedoch, wenn der klinische Arzt Auskunft erteilt.

Die Hinterbliebenen haben *keinen grundsätzlichen Rechtsanspruch*, eine Abschrift des Obduktionsbefundes zu fordern, ohne hierfür triftige Gründe anzugeben.

Praktisches Vorgehen: Wird eine Ablichtung des Obduktionsbefundes verlangt, so sendet der Pathologe das Anforderungsschreiben und den Befund an die Direktion der Krankenanstalt mit der Bitte um Weiterleitung, *„falls von seiten der Direktion kein Einwand besteht"*. Damit ist die höchste administrative Instanz der Krankenanstalt mit diesem Problem beschäftigt und der Pathologe erspart sich als Arzt eventuelle Ermittlungen über die Berechtigung der interessierten Stelle.

! *Die Schweigepflicht gilt nicht nur für den Arzt, sondern auch für seine Gehilfen und für die Studenten der Medizin!*

Weiterführende Literatur

BOGLIOLI LR, TAFF ML (1990) Religious objection to autopsy: an ethical dilemma for medical examiners. Am J Forens Med Pathol 11:1–8

BRINKMANN B, DU CHESNE A (1993) Die Misere der ärztlichen Leichenschau in der Bundesrepublik Deutschland. Med Welt 44:697–701

BRINKMANN B, PÜSCHEL K (1991) Definition natürlicher, unnatürlicher, unklarer Tod. Todesursachenerklärung. Derzeitige Praxis. Med Recht 9:233–238

BRUGGER CM, KÜHN H (1979) Sektion der menschlichen Leiche. Entwicklung des Obduktionswesens aus medizinischer und rechtlicher Sicht. Enke, Stuttgart

GRÜNER O (1986) Die Bedeutung der Sektion für das Unfallversicherungsrecht. Med Sachverst 82:99–103

HEIFER U, PLUISCH F (1991) Aktuelle Rechtsfragen zur klinischen Sektion und Entnahme von Leichenteilen. Rechtsmedizin 1:73–83

JANSEN C (1992) Die klinische Sektion aus juristischer Sicht. Pathologe 13:1–3

JANSSEN W (1998) Medizinische Fragen in Verbindung mit Leichenschau, Sektion und bioptischer Diagnostik. In: Remmele W (Hrsg) Pathologie, Bd 1. Springer, Berlin Heidelberg New York Tokyo

JANSSEN W, KOOPSE E, KLEIBER M, BRINKMANN B (1976) Medizin und Rechtssicherheit. Ein Beitrag zur Behandlung ungeklärter Todesfälle in Hamburg. Hamb Ärztebl 30:146–148

KÜHN H, BRUGGER-BAUR CM (1981) Die Sektionsregelungen in Europa. Vergleich der Rechtssituation. Pathologe 3:7–12

MISSLIWETZ J, ELLINGER A (1995) Recht für Ärzte und Medizinstudenten. Manz, Wien

MUELLER B (1974) Wie verhält sich der Pathologe unter Berücksichtigung des bundesdeutschen Rechts, wenn sich bei der klinischen Sektion Anhaltspunkte für einen nicht natürlichen Tod ergeben. Beitr Pathol 153:91–98

SCHNEIDER V (1987) Die Leichenschau. Ein Leitfaden für Ärzte. Fischer, Stuttgart New York

Teil II

Postmortale Diagnostik in der Pathologie

Die diagnostische Tätigkeit des Pathologen im Seziersaal zielt auf die morphologische Pathologie des Einzelfalles. So wie wir in der normalen Form den Bauplan für das reguläre Geschehen zu erkennen trachten, so suchen wir aus der veränderten Form den krankhaften Ablauf zu verstehen, um die individuelle Krankengeschichte zu vollenden.

3 Beispiele aus der Geschichte sollen erläutern, worum es geht.

Obduktionsbefund N.B. [zitiert nach Bankl 1990]

Nach der Öffnung des Unterleibes wurde das Darmnetz außerordentlich fett befunden. Und als der Magen freigelegt wurde, fand man, daß er der Sitz einer sich weit erstreckenden Krankheit war. Starke Adhäsionen verbreiteten sich über die ganze Außenseite, besonders vom äußersten Ende des Pförtners bis zur Oberfläche des linken Lappens der Leber. Und als man diese entfernt hatte, entdeckte man einen Zoll vom Pförtner entfernt ein Geschwür, das die Magenwände durchbohrt hatte und groß genug war, um den kleinen Finger durchzustecken. Die innere Fläche des Magens bildete fast in ihrer ganzen Ausdehnung eine einzige Masse von Geschwüren, die bereits zum Krebs vorgeschritten waren. Besonders war dies in der Nähe des Pförtners der Fall. Der äußerste Magenmund, kurz vor dem Ende der Speiseröhre, war der einzige gesunde Teil. Man fand den Magen nahezu gefüllt mit einer großen Menge Flüssigkeit, die dem Kaffeesatz ähnelte.

Es handelt sich um einen Teil des Obduktionsbefundes von Napoleon Buonaparte (1769–1821), aufgenommen in Longwood, St. Helena am 6. Mai 1821. Man merkt sofort, daß hier keine Spezialisten, keine Pathologen, sondern Militärärzte der Garnison einer einsamen Insel am Werk waren. Die Aussage ist jedoch klar formuliert, der Magenkrebs wird eindeutig beschrieben, die Krankengeschichte kann zum Abschluß gebracht werden.

Obduktionsbefund L.B. [zitiert nach Bankl u. Jesserer 1987]

„In der Bauchhöhle waren vier Maß graulich-brauner trüber Flüssigkeit verbreitet. Die Leber erschien auf die Hälfte ihres Volumens zusammengeschrumpft, lederartig fest, grünlichblau gefärbt und in ihrer höckrigen Oberfläche, sowie an ihrer Substanz mit bohnengroßen Knoten durchwebt; deren sämtliche Gefäße waren sehr enge, verdickt und blutleer.“

Dies ist ein Auszug aus dem Obduktionsprotokoll über die Leichenöffnung Ludwig van Beethovens (1770–1827). Der Befund beschreibt eine Leberzirrhose im atrophischen Stadium mit massivem Aszites.

Obduktionsbefund I.S. [zitiert nach Bankl 1989]

„Das Rückenmark feucht, über die Schnittfläche vorquellend, vorzüglich in den Hintersträngen der Halsanschwellung bis an die graue Substanz hin von graurötlichen Streifen durchsetzt.“

Diagnose: Degeneratio grisea medullae spinalis.

Dieser Auszug aus dem handschriftlichen Original des Obduktionsprotokolls von Ignaz Philipp Semmelweis (1818–1865) beschreibt eine charakteristische Veränderung des Rückenmarkes. Erstaunlicherweise existiert eine völlig andere Beschreibung in der Krankengeschichte der Landesirrenanstalt, wo Semmelweis gestorben war:

„Die hinteren Stränge des Rückmarkes besonders nach unten zu in einen graurötlichen Brei verwandelt, das übrige Rückenmark stark ödematös über die Schnittfläche überwallend."

Auch die darauf bezügliche Diagnose lautet anders: Myelitis acuta.

Es wird also hier anstelle von der grauen Hinterstrangdegeneration = Tabes dorsalis, von einer akuten Entzündung gesprochen. Dies diente einer Verschleierung der Diagnose Lues, denn der „Retter der Mütter" durfte offiziell nicht an den Folgen einer Geschlechtskrankheit gestorben sein. Die postmortale Diagnostik der Pathologie greift also entschieden in unsere Vorstellung von Personen und Persönlichkeiten ein.

Weiterführende Literatur

Bankl H (1989) Woran sie wirklich starben. Krankheiten und Tod historischer Persönlichkeiten. Maudrich, Wien

Bankl H (1990) Viele Wege führten in die Ewigkeit. Schicksal und Ende außergewöhnlicher Menschen. Maudrich, Wien

Bankl H (1998) Arbeitsbuch Patholoie. Einführung in die Pathologie. Pathologisch-anatomisches Praktikum. WUV-Universitätsverlag, Wien

Bankl H, Jesserer H (1987) Die Krankheiten Ludwig von Beethovens. Pathographie seines Lebens und Pathologie seiner Leiden. Maudrich, Wien

Chiari H (1913) Die Leichenerscheinungen und die Leichenschau. In: Dittrich P (Hrsg) Handbuch der ärztlichen Sachverständigentätigkeit. Braumüller, Wien Leipzig, S 1–344

Forster B, Ropohl D (1986) Thanatologie. In: Forster B (Hrsg) Praxis der Rechtsmedizin. Thieme, Stuttgart New York, S 2–47

Mueller B (1975) Gerichtliche Medizin. Springer, Berlin Heidelberg New York

Schneider V (1987) Die Leichenschau. Ein Leitfaden für Ärzte. Fischer, Stuttgart

KAPITEL 3

Der Tod und seine Feststellung 3

Eine Übersicht ist bei FORSTER u. ROPOHL (1986) zu finden.

Der Tod ist kein Ereignis des Lebens. Den Tod erlebt man nicht.

Seit EPIKUR konnten die Philosophen uns mit solchen Aussagen beruhigen. Heute *„erleben"* und *„überleben"* manche Organe durch maschinelle Unterstützung den Tod des Individuums. Ein dissoziierter Todesbegriff hat sich etabliert. Auch wenn der Tod kein Inhalt unseres Lebens mehr ist, so handelt es sich doch um einen integralen Bestandteil unseres diesseitigen Denkens. Wie wir dem Tod gegenüber eingestellt sind, ob tabuisierend-verdrängend, ängstlich oder gefaßt, ob wir ihn philosophisch, theologisch oder rein biologisch betrachten, die Auseinandersetzung mit der unwiderruflichen Tatsache des *„Sterben-müssens"* und des *„Tot-seins"*, ist für jeden Menschen von fundamentaler Bedeutung.

3.1 Das Eintreten des Todes

Sterben ist ein zeitlich ablaufendes Geschehen, ein Vorgang, welcher mit dem Tod endet. ***Tod*** ist ein irreversibler, in allen körperlichen Funktionen abgeschlossener Endzustand.

Die 4 Phasen des Sterbens (Abb. 3.1) sind:

Agonie: Allmähliches Versagen von Atmung und Kreislauf, d.h. die klinischen Symptome in der Endphase des sterbenden Menschen.
Klinischer Tod: Stillstand von Atmung und Kreislauf, d.h. die klinischen Zeichen der Leblosigkeit. Dies ist jedoch durch rechtzeitige Reanimation reversibel, ein „klinisch toter Mensch" kann wieder ins volle Leben zurückgeholt werden.

Bedenke: Dann kann er nicht tot gewesen sein! Der „klinische Tod" wäre ein reversibler Tod!

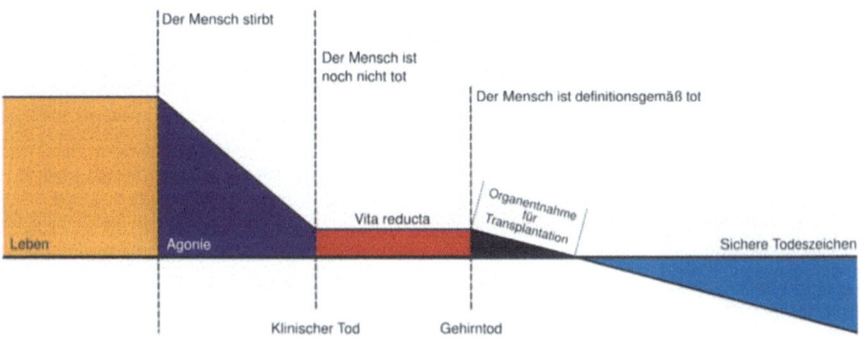

Abb. 3.1. Die 4 Phasen des Sterbens: 1. Agonie, 2. klinischer Tod, 3. Vita reducta (unter Behandlungsbedingungen der Intensivmedizin), 4. Gehirntod = biologischer Tod

Vita reducta = intermediäres Leben: Komatöse Patienten mit minimalen Lebenszeichen, wobei die Lebensäußerung (z.B. auslösbare Reflexe) nur durch künstlich-apparative Maßnahmen aufrecht zu erhalten sind: Patienten der Intensivstation.
Biologischer Tod: Irreversibler Zusammenbruch der Gesamtfunktion des Gehirns, d.h. Gehirntod.

Der Gerhirntod kann sein:

- *Ende des Sterbevorganges* als Folge von Atmungs- und Kreislaufstillstand.
- *Anfang intensivmedizinischer Maschinenfunktion*, wobei nach dem Ausfall der Gehirnfunktion Atmung und Kreislauf iatrogen noch weiter aufrecht erhalten werden.

Gehirntod ist jener Zustand, bei dem alle Gehirnfunktionen endgültig zusammengebrochen und irreparabel ausgefallen sind.
Der Gehirntod ist definitionsgemäß der Individualtod des Menschen.

Der ***Hirntod*** ist ein ***dissoziierter Tod***, denn das Gehirn ist irreversibel funktionslos, übrige Organe hingegen noch vital. ***Hirntod*** ist ein Produkt der Reanimation und intensivmedizinischen Behandlung. Nach seinem Eintritt ist ein bewußtes menschliches Leben nicht mehr möglich. *Beispiel für die eintretenden Schwierigkeiten:* Eine gravide Frau ist nach einem Schädel-Hirn-Trauma gemäß den gültigen Kriterien „gehirntot = tot". Durch künstliche Beatmung und apparative Aufrechterhaltung des Kreislaufes wird der Foetus in utero am Leben erhalten. Nach den gesetzlichen Definitionen bedeutet dies: Ein lebender Foetus befindet sich in einer toten Mutter.
Zwangsläufig wirft dies 2 Fragen auf [THOMAS 1994]:

Sind Hirntote Lebende ohne Hirnfunktion?
Sind Hirntote Tote mit erhaltenen Körperfunktionen?

Eine ausführliche Diskussion und Dokumentation findet sich bei STOECKER (1997).

Kriterien des irreversiblen Gehirntodes

- Isoelektrisches EEG innerhalb einer Stunde bei kontinuierlicher Ableitung und nach 12 Stunden bei wiederholter Ableitung.
- Zirkulationsstillstand bei Karotisangiographie.
- Keine Spontanatmung während mindestens 60 Minuten.
- Völlige Reflexlosigkeit: beide Pupillen weit und lichtstarr, Fehlen des Kornealreflexes.

Die exakte Diagnose des Hirntodes ist vor allem wichtig, wenn der Patient als Organspender für Transplantationen herangezogen werden soll. Nach Feststellung des Hirntodes kann mit der Organentnahme (Explantation) begonnen werden.

Was ist die Problematik der „Ad hoc-Feststellung" des Todes?
Für den Rettungs- und Notarzt sind im täglichen Einsatz die Kriterien des Hirntodes unbrauchbar!" Die Zeichen der Leblosigkeit sind für den Tod wiederum nicht beweisend, die sicheren Todeszeichen treten erst relativ spät auf.

Was ist zu tun? Es muß im Zweifel zunächst davon ausgegangen werden, daß entsprechende Reanimationsversuche Erfolg bringen. Bei fehlender Reaktion von Pupillen, Reflexen, Puls und EKG können die Wiederbelebungsmaßnahmen nach 15 Minuten abgebrochen werden.

! *Achtung:* Durch Unterkühlung ist die Wiederbelebungszeit des Gehirns verlängert, damit auch die Zeitspanne für eine erfolgreiche Reanimation. Der Entschluß zur Einstellung von Reanimationsbemühungen ist keine Zeitfrage, sondern hat die Gesamtsituation des Sterbenden zu bewerten: Die Einstellung erfolgt, wenn der Arzt unter Berücksichtigung aller Umstände zu der Ansicht gekommen ist, daß der Stillstand von Atmung und Kreislauf irreversibel ist.

Welche Möglichkeiten gibt es, den Tod eines Menschen festzustellen?

- *Nachweis sicherer Todeszeit*
- *Irreversibler Atmungs- und Kreislaufstillstand*
- *Diagnose des Hirntodes*

Eigentlich stehen wir der ***Definition des Todes*** noch ziemlich hilflos gegenüber. Die Tatsache, daß aus dem sterbenden Organismus Einzelzellen in der Zellkultur weiterleben, weiterwachsen und sich weiter vermehren, bedeutet, daß also Teile des Toten noch am Leben gehalten werden können. Gleiches gilt, wenn ein dem Sterbenden entnommenes Organ transplantiert wird und somit „weiterlebt". Außerdem ist es für die Angehörigen nicht einfach realisierbar, daß ein scheinbar schlafender, atmender, warmer Körper mit rosigem Hautkolorit von den betreuenden Ärzten plötzlich für tot erklärt wird. Getragen von den verständlichen Hoffnungen, seinen Mitmenschen nicht zu verlieren, wird die Tatsache negiert, daß künstliche Beatmung und Intensivpflege dem Körper des Patienten nur eine scheinbare Vitalität beim Zustand des Hirntodes verleihen.

Ein Mensch ist als tot zu betrachten, wenn eine oder beide der folgenden Bedingungen erfüllt sind:

- *Irreversibler Herzstillstand mit dadurch unterbrochener Blutzirkulation im Organismus: Herz-Kreislauf-Tod.*
- *Vollständiger, irreversibler zerebraler Funktionsausfall: Hirntod.*

Der Zeitpunkt des Todes ist derjenige des Hirntodes. Es ist dies:

- *beim primären Herz- Kreislauf-Stillstand der Zeitpunkt des Auftretens von weiten und lichtstarren Pupillen,*
- *beim primär zerebralen Tod der Zeitpunkt des Auftretens aller Symptome des vollständigen Ausfalls der Gehirnfunktion.*

3.2
Der sog. Scheintod

Als Scheintod bezeichnet man jenen Zustand eines Organismus, in welchem die Lebensfunktionen auf ein solches Minimum herabgesetzt sind, daß er den Eindruck eines Leblosen erweckt: *vita minima*, d.h. keine Bewegungsäußerungen; Atmung, Herzaktion und Pulsschlag nicht nachweisbar; Reflexe erloschen; Pupillen weit, reagieren nicht auf Licht; mechanische, chemische oder thermische Reizung der Haut ruft keine Reaktion hervor.

Ursachen für einen Scheintodzustand [REIMANN u. PROKOP 1973]

A *A*lkoholintoxikation
*A*noxie (Sauerstoffmangelzustand)
*A*zeton (Coma diabeticum)
*A*nämie (großer Blutverlust)
E *E*pilepsie
*E*lektrizität (auch Blitzschlag)
I *I*njury (Schädel-Hirn-Traum sowie traumatischer Schock)
*I*ntoxikation (Schlafmittel etc.)
O *O*piate (auch andere Suchtmittel)
U *U*nterkühlung
*U*rämie

Von praktischer Bedeutung sind dabei vor allem eine Unterfühlung in Kombination mit Alkohol und zentralnervös dämpfenden Pharmaka, jegliche Vergiftungen sowie jegliches metabolisches Koma.

3.3
Supravitale Reaktionen

Es gibt körperliche Reaktionen, welche auch noch nach Eintritt des biologischen Todes auslösbar sind.
Idiomuskuläre Kontraktionen: Das Auslösen von Muskelkontraktionen, z.B. der Mm. interossei am Handrücken. Fingeradduktion ist durch Beklopfen etwa noch 2 h nach dem Tod möglich.
Idiomuskulärer Wulst: Nach hartem Schlag z.B. auf den M. biceps brachii entsteht bis 6 h nach dem Tod eine Wulstbildung.
Elektrische Reizbarkeit: Muskelzuckungen können bis 4 h nach dem Tod durch Spannungen von etwa 6 V erzielt werden.
Pupillenreaktionen: Direktes Einspritzen von Sympathiko- bzw. Parasympathikomimetika in die vordere Augenkammer löst bis 15 h nach dem Tod eine Pupillenveränderung aus.

3.4
Sichere Todeszeichen

Ausschließlich die Totenflecke und die Totenstarre sind absolut sichere Zeichen des eingetretenen Todes.

3.4.1
Totenflecke

Entstehen nach Kreislaufstillstand durch Absinken des Blutes gemäß der Schwerkraft.
Wann und Wo? 20–30 min nach Herzstillstand beginnend, bei Rückenlage zumeist hinter den Ohren und im Nacken. ***Nach 1–2 h an den zutiefst liegenden Körperregionen,*** den sogenannten „abhängigen" Körperpartien, deutlich ausgebildet. Bei Umlagerung der Leiche innerhalb der ersten 12 h können die Totenflecke in die neuen „abhängigen" Partien wandern. Etwa 20 h nach dem Tod sind die Totenflecken nicht mehr wegdrückbar: vorher gelingt es, durch Fingerdruck die Flecken zum Abblassen zu bringen. Der Grund dafür liegt in der erhaltenen Verschieblichkeit des Blutes innerhalb der Gefäße bzw. konsekutiver Hämolyse. Dies läßt gewisse Rückschlüsse auf den Todeszeitpunkt zu.
Farbe? Normalerweise ***blau-rot bis rot-violett.***

Farbvariationen:

- *Dunkel-blauviolett:* Sauerstoffmangel des Blutes.
- *Hell-kirschrot:* Kohlenmonoxidvergiftung oder Erfrierung.
- *Schmutzig-braun:* Methämoglobinvergiftung.
- *Braun-rot:* Gasödem.
- *Blaß-rot, spärlich:* Anämie.

3.4.2
Totenstarre

Entsteht durch postmortales Defizit von ATP, welches eine Weichmacherwirkung auf die Muskulatur besitzt.
Wann und wo? Beginn ***nach 2–3 h,*** vollständig ausgebildete Starre der Skelettmuskulatur nach 4–6 h. Eintritt entsprechend der ***NYSTEN-Regel*** von kranial nach kaudal: zuerst am Kopf (Lid-, Kiefer-, Nackenmuskulatur), dann absteigend bis zu den Beinen.

Je wärmer die Außentemperatur, desto raschere Ausbildung der Starre.
Lösung der Totenstarre nach 1–2 Tagen durch autolytisch-enzymatische Trennung der Aktin-Myosin-Komplexe. Zur ***Totenstarre an inneren Organen*** s. 7.1.

3.4.3 Totenkälte

Angleichung des Körpers an die Außentemperatur, dazu kommt die „Verdunstungskälte" an der Hautoberfläche.

! *Achtung:* Totenkälte nicht mit Unterkühlung verwechseln!
Die Abkühlung des Körpers ist ein Begleitphänomen des Todes, das sehr von der Umgebungstemperatur abhängig ist. Im Bett Verstorbene werden langsamer abkühlen als jene auf einer Parkbank; auch kachektische Personen erkalten rascher als adipöse. Die Rektaltemperatur wird zur Ermittlung des Todeszeitpunktes herangezogen, wobei die Faustregel von einem Temperaturabfall 1 Grad pro Stunde ausgeht.

Ein postmortaler Temperaturanstieg ist bei Tetanus, Hitzschlag und Krampfgiften möglich.

3.5 Die Quantität der Toten und die Qualität des Leichnams [Bankl 1997]

In Deutschland ereignen sich etwa 2400 Todesfälle pro Tag, das sind 885000 Jahr. Rechnet man 70 kg Körpergewicht je Person, ergibt dies die stattliche Zahl von 61950 Tonnen Leichen. In Österreich sind es ungefähr 227 Todesfälle pro Tag, also 83000 Leichen oder 5810 Tonnen pro Jahr.

Etwa 135000 (in Österreich 13000) Verstorbene werden in Krematorien verbrannt, verbleiben 750000 (70000) Erdbestattungen. Dafür muß zunächst einmal Platz geschaffen werden; wir kennen das allgemeine Phänomen - die Friedhöfe werden größer.

Daß die Umwelt solche Quantitäten überhaupt verkraften kann, ist auf biologisches Recycling zurückzuführen. Es geht ganz einfach darum, daß Materialbausteine im Laufe des Wechsels der Generationen immer wieder verwendet werden - sonst würde ja die Gesamtmasse der Erde mit jeder Geburt ständig zunehmen.

Was sind die Bestandteile des menschlichen Körpers?
Ein 75 kg schwerer Mensch besteht aus 40 kg Sauerstoff, 20 kg Kohlenstoff, 7 kg Wasserstoff, 3 kg Stickstoff, 2 kg Kalzium, 1 kg Phosphor. Der Rest von 2 kg verteilt sich auf die verschiedensten anderen Substanzen. Wasser macht 65% des Gewichtes aus. Die Körperoberfläche eines Erwachsenen beträgt etwa 19000 cm^2, das entspricht einem Quadrat von 138 cm Seitenlänge bzw. 1,9 m^2 Fläche. Das Volumen des Erwachsenen beträgt rund 65000 cm^3, das ist ein Würfel von 40 cm Seitenlänge.

Die ökologische und ökonomische Bilanz des Sterbens
Der menschliche Körper ist zwar spottbillig, aber das Sterben ist teuer. 3500 Mark und mehr sind als Kosten für einen Patienten pro Tag auf einer Intensiv-

station meist nicht zu knapp kalkuliert. Das billigste wäre, zu Hause zu sterben, aber das findet immer seltener statt.

Ökologisch belastend ist nicht nur der ständig größer werdende Raumbedarf der Leichen, sondern sind in zunehmendem Ausmaß auch diverse Sonderausstattungen. Nicht zu vergessen ist der Sarg, wobei Tropenhölzer erst seit wenigen Jahren verboten sind. Dazu kommen noch Kranzgebilde aus Metall, Grußschleifen, Grablichter aus Plastik, ja auch Kunstblumen. Der Friedhofsmüll nimmt gigantisch zu.

Literatur

BANKL H (1997) Der Pathologe weiss alles ... aber zu spät. Kremayr & Scheriau, Wien

FORSTER B, ROPOHL D (1986) Thanatologie. In: Forster B (Hrsg) Praxis der Rechtsmedizin. Thieme, Stuttgart New York

REIMANN W, PROKOP O (1973) Vademecum Gerichtsmedizin. Volk und Gesundheit, Berlin

STOECKER R (1997) An den Grenzen des Todes - ein Plädoyer für die moralphilosophische Überwindung der Hirntod - Debatte. Ethik Med 9:194-208

THOMAS H (1994) Sind Hirntote Lebende ohne Hirnfunktionen oder Tote mit erhaltenen Körperfunktionen? Ethik Med 6:189-207

Kapitel 4

Das Obduktionsprotokoll und die klinisch-pathologische Konferenz 4

Von jeder Obduktion ist ein schriftlicher Befundbericht zu verfassen. Dieser besteht in der Regel aus 3 bzw. 4 Komponenten:

1. Obduktionsanweisung, möglichst mit beigelegten Auszügen aus der klinischen Krankengeschichte.
2. Pathologisch-anatomische Beschreibung, d.h. der morphologische Befundbericht.
3. Pathologisch-anatomische Diagnosen.
4. Eventuell histologische Beschreibungen und mikroskopische Diagnosen.

1. Die Obduktionsanweisung
Sie ist vom Kliniker auszufüllen und umfaßt grundsätzliche Informationen: Name, Alter, Grundkrankheit, evtl. Operationen, Angaben über den Verlauf der Krankheit sowie spezielle klinische Fragestellungen. Diese Anweisung liefert eine erste Orientierung für den Obduzenten. Besonders wichtig: Warnung vor Infektiosität, z.B. Hepatitis oder HIV.

2. Pathologisch-anatomische Beschreibung
Die Aufgabe des pathologisch-anatomischen Befundberichtes besteht darin, das Wahrgenommene schriftlich niederzulegen, um einem Leser auch noch nach Jahren eine Vorstellung über die erhobenen Befunde zu ermöglichen. Dieses ist vor allem zu wissenschaftlichen Zwecken, bei gerichtlichen Leichenöffnungen sowie bei versicherungstechnischen und gutachterlichen Verfahren erforderlich. Da man niemals eine evtl. spätere solche Notwendigkeit vorhersehen kann, kommt der Aussagekraft eines Obduktionsbefundes besondere Bedeutung zu.

Der Bericht soll so beschaffen sein, daß ein späterer Leser die Obduktion gewissermaßen vor dem „geistigen Auge" nachvollziehen kann. Daraus ergibt sich die Reihenfolge und die Gliederung der Beschreibung, die im wesentlichen dem Gang der Obduktion entsprechen soll.

Zwecks Vollständigkeit sollten alle Organe erwähnt werden, um nicht später den Eindruck zu erwecken, daß ein Organ nicht inspiziert wurde. Manchmal ist es auch von Bedeutung, nicht vorhandene Befunde, d.h. deren Fehlen, ausdrücklich zu erwähnen, um zu zeigen, daß bei bestimmten Fragestellungen auf spezifische Veränderungen geachtet wurde. Ein Nichtansprechen solcher negativen Befunde, läßt immer die Möglichkeit offen, daß diese nicht explizit gesucht wurden!

Skizzen bzw. das Einzeichnen von Befunden (Wunden, Narben, Bruchlinien, Ausdehnung von Tumoren und dergleichen) in Körper- und Organumrisse tragen sehr zur Anschaulichkeit eines Obduktionsprotokolls bei.

Maß und Gewicht der Organe sind anzugeben, Flüssigkeitsmengen mit Meßgefäßen quantitativ zu bestimmen.

Im Obduktionsprotokoll muß der Befund klar und gründlich geschildert werden, so daß jeder Leser sich ein genaues Bild und ein entsprechendes Urteil machen kann.

Die Interpretation der Morphologie kann sich ändern, die pathologisch-anatomische Beschreibung verliert nie ihre Bedeutung. Es besteht daher ein grundlegender Unterschied zwischen ***Befund = morphologische Beschreibung*** und der ***Diagnose = Interpretation des Befundes*** [BANKL 1986].

Der Befund ist eine objektiv gültige Tatsache, *das exakte Erfassen des gestaltlichen Erscheinungsbildes der Veränderungen.*
Die Diagnose ist eine variable Interpretation, dem jeweiligen aktuellen Stand der Wissenschaft angepaßt und von Erfahrung und Wissen des einzelnen abhängig.

Vorgedruckte Befundanleitungen und Checklisten erreichen diese Anforderungen kaum und unterdrücken die individuelle Befundbeschreibung durch den Obduzenten. Durch Vordrucke und „Schematismen" wird das ungemein wichtige didaktische Moment der persönlichen Befunderstellung verhindert und die ***Kunst*** (abgeleitet von „können") ***des Sehens und Formulierens*** zum Aussterben verurteilt.

3. Pathologisch-anatomische Diagnosen

Für den Kliniker ist ein Obduktionsprotokoll nach alter ausführlicher Tradition wenig sinnvoll. Notwendig ist eine zusammengefaßte *patho-anatomische Diagnose in pathogenetischer Gliederung* und - wenn möglich - ein Hinweis auf den *Todesmechanismus.* Ist der Obduzent über die klinischen Befunde und Labordaten ausreichend informiert, soll im Obduktionsergebnis eine ***Aussage über Grundleiden und Todesursache*** erscheinen. Unerläßlich für das Verständnis des Klinikers ist eine ***Epikrise:*** dies gehört zu den schwierigsten Aufgaben eines Pathologen, da eine definitive Aussage über pathogenetische Zusammenhänge erwartet wird. Es ist dem Kliniker nicht fremd, wenn dabei funktionelle Bezeichnungen wie z.B. „respiratorische Insuffizienz mit universeller Hypoxie" oder „kardiopulmonales Versagen", „Hirntodsyndrom", „Schockzustand" u. dgl. gebraucht werden.

4. Histologische Beschreibung und Diagnose

Bei unklaren makromorphologischen Befunden oder zur Dokumentation wesentlicher Veränderungen werden der Leiche Organproben zur feingeweblichen Untersuchung entnommen. Prinzipiell ist für eine rasche Klärung ein Gefrierschnitt möglich, jedoch ist aufgrund der schlechteren Beurteilbarkeit immer auch ein Paraffinschnitt anzufertigen.

Über jede Obduktion ist eine klinisch-pathologische Konferenz zu führen.

Die aktuellen Obduktionsbefunde sollten täglich den behandelnden Ärzten vorgewiesen und erläutert werden. In kollegialer und vertrauensvoller Zusammenarbeit zwischen Kliniker und Pathologen wird hier das letzte gemeinsame Gespräch über den Kranken geführt. Bis auf geringzahlige Ausnahmen muß es möglich sein, für den Kliniker noch am Tage der Leichenöffnung ein - zumindest vorläufiges - Obduktionsergebnis schriftlich zu fixieren und zu übermitteln.

Ein zeitgerechter vorläufiger Obduktionsbericht - mit Hinweisen auf eventuelle Ergänzungen und Änderungen - ist dem Kliniker weitaus erwünschter als eine detaillierte Diagnose, welche erst nach einem halben Jahr vorliegt.

Literatur

Bankl H (1986) Befund und Diagnose. Vom Sehen, Wissen und Erkennen in der Morphologie. Pathologe 7:1-3

Kapitel 5

Anleitung zur Befunderhebung an einzelnen Organen 5

Voraussetzung einer exakten Befunderhebung ist das genaue *beschreibende Registrieren morphologischer Tatsachen.* Erst aufgrund des objektiven Sachverhaltes der gestaltlichen Organveränderungen ist es möglich, eine Diagnose zu stellen.

Für die Befunderhebung ist ein normiertes Schema unerläßlich. Dadurch besitzt man ein „Gerüst" für das praktische Vorgehen, man kann nichts Wesentliches vergessen und gelangt zu einer Fülle von Informationen, deren Berücksichtigung zumindest eine makroskopische Rahmendiagnose ermöglicht.

Schema der Organbeschreibung

1. ***Lage und Form***
2. ***Größe*** und ***Gewicht***
3. ***Oberfläche***
   - Organoberfläche
   - evtl. Serosaüberzug bzw. Kapsel
4. ***Konsistenz***
5. ***Kohärenz***
6. ***Organschnittfläche***
   - Struktur, Art der Zeichnung
   - Farbe
   - Abstrichsaft
   - auffällige Abweichungen

5.1 Lage und Form der Organe

Die ***topographische Position*** der Organe und ihr Zusammenhang mit benachbarten Strukturen wird ***in situ*** überprüft.

Wesentliche Abweichungen sind:

- *angeborene Dystopien, Verlagerungen.*
- *Verdrehungen:* z. B. Volvulus, Stieldrehung.
- *Verklebungen*: z. B. durch Fibrinauflagerungen.
- *Verwachsungen:* durch Entzündung oder Tumor.
- *abnorme Kommunikationen:* z. B. Fisteln.
- *abnorme Kontinuitätstrennungen:* Ruptur, Dehiszenz, Fraktur.

Die *Form* jedes Organs ist charakteristisch. Veränderungen sind mit der Normalgestalt zu vergleichen.

Häufige Abweichungen sind:

- *angeborene, abnorme Lappung:* z. B. Milz, Lunge.
- *angeborene, abnorme Verschmelzungen:* z. B. Hufeisenniere.
- *Deformierung durch Druck von außen:* z. B. Schnürfurche der Leber, Säbelscheidentrachea.

5.2 Größe und Gewicht

Bei ***Größenbestimmungen*** von Organen ist Länge, Breite und Höhe abzumessen. Genauer ist die ***Gewichtsbestimmung*** am isolierten Organ.

Eine exakte Angabe ist aber nur durch ***Volumenmessung*** (Messung der verdrängten Wassermenge) zu erreichen, wobei auch das spezifische Gewicht ermittelt werden kann.

$$\text{Spezifisches Gewicht} = \frac{\text{Organgewicht (g)}}{\text{Volumen (ml)}}$$

Beispiele: Eine Fettleber ist größer als eine normale Leber des gleichen Gewichtes, da das spezifische Gewicht des Fettes geringer ist als das von normalem Leberparenchym. Für die praktische Diagnostik von Organveränderungen ist ***nicht die absolute Größe entscheidend***, sondern ob das Organ ***vergrößert, verkleinert*** oder ***entsprechend groß***, d.h. dem Gesamtorganismus angepaßt ist.

Für ***Hohlorgane*** gilt als Terminus nicht die „Größe", sondern: ***weit, mittelweit, eng.*** Eine allgemein gültige „*Normalgröße*" gibt es nicht; die Organe eines Schwergewichtsringers und eines zarten Mädchens sind unterschiedlich groß, aber jeweils dem Individuum entsprechend.

Früher waren auch Größenvergleiche mit verschiedenen Früchten, anderen Grundnahrungsmitteln und Münzen gebräuchlich. Das ist heute verlassen: es klingt ja einigermaßen grotesk und die Aussage hat lediglich Unterhaltungswert, wenn etwa angegeben wird „*doppeltdattelgroß*", „*kindskopfgroß*", „*zweischillingstückgroß*".

Wie erkennt man die Vergrößerung eines Organs? Rand plump, voluminös ausgeprägt: „*Streckt stolz die Brust heraus!*" Kapsel gespannt, Gefäße an der Oberfläche verlaufen gestreckt.

Wie erkennt man die Verkleinerung eines Organs? Rand zugeschärft, Wölbung flach: „*Tritt scheu in den Hintergrund, versteckt sich!*" Kapsel faltig gerunzelt (nur wenn unverletzt und noch nicht eingeschnitten!), Gefäße an der Oberfläche verlaufen stark geschlängelt.

5.3 Oberfläche

Man unterscheide zwischen der Beschaffenheit der eigentlichen ***Organoberfläche*** und einer evtl. vorhandenen ***Kapsel*** bzw. dem ***Serosaüberzug.***

5.3.1 Organoberfläche

Normalerweise ***glatt*** (z. B. normale Leber), wenn ***uneben,*** dann:

- fein- oder grobgranuliert,
- regelmäßig oder unregelmäßig granuliert,
- grobbuckelig, höckrig,
- narbig eingezogen,
- herdförmig-umschriebene Oberflächenveränderungen.

5.3.2 Serosaüberzug

Beurteilung nach Darüberstreifen mit einem trockenen Messer.

Beschaffenheit der Serosa

Normal	*Pathologisch*
zart	***verdickt***
glatt	***rauh, mit Auflagerungen***
glänzend	***matt***
durchsichtig	***getrübt, undurchsichtig***

5.4 Konsistenz

Die ***Festigkeit*** eines Organs wird durch ***vorsichtiges Betasten*** geprüft.
Konsistenz erhöht: Fest, derb, steif, hart. Man kann durch Fingerdruck *keine Delle* erzeugen; Organscheiben bleiben aufgestellt „*stehen*".
Konsistenz herabgesetzt: Schlaff, weich, breiig-zerfließlich. Auf Fingerdruck *bleibt eine Delle bestehen*; Organscheiben „*stehen nicht*", sondern fallen in sich zusammen.
Konsistenz normal: Prall-elastisch. Man kann zwar eine Delle eindrücken, diese gleicht sich jedoch sofort wieder aus.

5.5 Kohärenz

Die ***Brüchigkeit*** von Organen wird durch ***Auseinanderziehen eines Einschnittes*** überprüft.
Kohärenz erhöht: Nicht zerreißbar, zähe.
Kohärenz herabgesetzt: Leicht zerreißbar, brüchig.

Konsistenz ist die Druckfestigkeit eines Organs. Kohärenz ist die Reißfestigkeit eines Organs. Beispiel: *Ich drücke auf eine harte oder weiche Semmel; ich breche ein hartes oder weiches Brot.*

5.6 Organschnittfläche

Je größer eine Schnittfläche, desto übersichtlicher!

Rudolf VIRCHOW: „*Ein großer Schnitt, auch wenn er falsch ist, ist einem kleinen richtigen Schnitt in der Regel vorzuziehen.*"

Wenn das ein preußischer Pedant sagt, muß schon etwas Wahres daran sein.

5.6.1 Struktur, Art der Zeichnung

Auf jeder Organschnittfläche sind zunächst alle normalerweise vorkommenden Strukturen zu überprüfen, insbesondere die Gefäße und etwaige kanalikuläre Gebilde. Das Muster der Schnittfläche ist mit dem „Normalbild" des Organs zu vergleichen.

Beispiele: *Auf der Leberschnittfläche sieht man rote eingesunkene Pünktchen und Sternchen, sowie teilweise verzweigte Striche, zwischen diesem Muster ein teils braunes, teils gelbliches Parenchym.* Diese Beschreibung entspricht einer venösen Stauung I./II. Grades mit partieller Verfettung des Lebergewebes.

5.6.2 Farbe

Die sprachliche Kennzeichnung der Farbe ist vor allem in der Wiener Schule als verbindlicher Terminus technicus zu verstehen, d.h. wir gehen davon aus, daß ***bestimmte pathologische Veränderungen charakteristische Verfärbungen*** zeigen. Umgekehrt gilt, daß die Nennung einer bestimmten Farbbezeichnung häufig bereits eine bestimmte morphologische Veränderung und damit im weiteren eine bestimmte Diagnose bedeutet.

Grundlage jeder Organfarbe ist eine Mischung aus der Eigenfarbe des Gewebes (meist grau) und der Farbe des Blutes (rot): graurot.

Pathologische Farbbezeichnungen
Es handelt sich häufig um Farbmischungen, man sollte aber bei der Beschreibung nicht übertreiben: die Nennung einer Kombination von 3 Farben ist das Maximum des Vertretbaren, besser spricht man von: *„mit einem Stich ins …“*.

- *Weiß*: Narbengewebe, Hyalin, Kalk, Kristallablagerungen (z. B. Cholesterin, Urat).
- *Grau-weiß:* Die meisten Tumorgewebe (dichte Zellansammlungen mit wenig Blutgefäßen).
- *Grau-weiß mit einem Stich ins Gelbliche:* Fibrinabscheidungen.
- *Schwarz:* anthrakotisches Pigment, ochronotisches Pigment.
- *Gelb*:
  - *feucht:* Fett,
  - *trocken:* ischämische Nekrose; wird auch als *lehmfarben* bezeichnet,
  - *flüssig:* eitriges Exsudat.
  - *Grüngelb:* Gallenfarbstoff
  - *diffus:* Ikterus,
  - *umschrieben:* gallige Imbibition, Hämoglobinabbauprodukte in der Umgebung älterer Blutungen.
- *Grau-grün, blau-grün:* Pseudomelanose (Sulf-Hb).
- *Mißfärbig*, d. h. *schmutzig-grün-schwarz:* Gangranöse Entzündung, Fäulnis.
- *Braun:*
  - *dunkelbraun, schokoladebraun:* Lipofuszin,
  - *braunschwarz:* Melanin.
- *Rot:*
  - *rosarot, unscharf begrenzt (diffus)*: blutige Imbibition,
  - *schwarzrot, scharf begrenzt (umschrieben)*: frische Blutung, frischer hämorrhagischer Infarkt,
  - *braunrot, scharf begrenzt:* ältere Blutung, älterer hämorrhagischer Infarkt,
  - *braunrot bis rostfarben, unscharf begrenzt:* Hämosiderin bzw. sonstige Eisenablagerungen,
  - *dunkelrot, blaurot bis zwetschkenblau:* venöse Stauung,
  - *ziegelrot, gelbrot*: diabetische Glykogenspeicherung in Niere und Leber,
  - *blaßgraurot, wie gekocht:* trübe Schwellung,
  - *kirschrot (hellrot):* Kohlenmonoxid-Hb.
- *Blaß:* Nur in Verbindung mit einem weiteren Farbton zu gebrauchen, dann gilt dies als Hinweis für Anämie. Den Ausdruck *„blaß“* als alleinige Farbbezeichnung kann es nicht geben!

5.6.3 Abstrichsaft

Von der Organschnittfläche läßt sich oft ein kennzeichnender Gewebesaft abstreifen: Zart mit der Messerschneide darüberstreichen, nicht abkratzen!

Als Abstrichsaft häufig ***Blut*** oder ***Ödemflüssigkeit.***

Bei entzündlicher Milzschwellung läßt sich ***aufgelockerte Pulpa*** abstreifen. Von der Schnittfläche eines Karzinomgewebes kann man weißlich-bröckelige ***Krebsmilch*** gewinnen.

5.6.4 Auffällige Abweichungen

Ist die Organschnittfläche insgesamt nicht gleichmäßig strukturiert, sondern liegen umschriebene, herdförmige Veränderungen vor, sind dieselben nach folgendem Schema im Detail zu beurteilen:

- *Lage im Organ,*
- *Form,*
- *Abgrenzung,*
- *Konsistenz,*
- *Beschaffenheit der Schnittfläche.*

Es wird dringend empfohlen die schematische Reihenfolge bei einer Organbeschauung einzuhalten. Dadurch wird der Befund übersichtlich, klar strukturiert, in seinen Aussagen nachvollziehbar und letztendlich wird man angehalten, sämtliche wesentliche Kriterien zu überprüfen und zu dokumentieren.

Kapitel 6

Die allgemeinen Formen krankhafter Gewebeveränderungen 6

Obwohl das Erscheinungsbild krankhafter Veränderungen durch die jeweilige Organstruktur abgewandelt wird, lassen sich nach den Prinzipien der Allgemeinen Pathologie generell gültige Kriterien zur makroskopischen Diagnostik festlegen. ***Pathologische Grundveränderungen, die praktisch in allen Organen angetroffen werden können, zeigen ein stereotyp wiederkehrendes Erscheinungsmuster.***

6.1 Änderungen des Blutgehaltes

Der Blutgehalt von Leichenorganen entspricht nicht jener Blutmenge, welche die betreffenden Organe im Leben enthielten, sondern ***ist meist wesentlich geringer als intravital.*** Sobald die Zirkulation sistiert, verteilt sich das Blut nur noch entsprechend der Schwerkraft und dem Druck, welchen die elastischen Gefäße ausüben: ***Hypostase*** (s. 7.4); weiterhin meist ***blutleere,*** elastische ***Arterien*** und ***blutgefüllte,*** dehnbare ***Venen.***

Ebenso entweicht das Blut aus Organen, welche durch viel elastisches Gewebe einen Druck auf Blutmassen ausüben: Haut, Schleimhäute.

- *Anämie ist eine Verminderung der Erythrozytenanzahl.*
- *Oligämie ist eine Verminderung der Gesamtblutmenge.*
- *Ischämie ist eine lokale Blutleere.*
- *Hyperämie ist eine lokale Blutfülle:*
  - *entweder durch vermehrten aktiven Blutzustrom,*
  - *oder durch gehemmten passiven Blutabfluß: venöse Stauung.*

6.1.1 Akute Anämie sowie Oligämie

Es erscheint mehr oder weniger rein die Eigenfarbe des Gewebes: meist ***blaßgrau-bräunlich*** bis ***blaßgrau-gelblich*** (je nach Gehalt an braunem Pigment bzw. Fett). Die Konsistenz ist durch die Blutverarmung relativ erhöht, die Struktur verwischt, das Volumen vermindert, eine eventuelle Kapsel gerunzelt (z.B. Milz).

Unterscheide:

- *Allgemeine akute Anämie eines oder mehrerer Organe.*
- *Herdförmige akute Anämie:*
  - Zirkumskripte anämische Stellen an der Oberfläche eines Organs *durch Druck von außen;*
  - *spastisch-anämische Flecken* durch agonale Gefäßkontraktion an Leber und Niere entsprechen in ihrer Form Gefäßversorgungsbezirken;
  - fließende *Übergänge zu akuter Ischämie* und frischen (makroskopisch nicht sicher feststellbaren) ischämischen Infarkten.

6.1.2
Chronische Anämie

Es entsteht eine hypoxämische Dystrophie, dieselbe zeigt sich in ***graugelber Verfettung der Organparenchyme*** (Läppchenzentrum der Leber, Nierenrinde, Tigerung des Myokards). Eine gleichzeitige Hämosiderose (z.B. im Rahmen einer hämolytischen Anämie) kann den Farbton durch das Rostbraun des Eisenpigments ändern.

Organverkleinerung durch Parenchymverlust, Konsistenzerhöhung durch relative Bindegewebevermehrung.

6.1.3
Akute Hyperämie

Aktive arterielle Hyperämie
Hellrotes Blut in einem Netzwerk feinster Gefäßreiserchen: man verwendet die Bezeichnung „*Injektion*" (vgl. z.B. mit dem klinischen Ausdruck „*Injektion der Bindehaut*").

Passive venöse Hyperämie
Blaurotes Blut in ausgeweiteten und deutlich sichtbaren Venen.

! *Achtung*: Der Farbunterschied zwischen arteriellem und venösem Blut verwischt sich an der Leiche rasch (postmortale Oxidation an Oberflächen durch die Luft; Sauerstoffabgabe im Körperinneren an die sauerstoffärmere Umgebung).

An Schleimhäuten innerer Hohlorgane färbt sich das Blut durch die Oxidation oft hellrot, so daß häufig eine Stauungshyperämie für eine aktive Hyperämie gehalten wird.

Die Art der Hyperämie darf man nur auf einem frisch gelegten Schnitt beurteilen. Entscheidend für die richtige Diagnose der Art einer Hyperämie ist der Nachweis der veranlassenden Ursache.

Aktive arterielle Hyperämie

- *Entzündliche Hyperämie*, meist noch andere Entzündungszeichen vorhanden.
- *Funktionelle Hyperämie*, z.B. Dünndarm während der Verdauung, mit zugleich stark gefüllten Chylusgefäßen; Uterusschleimhaut prämenstruell sowie während der Gravidität.
- *Kollaterale Hyperämie* in der Umgebung eines durch Gefäßverschluß ischämisch-nekrotischen Bezirkes: Affluxus arteriosus bewirkt eine hyperämischen (manchmal sagt man auch hämorrhagischen) Randsaum um einen Infarkt.
- *Verbrennung 1. Grades.*

Passive Hyperämie

- *Allgemeine Stauungshyperämie* bei kardialer Insuffizienz.
- *Örtliche venöse Hyperämie* durch lokale Blutabflußbehinderung.

Akute arterielle oder venöse Hyperämie führen zu Volumenvermehrung und praller Konsistenz. Vom Schnitt fließt reichlich blutige Flüssigkeit, bei venöser Hyperämie namentlich aus den großen Venen.

6.1.4 Chronische venöse Stauung

Organ vergrößert, schwer, Konsistenz erhöht, Kapsel gespannt. ***Zyanotisch-dunkelblaurote Farbe,*** Ausweitung und Blutfülle der Venen. ***Stauungsinduration*** durch Bindegewebevermehrung. ***Hypoxisch-dystrophische Verfettung*** parenchymatöser Organteile. Diapedeseblutungen. Durch Hämosiderinablagerungen ***zunehmend rostbrauner Farbton.*** In Endstadien evtl. Schrumpfung des Organs: ***zyanotische Atrophie.***

6.2 Verstopfung von Blutgefäßen

Meistens ist das Blut in der Leiche teils flüssig, teils geronnen: ***Leichengerinnsel.*** Postmortal entstandene Leichengerinnsel dürfen nicht mit intravitalen Thromben verwechselt werden (s. 7.3.1).

6.2.1 Thrombose

Die Art der gebildeten Thromben hängt vorzugsweise von der Schnelligkeit ab, mit der die Gerinnung erfolgt ist.

Roter Thrombus

- *Frisch:* dunkelrot, glatt, feucht, haftet nicht an der Gefäßwand. Das Gefäß ist prall gefüllt, überdehnt: die in Längsrichtung eröffnete Gefäßwand kann über dem Thrombus nicht mehr geschlossen werden.
- *Älter:* graurot bis braunrot, trocken, brüchig; oberflächlich quer grauweiß geriffelt, haftet der Gefäßwand an.

Gemischter Thrombus
Grauweiße und graurote Anteile gemischt. Trocken, brüchig, matt; lamellär geschichtet (blätterteigartig), oberflächlich quer grauweiß geriffelt, haftet der Gefäßwand an.

Weißer Thrombus
Grauweiß, trocken, brüchig, oberflächlich geriffelt, haftet der Gefäßwand an.

◆ *Merke:*
- Ein frischer roter Thrombus überdehnt das Gefäß.
- Zieht man einen weißen, gemischten oder älteren roten Thrombus auseinander, so zerreißt er.

Umwandlungsformen eines Thrombus
Organisation: Feste Verbindung zur Gefäßwand, Umwandlung in ein graubraunes bis grauweißes Füllgewebe in der Gefäßlichtung.
Rekanalisation: Schwammartiges, von kleinsten Spalten durchsetztes Gewebe oder nur strickleiterartige bindegewebige Stränge.
Puriforme Erweichung: Im Zentrum des Thrombus ein rahmartiger, gelblichweißer Brei, der von einer festeren Schale umschlossen wird. Trotz des ähnlichen Aussehens handelt es sich nicht um Eiter!
Purulente Erweichung: Eitriger bzw. jauchiger Zerfall. Nur durch den Nachweis einer Entzündung sowie bakteriologische Untersuchung zu diagnostizieren.
Phlebolithen: Meist kugelig geformte, körnig eingetrocknete und verkalkte oder verknöcherte weiße Thromben.

6.2.2 Thromboembolie

Arterielle ***Emboli ragen*** meist infolge Retraktion der Gefäßwand ***über die Schnittfläche vor.*** Frische Emboli sind leicht herauszuziehen, ältere Emboli haften fester.

Bei arterieller Embolie ist immer nach der Quellthrombose zu suchen.

Häufigste ***Zielorgane einer Embolie*** in den Körperkreislauf sind:

- Gehirn,
- Milz,
- Nieren,
- Mesenterialarterien,
- Arterien der unteren Extremitäten.

Die ***Quelle solcher Embolien*** kann sein (der Blutstromrichtung folgend):

- Lungenvenenthrombose,
- parietale Thromben im linken Vorhof (Herzohr),
- Endokarditis der Mitralklappe,
- parietale Thromben im linken Ventrikel,
- Endokarditis der Aortenklappe,
- parietale Thromben an der Aortenwand (Atherosklerose),
- bei paradoxer Embolie Thrombosen in Körpervenen.

Quellen einer Embolie in den Lungenkreislauf sind:

- Venen der unteren Extremität,
- Venen des kleinen Beckens,
- Vena cava inferior,
- rechter Vorhof.

6.3 Nekrose

Makroskopisch ist eine Nekrose nur erkennbar, wenn größere Flächen betroffen sind.

6.3.1 Ischämische Nekrose, ischämischer Infarkt

Stets an ein Gefäßversorgungsgebiet gebunden, daher scharf begrenzt und *keilförmig, trapezförmig* oder *zackig-landkartenartig* (groß- oder kleinflächig) ausgebildet. Das Aussehen ist verschieden.
Ischämische Koagulationsnekrose: Homogen-strukturlos, trocken, fahlgelb, genannt „lehmfarben"; Konsistenz erhöht, „wie gekochtes Ei", über die Schnittfläche prominierend.
Ischämische Kolliquationsnekrose: Strukturen zerstört, in Auflösung, genannt „wurmstichig" oder erweicht bis flüssig; Konsistenz schmierig-weich, unter die Schnittfläche eingesunken.

6.3.2 Hämorrhagische Nekrose

Entsteht, wenn es in das Nekrosegebiet hineinblutet.

Wenn ***frisch:*** schwarzrot-feucht. Wenn ***älter:*** braunrot-trocken. Strukturlos, blutreich bzw. von Blutungen durchsetzt.

Als Koagulationsnekrose Konsistenz erhöht und prominierend, als Kolliquationsnekrose Konsistenz erweicht und eingesunken.

Pathogenetische Typen der hämorrhagischen Nekrose

Sekundäre-hämorrhagische Nekrose: Primär ist die Nekrose, dann blutet es hinein. Wie? Durch (1) Anastomosen, (2) doppelte Gefäßversorgung (etwa in der Lunge) oder (3) venösen Rückfluß.
Primäre-hämorrhagische Nekrose: Bei Verschluß einer abführenden Vene entstehen die Nekrose und das „Hineinbluten" gleichzeitig.

Eine primäre-hämorrhagische Nekrose wird ***hämorrhagische Infarzierung*** genannt, die sekundäre-hämorrhagische Nekrose heißt ***hämorrhagischer Infarkt.***

Vorkommen der Infarkttypen in einzelnen Organen

- *Herz:* ischämischer Infarkt.
- *Milz:* ischämischer und hämorrhagischer Infarkt.
- *Niere:* ischämischer und hämorrhagischer Infarkt.
- *Hirn:* ischämischer und hämorrhagischer Infarkt.
- *Lunge:* hämorrhagischer Infarkt.
- *Darm:* hämorrhagischer Infarkt.

Ein Infarkt ist eine umschriebene, zirkulatorisch bedingte Nekrose
Bei jedem Infarkt ist nach der Ursache zu suchen: meist Thrombose oder Embolie. Aber auch ohne Gefäßverschluß als zirkulatorisches Bilanzdefizit möglich.

6.3.3 Käsige Nekrose

Gelblich-weißlich, strukturlos, trocken-bröckelig bis schmierig, prominierend. Die käsige Nekrose ist typisch für die ***Tuberkulose*** (Abb. 6.1).
Häufige weitere Umwandlungen:
Erweichung: Schmierig (pastenartig) → breiig → dickflüssig → dünnflüssig → es entsteht ein Hohlraum: ***Kaverne.***
Verkreidung: Trocken, weiß, fest mit staubförmigen Kalkeinlagerungen.
Verkalkung: Weiß, kalkhart.

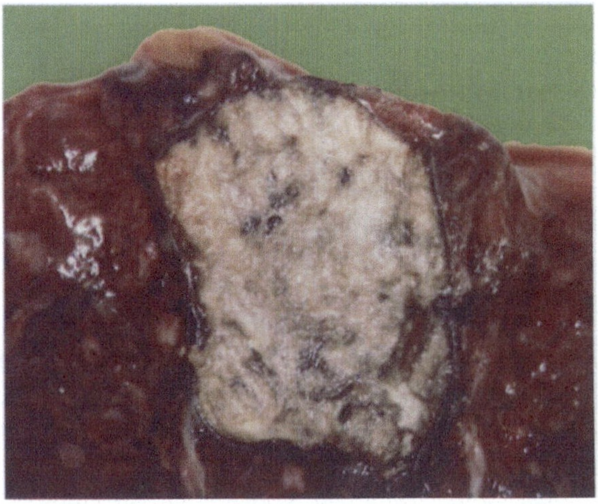

Abb. 6.1. Tuberkulöser Käseherd in der Lunge. Die Farbe des tuberkulösen Käses ist gelblich-weiß, die Schnittfläche erinnert an Parmesan

6.3.4
Gangränose Nekrose

Trockene Gangrän = Mumifikation: Koagulationsnekrose an einer Körperoberfläche trocknet ein: braunschwarzer Schorf, der durch demarkierende Entzündung abgestoßen wird.
Feuchte Gangrän = gangräneszierende (verjauchende) Entzündung: Gewebe zundrig-morsch bis fetzig-zerfließlich, mißfärbig graugrün bis schwaz-braun, übel riechend.
Gasgangrän: Gewebezerfall, massives Ödem und Blutungen, zahllose Gasbläschen durchsetzen die Nekrose und breiten sich im interstitiellen Bindegewebe aus, übler Gestank. Schon wenige Stunden nach dem Tod kann eine solche Leiche durch massenhafte Gasentwicklung unförmig aufgetrieben sein (DD: Gasfäulnis, s. 7.6).

Diagnose: im Abstrichpräparat bei Gasgangrän = Gasödem = Gasbrand reichlich GRAM-positive plumpe Stäbchen (Clostridien) nachweisbar.

6.4
Ödem

Flüssigkeitsvermehrung in einem Gewebe, d.h. eine wäßrige Durchtränkung des Interstitiums. *Unterscheide:* intrazelluläres Ödem = trübe Schwellung (s. 6.6.1).

Ödematöse Organe sind geschwollen, von prall-fester Konsistenz, nach Einschneiden quillt wäßrige Flüssigkeit vor. Die Schnittfläche zeigt feuchten Glanz und eine verwischte Struktur. An der Haut bleibt nach Fingerdruck eine Delle bestehen.

Häufigste Ursachen:

- *hämodynamische Stauungsödeme,*
- *Lymphödeme,*
- *entzündliche Ödeme.*

Charakteristisch und oft vorkommend: *Lungenödem, Hirnödem.*
Typisch, aber selten vorkommend: *Glottisödem.*

Anders benannte Flüssigkeitsvermehrungen:
Hydrops: Flüssigkeitsansammlungen in präformierten Höhlen, z.B. Gelenk.
Hydrothorax: Flüssigkeitsvermehrung in der Darmhöhle.
Aszites: Flüssigkeitsvermehrung in der Bauchhöhle.

6.5 Blutungen

Blutungen innerhalb oder am Rand von Organveränderungen sind praktisch beweisend für ein intravitales Ereignis: *Blutungen sind Vitalitätszeichen.*

DD: Hyperämie – Blutung
Nach Einschneiden in eine hyperämische Stelle fließt ein Großteil des Blutes spontan aus, der Rest läßt sich auspressen.

Auf einem Schnitt durch eine Gewebeblutung tritt spontan kaum Blut aus und nur wenig läßt sich auspressen.

Frische Blutungen sind schwarzrot, ältere braunrot. Diffundierender Blutfarbstoff färbt die Umgebung eines Blutungsherdes rot, später rostfarben und dann grüngelblich (nach 4–5 Tagen). Residuen alter Blutungen sind öfters durch umschriebene Pseudomelanose gekennzeichnet. Blutungen können in folgenden Formen vorliegen:

Punktförmig, genannt „flohstichartig" bzw. kleinfleckig: ***petechiale Blutungen.***

▸ *Bedenke:* Ein Floh sticht zwar nicht, aber der Terminus hat sich fest eingebürgert!

Flächenhafte blutige Gewebsdurchsetzung: ***Suffusionen.***

Ansammlung dreidimensionaler Blutmassen: ***Hämatome.*** Meist Blutungen mit massiver Gewebezerstörung und Bildung einer Blutungshöhle: z.B. Hämorrhagia cerebri.

Trifft Blut, d.h. Hämoglobin mit Salzsäure zusammen, so entsteht das schwarzbraune Hämatin.

Beispiele: Blutung aus einem Magengeschwür = „*kaffeesatzartige*" Masse.

6.6 Dystrophien

Es handelt sich in diesem Zusammenhang um meist geringfügige und oft reversible Veränderungen, jedoch mit biologisch negativem Charakter. Werden daher oft als „Degenerationen" bezeichnet.

6.6.1 Trübe Schwellung

Makroskopisch ist die Diagnose der trüben Schwellung nur möglich, wenn diese sehr stark entwickelt ist.

Organ vergrößert, Konsistenz schlaff, Kohärenz brüchig. *Struktur verwischt, trübe-blaßgraurot.* Vergleich: ***„wie gekocht".*** Parenchym quillt am Schnittrand vor.

Trübe Schwellung parenchymatöser Organe, vor allem Leber und Niere, kommt vor bei:

H *H*ypoxie: alle Sauerstoffmangelzustände,
I *I*nfektionskrankheiten, Intoxikationen,
F *F*ieber, Funktionelle Überbelastung,
I *I*njury: physikalische Schädigung (z.B. Bestrahlung).

6.6.2 Verfettung

Das makroskopische Bild hängt von der Intensität und Ausbreitung, nicht von der Ursache der Verfettung ab. Eine diffuse Fettablagerung von geringer Intensität ist schwer erkennbar, man kann dieselbe nur aus einem „gelblichen Farbton" vermuten.

Organ vergrößert, Konsistenz schlaff bis weich, Kohärenz brüchig, Struktur verwischt, graugelb bis hellgelb, fettig-glänzend. Vergleich: ***„wie Butter"***.

Die undurchsichtigen, fettbeladenen Zellen verdecken die Blutgefäße, dadurch verschwindet die von der Gefäßverteilung abhängige Struktur sowie die rötliche Färbung; daher erscheinen alle verfetteten Organe anämisch, obwohl keine Blutarmut vorliegen muß (Tabelle 6.1).

Häufig ist die Verfettung an verschiedenen Stellen eines Organs ungleichmäßig entwickelt: ***zonale Verfettung.*** Dadurch entsteht eine aus gelben Flecken und Streifen bestehende Zeichnung, z.B. Tigerung des Herzmuskels, läppchenperiphere Leberzellverfettung.

Beim Einschneiden in ein intensiv verfettetes Organ beschlägt sich die Messerschneide mit Fett.

Spezielle Ursachen der intrazellulären Verfettung parenchymatöser Organe:

H Hypoxie,
I Infektionskrankheiten, Intoxikationen,
F Fieber,
S Stoffwechselstörungen (z.B. Diabetes mellitus),
E Ernährungsstörungen.

Tabelle 6.1. DD zwischen Verfettung und Anämie

	Verfettung	*Anämie*
Volumen	*Vergrößert*	*Verkleinert*
Konsistenz	*Herabgesetzt*	*Erhöht*
Struktur	*Verwischt*	*Verwischt*
Farbe	*Gelb, glänzend*	*Blaßgraugelb, matt*

Abb. 6.2. Die Schnittfläche einer Fettleber ist buttergelb, das Messer hat sich mit Fett beschlagen

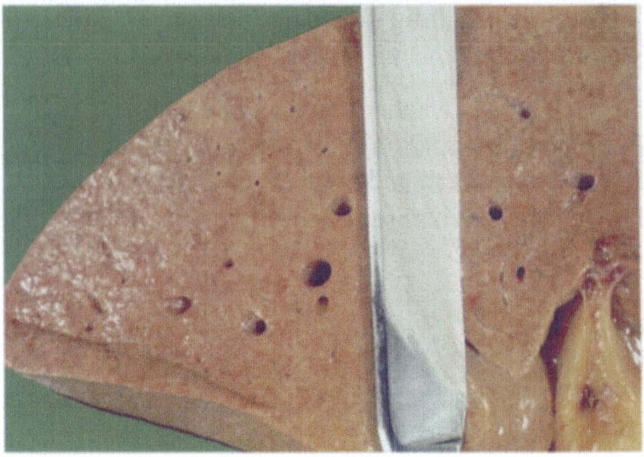

! *Achtung: Unterscheide:*

- Verfettung von Parenchymzellen als geringfügige pathomorphologische Reaktion: ***fettige Dystrophie.*** Indiz ist eine graugelbe Verfärbung, z. B. fettige Dystrophie der Nierenrinde.
- Verfettung von Parenchymzellen als massive pathomorphologische Reaktion: ***Organverfettung*** (Abb. 6.2). Indiz ist eine buttergelbe Verfärbung, z. B. Steatosis hepatis.
- Verfettung durch Vergrößerung und Vermehrung praeexistenter Fettzellen. ***Adipositas*** (Fettsucht), ***Lipomatose*** (Fettdurchwachsung eines Organs, z. B. Pankreas, Lymphknoten, Myokard), ***Vakatwucherung von Fettgewebe*** (dort, wo durch zugrunde gegangene Organteile Platz geschaffen wurde).
- Fettspeicherkrankheiten.

Histologischer Fettnachweis
Am besten geeignet sind *Gefrierschnitte vom Nativmaterial:* Sudanfärbung.

Ein Fettnachweis ist auch nach Formalinfixation möglich, es sollte aber auch dann ein Gefrierschnitt angefertigt werden, da bei der „Paraffinhistologie" durch den verwendeten Alkohol die Fettsubstanzen herausgelöst und damit entfernt werden.

6.7 Hyalin

Es gibt keine Definition einer einheitlichen Substanz bzw. krankhaften Entität namens Hyalin. Hyalin entspricht nur einer histologisch-färberischen Eigenschaft bzw. einem makroskopischen Erscheinungsbild.

Die Eigenschaft „hyalin" ist verschiedensten Zell- und Gewebeveränderungen gemeinsam, stellt aber kein krankheitsspezifisches Substrat dar. Die Ursachen für das Auftreten von Hyalin sind völlig unterschiedlich.

Hyalin ist strahlend-weiß, „porzellanartig", derb.

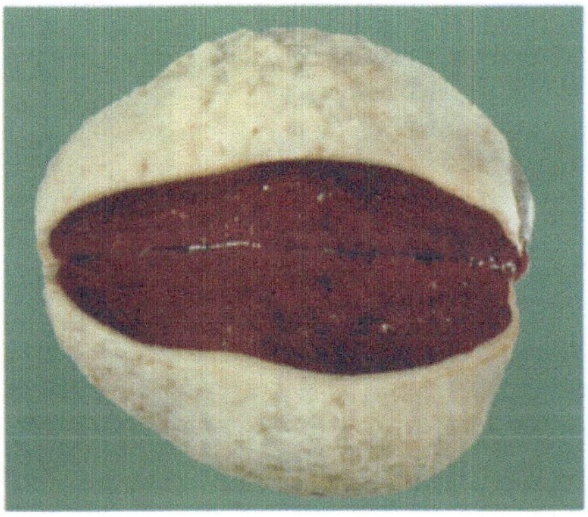

Abb. 6.3. Milz mit weißlich-verdickter, „porzellanartiger" Kapsel: Zuckerguß

Hyalin an Oberflächen: kleine, rundliche, weiße Verdickungen seröser Häute (z. B. „Hühneraugen" der Pleura) bis plattenartige Einhüllungen (z. B. „Zuckerguß"-Milz) (Abb. 6.3).
Hyalin in mesenschymalen Strukturen: hyaline Umwandlung von Binde- und Narbengewebe, hyaline Plaques in der Arterienintima bei Atherosklerose.
Hyalin bei regressiven Umwandlungen: in gutartigen oder bösartigen Geschwülsten, häufig gekoppelt mit Blutungen und Nekrosen.

6.8 Amyloid

Amyloid ist eine chemisch nicht einheitliche Protein-Kohlenhydrat-Substanz. Diese wird zellulär produziert und extrazellulär abgelagert. Die Amyloidosen sind keine pathogenetisch einheitlichen Erkrankungen, gemeinsam ist lediglich, daß Immunmechanismen eine dominierende Rolle spielen.

Die betroffenen Organe sind *vergrößert, Konsistenz steif bis starr*, dabei *leicht schneidbar*, Kohärenz *brüchig*. Die Schnittränder sind *scharfkantig*. Die Schnittfläche besitzt einen *trockenen wachsartigen Glanz* (Abb. 6.4).

Geringgradige Amyloidablagerungen sind makroskopisch kaum zu erkennen, an der eigentümlich erhöhten Konsistenz evtl. zu vermuten.

Makroskopischer Amyloidnachweis

In PETRI-Schalen werden dünne Organscheibchen zuerst in LUGOLsche Lösung und anschließend in verdünnte Schwefelsäure getaucht: schwarzblaue Verfärbung.

Das Ausbleiben der Verfärbung beweist nichts, da diese Farbreaktion bei den verschiedenen Amyloidtypen oft sehr unterschiedlich ausfällt.

Pathogenetische Übersicht der Amyloidosen

- *Amyloidose nach Vorkrankheiten = sekundäre Amyloidose*
  - Chronische, infektiöse Entzündungskrankheiten: Tuberkulose, Osteomyelitis, eitrige Bronchiektasien, Hautentzündungen bei i. v.-Drogenabhängigen, Lepra.

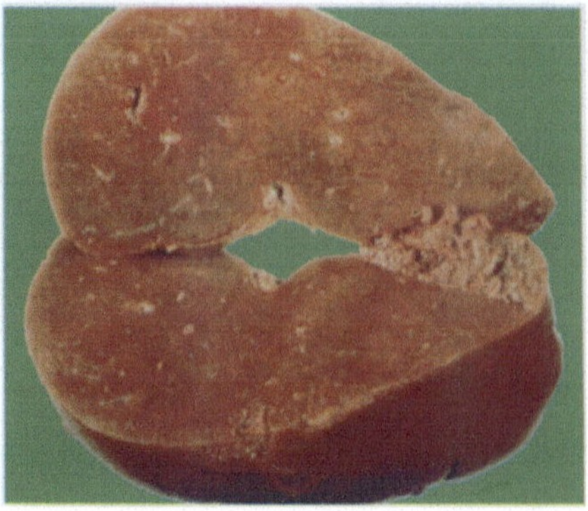

Abb. 6.4. Amyloidose der Milz. Scharfkantiger Schnittrand, die Schnittfläche ist homogen rosarot und wachsartig: Schinkenmilz

  - Chronische, nichtinfektiöse Entzündungskrankheiten: Primär chronische Polyarthritis, Colitis ulcerosa, M. CROHN,
  - Maligne Tumoren: maligne Lymphome.
- *Amyloidose ohne Vorkrankheiten = primäre Amyloidose.*
- *Amyloidose bei monoklonalen Gammopathien*
  - Plasmozytom und andere neoplastische Plasmazellproliferationen,
  - Maligne Lymphome mit Gammaglobulinproduktion.
- *Heredofamilläre Amyloidose.*
- *Lokale Amyloidablagerungen*
  - Tumorförmiges Amyloid,
  - Altersamyloid,
  - Augenlider,
  - LANGERHANSsche Inseln bei Diabetes Typ II,
  - Medulläres Schilddrüsenkarzinom.

6.9 Pigmente

Pigmentablagerungen sind häufig Ursache charakteristischer Farbveränderungen einzelner Organe.

6.9.1 Anthrakotisches Pigment

Schwarze, herdförmige Pigmentablagerungen in der Lunge und den ihr zugehörigen Lymphknoten. Selten hämatogene Verschleppung in Milz, Leber und Nieren; manchmal Anthrakose der portalen und mesenterialen Lymphknoten.

6.9.2
Hämosiderin

Braunrote bis rostbraune Verfärbung.

Hämosiderin + $H_2S \rightarrow$ Schwefeleisen: schmutzig-blaugrün = Pseudomelanose, s. 7.7. Diese Leichenveränderung kann ein indirekter Hinweis auf Hämosiderinablagerung sein. Eisenpigmente können generalisiert oder lokal auftreten:

- Idiopathische Hämochromatose (M. RECKLINGHAUSEN),
- Hämoglobinopathien mit gesteigerten Erythrozytenzerfall, z.B. Sichelzellenanämie, Thalassämie,
- Rhesusinkompatabilität,
- Transfusionssiderose,
- Toxische Hämolyse,
- Sideroachrestische Anämie,
- Verstärkte Eisenresorption, z.B. Lebererkrankungen, Sprue.

Lokale Eisenpigmentlagerungen:

- im Bereich älterer Blutungen,
- in älteren Thromben,
- in Hämangiomen,
- „Zottenmelanose" des Dünndarms.

6.9.3
Melanin

Dunkelbraune bis schwarzbraune Verfärbung. Tritt vor allem im Bereich der Haut in Erscheinung:

- Sonnenstrahlen, UV-Licht, Röntgenbestrahlung,
- M. ADDISON,
- Chronische Arsenvergiftung,
- Langdauernde thermische Reize (Wärmeflasche),
- Gravidität (Chloasma uterinum, Linea fusca, Mamilla),
- Östrogenproduzierende Ovarialtumoren,
- Café-au-lait-Flecke,
- Xerodema pigmentosum,
- Pigmentierte Narben,
- Pigmentnaevi, Melanome,
- Acanthosis nigricans,
- ein melaninartiges Pigment tritt auch bei der krokodillederartig gezeichneten Melanose der Dickdarmschleimhaut auf.

6.9.4 Gallenfarbstoff

Diffus als Ikterus. Rötlichgelbe bis grünlichgelbe Verfärbung von Haut, Schleimhäuten und inneren Organen bei Erhöhung des Bilirubinspiegels über 2 mg%.

Immer die Ursache des Ikterus feststellen:

- Prähepatischer Ikterus, d.h. meistens Hämolyse,
- Hepatischer Ikterus, d.h. Störung bei der Aufnahme oder der Ausscheidung des Bilirubins,
- Posthepatischer Ikterus, d.h. Gallestauung.

6.9.5 Lipofuszin

Schokoladebraune Verfärbung in Leber, Myokard, Nebenniere, Samenblasen, Hoden, grauer Hirnsubstanz, glatter und quergestreifter Muskulatur.

Lipofuszine sind braune, nicht mehr abbaubare Stoffwechselrückstände. Sie entstehen bei der Verdauung zelleigener Substanzen und stellen Stoffwechselschlacken dar. Dem Lipofuszin kommt gemeinhin keine besondere pathologische Bedeutung zu; erfahrungsgemäß ist es eine Begleiterscheinung des Alterungsprozesses, kommt aber auch bei konsumierenden Erkrankungen vor.

Eine gesteigerte Pigmenteinlagerung heißt *Lipofuszinose*; die betroffenen Organe erscheinen schokoladebraun. Wenn dies in Kombination mit Atrophie des Organs auftritt = braune Atrophie.

6.9.6 Malariapigment

Rauchgraue bis schwarze Verfärbung von Leber, Milz, Lymphknoten und Knochenmark, manchmal auch Leptomeningen.

Das graue Malariapigment wird von den in den Erythrozyten lebenden Malariaerregern direkt aus dem Hämoglobin gebildet. Der Farbstoff entspricht nicht einer normale Abbaustufe des Hämoglobins, sondern ist ein pathologisches Produkt, welches nicht weiter metabolisiert wird. Bei chronischer Malaria bleibt das Pigment in Makrophagen viele Jahre erhalten.

6.9.7 Ochronotisches Pigment

Das ochronotische Pigment ist eine Variante des Melanins und tritt bei der *Alkaptonurie* auf: autosomal-rezessives Fehlen der Homogentisinsäureoxidase. Die als Zwischenstufe des Tyrosinabbaues gebildete Homogentisinsäure wird dadurch vermehrt im Harn ausgeschieden und oxidiert an der Luft zu einem braunschwarzen Farbstoff.

! *Achtung:* Eine „Pseudo-Ochronose" kommt bei Phenacetinabusus vor: beim Pheacetinabbau entsteht ein Farbstoff, welcher Knorpelsubstanz braun färbt.

Braun-schwarze Verfärbung von Knorpel (Rippen, Kehlkopf, Trachea), Zwischenwirbelscheiben, Sehnen, Faszien, Sklera, Herzklappen und Aortenintima. Tritt auf bei Alkaptonurie und chronischer Phenolvergiftung.

6.9.8 Schwermetalle

Grauschwarzer Bleisaum (Bleisulfid) am Zahnfleisch bei chronischen gewerblichen Bleivergiftungen: gegenwärtig selten.
Bräunlich-grünlicher Ring durch Kupferablagerungen an der Korneo-Skleral-Grenze = ***KAYSER-FLEISCHER-Kornealring*** bei der Kupferspeicherkrankheit: Hepatolentikuläre Degeneration WILSON.
Grünfärbung der Haare durch die Abgase in der Umgebung einer kupferverarbeitenden Industrie. Kupferablagerungen im Körper nennt man Chalkosis.

6.9.9 Iatrogene Pigmente

Graufärbung des umgebenden Gewebes einer Metallendoprothese (z.B. künstliches Hüftgelenk) = ***Metallose.*** Entweder freiliegendes oder phagozytiertes amorphes Abriebmaterial.
Gelbfärbung des wachsenden Zahn- und Knochengewebes von Kindern durch ***Tetrazykline.*** Es entsteht eine Xanthodontie durch Einlagerung der Tetrazykline während der Mineralisationsperiode. Auch die wachsenden Knochen werden gelb gefärbt.
Dunkelgraufärbung von Haut, Schleimhäuten und Nieren durch Ablagerung feiner Silberkörner: Argyrose. Beispiel: längerdauernde therapeutische Gabe von Silbernitratpräparaten.

6.10 Entzündungen

Auf das Vorliegen einer Entzündung kann aus folgenden Indizien geschlossen werden:

- Hyperämie, d.h. Rötung,
- entzündliches Ödem, d.h. Anschwellung,
- Exsudat, d.h. Flüssigkeitsaustritt.

Die ***Art des Exsudats*** läßt verschiedene Entzündungsformen unterscheiden.

6.10.1 Seröse Entzündung

Seröse Häute: Serosa mit arterieller Hyperämie, aber zart, glatt und glänzend. Im Cavum klare bis grobdurchsichtige, gelbliche Flüssigkeit.

In reiner Form selten. Häufig mit fibrinöser Entzündungskomponente gekoppelt: *serofibrinöse Entzündung.*

Haut: Intra- und subepidermale Blasen- und Quaddelbildung.

Schleimhäute: Am Beginn einer Erkrankung oft rein seröses Exsudat, später fast immer serös-katarrhalische Entzündung.

6.10.2 Katarrhalische Entzündung

Nur an schleimsezierender Mukosa möglich! Hyperämie und Ödem, serös-schleimiges Exsudat: Respirations- und Verdauungstrakt.

An „Schleim"häuten ohne Schleimproduktion (z.B. harnableitende Wege) nur Hyperämie, Ödem und evtl. seröses Exsudat. Nomenklatorisch ist dort eine katarrhalische Entzündung ein Widerspruch: Man kann sich mit der Harnblase nicht schneuzen!

6.10.3 Fibrinöse Entzündung

Seröse Häute: Serosa von matten, grauweißen bis graugelben Auflagerungen bedeckt. Im Cavum trübes bis gelblichweiß-undurchsichtiges Exsudat.

Schleimhäute: Zuerst graugelbliche, später durch Verunreinigungen (z.B. Verdauungstrakt) mißfarbene, membranöse Auflagerungen = Pseudomembranen.

- *Pseudomembranös-fibrinöse Entzündung:* Auflagerungen leicht abziehbar, da die Basalmembran intakt geblieben ist.
- *Pseudomembranös-nekrotisierende Entzündung:* Auflagerungen nur gewaltsam ablösbar, darunter ein geschwüriger Substanzdefekt.

Organe: Entzündungsherde homogen bis gekörnt, graugelblich, Konsistenz erhöht. Klassisches Beispiel sind die Herde einer Pneumonie im Stadium der Hepatisation.

6.10.4 Eitrige Entzündung

Seröse Häute: Serosa von graugelben bis gelblichgrünlichen Auflagerungen bedeckt. Im Cavum dick- bis dünnflüssiger, nicht gerinnender, gelblichgrünlicher Eiter.

Organe: Zuerst zeigen sich blaßgelbliche Flecken und Streifen, meist von einer intensiv geröteten Zone umgeben.

- *Abszeß:* Eitergefüllter, nach Einschneiden sich entleerender Hohlraum, mit weicher, geröteter, fetziger Wand (frisch) oder von derber Membran (alt) umgeben.
- *Phlegmone:* Ödematöse Schwellung, Hyperämie, diffuse Durchtränkung des Gewebes mit einer trüben, gelblichen Flüssigkeit, evtl. eitrige Einschmelzungsherde.

6.10.5 Hämorrhagische Entzündung (Abb. 6.5)

Blutiges Exsudat; blutig durchtränkte Auflagerungen; von punktförmigen Blutungen durchsetzte Entzündungsherde.

Jede Entzündung kann hämorrhagischen Charakter bekommen, wenn es in das Exsudat hineinblutet (z. B. bei hämorrhagischer Diathese).

Bei hämorrhagischem Exsudat ist immer an das Vorliegen eines malignen Tumorgewebes zu denken.

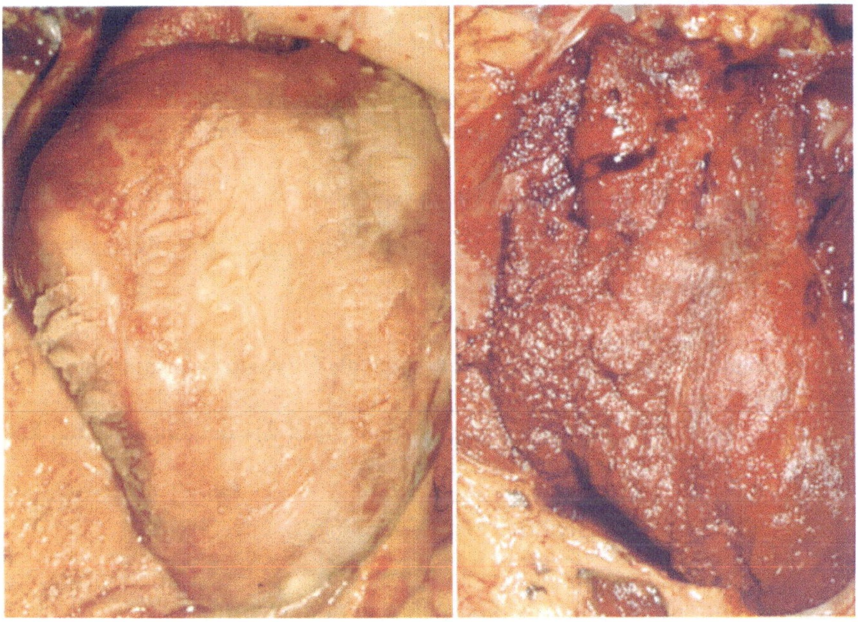

a b

Abb. 6.5 a, b. Vergleich einer fibrinösen (**a**) und einer hämorrhagischen (**b**) Entzündung am Perikard

6.10.6 Nekrotisierende Entzündung

Meist mit exsudativer Entzündung kombiniert, charakterisiert durch das Auftreten von Gewebenekrosen.
Innere und äußere Oberflächen: Demarkation und Abstoßung ↓ ***Geschwürsbildung.***
Solide Organe mit Ausführungssystem: Auflösung und Abtransport ↓ ***Kavernenbildung.***
Solide Organe ohne Ausführungsgangssystem:

- Organisation und ***Vernarbung,***
- bindegewebige Umwachsung und ***Abkapselung.***

6.10.7 Gangräneszierende Entzündung

Entspricht der gangranösen Nekrose (s. 6.3.4).

Entzündungszeichen an einer serösen Haut

*Die normale Serosa ist **zart, glatt, glänzend** und **durchscheinend.***
Wird geprüft durch Darüberstreifen mit einem trockenen, sauberen Hirnmesser.

1. *akute (fibrinöse) Entzündung: Serosa matt; grauweiß (graugelb, braunrot, mißfärbig) belegt; Auflagerungen zart und leicht abstreifbar; wenn ganz frisch, darunter noch glänzende Serosa (Abb. 6.6).*
2. *subakute Entzündung: Serosa matt, verdickt; Auflagerungen fester haftend, nur abreißbar.*
3. *chronische Entzündung = Heilungszustand: Serosa verdickt; milchig getrübt bis weiß-hyalinisiert, jedoch glänzend,*
4. *rezidivierende Entzündung: Serosa verdickt; milchig getrübt bis weiß-hyalinisiert; frische matte Auflagerungen.*

Unterscheidung von Exsudat und Transsudat als Flüssigkeitsansammlungen in einer Körperhöhle
Exsudat: Grobdurchsichtig bis trübe; Farbe je nach Art der Entzündung; Entzündungszeichen an zugehörigen Serosa oder Mukosa.
Transsudat: Klar- bis grobdurchsichtig (kann postmortal durch Zelldesquamation getrübt werden); zugehörige Serosa der Mukosa unverändert.

Mikrobiologie einer Entzündung
Ein entzündliches Exsudat ist bakteriologisch zu untersuchen!
Flüsigkeiten: Aufziehen mit Spritze oder Eintauchen eines Stieltupfers.

Feste Auflagerungen: Abstreifen mit Stieltupfer oder Öse.

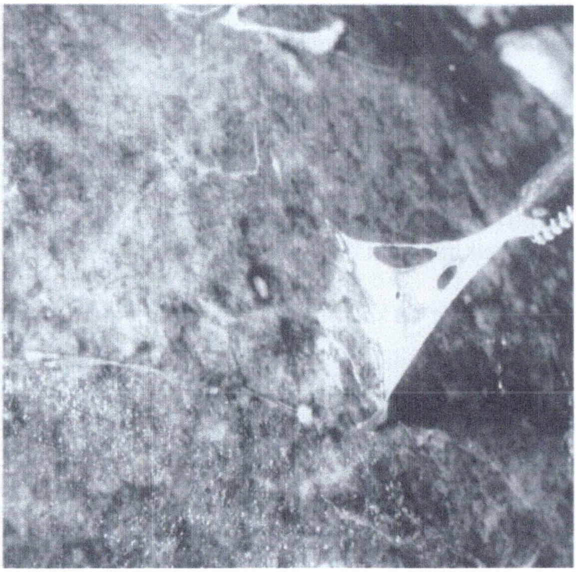

Abb. 6.6. Die zarte Auflagerung bei einer akuten fibrinösen Entzündung ist mit der Pinzette leicht abziehbar

6.11 Reparation

Durch entzündliche oder nekrotisierende Prozesse zugrundegegangene Gewebebezirke können entweder durch eine vollständige reparative Regeneration wiederhergestellt werden oder zunächst durch Granulationsgewebe organisiert und dann in eine Narbe umgewandelt werden.

Granulationsgewebe: Um einen nekrotischen Bezirk liegender Saum eines ***grauroten, feuchtglänzenden, feinhöckrig-samtartigen,*** etwas unter dem Niveau liegenden Gewebes.

An Oberflächen ist das Granulationsgewebe von eingetrockneten Krusten bedeckt.

Narbengewebe: Reines Narbengewebe ist ***derb*** und ***weiß.*** Braunrote Pigmentierung rührt von Hämosiderinablagerungen her; in der Lunge sind die Narben durch Anlagerung von anthrakotischem Pigment schwarz.

Narbengewebe hat generell die Tendenz zur Schrumpfung und übt daher einen Zug auf die Umgebung aus.

Verkalkung im Narbengewebe sind nicht selten.

6.12 Verkalkung

Verkalkung ist ***weiß*** und ***steinhart.*** Es gibt ***kompakte*** und ***bröckelige Verkalkungen.*** In allen Verkalkungsherden kann metaplastisch Knochengewebe entstehen.

Wichtigste Ursachen
Dystrophische Verkalkungen eines stark geschädigten oder nekrotischen Gewebes:

- Degenerative Herzklappenverkalkung: Klappensklerose,
- Arterienverkalkung: Atherosklerose, Mediasklerose MÖNCKEBERG,
- Verkalkung eines Infarktes,
- Verkalkung einer Narbe,
- Intratumorale Verkalkung,
- Verkalkungen in der Lunge: Tuberkulose! Pneumokoniosen, Sarkoidose.

Metabolische Verkalkungen im Rahmen einer Hyperkalzämie:

- Hyperkalzämie bei malignen Tumoren: Entweder als paraneoplastisches Syndrom oder infolge osteoklastischer Metastasen,
- Hyperparathyreoidismus,
- Chronische Niereninsuffizienz, Dialyse,
- Medikamentös: Vitamin D, Tamoxifen, Theophyllin u. a.,
- Milch-Alkali-Syndrom,
- Hyperthyreose,
- Osteoporose.

Kalk ist häufig Bestandteil von Konkrementen (Cholelithiasis, Urolithiasis, Sialolithiasis, Prostatakonkremente).

Verkalkungsherde im Gewebe sind ein Leitfossil der Tuberkulose.

6.13 Geschwülste, Neoplasmen

Liegt (im weiteren Sinne) eine Geschwulst, d.h. umschriebene Volumenvermehrung vor, so ist zu entscheiden, ob dieselbe einem Neoplasma entspricht. Dies ist anzunehmen, wenn sich andere, nichtneoplastische „raumfordernde Prozesse" ausschließen lassen:

1. Entzündliche Schwellung = „Pseudotumor", 2. Blutungen, Hämatome, 3. Sekretstauung. Die genaue Diagnose und Typisierung eines Neoplasmas ist nur histologisch möglich.

Jedes Neoplasma muß histologisch untersucht werden.

6.13.1 Makroskopische Unterscheidung zwischen benignen und malignen Neoplasmen

Benigne Neoplasmen
Scharf vom normalen Gewebe abgegrenzt, oft mit fibröser = bindegewebiger Kapsel. Umgebendes Gewebe komprimiert (Abb. 6.7).

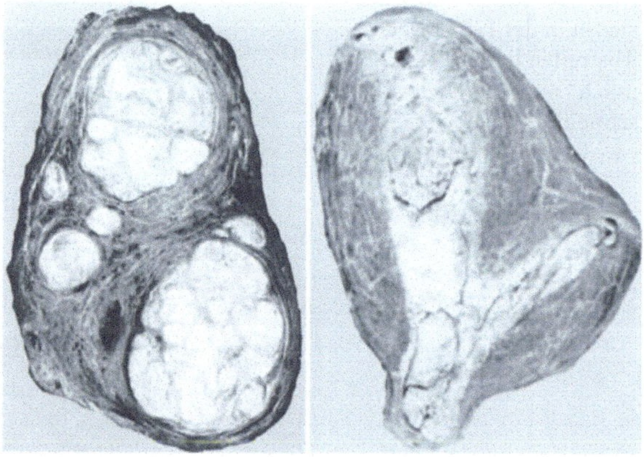

Abb. 6.7 a, b. Typische Makromorphologie gutartiger und bösartiger Geschwülste. **a** Multiple Myome im Uterus. Die benignen Tumoren sind scharf begrenzt, das umgebende Gewebe ist kapselartig komprimiert. **b** Korpuskarzinom im Uterus. Der maligne Tumor zeigt eine unscharf-verwaschene Begrenzung gegen das Myometrium

! *Achtung:* Auch scharf umschriebene Tumoren können maligne sein, z. B. Schilddrüsengeschwülste, zystische Tumoren, Hepatome in einer Leberzirrhose, maligne Lymphome.

Maligne Neoplasmen

Unregelmäßige, unscharf-verwaschene Begrenzung; evt. fingerförmig in die Umgebung einwachsend. Wenn an einer Oberfläche gelegen, dann häufig ulzeriert sowie in die tieferen Schichten vordringend Metastasen.

! *Achtung:* Auch unscharf begrenzte Tumoren können benigne sein, z. B. Hämangiome, Lymphangiome, Fibrome.

Bei größeren Tumoren, häufiger in bösartigen als in gutartigen, finden sich innerhalb des Geschwulstgewebes ***regressive Umwandlungen:*** Nekrosen, Erweichungen, Verflüssigungen, Zystenbildungen, schleimige Umwandlung, Verfettung, Blutungen, Hyalinisierungen und Verkalkungen.

6.13.2 Unterscheidung zwischen Primärtumor und Metastasen (Abb. 6.8)

Primärtumor

Kann im Vergleich zu den Metastasen unterschiedlich groß sein (z. B. „Mikro"karzinom und „Makro"metastasen), trotzdem gilt als Faustregel: *Von gleichartig geformten Tumoren ist wahrscheinlich derjenige primär, der durch Größe und regressive Umwandlungen der älteste zu sein scheint.* Weitere Kennzeichen: unscharfe Abgrenzung gegen die Umgebung, direkter Ausgang vom Oberfläche- bzw. Deckepithel, Überschreiten der Organgrenze, Einbruch in Blutgefäße.

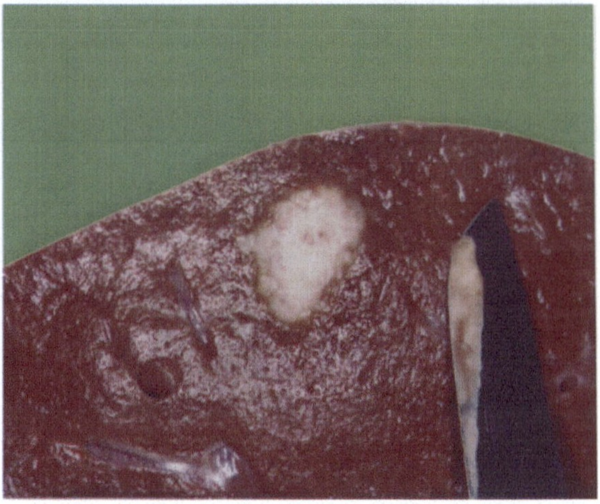

Abb. 6.8. Karzinommetastasen in der Leber. Nach Abstreifen haftet „Krebsmilch“ an der Messerschneide

Makroskopische Grundformen
In solidem Organ:

- *Knotig-knollig*, evtl. gelappt,
- rundlich mit zarten, *fingerförmigen Ausläufern*,
- *unregelmäßig gestaltet* und *undeutlich-unscharf begrenzt.*

An Oberflächen:

- Papillär-*polypös*, kugelförmig oder *blumenkohlartig*,
- im Zentrum kraterförmig zerfallen, *schüsselförmig ulzeriert*,
- *ulzeriert mit zahlreichen Ausläufern* und ohne erkennbare Grenze in die Umgebung übergehend,
- *diffus-flächenhaft* infiltrierend, *plattenförmig.*

◆ *Merke:* Wird der Primärtumor makroskopisch nicht lokalisiert, darf man kaum auf die histologische Untersuchung hoffen; letztere allein kann meistens einen Primärtumor nicht identifizieren.

Hämatogene Metastasen
Meist kleiner als der Primärtumor, multipel und gleichförmig. ***Rund, scharf begrenzt.*** Wenn karzinomatös, dann im Zentrum dellenartig eingesunken: *Krebsnabel.* Oft von einem blutigroten Saum umgeben.

Lymphogene Metastasen
Im Lymphknoten: Derselbe vergrößert, derb, grauweiß infiltriert (vom Rand her beginnend).
In Lymphgefäßen: Grauweiße, derbe, netzartig verzweigte Stränge an serösen Häuten oder manschettenförmig um präexistente Gebilde (Bronchien, Gallenwege u.a.) angeordnete Tumorgewebeinfiltrate: ***Lymphangiosis carcinomatosa (sarcomatosa).***

6.13.3
Unterscheidung zwischen Karzinom und Sarkom

Karzinom
Farbe meist grauweiß, Konsistenz derb bis weich (je nach Stromagehalt), von der Schnittfläche grauweiß, körnige „Krebsmilch" mit der Messerschneide abstreifbar.

Ausnahmen: hypernephroides Nierenkarzinom - buntscheckig; hepatozelluläres Leberkarzinom - ikterisch-gelb, Xanthokarzinom der Prostata - gelblichweißlich, Choriokarzinom im Uterus - blutig-nekrotisch.

Sarkom
Grauweiß, meist weicher als Karzinomgewebe, auf der Schnittfläche homogen bis leicht faszikulär, „fischfleischartig", kein Abstrichsaft.

Melanom
An der Farbe hellbraun bis schwarz makroskopisch identifizierbar. Allerdings gibt es amelanotische, grauweiße Melanome.

6.13.4
Verhalten bei der Suche nach einem okkulten Primärtumor

Liegen Tumormetastasen vor und der Primärtumor ist nicht „evident", so ist zu beachten:
1. ***Gefrierschnittuntersuchung einer Metastase,*** um den Charakter des Tumorgewebes abgrenzen zu können, z. B. Karzinom, Sarkom, Melanom u. a.
2. ***Gezielte Suche nach einem Mikrokarzinom*** durch Lamellierung der Organe bzw. Aufschneiden aller kanalikulären Systeme. Häufiger Sitz solcher Mikrokarzinome: Lungenperipherie, Mamma, Pankreas, Schilddrüse, weibliches Genitale, Prostata, Hoden.
3. ***Auffällige Lymphknotenmetastasen*** können als Hinweis auf einen im „regionären" Organ lokalisierten Primärtumor sein.
4. ***Operative Organdefekte*** beachten, sowie anamnestisch unbekannte Tumorexstirpationen wie z. B. Mamma, Gallenblase, Appendix, weibliches Genitale, Hoden, Prostata, Schilddrüse, Magen, Auge.
5. ***Narben an der Haut bzw. inneren Organen*** nach lokaler Tumorabtragung z. B. maligne Schleimhautadenome (vor allem Dickdarm), Melanom.

Schema der Befunderhebung bei Tumoren

Schema der Befunderhebung bei Tumoren

1. *Solitär oder multipel?*
2. *Größe*
   - *Transversaler und longitudinaler Durchmesser, Tumordicke, d. h. ein Tumor muß in 3 Dimensionen vermessen werden.*

- *Metrischer Abstand zur nächsten definierten normalanatomischen Struktur.*

3. *Form*
4. *Abgrenzung*
   - *Scharf oder unscharf?*
   - *Einbruch in Gefäße?*
   - *Überschreitung der Organgrenze?*
5. *Beschaffenheit der Schnittfläche*
   - *Struktur*
   - *Farbe*
   - *Abstrichsaft?*
6. *Lokalisationsskizze auf einer Organzeichnung*

Zur ***histologischen Untersuchung*** sind nichtnekrotische, d.h. grauweiße, kompakte Tumorareale zu verwenden. Der Zusammenhang mit dem Muttergewebe (z.B. Schleimhaut) muß erhalten bleiben; Tumorrandpartien und angrenzendes Organgewebe müssen vorhanden sein.

6.13.5
TNM-Klassifikation

Es ist unbedingt erforderlich, bei der klassifizierenden Beschreibung von Neoplasmen die „einheitliche Sprache" des TNM-Systems zu verwenden (WITTEKIND u. WAGNER 1997). Bei der Dokumentation sind 2 Varianten zu berücksichtigen:

Variante 1: Bei der Autopsie findet sich ein „naturbelassener Tumor", kein vorhergegangener operativer Eingriff.

Es erfolgt die TNM-Klassifikation mit dem Präfix *a* (autopsy). Zusätzlich wird als Kennzeichnung der Diagnosesicherheit der Buchstabe C (certainty) mit einer entsprechenden Graduierung angeführt (C1–3 sind klinische Methoden, C4 entspricht der pathologischen Untersuchung des Operationspräparates, C5 kennzeichnet die Autopsie).

- *Klassifikationsbeispiel eines Tumors:* aT3C5, aN2C5, aM0C5.

Variante 2: Bei der Autopsie liegt ein Zustand nach Tumorresektion vor. Der Primärtumor kann also nicht mehr beurteilt werden, jedoch finden sich Metastasen.

- *Klassifikationsbeispiel:* aTXC5, aNXC5, aM1C5. Wird bei der Autopsie ein postoperativer Rezidivtumor gefunden, dann ist das Präfix *r* zu verwenden.
- *Klassifikationsbeispiel:* arT2C5, aN0C5, aM0C5. Konnte die Tumorresektion nicht lokal-radikal durchgeführt werden, dann liegt ein mit *R* zu bezeichnender Residualtumor vor. *R0* kein Residualtumor, *R1* mikroskopischer Resi-

dualtumor, *R2* makroskopischer Residualtumor. Zur Komplettierung der Tumordokumentation wäre es nötig, bei operierten Fällen nicht nur aTXC5 als Kennzeichnung des entfernten Primärtumors anzugeben, sondern sich die Klassifikation des Operationspräparates zu beschaffen und dieselbe unter Angabe des Operationsdatums als pTNM anzufügen.

Um vergleichbare Befunde in der Tumordiagnostik zu erstellen, wird dringend empfohlen, die *International Histological Classification of Tumours* der WHO sowie den ICD-O-Code zu verwenden (GRUNDMANN et al. 1997).

Literatur

GRUNDMANN E, HERMANEK P, WAGNER G (1997) Tumorhistologieschlüssel. Springer, Berlin Heidelberg New York Tokyo

WITTEKIND Ch, WAGNER G (1997) TNM-Klassifikation maligner Tumoren. Springer, Berlin Heidelberg New York Tokio

Kapitel 7

Postmortale Veränderungen und Artefakte 7

Es handelt sich um späte Leichenerscheinungen welche charakteristische Veränderungen hervorrufen, die jedoch nicht als intravitale, krankhafte Manifestationen mißdeutet werden dürfen.

7.1 Totenstarre an inneren Organen

- Die nach Eintritt des Todes weiten Pupillen werden durch *Starre des M. sphincter pupillae* in eine mittelweite Stellung gebracht.
- Das Herz vollzieht nach 30 min bis 2 h post mortem eine *Kontraktion* = *„Systole"*. Wegen der größeren Muskelmasse ist dies an der linken Herzkammer wesentlich deutlicher ausgebildet. Die starre Kontraktion löst sich mit dem Verschwinden der Totenstarre und der linken Ventrikel weitet sich wieder aus.
- Am Zwerchfell beginnt nach etwa 30 min eine starre Kontraktion = *„Inspirationsweg":* Die beim schematischen Vorgehen geforderte Bestimmung des Zwerchfellstandes, d.h. der Höhe der Zwerchfellkuppe, ist daher nur von sehr eingeschränkter Aussagekraft.
- An der Haut bewirkt die Starre der M. arrectores pilorum eine *„Gänsehaut"*.
- *Postmortaler „Samenabgang"* durch Totenstarre des Ductus deferens und der Prostatakapsel.

7.2 Vertrocknung durch Flüssigkeitsverdunstung

Durch Absacken von Blut- und Gefäßflüssigkeit sowie Verdunstung werden höher gelegene Haut- und Organteile flüssigkeitsärmer. Hautbezirke mit dünner Hornschicht (Lippenrot, Skrotum, Präputium, Labien) oder nach traumatischer Schädigung (Exkoriation) vertrocknen besonders auffällig: ***gelbliche, später braungelbe, lederartige Verfärbung.***

Bleiben die Augen nach dem Tod offen, treten ***Eintrocknung und Trübung der Hornhaut*** nach etwa 1 h auf, bei geschlossenen Augen durchschnittlich nach 24 h. 3–5 h post mortem können ***dreieckige, gelblichbraune Eintrocknungen der Sklera,*** entsprechend der Lidspalte, entstehen.

Eintrocknungsvorgänge an inneren Organen: Bräunlich-gelbliche Vertrocknung, z.B. an den Randpartien der Lunge, am Herzbeutel bzw. an den Darmschlingen.

> Eine völlige Austrocknung des Körpers nennt man ***Mumifizierung.*** Diese wird durch trockenen Luftzug begünstigt. Die Gewebe schrumpfen, sie verfärben sich lederartig braun bis bräunlichschwarz, die Haut bildet Runzeln.

Unter welchen Bedingungen kommt es in unseren geographischen Breiten zur Mumifikation?

In der Wärme: Bei sehr mageren Personen, Kleinkindesleichen auf dem Dachboden im Sommer; bei sehr niedriger Luftfeuchtigkeit (z.B. Tod neben der Zentralheizung).
In der Kälte: Starke Luftzirkulation, bei länger anhaltenden Temperaturen unter dem Gefrierpunkt = Gefriertrocknung, z.B. Erhängter im Freien im Winter.

7.3 Veränderungen des Blutes

Leichenblut ist teils flüssig, teils geronnen; Letzteres wird als Leichengerinnsel bezeichnet.

7.3.1 Leichengerinnsel

Eine postmortale Blutgerinnung wird durch Zerfall der Thrombozyten eingeleitet. Es kommt zur Bildung von Fibrinfäden, welche das Blut verfestigen.
Cruorgerinnsel: Bei schneller postmortaler Gerinnung. Die Blutelemente liegen im gleichen quantitativen Verhältnis wie im strömenden Blut innerhalb eines Fibrinmaschenwerkes. *Elastisch, glatt, homogen-dunkelrot, feucht.*
Speckhautgerinnsel: Bei verzögerter postmortaler Gerinnung. Die Fibringerinnung erfolgt erst nach Absinken der Erythrozyten; daher besteht das Gerinnsel aus Fibrin, Thrombozyten und Leukozyten. *Gelblich-weißlich, elastisch, glatt, feucht.*

7.3.2 Flüssiges Blut

Leichengerinnsel fehlen weitgehend bei:

- plötzlichem Tod: evtl. Schockmechanismus mit Verbrauch von Gerinnungssubstanzen,
- Erstickung, Kohlenmonoxidvergiftung, Zyanvergiftung,
- Gerinnungsstörungen: z.B. Verbrauchskoagulopathie,
- Antikoagulanzientherapie.

7.3.3 Hämolyse

Durch Zerfall der Erythrozyten färbt sich das Blutplasma mit dem freiwerdenden Hämoglobin an: ***blutige Imbibition*** = diffuse Rosarotfärbung der Gefäßintima, der Herzklappen und des Endokards.

7.4 Hypostase

Hypostase ist die Senkung von Blut und Gewebeflüssigkeit entsprechend der Schwerkraft bei erlahmender (agonal) und stillgelegter (postmortal) Zirkulation: ***Hypostatische Blutfülle = dunkelrot und flüssigkeitsreich*** findet man bei Rückenlage der Leiche, besonders in der Hinterhauptgegend der Kopfschwarte, an den okzipitalen Teilen der weichen Hirnhäute, in den dorsobasalen Lungenpartien und den tiefliegenden Darmschlingen.

Hypostase sind die Totenflecke der inneren Organe.

7.5 Autolytische Vorgänge

Postmortaler Eiweißabbau durch freiwerdende intrazelluläre Enzyme führt zu einer nicht ammoniakalischen Erweichung ohne Gasbildung: *abakterieller, anaerober, fermentativer Vorgang.*

Die Autolyse ist entsprechend dem Temperaturoptimum der Fermente bei 34–40 °C am stärksten; daher sind bei agonalem Fieberanstieg und warmer Umgebungstemperatur (z. B. intrauterin!) deutlichere Autolyseeffekte zu erwarten als bei rascher Abkühlung.

Autolyse = abakterieller, enzymatischer Abbau.

Den autolytischen Organveränderungen an der Leiche liegt ein frühzeitiges Durchlässigwerden aller Grenzflächen zugrunde:

Gallige Imbibition: Gallediffusion führt zu gelbgrüner Verfärbung angrenzender Bauchfell- und Weichteilstruktur.

Gastromalazie: Selbstverdauung der Magenschleimhaut. Aus submukösen Gefäßen kommt es zunächst zu unregelmäßig begrenzten, kleinfleckigen, in Gruppen stehenden Blutaustritten. Später Verdünnung der gesamten Magenwand, die mißfärbig, jedoch durchsichtig wird und eine streifige schwarzbraune Gefäßzeichnung durch salzsaures Hämatin erkennen läßt. Die erweichte Magenwand kann einreißen (postmortale Perforation), der Austritt von saurem Mageninhalt führt zur Andauung angrenzender Organe (linke Zwerchfellkuppe).

Ösophagusmalazie: Übertritt von Mageninhalt in den Ösophagus. Die angedaute Schleimhaut ist weißlich-streifig zersetzt, die Epitheldefekte schmutzig-bräunlichgrünlich imbibiert. Beachte, daß meistens nicht nur Magensaft, sondern auch galliger Duodenalinhalt regurgitiert.

Pneumomalazie: Agonales Erbrechen und Aspiration (oder passives Hineinlaufen während der Hantierungen mit der Leiche) von Mageninhalt kann zur Andauung des Lungengewebes führen. Die meist zentral im rechten Unterlappen

gelegenen Areale sind seifig, fetzig-brüchig erweicht, mißfärbig und riechen sauer (pH-Papierstreifen!).
Autolyse des Nebennierenmarkes: An Stelle des zerfallenden Markes eine fetzig begrenzte Höhle.
Selbstverdauung des Pankreas

Sonderfall: Mazeration: Veränderungen an der in utero abgestorbenen Frucht durch abakteriell-fermentative Autolyse sowie Einwirkung des Fruchtwassers.
Grad I: blasige Abhebung der Haut, evtl. aufbrechend, so daß tiefrotes Korium freiliegt.
Grad II: großflächige Ablösungen der Haut mit schmutzig brauner Verfärbung. Zusammensinken des Hirnschädels.
Grad III: Weichteilzerfall bis zur Skelettierung.

Mazeration ist beweisend für einen intrauterinen Fruchttod bei intakter Fruchtblase.

7.6 Fäulnis und Verwesung

Fäulnis: Enzymatischer Abbau der Organe durch ***anaerobe Bakterien,*** d.h. dieselben leben ohne Sauerstoffverbrauch. Produkte der Fäulnis sind mißfärbige, schmutzig graugrüne, weiche bis mürbe, oft von Gasblasen durchsetzte Organe = *Schaumorgane.*

Fäulnis = bakterieller, anaerober Abbau

Verwesung: Enzymatischer Abbau der Organe durch aerobe Bakterien, d.h. nur in sauerstoffhaltigem Milieu möglich. Effekt der Verwesung ist die völlige Zerstörung des Leichnams; dauert je nach Umgebungsfeuchtigkeit 3–10 Jahre.

Verwesung = bakterieller, aerober Abbau

Woher kommen die Bakterien? Haut, Luftwege, Mundhöhle, Verdauungstrakt, Vagina u. dgl. Die Bakterien breiten sich im Leichnam größtenteils auf dem Wege der Blutgefäße aus; daher langsame Fäulnis Ausgebluteter und Neugeborener mit sterilem Darm; schnelle Fäulnis septischer Leichen.

Wo beginnen die Fäulnisveränderungen am Leichnam? Im Bereich des Darmes, insbesondere im Coecum (reiche Darmflora); daher Beginn der Grünverfärbung im rechten Unterbauch.

Wirkung der Fäulnisgase?
Hauptsächlich entstehen Methan, Ammoniak, Wasserstoff, Kohlendioxid, Schwefelwasserstoff. Es erfolgt eine diffuse Durchsetzung aller Gewebe mit Gas-

bläschen, dadurch Schwimmfähigkeit von ursprünglich nichtschwimmbarem Gewebe. Weiterhin Erhöhung des Gewebedruckes, dadurch Auspressen von Flüssigkeit unter die Epidermis, wodurch flüssigkeitsgefüllte Fäulnisblasen entstehen. Gasfüllung von Leibeshöhlen, wodurch aus Körperöffnungen Flüssigkeiten oder sogar Organteile vorgepreßt oder ausgestülpt werden können: Hervorquellen der Zunge, Auspressen von Fäulnisflüssigkeit aus Mund- und Nasenöffnungen, Hervortreten der Augäpfel, Anal- und Vaginalprolaps. Als besonderes Ereignis muß noch auf die „Sarggeburt" durch Eversio uteri hingewiesen werden.

Endprodukte von Fäulnis und Verwesung sind die Dekomposition des Körpers und die Bildung einfacher Grundstoffe wie z. B. Kohlenwasserstoff, Schwefelwasserstoff, Kohlendioxid, Ammoniak, Methan sowie die Ptomaine Putreszin, Kadaverin und Tyramin. Das Tyramin (griech. tyron = Käse) gibt der Leiche zusammen mit Ammoniak den charakteristischen Geruch. Der unangenehme Fäulnisgeruch entsteht durch Indol, Skatol, Schwefelwasserstoff sowie Methylmerkaptan.

Spezifische, postmortal entstehende ***„Leichengifte"*** mit einer Gefährdung des Obduzenten existieren nicht.

Fäulnis und Verwesung lassen sich nicht scharf voneinander trennen, sie gehen bei der Zerstörung der Leiche Hand in Hand. Bakterien, die bei Fäulnis und Verwesung eine besondere Rolle spielen sind: Proteus, Pseudomonas, E. coli, Bacillus species (Anaerobier), Clostridien (Anaerobier).

Beispiel für ausschließliche Fäulnis: Leiche luftdicht in Plastiksack oder eingelötet in Metallsarg, d.h. striktes anaerobes Milieu.

7.7
Sonstige späte Leichenveränderungen

Pseudomelanose: Durch Reaktion von Schwefelwasserstoff mit Hämoglobin (und Myoglobin) entsteht Sulfhämoglobin bzw. Sulfmyoglobin; Schwefelwasserstoff bildet mit Hämosiderin ein Schwefeleisen. Schmutzig blaugrüne Verfärbung der Bauchdecken sowie besonders an der Leberunterfläche.

Durchschlagen der Venennetze: Netzförmige, den größeren Unterhautvenen entsprechende Figuren von schmutzig braunroter bis grünlicher Verfärbung. Dies entsteht infolge einer Erweiterung der Venen durch Gasbildung und Verfärbung durch Sulfhämoglobin.

Waschhautbildung: Weißliche Quellung und Runzelung der Haut an Händen und Füßen. Charakteristische Leichenveränderungen nach Liegen im Wasser (ab etwa 30 min).

Fettwachsbildung: Es entsteht die sogenannte ***Adipocire:*** körnige, feucht schmierige bis trocken mörtelartige, ranzig riechende, grauweißliche Massen anstelle des präformierten Körperfettes. Entsteht durch hydrolytische Spaltung von Fett in Glyzerin und Fettsäuren, sowie Hydrierung und Härtung ungesättigter Fettsäuren analog der Margarineherstellung. Im Wasser Auftreten nach 3–5 Wochen, in feuchten Erdgräbern nach etwa 1 Jahr.

Die zunächst wachsähnliche Substanz wird durch Austrocknung immer fester und kann eine kalkartige Beschaffenheit erlangen. Dadurch wird die äußere Körperhülle stabilisiert und es kann zu einer recht guten Erhaltung der Leiche über längere Zeit kommen. Auftreten an Wasserleichen, Leichen aus Gletschern, Grabstellen mit nassem, lehmigem Boden sowie nach Einschlagen der Leiche in luftundurchlässige Plastikfolie und in der Mitte von Massengräbern.

Moor- und Salzleichen: Konservierung durch Humin- und Gerbsäuren, begünstigt durch Kälte, Luftabschluß sowie Wasserentzug durch die hygroskopische Wirkung des Salzes. Es kommt zur Eiweißdenaturierung (Gerbung), Braunschwarzverfärbung der Gewebe durch pflanzliche Farbstoffe des Moorwassers, Entkalkung der Knochen durch das saure Milieu und schließlich entsteht ein Produkt welches irgendwie „eingepökeltem Fleisch" ähnelt.

Siehe auch Leichenkonservierung, Kapitel 14.

Zeitlicher Ablauf der späten Leichenerscheinungen

Unter Voraussetzung konstanter, relativ niedriger Temperatur.
2–3 Tage post mortem: Grünfärbung (Pseudomelanose) der Haut, beginnend im rechten Unterbauch.
1. Woche p. m.: Pseudomelanose breitet sich aus. Deutliche Vertrocknung. Netzartige Venenzeichnung. Einsinken der Augäpfel.
2. Woche p. m.: Gasblähung (Abdomen, Hodensack, Zunge). Blutige Flüssigkeit entleert sich aus Mund und Nase (durch Gasdruck). Flüssigkeitsblasen an der Haut; wenn dieselben einreißen, entstehen trockene, braune Schwarten.
3. Wochen p. m.: Beginn der fetzigen Ablösung von Haut, Haaren und Nägeln. Die Weichteile sind gasdurchsetzt, das Gehirn wird verflüssigt. Milz schwarz und zerfließlich, Lungen mißfärbig dunkelgrün, alle Organe blutig imbibiert. Die Temperatur bestimmt das Fortschreiten der Organauflösung.
4. Woche p. m.: Fettseen in den Körperhöhlen, Schaumorgane; die meisten Organe stehen unter Gasdruck und quellen daher vor.

Für den Ablauf des Dekompositionsstadiums sind die Temperatur und die Feuchtigkeit wesentlich (wirkt beschleunigend), desgleichen die Umgebungssituation.

1 Woche Luft = 2 Wochen Wasser = 8 Wochen Erdgrab.

Hinweise: Ein „Sarkophag" (griech. „Fleischfresser") aus Metall oder Stein konserviert den Leichnam wesentlich besser als ein Holzsarg. Sehr kaltes Wasser erhält die Organe oft außergewöhnlich gut.

KAPITEL 8

Mikroskopische Untersuchung an der Leiche 8

Eine Zweiteilung in „Makro-“ und „Mikropathologie“ darf es nicht geben. Wir sind verpflichtet unsere Befunde aus dem Seziersaal mittels histologischer Untersuchungen weiterzuführen. Jede geeignete Technik aus dem Repertoire der Morphologie sollte genutzt werden.
Eine ***histologische Untersuchung von Leichenorganen*** ist notwendig:

- zur exakten *Klassifikation* makroskopisch einheitlich aussehender Veränderungen, z. B. die *Typisierung von Neoplasmen*. Auch ein „*grading*“ und „*staging*“ ist nur histologisch möglich;
- zur Aufdeckung vermuteter, jedoch *makroskopisch nicht eindeutig erkennbarer Krankheiten*, z. B. Nierenbeteiligung bei Diabetes oder Lupus erythematodes;
- zur *Erkennung der eigentlichen Todesursache bei makroskopisch uncharakteristischem Befund*, z. B. Myokarditis;
- zur *Klärung makroskopisch unklarer Organbefunde*, z. B. bei herdförmigen Organveränderungen, die mit freiem Auge nicht eindeutig zugeordnet werden können;
- zum *Nachweis makroskopisch nicht diagnostizierbarer Krankheiten*, z. B. Leukämien;
- zur *Überprüfung bestimmter klinischer Fragestellungen*, z. B.: „Handelt es sich um einen M. WEGENER oder eine Panarteriitis nodosa?“;
- zur *Dokumentation forensisch bedeutsamer Befunde*, z. B. medikamentöser Organschäden, postoperativer Veränderung.

Es ist eine Illusion und oft bittere Enttäuschung, von der „Histologie“ eine Lösung zu erwarten, wenn eine nur oberflächliche makroskopische Organbetrachtung zu keiner diagnostischen Leitidee geführt hat.

Einige wesentliche ***Grundsätze*** sind zu beachten:

- *Material aus möglichst vielen Organen herausschneiden und fixieren.* Man weiß vorher nie, was man noch alles braucht oder zur Komplettierung gerne hätte. Überflüssiges kann später immer noch verworfen, aber niemals wiederbeschafft werden.
- *Stets muß der Übergang vom „normalen“ zum „veränderten“ Gebiet vorhanden sein,* immer auch die ***Organoberfläche*** (Kapsel, Serosa). Die Gewebestücke müssen daher unter Berücksichtigung dieser Anforderungen entnommen werden.
- *Verbindungen zu präexistenten normalen Strukturen* müssen immer gewahrt bleiben, z. B. ein fragliches Neoplasma in der Lunge und die zugehörigen Bronchien.
- *Man darf sich nicht darauf verlassen, einen makroskopisch nicht identifizierten malignen Primärtumor histologisch auf Anhieb zu finden.*
- Der Hinweis dem Kliniker gegenüber, die histologische Untersuchung abwarten zu müssen, ist ohne ehrliche Begründung meist nur eine Ausrede und daher riskant, sowie blamabel.

! *Achtung:* Der Kliniker hat mit Recht keinerlei Verständnis dafür, wenn eine histologische Obduktionsdiagnose erst nach Wochen bei ihm eintrifft!

Bei der Obduktionshistologie ist zu unterscheiden:

- *Gefrierschnittmethode:* direkt vom Leichengewebe. Ein orientierendes Ergebnis liegt nach Minuten vor.
- *Paraffinschnittmethode:* fixiertes Material. Es können spezielle histologische Untersuchungen je nach Bedarf gemacht werden. Ergebnis nach Tagen.

Die mikroskopische Untersuchung von Leichenpräparaten vollzieht sich in 5 Schritten:

1. *Entnahme der Organteile anläßlich der Obduktion.* Dabei immer in die Zukunft denken: Was will ich eigentlich? Was erwarte ich? Welche Gewebestücke brauche ich? Habe ich nichts vergessen?
2. *Fixierung* in einer geeigneten Flüssigkeit und während einer ausreichenden Zeit.
3. *Zurechtschneiden = sog. „Herausschneiden" des fixierten Materials* zur Paraffineinbettung. Dieses 2. Herausschneiden hat unbedingt der Obduzent selbst vorzunehmen; denn nur er kennt die betreffenden Organe und Fragestellungen.
4. Anfertigung der *histologischen Präparate* durch das medizinisch-technische Laborpersonal.
5. *Mikroskopische Befundung* durch den Obduzenten.

8.1 Wichtige technische Hinweise

Entnahme

- Man muß bei der *Entnahme von Organteilen* schonend vorgehen und vor allem Läsionen durch das Werkzeug (Pinzetten!) vermeiden. Die Instrumente müssen gereinigt sein, die Klingen scharf. Es sind glatte Schnitte anzulegen, diese sollten ohne sägende Bewegungen durchgeführt werden.
- Gewebe, die mikroskopisch untersucht werden sollen, *dürfen nicht mit Wasser abgespült werden.*
- Es ist zweckmäßig, *scheibenförmige Gewebestücke* herauszuschneiden, welche *womöglich nicht über 5 mm dick* sind. Wenn dies nicht möglich ist, wie bei weichen Geweben, läßt man größere Stücke 1–2 Stunden in der Fixierungsflüssigkeit liegen, bis die Oberfläche angehärtet ist, und zerlegt sie sodann in kleinere Stücke.
- *Kleine Geschwülste* schneidet man mittels *parazentralem Schnitt* durch, damit man dann im histologischen Schnitt die ganze Ausdehnung der Veränderung mit ihrem Zentrum untersuchen kann.
- Beim Herausschneiden kleinerer Stücke aus größeren Organen muß der *anatomische Aufbau* bedacht werden. *Niere:* Mark und Rinde; *Gehirn:* graue und

weiße Substanz; *Schleimhautschichten* senkrecht schneiden; *Muskulatur:* kann quer oder längs geschnitten werden. *Blutgefäße* können uneröffnet als Kreisring oder Zylinder belassen werden, aus der Aorta z.B. schneidet man längs verlaufende Streifen. Es ist peinlichst darauf zu achten, daß eine Mukosa, ein Epithel oder ein Endothel nicht durch die Manipulation geschädigt werden.

Das Material soll möglichst *bald* und *nicht zu groß*, vor allem aber *nie zu dick* geschnitten werden, weil das Fixierungsmittel sonst zu langsam oder gar nicht die tieferen Schichten erreicht. Hohlorgane sollten aus diesem Grunde zusätzlich mit der Fixierungsflüssigkeit gefüllt werden.

Fixieren

- *Eine gute Fixierung ist die Hauptbedingung eines brauchbaren histologischen Präparates.*
- *Fixierungsflüssigkeit* für histologische Präparate ist *10%iges gepuffertes Formol* (2,5 l 40% Formol + 2,5 l Phosphatpuffer pH 7,4 + 5 l Wasser)
- Als *Fixierungsgefäße* benutze man stets weithalsige Behälter, aus welchen die gehärteten Oberflächen mühelos herausgezogen werden können. Auf dichten Verschluß ist zu achten.
- Die *Menge der Fixierungsflüssigkeit* sollte mindestens das 20- bis 40fache der Gewebeprobe ausmachen.
- Man gieße *stets erst die Flüssigkeit ins Gefäß* und gebe dann die Gewebestücke dazu, weil sie andernfalls auf dem Boden des Behälters festkleben und von dieser Seite nicht fixiert werden. Über schwimmende Proben (z.B. Lungenstücke) lege man ein Stück flüssigkeitsgetränkten Zellstoff.
- Wichtig ist die *Dauer der Fixierung.* Im allgemeinen ist es ratsamer, zu lange als zu kurz fixieren: als Faustregel gilt 24–48 h.
- Durch die Fixierung erfolgt meistens eine *Retraktion des Gewebes,* auftretende *Deformierungen* sollen vermieden werden. Zu diesem Zweck spannt man die Objekte auf entsprechend geschnittene Kartonblättchen, die dann langsam in die Fixierungsflüssigkeit eingetaucht werden. Ein solches Vorgehen ist z.B. bei Stücken aus dem Magen-Darm-Kanal bzw. Proben aus der Skelettmuskulatur anzuraten.
- die *Schrumpfung* kann bei der Fixierung und der nachfolgenden histotechnischen Verarbeitung noch erheblich zunehmen, so daß schließlich das Paraffinpräparat nur mehr etwa 40% der ursprünglichen Größe beträgt.
- Knochen oder sonstige kalkhaltige Gewebe müssen nach der Fixierung in eine *Entkalkungsflüssigkeit* übertragen werden, da sie im harten Zustand nicht schneidbar sind. Je nach Größe des Objektes ist eine längere Entkalkungszeit einzukalkulieren.

Herausschneiden

- Nach der Fixierung muß das Material zwecks weiterer Verarbeitung zerkleinert werden; man muß es *zuschneiden.*
- Es ist zweckmäßig, die fixierten Organstücke durch sorgfältiges *Auswaschen* im fließenden Wasser von der Fixierungsflüssigkeit zu befreien.

- Bevor ein Schnitt angelegt wird, muß man sich präzise davon überzeugen, daß auch *alle pathologischen Veränderungen, auf die es ankommt, enthalten sind.* Es ist vorteilhaft mehrere Scheiben zuzuschneiden, woraus man dann das beste Präparat auswählen kann.
- Die herausgeschnittenen Präparate müssen *der Objektträgergröße angepaßt sein:* als Faustregel gilt „Daumennagelgröße" als maximale Fläche.
- Bei *Hohlorganen* soll die gesamte Wanddicke erfaßt werden; bei *Knochenveränderungen* muß möglichst etwas unveränderter Knochen an der Probe verbleiben; *Geschwulstgewebe* ist am peripheren Rand ergiebiger, da im Zentrum häufig Nekrosen vorliegen. Kompakte und feste Areale sind weichen und brüchigen Gebieten vorzuziehen.
- Stücke paarig angelegter Organe schneidet man für *rechts rechteckig* und für *links dreieckig* zurecht, um eine getrennte Numerierung und Beschriftung zu sparen.
- Das verbleibende *Restmaterial* ist in der Fixierungsflüssigkeit aufzuheben. Ein Verwerfen und Entsorgen dieses Materials darf erst nach Abschluß der Befunderstellung erfolgen.

Kapitel 9

Mikrobiologische Untersuchungen an der Leiche 9

Als Folge der modernen Spezialisierung innerhalb der Fachdisziplinen wurden Pathologie und Mikrobiologie im Laufe der letzten Jahrzehnte getrennt. Mit der Errichtung eigener mikrobiologischer Institute erfolgte meist auch eine räumliche Trennung zwischen Prosektur und bakteriologischer Untersuchungsstelle; so ging vielfach die bakteriologische Aufarbeitung des Obduktionsmaterials verloren. Da der Obduzent in seiner epikritischen Beurteilung eines Falles auch zur Frage der Ätiologie Stellung nehmen muß, ist zumindest bei Infektionskrankheiten - im weitesten Sinne, d.h. von der Pneumonie über die Sepsis bis zum Typhus abdominalis - eine bakteriologische Untersuchung notwendig.

9.1 Grundsätze zur Mikrobiologie im Seziersaal

- Aus Anamnese, Krankengeschichte und klinischen Daten hat der Obduzent schon vor Beginn der Leichenöffnung die *Notwendigkeit bakteriologischer Untersuchungen* abzuschätzen und den Gang der Obduktion gezielt darauf abzustimmen.
- Da bereits agonal Mikroben aus dem Darmtrakt in die Blutbahn eindringen und sich in den Kapillaren vermehren können, ist die *Entnahme des Untersuchungsmaterials kurzzeitig nach dem Tod erforderlich.* Als Grenze für eine sinnvolle Untersuchung ist ein Zeitintervall von 10-14 4h post mortem anzusehen; die Kühlschranklagerung der Leiche ist dabei unbedingte Voraussetzung.

Probenentnahme möglichst kurzfristig nach dem Tod und möglichst frühzeitig im Verlauf der Obduktion.

- Zur richtigen Beurteilung eines postmortalen mikrobiologischen Befundes ist es notwendig, *die bereits intravital erhobenen Befunde zu kennen: bakteriologische Anamnese,* z.B. Sputum, Harn, Stuhl, Blutkultur, Exsudat, Eiter und dergleichen. Eine Antibiotikatherapie schädigt vorhandene Bakterien oftmals so weit, daß dieselben in Kulturmedien nicht mehr züchtbar sind; dies führt zu falsch-negativen Befunden.
- Um ein Überwuchern der pathogenen Erreger durch sich rasch vermehrende Verunreinigungskeime zu verhindern, sind *Direktbeimpfungen fester Nährböden, Verdünnungsausstriche* und *Selektivnährmedien* zu verwenden. Typische *Verunreinigungskeime* sind: Proteus species, Pseudomonas, Alcaligenes faecalis, aber auch E. coli.

9.2 Technik der Materialgewinnung

Auch unter Seziersaalbedingungen ist ein sterile Arbeiten möglich!

Blut: Eröffnung des Herzbeutels; Abbrennen der Vorderfläche des rechten Ventrikels mit einem glühenden (alten) Messer oder Stempel; Einstechen einer Spritze mit weiter Hohlnadel. Gelingt es nicht sofort Blut zu aspirieren, muß man die Nadel nach verschiedenen Richtungen vorschieben und aus den Hohlvenen Blut in den rechten Herzabschnitt pressen. Ergibt sich die Notwendigkeit zur Blutabnahme erst nach der Sektion des Herzens, so kann Blut in gleicher Weise noch aus der Schenkelvene entnommen werden. Zum Transport in ein nahegelegenes Labor wird die Nadel in einen sterilen Gummistopfen gestochen; zum Versand müssen Blutkulturflaschen beschickt werden.

Eiter

- ***Größere Eitermengen,*** z.B. Empyem, Peritonitis: Aspiration der Flüssigkeit mittels Spritze; sofortige Anfertigung von Ausstrichpräparaten – mindestens 2 Objektträger. *Zum Versand:* Tupferabstrich in ein Transportmedium einbringen, Objektträgerausstriche beilegen.
- ***Kleinere Eiterherde,*** z.B. Abszeß, Cholangitis, Leptomeningitis: Abbrennen der Außenfläche des Herdes; Eröffnen mit sterilem Besteck oder Aspiration mittels Spritze.

Darminhalt: Abbrennen der Serosa, Eröffnen mit sterilem Besteck: – Materialgewinnung mittels Tupfer – direkte Nährbodenbeimpfung: Selektivmedien entsprechend der Verdachtsdiagnose; Objektträgerausstriche.

Zum Versand: Doppelt abgebundene Darmschlinge oder Abstrichtupfer in einem Transportmedium.

Galle: Wie Darminhalt.

Harn: Präparation der Harnblase, Abbrennen im Bereich des Blasenscheitels, Punktion mittels Spritze.

Liquor: Abbrennen der weichen Hirnhäute, Punktion der Ventrikel. Eröffnung der Seitenventrikel mit ausgeglühtem (oder sterilem) Messer: Aspiration mittels Spritze.

Knochenmark: *Ist die sterile Entnahme von Blut erschwert oder die Leiche bereits in Autolyse, so empfiehlt sich die Untersuchung des Knochenmarkes.* Es wird ein Wirbel entnommen, in einen Schraubstock eingespannt, durchgesägt und die Fläche abgeglüht. Durch weiteres Anziehen des Schraubstockes quillt Mark heraus, welches mit der Öse abgenommen wird.

Milz: Am besten in uneröffnetem Zustand in das Labor bringen. Abbrennen der Serosa, Einschneiden mit sterilem Messer, Abstrichtupfer direkt auf Nährboden streichen oder in Transportmedium einbringen; Objektträgerausstriche.

Organe in situ: Abbrennen der Oberfläche, Einstechen mittels Öse oder Tupfer: Direktbeimpfung der Nährmedien. *Zum Versand:* große Organteile mit möglichst wenig Schnittfläche (keine Organscheiben!); die Schnittflächen sollen vor dem Versand verschorft werden.

Zuerst sind die Proben für die Bakterienkulturen zu entnehmen, dann erst die Objektträgerausstriche.

Kann das entnommene Untersuchungsmaterial nicht sofort dem Laboratorium zugesandt werden, muß die Probe im Eiskasten aufbewahrt werden.
Virusdiagnostik: Materialentnahme unter sterilen Bedingungen so frühzeitig wie möglich (Sektion evtl. außerhalb des gewöhnlichen Dienstbetriebes, maximal 20 h post mortem). Zum Transport soll das Material tiefgefroren werden (- 70 °C); der Versand selbst erfolgt auf Trockeneis in einem Isolierbehälter.

Transportmedien werden von der virologischen Untersuchungsstelle zur Verfügung gestellt. Da bei einigen Virusarten besondere Vorschriften zu beachten sind, empfiehlt es sich in jedem Fall, vor der Materialentnahme mit dem zuständigen Viruslaboratorium Rücksprache zu halten [Doerr 1980].

9.3 Gang der mikrobiologischen Untersuchung

Das Material wird im bakteriologischen Laboratorium entsprechend dem ***gezielten Untersuchungsauftrag*** analysiert. Die Verdachtsdiagnose aus dem Seziersaal ist die wichtigste Leitlinie dafür, wie das Material verarbeitet wird.

Der Begleitschein muß ausreichende Informationen für einen bestimmten Auftrag an das bakteriologische Labor enthalten.

Material muß *in ausreichender Menge* (mindestens 10 ml bzw. 10 cm^3) zur Untersuchung gebracht werden, um die einzelnen Verfahren zu ermöglichen:

- *Mindestens 2 Objektträgerausstriche* [GRAM-, ZIEHL-NEELSEN-Färbung],
- *Direktimpfung von festen Nährböden:* Standardsatz: Nativblutagar, Kochblutagar, Laktose-Indikator-Agar, Pilznährmedien,
- *Direktbeimpfung von flüssigen Nährmedien:* Analog einer Blutkultur,
- *Aerober und anaerober Kulturansatz,*
- *Selektive Anreicherung,* z.B. pathogener Darmkeime auf Spezialnährböden.

Beispiele für den sinnvollen Einsatz der Obduktionsmikrobiologie

Fall 1: Bei Obduktion wird überraschend eine eitrige Meningitis gefunden, weiterhin eine Pneumonie. Bakteriologisch in den Meningen Pneumokokken, in der Lunge Streptokokken und Pneumokokken; ein Abstrich aus dem Mittel- und Innenohr ist negativ.
Ergebnis: Die Meningitis ist hämatogen von einer Lungenentzündung her entstanden.

Fall 2: In einem großen solitären Leberabszeß finden sich im Ausstrichpräparat Amöbenzysten.
Ergebnis: Leberabszeß nach Amöbenruhr.

Literatur

BREITFELLNER G (1987) Sektionsbakteriologie - eine vergessene Tradition? Pathologe 8: 193-200
BURKHARDT F (1992) Mikrobiologische Diagnostik. Thieme, Stuttgart New York
DOERR HW (1980) Virologische Technik für den Sektionssaal. Pathologe 1:220-229

Teil III

Der Vorgang der Leichenöffnung

Wenn Ärzte nicht an Toten lernen können, müssen sie dies an Lebenden tun – und das kann Tote geben. Diese aphoristische Medizinerweisheit sagt eigentlich alles über die Wichtigkeit der normalen und pathologischen Anatomie.

Die Anatomie als „Zergliederungskunst" am Menschen ist eine junge Wissenschaft. Der Glaube, daß die Seelen der Verstorbenen so lange am Ufer des Flusses Styx herumirren müssen, bis ihr Körper beerdigt sind, machte die Anatomie im altklassischen Griechenland, der Geburtsstätte abendländischer Kultur, unmöglich.

Viele Jahrhunderte studierte man nicht menschliche Anatomie, sondern es wurden Beobachtungen bei der Sektion von Tieren auf den Körper des Menschen übertragen. Diese Erkenntnisse standen dann in den gelehrten Büchern von ARISTOTELES (4. Jahrhundert v. Chr.) bis GALEN (2. Jahrhundert n. Chr.) und wurden geglaubt, da diese Leute Autoritäten waren. Es ist erstaunlich, daß beim Einbalsamieren im alten Ägypten keine anatomischen Erkenntnisse gewonnen wurden. Es herrschten im Gegenteil beispielsweise solche Vorstellungen:

- Das Herz nimmt ab der Geburt jährlich bis zum 50. Lebensjahr um 10 Gramm zu, von da an jährlich um ebensoviel ab – deshalb kann kein Mensch über 100 Jahre alt werden.
- Ein Nerv führt direkt vom Herzen zum 4. Finger der linken Hand. Deshalb wurde dieser Finger als „*digitus cordis*" bezeichnet. Aus langer Tradition entwickelte sich daraus die Gewohnheit, bei „*herzlichen*" Angelegenheiten den 4. Finger links mit einem Ring zu schmücken. Personen mit klassisch-geschichtlichem Bewußtsein tragen daher den Freundschaftsring, Verlobungsring oder Ehering an der linken Hand.

Der Grieche GALEN war die dominierende medizinische Autorität seiner Zeit und für über 1000 Jahre richtungsweisend. Am Höhepunkt seiner Karriere wurde er Leibarzt von Kaiser MARC AUREL (121–180 n. Chr.). In den Schriften des Galen findet sich erstmals der Begriff „*Pathologia*" als Bezeichnung für eine Spezialdisziplin der Medizin. Aber auch er vertrat noch ziemlich abstruse anatomische Vorstellungen:

- Die 4 Lappen der Leber umfassen wie Finger die Herzkammern, um Wärme an diese abzugeben.
- Die Atemluft wird der linken Herzkammer zugeführt, wo sie mit Hilfe der Körperwärme in Lebensluft verwandelt und durch die Arterien (Luftgefäße) im Körper verteilt wird. Solche Ansichten bestanden bei der Mehrzahl der unbedarften Ärzte bis in das 16. und 17. Jahrhundert.

Seit wann gibt es eine exakte Anatomie?

Die Begründer waren das Universalgenie Leonardo DA VINCI (1452–1519) und der kritisch-selbstbewußte Arzt Andreas VESALIUS (1514–1564).

Leonardo war Künstler, kein Anatom. Um aber der Sache auf den Grund zu gehen, sezierte er selbst, überprüfte eigenhändig und fertigte 799 anatomische Zeichnungen an, deren Qualität und Korrektheit nur in ganz wenigen Ausnahmen von unserem heutigen Wissen abweichen.

VESAL war Leibarzt KARLS V. und ersetzte die bis damals übliche Tieranatomie durch die korreke Menschenanatomie. Er schrieb darüber den Bestseller

De humani corporis fabrica libri septem (1543), dessen Illustrationen ein Schüler des Tizian anfertigte.

> Die normale Anatomie als exakte Wissenschaft ist knapp über 450 Jahre alt: Andreas VESAL (1543) „De humani corporis fabrica".
> Die pathologische Anatomie als Spezialfach ist etwas mehr als 230 Jahre alt: GIOVANNI BATTISTA MORGAGNI (1761) *De sedibus et causis morborum per anatomen indagatis.*

Im deutschen Sprachgebiet sollen in Prag schon unmittelbar nach der Gründung der Universität 1348 Sektionen durchgeführt worden sein. Die erste Obduktion in Wien fand 1404 statt, über Sektionen in anderen deutschen Städten ist lediglich bekannt, daß die Kölner Chirurgen 1479 die kaiserliche Genehmigung erhielten, jährlich 1–2 Leichenöffnungen vorzunehmen.

Weiterführende Literatur

BAKER RD (1967) Postmortem examination. Specific methods and procedures. Saunders, Philadelphia

HABERDA A (1913) Behördliche Obduktionen. In: Dittrich (Hrsg) Handbuch der ärztlichen Sachverständigen-Tätigkeit, Bd 2. Braumüller, Wien Leipzig, S 345–699

HAMPERL H (1956) Leichenöffnung, Befund und Diagnose. Springer, Berlin Göttingen Heidelberg

HILL RB, ANDERSON RE (1988) The autopsy – medical practice and public policy. Butterworths, Boston

KNIGHT B (1984) The post-mortem technician's handbook. A manual of mortuary practice. Blackwell, Oxford London Edinburgh

LUDWIG J (1979) Current methods of autopsy practice. Saunders, Philadelphia

MARESCH R, CHIARI H (1933) Anleitung zur Vornahme von Leichenöffnungen. Urban & Schwarzenberg, Berlin Wien

RÖSSLE R (1927) Technik der Obduktion mit Einschluß der Maßmethoden an Leichenorganen. In: ABDERHALDEN E (Hrsg) Handbuch der biologischen Arbeitsmethoden, Abt VIII, Teil 1, Heft 6. Urban & Schwarzenberg, Berlin Wien, S 1093–1246

SOMMER A, THEILE A (1996) Einführung in die Obduktionstechnik. Fischer, Stuttgart

Virchow R (1876) Die Sektionstechnik im Leichenhaus des Charité-Krankenhauses. Hirschwald, Berlin

WILSON RR (1972) Methods in morbid anatomy. Butterworths, London

Kapitel 10

Grundsätzliches zur Arbeit im Seziersaal 10

10.1 Theoretische Voraussetzungen

Um ein guter Prosektor zu sein muß der Obduzent über technische Geschicklichkeit verfügen, grundsätzliche Kenntnisse in der normalen und pathologischen Anatomie besitzen, stets über die Fortschritte auf dem gesamten Gebiet der Medizin orientiert sein, immer volle Objektivität bewahren und es verstehen, die erhobenen Befunde miteinander rasch und richtig zu kombinieren.

Die Auffindung und Darstellung der krankhaften Veränderungen ist Sache der *technischen Geschicklichkeit* bzw. der *Anwendung einer geeigneten Sektionsmethode*, die Deutung ist Sache des *fachlichen Wissens* und der *persönlichen Erfahrung*.

Es ist unmöglich, ein für alle Fälle gleich verwendbares *Schema der Sektionstechnik* aufzustellen; vielmehr ist stets der Individualität des Einzelfalles Rechnung zu tragen und die Technik sowie den Gang der Obduktion den jeweiligen Befürfnissen anzupassen.

In jedem pathologischen Institut hat sich vor allem aus didaktischen Gründen eine bestimmte Methode der Leichenöffnung als Regel herausgebildet. Abweichungen von der Schultechnik hat der Obduzent, gestützt auf seine medizinische Erfahrung und sein anatomisches Verständnis, als selbständige ärztliche Entscheidung zu vollführen.

So verschieden aber die einzelnen Obduktionsmethoden auch sein mögen, gewissen grundsätzlichen Forderungen müssen sie alle genügen.

- Der Gang der Sektion muß logisch, konsequent und daher auch leicht merkbar sein.
- Die Reihenfolge der Einzelaufgaben muß sich an den natürlichen Bau der Körper halten.
- Unbekannte und unerwartete Organveränderungen dürfen durch Routineschnitte nicht zerstört werden.
- Es müssen plausible Alternativen im technischen Vorgehen existieren.
- Nichts darf zerschnitten oder aus dem Zusammenhang gelöst werden, ehe die topographischen Verhältnisse geklärt sind.
- An den Präparaten muß auch später noch möglich sein, die krankhaften Zusammenhänge demonstrativ vorzuzeigen.

Eine diesen Anforderungen gerechte Methode kann nur eine topographisch-anatomische Technik sein. Genau wie der Chirurg bei der Operation anatomisch vorgeht, muß auch der Obduzent bei der Sektion verfahren.

10.2 Allgemeine Arbeitsbedingungen bei Sektionen

10.2.1 Arbeitskleidung

- Arbeitsmäntel in bunten Signalfarben zur ausschließlichen Verwendung im Seziersaal.
- Schürzen aus leicht abwaschbarem Plastikmaterial.
- Gummiüberschuhe.
- Gummihandschuhe (evtl. zusätzliche Zwirnhandschuhe).

! *Achtung:* Ein schadhafter Gummihandschuh ist schlechter als gar kein Handschuh! Sofort wechseln!

10.2.2 Seziersaalhygiene

- Peinlichste Sauberkeit ist eine selbstverständliche Forderung!
- Die Leiche, die Instrumente, der Seziertisch und die Hände des Obduzenten sollen fortlaufend von antrocknendem Blut gereinigt werden.

! *Achtung:* Zu warmer und zu scharfer Wasserstrahl erzeugt einen diffusen Sprühwirbel bzw. Verspritzungen!

- Keine Beschmutzung des Fußbodens!
- Bei richtiger Ausführung der Obduktion darf es nicht vorkommen, daß Unter- oder sogar Oberarme beschmutzt werden, Mantel, Schürze oder der Fußboden mit Blut und anderen Flüssigkeiten bedeckt sind: „*Blutige Anfänger*" *sind frühzeitig zu reinlichem Arbeiten zu erziehen!*

  Die aus der Wiener Tradition stammende Geschichte, daß Prof. MARESCH eine Obduktion, ohne sich nur im geringsten zu beschmutzen, im Frack vorgenommen haben soll, ist eine Legende; aber doch eine gut erfundene Legende, die uns ein schwer zu erreichendes Ideal vor Auge führt.

- Arbeitsmantel und Schürze haben den Zweck, die Obduzenten vor Verunreinigungen zu schützen, aber nicht, sich die Hände daran abzuwischen.
- Rauchverbot im Seziersaal!

Reinigung des Obduzenten: Verschmutzte Hände – Seife!
Infizierte Hände – Desinfektionsmittel!

- Händetrocknung mit Einmalhandtüchern aus Papier oder Vlies (aus Rollautomaten).
- Die Seziersaalbekleidung ist täglich zu wechseln, diese Wäsche ist grundsätzlich als infektiös anzusehen und dementsprechend zu verarbeiten.
- Man soll einem Obduzenten nicht ansehen können, ob er von einer Sektion kommt oder zu einer Sektion geht.

! *Achtung: Reinigung des Sektionstisches*: Nach erfolgter Säuberung ist eine Flächendesinfektion anzuraten; die Instrumente sind ebenfalls nach Reinigung zu desinfizieren.

Das mit Blut und Leichenflüssigkeit verunreinigte Spülwasser muß, bevor es in den Kanal gelangt, desinfiziert werden.

! *Achtung: Eine Keimverschleppung aus dem Seziersaal muß verhindert werden:*

- Überwurfmantel und Überschuhe für Besucher.
- Kliniker, insbesondere Chirurgen, müssen zum Kleiderwechsel angehalten werden.
- Besucher sollen im Seziersaal möglichst wenig berühren; nicht an die Tischränder anlehnen.
- Besser ist, jeder Beschmutzung, Kontamination oder Infektion vorzubeugen, als nachher mit unzulänglichen Mitteln desinfizieren zu wollen.

Anweisung für Obduzenten

Jede Leiche muß potentiell als infektiös angesehen werden: Die größte Gefahr droht derzeit durch Hepatitisviren. Besonders Vorsicht bei ikterischen Leichen und Dialysepatienten!

Die Möglichkeit der aktiven und passiven Immunisierung des Personals sollte genutzt werden. Maßnahmen bei HIV-positiven Leichen.

Nach Möglichkeit die Obduktion auf einem abgesonderten Tisch durchführen; nur das notwendigste Personal, „überflüssige" Zuschauer wirken nur störend.

Mundschutz und Brillen für den Obduzenten und die Assistenz.

! *Achtung bei Verwendung der Säge:* Es werden Gewebepartikel aufgewirbelt und verstreut (Abb. 10.1). Blutspritzer vermeiden. Ohne Hast und Eile nur die notwendigsten Schritte anlegen.

Vorgehen bei Verdacht auf CREUTZFELDT-JACOB-Krankheit: Flüssigkeitsundurchlässige Schutzkleidung, Teflon- oder metallische Handschuhe, Mund- und Augenschutz, Abdecken des Seziertisches durch eine nichtpermeable Plastikfolie.

! *Achtung:* Auch formolfixiertes Material kann noch infektös sein! Wesentlich ist die Dekontamination von Oberflächen, Instrumenten, Glaswesen und dergleichen [Budka et al. 1996].

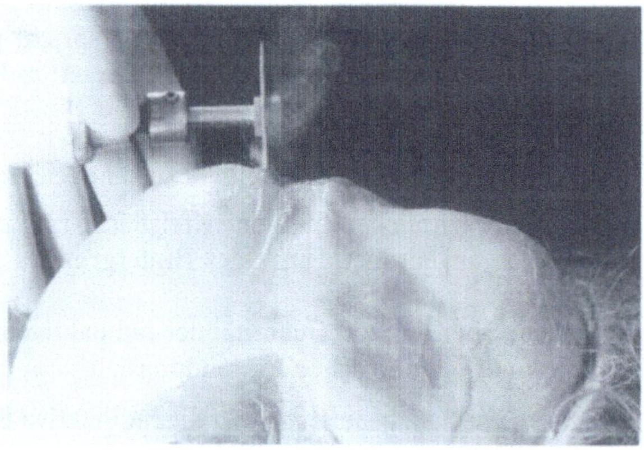

Abb. 10.1. Das Aufsägen des Schädels erzeugt eine Sprühwolke von Knochenmehl. Bei solchen Manipulationen besteht evtl. Infektionsgefahr

! *Achtung: Verletzungen im Seziersaal:* Leichenöffnungen sofort unterbrechen. Wunden bluten lassen, evtl. auspressen; mit einem geeigneten Desinfektionsmittel betupfen.
Bei Verletzungen an bekannt infektiösen (aber auch verdächtigen) Leichen sollen klinischer Rat und Hilfe in Anspruch genommen werden.

! *Achtung:* Man kann sich nicht nur an Messern schneiden, sondern viel öfter an Scherenspitzen und Skalpellen stechen. Besondere Vorsicht bei Knochenbrüchen und spitzen Knochensplittern sowie bei implantierten Draht- und Metallteilen. Niemals dazwischengreifen, wenn gerade jemand anderer schneidet – man läuft in das Messer! Alle Werkzeuge müssen am Tisch liegenbleiben, man geht nicht damit im Seziersaal herum.

10.2.3 Maßnahmen bei radioaktiv kontaminierten Leichen

Zu diagnostischen Zwecken applizierte Radioisotopen sind im Leichnam nur in Spuren vorhanden und stellen im allgemeinen kein Risiko dar. Wurden radioaktive Substanzen in therapeutischer Dosierung innerhalb von 2 Wochen vor dem Tod verabreicht, so muß der Strahlenschutzbeauftragte konsultiert werden. Die Benachrichtigung des Strahlenschutzbeauftragten obliegt dem Kliniker bzw. dem den eingetretenen Tod feststellenden Arzt.

Klinische Institute mit amtlicher Bewilligung für den Umgang mit radioaktiven Stoffen oder den Betrieb von Strahleneinrichtungen zu medizinischen Zwecken haben einen entsprechend qualifizierten Strahlenschutzbeauftragten zu nominieren.

In allen Fällen, in denen der Leichnam mehr als 5 mCi bzw. $185 \cdot 10^6$ Bq eines Radioisotopes enthält, müssen Strahlenschutzmaßnahmen getroffen werden.

mCi = Millicurie; Bq = Becquerel; beides sind Maßeinheiten der radiologischen Aktivität. 1 mCi = 37 Bq. 1 Bq entspricht jeweils einem radioaktiven Atomzerfall pro Sekunde. Bq ist die derzeit gültige SI-Einheit, der Begriff Curie bzw. Millicurie gilt als veraltet.

Radioaktive Leichen sind besonders zu kennzeichnen!

- Strahlenwarnzeichen (um eine Kreisfläche im Zentrum sind 3 gleiche Ringsektoren angeordnet, Farbe des Hintergrundes gelb, Kennzeichen rot oder schwarz)
- Angabe über Art und Quantität der radioaktiven Substanz
- Zeitpunkt der klinischen Anwendung

Der Strahlenschutzbeauftragte hat die radioaktive Exposition während der Obduktion zu überwachen. Der Obduzent soll eine Gummischürze *unter* seinem Arbeitsmantel tragen, denn der Stoff kann Flüssigkeitsspritzer aufsaugen. Gummistiefel, Gummihandschuhe (evtl. 2 Paar) mit langen Stulpen sowie ein Gesichtsschutz mit Schutzbrille sind zu tragen.

Gewebe mit hoher Strahlungsintensität sollen nur mit den Instrumenten berührt werden. Körperflüssigkeiten und eventuelle Gewebeproben müssen in entsprechenden Schutzbehältern aufgefangen werden.

Der Boden des Sektionsraumes soll mit einem leicht zu dekontaminierenden Material ausgelegt werden. Arbeitskleidung, Instrumente, Abfälle und dergleichen müssen dekontaminiert werden. Entsprechende Schutzmaßnahmen sind auch bei der Leichenbestattung bzw. Kremation zu treffen.

10.3 Sektionsinstrumente und sonstige Utensilien

Die Form der Instrumente im einzelnen ist zahlreichen lokalen Abweichungen unterworfen. Nachfolgender Überblick schildert ein Standardinstrumentarium, wobei lediglich die prinzipiellen Charakteristika und Erfordernisse der Geräte beschrieben werden (Abb. 10.2).

Hirnmesser, großes Parenchymmesser: Lange, spitz zulaufende Schneide; nach oben und unten geschweifter schmaler Holzgriff. Meist für große Flächenschnitte. Die nicht spitzen sondern abgerundeten Messervarianten sind nur für die Zerlegung des Gehirns in Frontalscheiben zu empfehlen.

Zungenmesser: Wie Hirnmesser, Schneide jedoch nur halb so lang. Für grobe Organfreilegungen und Kontinuitätstrennungen.

Knorpelmesser: Breite, spitz zulaufende Schneide; voller, dicker Griff. Zum Schneiden harter Gebilde wie Knorpel, Konkremente und dergleichen, aber auch zum Eröffnen der Körperhöhlen.

Skalpell: Verschiedene Größen mit unterschiedlich breiter Klinge. Für anatomische Präparationen sowie die Sektion von Kindern.

Darmschere: Ein Blatt etwas länger als das andere, mit stumpfem oder geknöpftem Ende (kein Widerhaken! dieser schafft nur Ärger). Zur Eröffnung von Hohlorganen.

a b c

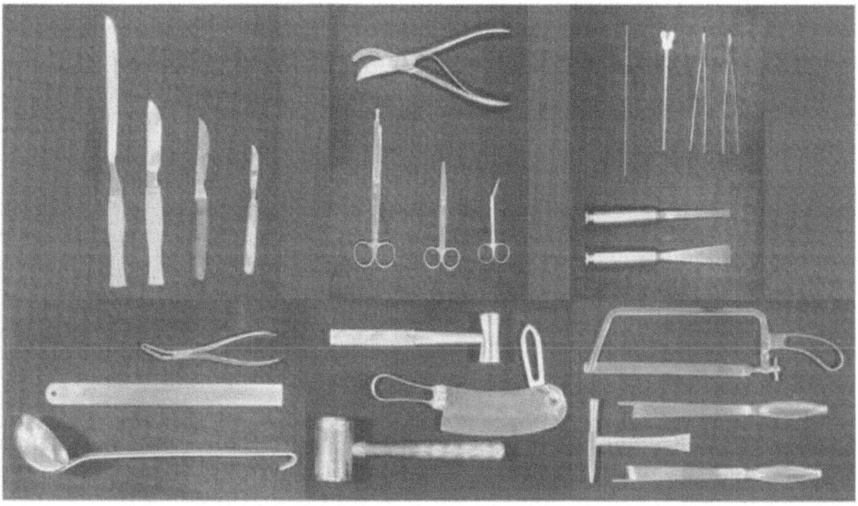

d e f

Abb. 10.2a–f. Die wichtigsten Sektionsinstrumente. **a** Hirnmesser, Zungenmesser, Knorpelmesser, Skalpell; **b** *unten*: Darmschere, anatomische Schere, Gefäßschere, *oben*: Knorpelschere; **c** *unten*: Flachmeißel; *oben*: geknöpfte Sonde, Hohlsonde, chirurgische Pinzette, anatomische Pinzette; **d** Schöpflöffel, Metallmaßstab, Knochenfaßzange; **e** Holzhammer, Doppelrhachiotom, Metallhammer; **f** Meißelpaar nach Brunetti, Schädelsprenger, Bogensäge

Anatomische Schere: Ein Blatt endet spitz, das andere ist abgerundet.
Gefäßschere: Beide Blätter sind schnabelartig leicht nach oben gebogen. Zur Eröffnung kleiner Gefäße sowie Gangsysteme.
Knorpelschere: Kräftige Schere mit spitzen Blättern, evtl. winkelig gegen den Griffteil gebogen. Zur Durchtrennung von Knorpeln, Verkalkungen sowie schwächeren Knochen.
Anatomische Pinzette: Quere Riffelung an der Innenfläche der stumpfen Branchen.
Chirurgische Pinzette: Mit Haken.
Bogensäge: Die Zähne des Sägeblattes weisen nach vorne, d.h. die Säge wird im Stoß geführt. Ein hoher runder Bogen ist zweckmäßiger als ein trapezförmiger.
Elektrische Autopsiesäge: Vibrationssäge. Zur Eröffnung der Schädelhöhle.
Band- oder Kreissäge: Fix montiertes Gerät, welches lange kontinuierliche Knochenschnitte ermöglicht. Für Längsschnitte durch Röhrenknochen bzw. Knochenlamellen.
Knochenfaßzange: Feste Zange, deren vordere Enden eine grobe quere Riffelung aufweisen. Zum Herausbrechen angesägter Knochenstücke, z.B. bei Eröffnung des Spinalkanals.
Durazange: Gebogene Backen, die mit einer scharfen Kante zusammenschließen. Zum Fassen und Abziehen der harten Hirnhaut vom Knochen.

Schädelsprenger: Stemmeisen mit quer angesetztem Hebelgriff. Zur Aufsprengung des Sägeschnittes zwischen Kalvaria und Schädelbasis.
Großer und kleiner Flachmeißel: Für Stemmarbeiten am Skelettsystem.
Meißelpaar nach BRUNETTI: Je ein linker und rechter, leicht gebogener Langmeißel mit Führungsdorn. Zum Abmeißeln der Wirbelbögen bei Eröffnung des Spinalkanals.
LUER-Doppelrhachiotom: 2 parallel liegende Sägeblätter; wegen der dachziegelförmigen Lagerung der Wirbelbögen wird im Zuge gesägt. Zur Eröffnung des Spinalkanals.
Kleinerer Metallhammer und größerer Holzhammer: Für feinere Meißel- bzw. gröbere Stemmarbeiten.
Sonden: Geknöpfte Sonden verschiedener Dicke und Länge; Hohlsonde.
Nähnadel sowie ***Bindfaden*** als Nahtmaterial: Zum Vernähen der Hautschnitte.
Metallmaßstab (50 cm lang), ***Bandmaß*** (150 cm lang)
Graduierte Meßgefäße verschiedener Größe, Schöpflöffel mit bekannter Schöpfmenge
Standwaage mit abnehmbarer und für das Aufliegen anatomischer Präparate entsprechend geformter Schale
Naturschwämme

Je besser die Sektionstechnik, desto geringer die Zahl der benötigten Instrumente.

10.4 Allgemeines über Schnittführung und Gang der Sektion

Die Hautschnitte sind so anzulegen, daß nach Vollendung der Sektion an der bekleideten Leiche keine Spuren sichtbar sind. Unter allen Umständen sind Gesicht und Hände zu schonen. Je sparsamer die Schnitte sind, desto besser ist die Leiche wieder zu schließen und desto sauberer bleibt sie hinterher.

! *Achtung: Es ist alles zu vermeiden, was zu Verunstaltungen des Leichnams führen könnte.* Der Obduzent steht während der Sektion grundsätzlich an der rechten Seite der Leiche und verläßt diesen Platz nur zur Eröffnung des Schädels.

10.4.1 Hinweise zur Handhabung der Instrumente

Die kurzen Messer werden in die volle Faust genommen; wird dabei der Zeigefinger auf den Messerrücken gelegt, bringt dies eine sichere Führung. Das lange Hirnmesser wird häufig schreibfederartig gehalten, genauso wie das Skalpell bei feineren Präparationen.

Alle Schnitte müssen ziehend ausgeführt werden, keinesfalls durch Druck des Messers.

Die Bewegung zur Schnittführung erfolgt überwiegend aus Schulter- und Ellenbogengelenk heraus bei ruhiggestelltem Handgelenk; die Messerklinge ist die gerade Fortsetzung des Unterarmes. Die Schnittführung erfolgt in der Regel gegen den eigenen Körper zu. Wichtigstes Ziel sind übersichtlich große, glatte Schnittflächen: wird nur dann erreicht, wenn der Schnitt ohne Absetzen in einem Zug geführt wird.

Wiederholt angesetzte Schnitte ergeben eine zerhackte und treppenförmige Schnittfläche, welche für die Diagnosestellung, eine Photographie oder die Konservierung des Präparates völlig unbrauchbar ist.

Die Sektionskunst ist eine „großzügige" Kunst.

Messerfläche nach dem Schnitt ansehen, nicht sofort spülen!

Es ist nötig, die Messer und deren Haltung fortwährend zu wechseln.

Die Darmschere wird so gefaßt, daß in den einen Griff der Daumen, in den anderen der Ringfinger gesteckt wird, der Mittelfinger über dem Ringfinger den Griff fixieren hilft und der in der Nähe des Schlosses aufgelegte Zeigefinger die Schere dirigiert. Das geknöpfte Blatt ist ststs das untere und wird innerhalb von Hohlorganen vorgeschoben.

Um bei feinen Präparationen bzw. beim Einfädeln der Gefäßschere ein Zittern zu vermeiden, kann die Hand an der Tischfläche oder Korkplatte abgestützt werden. Die Sondierung von Hohlorganen muß mit Feingefühl vorgenommen werden. Es hilft oft, die Sonde 1 cm vor ihrem Ende leicht abzuknicken und sie beim Vorschieben zu drehen, um Hindernisse zu überwinden.

! *Achtung: Alle Instrumente sind immer sichtbar auf das Instrumentenbrett bzw. den Seziertisch zu legen.* In oder unter der Leiche versteckte Instrumente können gefährliche Verletzungen veranlassen.

Über die Haltung von Pinzetten, Sägen und dergleichen werden sich kaum Mißverständnisse ergeben, wobei man allerdings auch in dieser Hinsicht über die Findigkeit von Anfängern in der Entdeckung von „Mißgriffen" staunen muß.

10.4.2 Die Reihenfolge der Sektion der Organe

Als Grundregel gilt „*a capite ad calcem*".

Eine Obduktion hat immer vollständig zu sein, d.h. es müssen alle Organe befundet werden. „*Teilsektionen*" sind grundsätzlich abzulehnen! Nicht selten ist es notwendig, auf ungewöhnliche Weise zu beginnen und fortzufahren: Die

Darstellung eines Operationsgebietes hat absoluten Vorrang. Besonders wichtig ist es, die bei einer Operation gesetzten Zusammenhänge darzustellen und zu erhalten. Man schneidet also nicht durch eine Anastomose, sondern an ihr vorbei; durchtrennt keine Nähte, eröffnet keine Ligaturen und bewahrt Drainagen, Katheter und dergleichen.

Was der Chirurg verbunden hat, soll der Pathologe nicht trennen!

! *Achtung:* Präparierte komplizierte und ungewöhnliche postoperative Verhältnisse nur in Gegenwart des Operateurs!

Es erleichtert das Vorgehen wesentlich, wenn eine Skizze der operativ gesetzten Maßnahmen vor Beginn der Präparaton angefertigt wird.

Bei unklaren Situsverhältnissen (Verwachsungen, Fisteln, tumoröse Infiltrate, Anastomosen und dergleichen) wird zunächst ein eindeutig identifizierbares Organteil (z.B. Sigma, Ileozökom o.ä.) aufgesucht und von dieser bekannten Struktur schrittweise die Präparation weitergeführt. Es ist Sache des Erfahrenen, den Gang der Sektion voraussichtlichen oder möglichen Besonderheiten anzupassen, aber es ist unmöglich, in einer Anleitung zur Sektionstechnik alle diese Möglichkeiten zu erschöpfen. Die Darmsektion spare man sich – sofern dies nicht wiederum der Angelpunkt der Obduktion ist – aus Gründen der Reinlichkeit und des Geruches bis zum Schluß auf.

Die schwerwiegendsten „Kunstfehler“ bei einer Leichenöffnung sind das Übersehen oder die Zerstörung wichtiger Befunde.

Literatur

Budka H, Aguzzi A, Brown P et al. (1996) Konsensusbericht: Gewebsbehandlung bei Verdacht auf Creutzfeldt-Jakob-Krankheit und andere spongiforme Enzephalopathien (Prionen-Krankheiten) des Menschen. Pathologe 174:171–175

KAPITEL 11

Äußere Untersuchung und Beschreibung der Leiche 11

Jede Sektion hat grundsätzlich mit der äußeren Untersuchung zu beginnen!

Oft vermittelt schon die sorgfältige äußere Besichtigung wichtige Hinweise auf Veränderungen an inneren Organen, mitunter lassen sich sogar entscheidende Anhaltspunkte über das bestehende Grundleiden bzw. über die Todesursache gewinnen (Abb. 11.1).

Beispiele:

- Verletzungen,
- Narben, Amputationen,
- Skeletterkrankungen,
- endokrine Störungen mit Veränderungen des Habitus,
- Melanom,
- Erysipel.

Die schwerwiegendsten „Kunstfehler" bei einer Leichenöffnung sind das Übersehen oder die Zerstörung wichtiger Befunde.

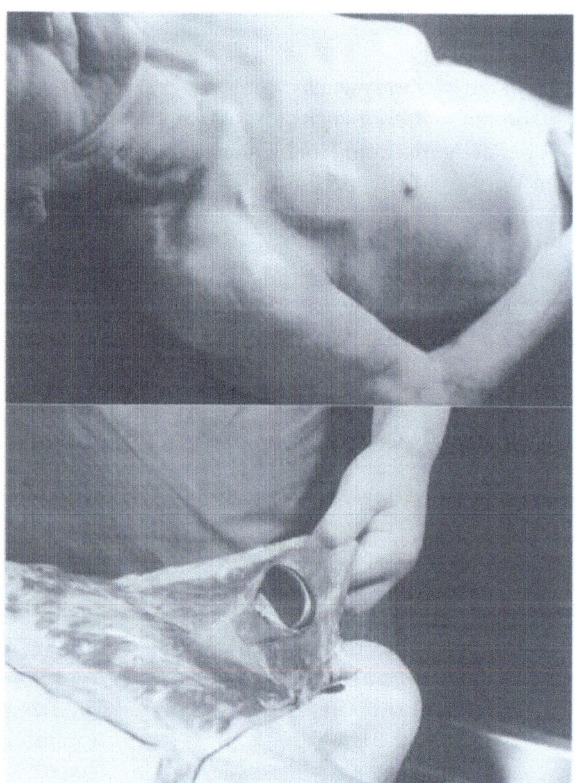

Abb. 11.1 a, b. Bei der äußeren Leichenbesichtigung muß z. B. ein implantierter Schrittmacher erkannt werden. **a** Schrittmacherposition rechts infraklavikulär, **b** Darstellung des Schrittmacherbettes und der Elektrode

a

b

Schema der Leichenbeschreibung

- *Untersuchung der allgemeinen äußeren Verhältnisse:*
  - sichere Todeszeichen,
  - Körperlänge, Körpergewicht,
  - Geschlecht,
  - Ernährungszustand,
  - Knochenbau, Muskulatur,
  - Konstitutionstyp,
  - Hautfarbe,
  - Hautturgor, Ödeme,
  - Operationsschnittwunden, iatrogene Veränderungen,
  - Verletzungen, nichtiatrogene Wunden.
- *Untersuchungen der einzelnen Körperregionen:*
  - jede Körperstelle muß berücksichtigt werden,
  - jede Veränderung muß beschrieben werden.

11.1 Untersuchung der allgemeinen äußeren Verhältnisse

11.1.1 Körperlänge

< 130 cm = ***Zwergwuchs;*** 160–170 cm = ***mittelgroß;*** > 180 cm = ***Hochwuchs;*** > 200 cm = ***Riesenwuchs.***

Bei asthenischem Hochwuchs, Arachnodaktylie, Trichterbrust und eventuellen Wirbelsäulenverkrümmungen: Denke an ***MARFAN-Syndrom.***

Es ist zu beachten, ob Größe und Alter einander entsprechen, und es sind die Proportionen, besonders das Verhältnis *Oberlänge* (Abstand Symphyse – Scheitel) zu *Unterlänge* (Abstand Symphyse – Fußsohle) zu beurteilen.

! *Achtung:* Die Länge der Leiche kann bis zu 5 cm geringer als zu Lebzeiten sein!

Riesenwuchs

Genetisch bedingter Riesenwuchs

- *Primärer (primordialer) Riese:* Schon bei der Geburt zu groß, es entwickelt sich ein proportionierter Riese mit normaler Intelligenz. (Basketballspieler!)
- *Riesenwuchs bei genetisch definierten Erkrankungen:* Poly-Y-Syndrom, z. B. XYY

Hormonell bedingter Riesenwuchs

- *Hypophysärer Riese*: Überschußproduktion von Wachstumshormonen vor der Pubertät. Proportionierte Riesen mit normaler Intelligenz
- *Hypogonadaler (eunuchoider) Riese:* Männer mit androgener Produktion infolge Unterentwicklung der Hoden

Zwergwuchs

Genetisch bedingter Zwergwuchs
- *Primärer (primordialer) Zwerg:* Schon bei der Geburt zu klein, es entwickelt sich ein proportionierter Zwerg: sog. Liliputaner.

Zwergwuchs auf Basis generalisierter Skelettfehlbildungen
- *Chondrodystrophie*
- *Osteogenesis imperfecta*
- *Osteopetrosis = Osteosklerose = Marmorknochenkrankheit*
- *Pyknodysostose*

Zwergwuchs bei Chromosomenaberrationen
- *DOWN-Syndrom*
- *TURNER-Syndrom*

Zwergwuchs bei Mukopolysaccharidosen
- *Gargoylismus = PFAUNDLER-HURLER-Syndrom*

Hormonell bedingter Zwergwuchs
- *Hypophysärer Zwerg:* Proportionierter Zwergwuchs bei normaler Intelligenz
- *Thyreogener Zwerg:* Kretinismus bei Schilddrüsenunterfunktion.
- *Pubertas praecox:* Ursache ist eine früh beginnende Gonadotropinausschüttung.

Zwergwuchs durch Stoffwechselerkrankungen
- Unterernährung
- Malabsorptionssyndrom
- Vitamin-D-Mangel-Rachitis
- Renale Rachitis
- Kardialer Zwergwuchs: Infolge Sauerstoffmangel bei angeborenem Herzfehler

11.1.2 Körpergewicht

Jede Leiche soll gewogen werden. Wenn dies nicht möglich ist, zumindest Hinweis, ob kachektisch, mager oder adipös.

Neugeborene müssen gewogen werden.

Leicht zu bestimmen ist auch der ***Body Mass Index (BMI):***

$$\text{BMI} = \frac{\text{Körpergewicht (kg)}}{\text{Quadrat der Körpergröße (m)}}.$$

Als „normal" gilt ein BMI von 21–22 bei Frauen bzw. von 22–24 bei Männern. Starkes und krankhaftes Übergewicht besteht ab BMI 32.

11.1.3 Geschlecht

Das ***phänotypische*** Geschlecht eines Individuums muß nicht zwangsläufig mit dem genetischen (chromosomalen) oder dem ***gonadalen*** Geschlecht (Hoden = männlich, Ovarien = weiblich) übereinstimmen.

Es sind verschiedenste primäre Störungen der Geschlechtsdifferenzierung möglich. Sekundäre Veränderungen der äußeren Geschlechtsmerkmale sind durch Änderung des hormonellen Gleichgewichts im Alter und bei Erkrankungen mit endokrinen Störungen möglich.
Virilisierung der Frau (als Reaktion auf endogene oder exogene androgene Impulse): Klimakterium, hormonell aktive Ovarial- oder Nebennierentumoren, androgen wirkende Medikamente.
Feminisierung des Mannes: Lebererkrankungen (gestörter Östrogenabbau), östrogenproduzierende Neoplasmen, Hormonmedikation.

Eine *Virilisierung* äußert sich im Auftreten eines männlichen Behaarungstypus und einer Verstärkung und Vergröberung des Skeletts; eine *Feminisierung* in einem Verlust der Körperbehaarung und einer Vergrößerung der Brustdrüsen (Gynäkomastie).

11.1.4
Sichere Zeichen des eingetretenen Todes (s. 3.4)

Totenflecke: Die Totenflecke müssen hinsichtlich *Lage, Ausdehnung, Wegdrückbarkeit* und *Farbe* beurteilt werden!

Totenstarre: Die Totenstarre der Muskulatur muß bezüglich *Grad* und *Ausdehnung* beurteilt werden!

Totenkälte: Die Leichenhaut füht sich infolge Verdunstung „naß-kalt" an. Kommen Leichen in höhere Außentemperatur, nimmt die Verdunstung zu → „Schwitzen" der Leiche.

Zeitliches Auftreten der Totenflecke

- Fleckige Farbänderung der Haut, (besonders am Hals) nach 20–30 min,
- Allgemeines Auftreten innerhalb 1–2 h,
- Komplett ausgebildet nach 6–12 h,
- Fixiert, nicht mehr umlagerbar nach 12 h,
- Nicht mehr wegdrückbar nach 20–30 h.

Zeitliches Auftreten der Totenstarre

- Lokaler Beginn der Muskelstarre nach 2–3 h,
- Völlig ausgebildete Starre nach 4–6 h,
  - Beschleunigung bei Hitze: 2–4 h,
  - Verzögerung bei Kälte: 10–12 h,
- Lösung der Totenstarre:
  - Beschleunigung bei Wärme nach ca. 36 h,
  - Verzögerung bei Kälte nach ca. 48–72 h.

11.1.5
Knochenbau

Prüfung am Handgelenk sowie den Malleolen, da hier die Knochen dicht unter der Haut liegen. Beurteilung: *kräftig, mittelkräftig, grazil, zart.*

11.1.6
Muskulatur

Beurteilung am M. biceps brachii und quadriceps femoris: *kräftig entwickelt* oder *schwach*, Fehleinschätzung, z. B. bei Lipodystrophia musculorum.

Ein Unterschied zwischen links und rechts ist an Armen und Beinen durch Abmessen des Umfanges korrespondierender Stellen objektivierbar (z. B. bei Lähmungen, Inaktivität). Beachte die „physiologische Hypertrophie" des Rechts- und Linkshänders.

11.1.7
Ernährungszustand

Prüfung des subkutanen Fettpolsters im Bereich des Abdomens und der Extremitäten: Abheben einer Haut-Subkutis-Falte → die Halbierung der Dicke ergibt das Fettpolster.

Beurteilung: *adipös, fettleibig, normgerecht, mager, kachektisch*; guter oder schlechter Ernährungszustand.

Unterschiede zwischen „*mager*" und „*abgemagert*": letzteres mit abnorm schlaffer, faltiger Haut.

Es ist besonders auf eine örtlich abnorme Fettverteilung zu achten.

Androide Adipositas: Beim Mann und evtl. bei Frauen mit virilen Merkmalen. Fett in der oberen Körperhälfte (Hals, Schultern, Abdomen oberhalb des Nabels). Disponiert zu Arteriosklerose, Diabetes, Gicht und diversen metabolischen Komplikationen.

Gynoide Adipositas: Bei Frauen und evtl. beim feminin differenzierten Mann. Fett in der unteren Körperhälfte (Hüften, Glutäalregion, Abdomen unterhalb des Nabels). Disponiert zu reduzierter Bewegungsfähigkeit, Atem- und Veneninsuffizienz, d. h. mechanischen Komplikationen.

Hochgradige Fettsucht, kombiniert mit Zyanose: Denke an PICKWICKIER-Syndrom.

Magerkrankheit: Unter- oder Fehlernährung infolge Armut (häufig!), Anorexia nervosa (psychogene Eßstörung), Bulimie (Eß-Brech-Sucht), Malabsorptionssyndrome.

Marasmus: Progredienter körperlicher Abbau (im hohen Alter).

Kachexie: „Auszehrung" vor allem bei konsumierenden Krankheiten, z. B. bei malignen Tumoren, chronischen Infektionskrankheiten (TBC), Malabsorption und angeborenen Stoffwechselstörungen.

11.1.8
Konstitutionstypen

Aus dem Konstitutionstyp sind manchmal Hinweise auf Krankheitsdisposition und Krankheitsrisiko zu gewinnen.

Konstitutionstypen nach KRETSCHMER

Pyknischer Typ: Rundlicher, gedrungener Körperbau, rundliches Gesicht, kurzer Hals, am Stamm dominiert das Abdomen. Neigung zu Adipositas, Herz-Kreislauf-Erkrankungen, Bluthochdruck, Stoffwechselerkrankungen (Diabetes). Entspricht dem sogenannten „*breiten Typ*“ bzw. dem „*Typus digestivus*“ nach SIGAUD.
Leptosomer (asthenischer) Typ: Schmaler, hoher Körperbau, schmales Gesicht, langer Hals, am Stamm dominiert der Thorax. Neigung zu respiratorischen Erkrankungen. Entspricht dem „*schmalen Typ*“ bzw. dem „*Typus respiratorius*“ nach SIGAUD.
Athletischer Typ: Kräftiger Knochenbau, stark entwickelte Muskulatur, breite Schultern. Entspricht dem „*mittleren Typ*“ bzw. dem „*Typus muscularis*“ nach SIGAUD. Meistens finden sich Mischformen = Legierungen, d.h. häufig ist der sogenannte ***Mischtyp***. Der ursprüngliche Konstitutionstyp wird durch Kachexie und Marasmus weitgehend verwischt.

11.1.9
Die Farbe der Haut im allgemeinen

Bei der Besichtigung der Haut ist die Leiche stets umzudrehen.

Die gewöhnliche Leichenfarbe ist ein fahles Grauweiß.
Besonders zu beachten sind folgende Farbvarianten:

- *Fast weiß, spärlich Totenflecken:* Anämie.
- *Blau-rot, diffus:* Polyzythämie, Polyglobulie.
- *Blau-rot, besonders im Gesicht:* Zyanose.
- *Gelb bis gelbgrün:* Ikterus, auch an Bindehäuten und Mundschleimhaut.
- *Sonnenbräunung:* evtl. frei, „Schwimmhose“.
- *Strohgelb:* perniziöse Anämie.
- *Bräunlich bis dunkelbraun:* M. ADDISON, Hämochromatose.

- *Albinismus:* Angeborener, allgemeiner Pigmentmangel; extreme Hellhäutigkeit.
- *Vitiligo*: Angeborene oder erworbene, umschriebene Pigmentarmut. Scharf umschriebene, polyzyklische, weiße Flecken.

11.1.10
Die Nomenklatur umschriebener Hautveränderungen

Herdförmige Hautveränderungen sind hinsichtlich ihrer ***Lokalisation, Größe, Form, Oberfläche*** und ***Konsistenz*** sowie ihres ***Randes*** (Abgrenzung) und ihrer ***Farbe*** zu beschreiben:

Wichtige Grundformen

- *Fleck (Makula):* Veränderte Färbung im Niveau der Haut, unveränderte Konsistenz.
- *Knötchen (Papel):* Erhabenheit der Haut. Wenn größer: *Knoten (Nodulus)* oder *Tumor.*
- *Bläschen (Vesicula):* Mit Flüssigkeit gefüllter Hohlraum; wenn größer: *Blase (Bulla).*
- *Eiterbläschen (Pustel):* Mit Eiter gefüllter Hohlraum.
- *Quaddel:* Beetartige, flüssigkeitsdurchtränkte Erhabenheit (lokales Ödem).
- *Schuppen, Krusten:* Abhebbar oder abkratzbar.
- *Erosion:* Oberflächlicher Substanzdefekt.
- *Exkoriation:* Bis unter die Epidermis reichender Substanzdefekt, daher blutend.
- *Ulkus:* Tiefer reichender Substanzdefekt.
- *Rhagade:* Spaltförmiger Substanzdefekt.
- *Narbe (Cicatrix):* Ersatz eines Hautdefektes durch Bindegewebe.

11.1.11
Lokale Farbänderungen der Haut

Blutungen: Petechien, Suffusionen, Hämatome. Frische Blutungen sind blau-rot, später braun-rot und gehen sodann in eine gelblich-grüne Abblassung über.

> ***Nicht traumatische Hautblutungen weisen auf eine hämorrhagische Diathese hin!***

Bestrahlungseffekte: fleckige Hyper- und Depigmentation („Röntgenpoikilodermie"), atrophische Vernarbungen, Teleangiektasien.

Form, Lokalisation und Anordnung hängen von der ursächlichen Bestrahlung ab. Neigung zu trophischer Ulzeration und Karzinombildung.

! *Achte auf Lokalrezidive des ursprünglichen Tumors sowie Hautmetastasen im Bestrahlungsgebiet!*

Pseudomelanose: Schmutzig-blau grüne Verfärbung; meist an den Bauchdecken (s. 7.7).

Striae distensae, Striae gravidarum: Narbenähnliche, strichförmige, evtl. leicht eingesunkene Streifen. Frisch blaurot, später narbig-weiß. An Mammae, Abdomen, Gesäß und Oberschenkeln; hormonelle Einflüsse, daher bei Gravidität, Fettsucht. M. CUSHING.

Tätowierungen: Tusche führt zu blauschwarzen, Zinnober und Karmin zu roten Zeichnungen.
Hautabschürfungen: Epidermisdefekte trocknen ein, es entstehen dunkelbraunrote, pergamentähnliche Hautveränderungen.
Exantheme und Effloreszenzen: Exantheme blassen nach dem Tod meistens derart ab, daß sie nicht mehr erkennbar sind. *Merke:* Ein Herpes zoster haemorrhagicus oder generalisatus weist häufig auf eine konsumierende Erkrankung bzw. eine Immunstörung hin.
Erysipel: Flächenhafte Rötung und Schwellung, Haut gespannt, Konsistenz erhöht. Jede Lokalisation möglich, bevorzugt im Gesicht und an den Unterschenkeln. Komplikationen: Sepsis.
Hautpilzerkrankungen: Rundliche, bei Konfluenz polyzyklische bis serpiginöse braunrote Herde; scharfe Randbegrenzung durch follikuläre Knötchen- oder Wallbildung betont. Prädilektionsstellen: inguinal, krural, glutäal; an Handflächen und Fußsohlen.
Erosionen, Krusten und Sekundärinfektionen häufig an Intertrigostellen: Paraskrotal, an den Oberschenkeln, axillär, unter Hängebrüsten, unter eine Hängebauchfalte.
Acanthosis nigricans: Unscharf begrenzte, bräunlich-schwarze Verfärbung der Haut mit feinpapillomatöser Oberfläche („*wie mit Kohlenstaub bepudert*"). Meist bilateral-symmetrisch in Achselhöhlen, Gelenkbeugen, am Genitale und Nacken. *Pubertäre Form* harmlos; *adulte Form* praktisch immer mit einem viszeralen Karzinom vergesellschaftet: ***kutanes paraneoplastisches Syndrom.***
Chloasma uterinum: Hellgelbe bis dunkelbraune, „schmetterlingsförmige" Flecken an Stirn, Nase und evtl. Kinn; während Schwangerschaft und Laktation.
Porphyrie: Blasen, Erosionen, Krusten, Hyper- und Hypopigmentationen, Vernarbungen, Verstümmelungen an lichtexponierten Hautstellen. Ähnliche Veränderungen bei ***Xeroderma pigmentosum.***

11.1.12 Hautturgor, Ödeme, Hautemphysem

Der Hautturgor wird durch Aufrichten einer Hautfalte geprüft:

- *Falte bleibt stehen:* Haut flüssigkeitsverarmt, welk.
- *Falte verstreicht:* Haut prall-elastisch.

Stark herabgesetzter Hautturgor ist ein Hinweis auf allgemeine Flüssigkeitsverarmung, Exsikkose: z.B. mangelhafte Flüssigkeitszufuhr bei Bewußtlosen, Erbrechen, Diarrhöen. Nach Ödemen wird durch Eindrücken einer Hautdelle gefahndet; an den Beinen vor allem prätibial und retromalleolär.

Ist es unmöglich, Hautfalten abzuheben, muß vor allem an 2 typische Krankheitssymptome gedacht werden:
Systemische progressive Sklerodermie: Haut pergamentartig verdünnt, unverschieblich, läßt sich nicht in Falten legen; dazu: maskenhaftes Gesicht (schmale Lippen, verengte Mundöffnung, spitze, weiße Nase), Ulzera an den Fingerspitzen.

! *Beachte* Weichteilverkalkungen → klinische Sonderform der Sklerodermie: CREST-Syndrom.

Hautemphysem: Flach vorgewölbte, pralle Hautpartien; keine Falten abhebbar, bei Betasten knisterndes Geräusch („Schneeballknirschen"); das Emphysemgebiet ist ausstreifbar, Dellen können leicht eingedrückt werden.

Meist aszendierende, subkutane Luft- oder Gasansammlung nach spontaner oder traumatischer Eröffnung lufthaltiger Organe (Atemtrakt) sowie nach Luftfüllung von Körperhöhlen (Pneumothorax); selten auch durch gasbildende Mikroben (E. coli, Gasödemerreger).

Bei Verdacht auf Gasödem: Haut einschneiden – Weichteile bräunlich-livide verfärbt, ödematös: → Objektträgerausstrich nach GRAM färben: reichlich GRAM-positive Stäbchen, z.T. mit Sporenbildung. Kultur unter anaeroben Bedingungen.

! *Beachte: Das bei weitem häufigste gasbildende Bakterium ist E. coli.*

11.1.13
Tumoren und Zysten der Haut

Atherom: Prall-elastische Knoten; evtl. ist ein säuerlich-ranziger weiß-gelber Brei auszupressen.

Papillome und pendulierende Fibrome: Hautfarbene, stiftchenartig vorragende oder gestielt-ovoide, weiche Knoten.

Subkutane Lipome

Verruca vulgaris: 1 mm bis 1 cm große, hautfarbene, rundliche, durch Konfluenz evtl. polyzyklische, derbe Knötchen; Oberfläche verrukös-papillomatös. Solitär bis multipel, an Händen und Füßen Jugendlicher.

Verruca seborrhoica: Bis mehrere Zentimeter große, gelblich-braune bis schwarz-braune, rundliche Knoten bzw. Scheiben mit unregelmäßig höckeriger Oberfläche; keratotische Pfröpfe lassen sich abkratzen. Vor allem am Stamm; im höheren Lebensalter.

Spinaliom: Ulzeriertes Plattenepithelkarzinom der Haut.

Basaliom: Grau-weiße, derbe, oft zentral ulzerierte Knoten (bis mehrere cm): Ulcus rodens. Sehr häufig im Gesicht.

Hautmetastasen: Bis mehrere Zentimeter große, hautfarbene (beim Melanom oft braun-schwarze), kugelig vorgewölbte oder nur tastbare, scharf begrenzte, harte, kutane bzw. subkutane Knoten mit intakter Hautoberfläche.

Jeder unklare „Tumor" der Haut muß histologisch untersucht werden.

11.1.14
Fehl- und Neubildungen der Blut- und Lymphgefäße

Haemangioma senile: Stecknadelkopfgroße, rote, weich-kompressible, meist multipel disseminierte Knötchen.

Naevus stellatus bzw. araneus: Punktförmige Gefäßerweiterungen mit einigen mm langen, radiär ausstrahlenden Gefäßreiserchen. Entweder als harmlose Bildung oder sekundär-symptomatisch bei Lebererkrankungen („spider naevi"). Ähnliche Teleangiektasien bei M. OSLER.
Haemangioma cavernosum: Bis handflächengroße, blau-rote, ovale, polyzyklisch oder irregulär begrenzte, prall-elastische Knoten. Fast immer angeboren.
Naevus flammeus: Meist bizarr konfigurierte, rosa bis blau-rote, unterschiedlich große (bis handflächengroße) Flecken. Angeboren, keine neoplastische Entartung.
Lymphangiome: Ähnlich einem kavernösen Hämangiom, jedoch nicht blau-rot, sondern hautfarben.

11.1.15 Fehl- und Neubildungen des Melanozytensystems

Es handelt sich um unterschiedlich konfigurierte und unterschiedlich gefärbte (müssen nicht braun sein!) Veränderungen, welche nur histologisch exakt zu klassifizieren sind.
Lentigo: „Leberflecken", meist multipel.
Naevus caeruleus: Physiologisch als sogenannter „Mongolenfleck" in der Kreuzbeinregion, kann jedoch als Melanozytenfehlbildung auch an anderen Lokalisationen auftreten.
Nävuszell-Nävus: Histologisch sind viele Varianten zu unterscheiden.
Lentigo maligna: Polyzyklisch begrenzter, dunkelbrauner Fleck im Gesicht, Auftreten meist im höheren Lebensalter. Entspricht einem Melanom in situ.
Malignes Melanom: Verschieden großer, rundlich-halbkugeliger, dunkel- bis schwarzbrauner (bei amelanotischem Melanom grau-roter), weicher bis mäßig derber Knoten; häufig Ulzeration mit schmierigen Belägen oder hämorrhagischen Krusten, evtl. reaktive Entzündung der Umgebung.

Lokalisation in allen Körperregionen möglich, besonders häufig Kopf-Hals, untere Extremität. Manchmal subungual versteckt.

Weiterhin: Auge, Anus, Mundschleimhaut, Hirnhäute, sehr selten viszeral. Bei lokaler lymphogener Metastasierung → Satellitenknoten; bei hämatogener Aussaat → disseminierte Hautmetastasen sowie Absiedelungen in allen inneren Organen.

11.1.16 Phakomatosen

Autosomal erbliche, neuroektodermale Syndrome, gekennzeichnet durch ein kombiniertes Auftreten ektodermaler und/oder mesenchymaler Fehlbildungen, Gewebeeinschmelzungen, Hyperplasien oder Neoplasien. Leitsymptome an der Haut sind Hämangiome, mesenchymale und neurogene Tumoren, Pigmentanomalien (häufig „Cafe-au-lait-Flecke") sowie Nävi.

Es ist eine Vielzahl unterschiedlicher Syndrome bekannt, die häufigste Erkrankung ist die

Neurofibromatose RECKLINGHAUSEN: Cafe-au-lait-Flecken, Naevi, Neurofibrome, Lipome; multiple neurogene Geschwülste an Nerven und Nervenwurzeln, Meningeome, Gliome; ZNS-Verbildungen; Kyphoskoliose.

11.1.17 Hauterscheinungen bei Leukosen und malignen Lymphomen

Leukämische Infiltrate: Kleinpapulöse Exantheme bis universelle Erythrodermien, Lymphknotenschwellungen.
„Unspezifische" Begleiterscheinungen: Wichtige Indizien sind Hautblutungen sowie Herpes zoster.
Kutane maligne Lymphome: Beginn als rötlich-braune, ovale, unscharf begrenzte Flecken und Knötchen; dann plattenartige, unscharf begrenzte Infiltrate und Lymphknotenschwellungen; letztendlich tumorartige, evtl. exulzerierte Knoten.

11.1.18 Operationsschnittwunden, Narben

Trägt die Leiche Pflaster, Verbände, Gipshülsen und dergleichen so sind dieselben vorsichtig abzunehmen. Unterscheide:

- frisch vernähte Operationsschnittwunde,
- in Vernarbung begriffene Operationsschnittwunde,
- Operationsnarbe.

Operationsnarben sind im Gegensatz zu traumatischen Narben linear und zeigen oft Spuren der Durchstichstellen des Nahtmaterials. Meist weißlich durch Pigmentschwund, aber evtl. auch stärker bräunlich durch Hyperpigmentation.

Vor allem Laparotomienarben können Kalkeinlagerungen bzw. Verknöcherungen aufweisen.
SCHLOFFER-Tumor: hyperplastische Bindegewebeneubildungen, besonders in Appendektomie- und Herniennarben. Meist chronischer Fremdkörperreiz, d.h. Nahtmaterial, Talkum u.a.
Narbenkeloide sind nicht selten: Knotige oder wulstförmige Verdickungen, derb, bis mehrere Millimeter vorspringend, scharf begrenzt.

Häufige und charakteristische Operationswunden und -narben:

- *Schädel:* Trepanation (wenn frisch rasierte Hautstelle).
- *Hals:* Strumektomie.
- *Seitliche Halsregion:* Neck-dissection (Entfernung von Halslymphknoten mitsamt der umgebenden Weichteile bei Neoplasien in regionärem Bereich).
- *Thorax:* Mammaamputation, Thorakotomie (an der seitlichen Brustkorbwand), mediane Sternotomie, BÜLAU-Drainage.
- *Rechter Rippenbogen:* Cholezystektomie.
- *Lumbalregion:* Nephrektomie.

- *Rechter Unterbauch:* Appendektomie.
- *Linker Unterbauch:* Rektosigmoid, Kolostomie.
- *Median Oberbauch:* Magenresektion, Pankreasoperation.
- *Linker Oberbauch:* Splenektomie.
- *Median Unterbauch:* Inneres Genitale.
- *Inguinalregion:* Hernie.
- *Untere Extremitäten:* Oberschenkelfrakturnagelung, Gefäßoperationen.
- *Obere Extremitäten:* Dialyseshunt.

Bei allen Narben ist die genaue Lokalisation und Länge anzugeben!

■ *Technischer Hinweis:* Operationswunden können (evtl. unter Verlängerung des Schnittes) eröffnet oder mit Belassen eines schmalen Hautstreifens umschnitten werden. In jedem Fall ist das Operationsgebiet präparatorisch darzustellen.

11.1.19 Verletzungen, nichtiatrogene Wunden

Vitalitätszeichen

Häufig ist die Fragestellung, ob an der Leiche gefundene Verletzungen während des Lebens oder erst nach dem Tode entstanden sind. Das sichere Kennzeichen vital eingetretener Verletzungen sind die Durchblutung bzw. Blutunterlaufung der Wundränder und der Austritt geronnenen Blutes ins Gewebe.

■ *Technische Hinweise:* Alle bei äußerer Besichtigung vorgefundenen Verletzungen müssen darauf untersucht werden, ob auch in den tieferen Schichten entsprechende Veränderungen vorliegen. Daher ist grundsätzlich jede Verletzung bzw. jede als Verletzungseffekt imponierende Hautveränderung einzuschneiden und jede Wunde zu präparieren.

Wunden sollen schichtweise präpariert werden! Die Haut wird an 3 Seiten, in größerer Entfernung von den Wundrändern eingeschnitten und samt dem Unterhautfettgewebe nach der 4. Seite zu abgelöst, dann werden die Muskeln schichtweise präpariert, schließlich nach Erfordernis auch noch das Periost und der Knochen bloßgelegt. Dringt die Wunde in eine Körperhöhle ein, so wird sie in analoger Weise bis an deren Grenze verfolgt.

Hämatom: Unscharf begrenzt, nicht ausstreifbar; Farbe: frisch: *rot.* 3 Tage: *blauviolett,* 7 Tage: *grün,* 10 Tage: *gelb.*

Hautabschürfung: Braun-rot, eingetrocknet, am Grund evtl. Schleifspuren und Fremdkörperreste. Am Wundrand zusammengeschobene, weißliche Epidermisteile erlauben einen Hinweis auf die Richtung der tangentialen Gewalteinwirkung.

Rißquetschwunde: Ränder gequetscht und unregelmäßig gezackt; Gewebebrücken in der Tiefe; Haut abgehoben (Taschenbildung). Entsteht durch Kombination von Zerreißung und Zerquetschung.

Platzwunde: Wenn die Weichteile straff über einen Knochen gespannt sind (Tibia, Schädel). Typisch bei: Flasche oder Hammer auf dem Kopf; Schädel prallt gegen Windschutzscheibe.
Stichwunde: Glattrandig, schlitzförmig.
Schnittwunde: Glatte Wundfläche, keine gequetschten Ränder, keine Gewebsbrücken, keine Taschenbildung.
Décollement: Ablederung von Haut und Subkutis von der Faszien- oder Knochenunterlage bei tangentialer Gewalteinwirkung.
Konquassation: Zertrümmerung und Zerquetschung aller Gewebsbestandteile; führt meist zum Organverlust (z.B. einer Extremität) bzw. zum Tod.
Schußwunde: Beurteilung nur bei entsprechender Erfahrung!

- *Einschuß:* Meist rund; Substanzverlust, d.h. die Wunde kann nicht geschlossen werden; braun-rot-vertrockneter Kontusionssaum; schwarzer Schmutzsaum.
- *Ausschuß:* Stern- oder spaltförmig, meist größer als der Einschuß; Wunde kann geschlossen werden.

Strommarke: Flach-erhabener, grau-weißer, derber Herd oft mit einer schwarzen kraterförmigen Vertiefung in der Mitte. Keine Rötung! Größe und Form variieren entsprechend der jeweiligen Kontaktfläche.

Verbrennungsmerkmale

- *I. Grad – Erythem:* Postmoral meist verschwunden.
- *II. Grad – Blasenbildung:* Abhebung der Epidermis in schlaff-faltiger bzw. blasiger Form.
- *III. Grad – Nekrosen:* Flächenhafte, weißlich-gelbe, hellbraune oder dunkelbraune Verfärbungen mit erhöhter Konsistenz.
- *IV. Grad – Verkohlung:* Schwarz, trocken, zunderartig.

Die verbrannte Körperoberfläche kann nach der ***„Neunerregel"*** bestimmt werden:

Kopf		9%	Unterkörper	Vorn	9%
Oberkörper	Vorn	9%		Hinten	9%
	Hinten	9%	Genitale		1%
Arme je		9%	Beine	Vorn, je	9%
				Hinten, je	9%

Pathologisch-anatomische Befunde bei Verbrennung

- Verbrennungserscheinungen an der Haut
- Hirnödem
- Trübe Schwellung, Verfettung und kleinfleckige Nekrosen im Myokard
- Lipoidschwund aus der Nebennierenrinde
- Schockniere
- Magen- und Duodenalulzera
- Spodogener Milztumor infogle Hämolyse
- Evtl. Sepsis
- Evtl. Fettembolie

In allen Fällen von Verletzungen (vor allem auch Frakturen), nicht-iatrogenen Wunden, Verbrennungen und dergleichen ist Anzeige an die Untersuchungsbehörde zu erstatten (s. 2.4.)

11.1.20 Geruch

Wenn durch Fäulnis und Verwesung nicht zu sehr überlagert, können charakteristische Geruchseindrücke auf Stoffwechselentgleisungen aufmerksam machen.

Fruchtiger Geruch nach frischem Obst bzw. Azeton → ***Coma diabeticum.***
Ammoniakalisch-urinöser Geruch → ***Coma uraemicum.***
Süßlich-fauliger Geruch nach frischer Erde → ***Coma hepaticum.***

11.2 Untersuchung der einzelnen Körperregionen

Es folgen hier lediglich beispielhafte Hinweise auf charakteristische Veränderungen.

11.2.1 Schädel

Nur grobe Abweichungen der ***Form*** und ***Größe*** festhalten: *groß - klein; symmetrisch - asymmetrisch.*

Beispiele: Vergrößerung und Vergröberung der Akren bei Akromegalie. Formanomalien bei Knochenkrankheitssyndromen. Vergrößerung bei Hydrozephalus. Asymmetrie bei Tumoren.

Die Gesichtszüge eines Toten sagen nichts über seine Empfindungen vor dem Tode aus. Es handelt sich nur um Effekte der eingetretenen bzw. wieder gelösten Totenstarre. Allerdings kann es Hinweise auf Krankheiten geben: z.B. Vollmondgesicht bei M. CUSHING.

Haarausfall:

- Umschrieben: Alopezia areata, Lupus erythematodes discoides, Skerodermie, Trichomykosen, Furunkeln und Follikulitiden, artifiziell.
- Diffus: Angeborene totale Alopezie und Hypotrichose (sehr selten): Alopecia praematura: gewöhnliche Glatzenbildung des Mannes. Haarausfall an den seitlichen Stirnpartien und im Scheitelbereich, es bleibt ein Haarkranz bestehen („*male pattern type*“), Kachexie, Marasmus, typhöse Salmonellosen.

Chemotherapie bei malignen Tumoren ist derzeit die häufigste Ursache.
Barba virilis: Hirsutismus des Gesichtes bei Frauen (idiopathischer, suprarenaler, gonadaler oder medikamentös induzierter Virilismus infolge Androgenwirkung).

Augen:
Bulbi eingesunken, haloniert (von ringförmiger Furche umgeben) oder vorgewölbt (Protrusio).

! *Achtung:* Bulbusprothese (Zustand nach Enukleation) kann auf einen operierten Augentumor, z. B. ein Melanom, hinweisen.

Brillenhämatom, Monokelhämatom: Hinweis auf Schädelbasisfraktur bzw. lokales Weichteiltrauma (sog. „blaues Auge").
Exophthalmus:

- Doppelseitig: M. BASEDOW, HAND-SCHÜLLER-CHRISTIAN-Syndrom, Dysostosis craniofacialis CROUZON;
- Einseitig: Retrobulbärer Tumor, Thrombose des Sinus cavernosus, Orbitalphlegmone.

Xanthelasmen: Gelbe, flach erhabene, evtl. polyzyklische, weiche Knötchen medial in der Haut der Oberlider. Entweder idiopathisch und harmlos oder sekundär symptomatisch bei Hyperlipidämie.
Lidödem: Entzündlich (Hordeolum, Blepharitis), QUINCKE-Ödem oder bei Herz- und Niereninsuffizienz.
Abnorme Färbung der Bindehaut:

- ***Rotfärbung:*** Hämatom (traumatisch), Stauungsblutungen (z. B. Krampfhusten, Wehen und dergleichen, aber auch Erstickung), Petechien bei hämorrhagischer Diathese, Gefäßinjektion bei Konjunktivitis. Venöse Hyperämie bei Stauung.
- ***Gelbfärbung:*** Ikterus (doppelseitig). Blutpigment bei Resorption von Blutungen (meist einseitig).
- ***Braunfärbung:*** Melanotisches Pigment bei Naevi und Melanomen der Konjunktiva.
- ***Schwarzfärbung:*** Ochronose (Ablagerung von Homogentisinsäure), Argyrose.
- ***Pinguecula:*** Meist dreieckige, gelblichweiße, etwas prominente Verdickungen der Bulbusbindehaut im Lidspaltenbereich (Hyalinisierung des konjunktivalen Bindegewebes).
- ***Lidspaltenfleck:*** Leichenerscheinung! Vertrocknung durch Freiliegen der Sklera: schmutzig-graubräunliche Verfärbung. (Die meisten Menschen sterben mit offenen Augen. Das Pflegepersonal schließt sie und beschwert die Lider mit einem nassen Tupfer so lange, bis sie durch Starre fixiert werden.)
- ***„Blaue Skleren":*** Osteogenesis imperfecta tarda.
  Arcus senilis = Gerontoxon: Gelblichweiße, ringförmige Trübung der Hornhaut an der Sklerokornealgrenze; vom Limbus corneae durch einen schmalen durchsichtigen Spalt getrennt.
- ***KAYSER-FLEISCHER-Ring:*** Bräunlich-grünlicher Ring in der äußeren Randzone der Kornea bei hepatolentikulärer Degeneration WILSON.

- ***HORNER-Trias:*** Ptosis, Miosis, Enophthalmus (Lähmung des Halssympathikus z.B. bei Struma, Halsrippen, Prozessen im Mediastinum, Syringomyelie und dergleichen).
  Die Weite der Pupillen ist von der Totenstarre abhängig, es dürfen keine voreiligen Schlüsse auf bestimmte Vergiftungen (Morphin, Atropin) gezogen werden. Eine Anisokorie ist an der Leiche, im Gegensatz zum lebenden Patienten, ohne diagnostische Bedeutung.

Verschiedene Farben der Iris können ein degeneratives Stigma bedeuten.

Mund und Nase:

! *Achte* auf *Abrinnspuren* von Blut usw. erbrochenem Material: Verwechslung mit hämolytischer Fäulnisflüssigkeit, welche unter Gasdruck oder bei Lageänderung abfließt).

Agonal oder postmortal beim Transport der Leiche tritt häufig aus Mund und Nase Mageninhalt aus, der an seiner bräunlich-grünlichen Farbe leicht zu erkennen ist.

Der ***Schaumpilz bei Ertrunkenen*** (feinblasiger, zäher Schaum vor dem Mund) entsteht durch Thoraxkompression beim Bergen der Leichen. Der feinblasige Gischt (Ertrinkungstod, Lungenödem) vertrocknet zu einer dünnen, gelblichen Schicht, wobei an der netzförmigen Zeichnung die Beimengung von Luftblasen kenntlich ist.

PEUTZ-JEGHERS-Syndrom: Pigmentflecke perioral sowie in der Mundschleimhaut und den Konjuktiven. Achte auf intestinale Polypose!
Lupus erythematodes: Bis handflächengroße, blaurote, scharf begrenzte, konsistenzerhöhte Flecken oder flache Scheiben; Zentrum gelbbraun-schuppend. Bei Konfluenz über Wangen und Nase „Schmetterlingsform“.
Rhinophym: Knollige Verdickung der Nasenspitze infolge Talgdrüsenhyperplasie, meist im Rahmen einer Acne rosacea (völlig zu unrecht „Schnapsnase“ genannt).
Tief eingesunkene Nasenwurzel weist auf ***Chondrodystrophie,*** Einsenkung distal der Nasenwurzel auf eine ***Sattel***nase hin: letztere häufig traumatisch, extrem selten Lues.

! *Achte* auf die reguläre Position eingeführter Schläuche: meist ***nasoösophageale Ernährungssonde*** und ***orotracheale Intubation.***

Ohren:
Mißbildungen und Formanomalien (meist hereditär): Mikrotie (Hypo- und Dysplasie), Spaltung des Ohrläppchens; angeborene präaurikuläre Ohrfisteln; Aurikularanhänge (chondrokutane Hyperplasien): 0,5–3 cm große, rundlichlappige, evtl. gestielte, präaurikuläre Fortsätze.
Fehlkonfiguration und Stellungsanomalien: Tiefer Ansatz der Ohrmuschel (meist degenerative Stigma, z.B. POTTER-Ohr bei Nierendysgenesie); DARWIN-Ohr (höckerförmige, ventrale Spitze oder Verdickung am oberen Helixrand – Atavismus?)
Knötchen mit oder ohne Exulzeration an der Ohrmuschel: Basaliom, Spinaliom Verruca, Keratose, Gichttophus, Chondrodermatitis nodularis helicis, Erfrierungen.

11.2.2
Hals

Struma
Vergrößerte Lymphknoten, z.B. VIRCHOW-„Drüse" links supraklavikulär
Narben: linear-iatrogen (Strumektomie, Neck-dissection, Gefäßoperationen, Probeexzisionen und dergleichen); strahlig - netzartig - „gestrickt" (Skrofulose, traumatisch).
Fisteln: Laterale Halsfisteln meist am Vorderrand des M. sternocleidomastoideus, mediane Halsfisteln nahe der Mittellinie.
Tracheostoma: 2-4 cm groß, meist in Höhe des 2. bis 4. Trachealknorpels.
Karotisangiographie: Einstichstellen am Vorderrand des M. sternocleidomastoideus. Die Zahl der Punktionsstellen an der Haut ist stets geringer als die Zahl der Gefäßeinstiche.
Venenkatheter: V. jugularis; V. subclavia; V. cava superior.
STOKES-Kragen: Ödematöse Verdickung des Halses mit hervortretenden Venen; betrifft auch Gesicht und Arme; bei oberem Hohlvenensyndrom.

11.2.3
Form und Größe des Thorax

Faßförmig, d.h. groß und starr als die eine Extremform; *flach, grazil* und *eingesunken* als die andere Extremvariante.
Trichterbrust (Pectus excavatum): muldenförmige Eindellung des unteren Brustbeines.
Hühnerbrust (Pectus carinatum): scharfkantiges Vorspringen des Sternums.
Epigastrischer Winkel: *Die Daumen, an der Spitze einander berührend, an den freien Rippenrand anlegen.*

- *Rechter Winkel:* Normalzustand.
- *stumpfer Winkel:* bei faßförmigem Thorax (Hinweis auf Lungenemphysem).
- *spitzer Winkel:* bei asthenischem Habitus.

Symmetrie des Brustkorbes: *Einseitig verstärkte Wölbung*, z.B. Pleuraexsudat, Empyem, Spannungspneumothorax, Geschwülste; *einseitig abgeflacht*, z.B. Pleuraschwarten, Indurativpneumonie; *Asymmetrie* kann durch Skoliose der Wirbelsäule bedingt sein; daher Leiche umdrehen!

Eine isolierte Kyphose der BWS und LWS weist auf einen M. BECHTEREW hin.

11.2.4
Mammae

! *Achtung:* Symmetrie, Einziehungen (besonders der Mamilla), Orangenhaut. Das Brustdrüsengewebe ist sorgfältig zu palpieren - bei positivem Tastbefund nach „Abfleischen" einschneiden.

11.2.5
Narben, Fisteln, Drainagen im Thoraxbereich

Operativer Defekt der Brustdrüse inklusive Mamilla; Narbe bis in die Achselhöhle verlaufend; beachte an der Haut Strahlenveränderungen bzw. Anzeichen für ein Lokalrezidiv oder kutane Metastasen. Eventuell Lymphödem (Elephantiasis) des Armes.
BÜLAU-Drainage: Der Drainageschlauch ist in situ zu belassen, nicht herausziehen!
Zustand nach Schrittmacherimplantation: Impulsgeberloge sowie Elektrodenverlauf in situ präparieren!
Zustand nach Herz- und/oder Lungenoperation

11.2.6
Niveau der Bauchdecken

Beachte, ob Thorax und vordere Bauchwand in einer Ebene liegen; es muß auch der Ernährungszustand mitberücksichtigt werden.

Verwölbung des Abdomens

- Aszites
- Meteorismus
- Adipositas
- Geschwülste (z. B. Ovarialkystome)
- Schwangerschaft

11.2.7
Behaarungstyp

Androider Behaarungstyp: Thorax behaart, am Bauch zumindest ein dreieckiger Streifen von der Genitalregion zum Nabel aufsteigend.
Gynoider Behaarungstyp: Am Thorax keine Haare, oberhalb der Symphyse ist die Genitalbehaarung horizontal scharf begrenzt.

Weiblicher Behaarungstyp bei Männern: 1. Leberzirrhose, 2. Zustand nach Orchidektomie bzw. Hormontherapie bei Prostatakarzinom, 3. Störungen der geschlechtlichen Differenzierung.

Männlicher Behaarungstyp bei Frauen: 1. Androgen produzierende Ovarialtumoren, 2. Zustand nach Ovariektomie bzw. Hormontherapie bei Mammakarzinom, 3. Störung der geschlechtlichen Differenzierung.

11.2.8
Operationsschnittwunden und Narben im Abdominalbereich

Kolostomie: Ausleitung des Dickdarmes zur Körperoberfläche; entweder als laterale Kotfistel (zur Entlastung) oder als endständiger, ein- oder doppelläufiger Anus praeter.
Bauchhöhlendrainage: Eingeführte Drainageschläuche, entweder durch Inzisionen im lateralen Mittel- oder Unterbauch bzw. direkt in Operationsschnittwunden.
Diagnostische Bauchhöhleneröffnung (Parazentese) im linken Unterbauch: vor allem bei Verdacht auf intraabdominelle Blutung.
Narbenhernie: Bauchwandhernie in einer nachgiebigen Operationsnarbe (Bindegewebsschwäche, Meteorismus, Husten, Singultus, körperliche Anstrengung).
Typische Narben: Appendektomie, Cholezystektomie, Splenektomie, Nephrektomie, Magenoperationen, gynäkologische Unterbauchoperationen; Inguinalhernien; Aortenbifurkationsprothese.
Fisteln: Im Bereich von Operationswunden und -narben, aber auch unabhängig davon. Fisteln können entzündlich, destruktiv-tumorös oder iatrogen bedingt sein.

! *Beachte:* Fisteln nicht blind sondieren, sondern mit einem Hautring ausschneiden und abpräparieren. Danach können die zur Fistel ziehenden Organstrukturen dargestellt werden.

11.2.9
Nabel

Nabelbruch (Hernia umbilicalis): Dehnung und Verwölbung der aus Haut, Faszie und Peritoneum bestehenden Nabelnarbe durch den Nabelring. Bei Kindern infolge Störung der Nabelwundheilung, besonders bei starker Beanspruchung der Bauchpresse (Schreien, Husten, Obstipation). Bei Erwachsenen besonders nach Schwangerschaft, bei Aszites, intraabdominellen Tumoren und Adipositas.
Nabelschnurbruch (Hernia funiculi umbilicalis): In eine sackförmige Ausstülpung sind Bauchorgane in die stark verdickte Nabelschnur ausgestülpt.

Ein angeborener Nabelbruch ist ein Nabelschnurbruch!
Ein erworbener Nabelbruch ist ein Nabelringbruch!

Nabelfistel: Fistula omphaloenterica, Fistula urachalis.
Nabelmetastasen: Exulzeration, evtl. Fistel, bei malignen Neoplasmen im Abdominalbereich nicht selten.
„Nabeladenom“: Tumor aus Resten des Ductus omphaloentericus.
Endometriose

11.2.10
Linea alba [HUNTER-Linie]

Weißer Hautstreifen median zwischen Processus xiphoideus und Symphyse (durch Verflechtung der Aponeurosen der Bauchmuskulatur). ***Linea fusca:*** im Gefolge einer Gravidität braun pigmentierte Linea alba.

11.2.11
Caput medusae

Geschlängelte, erweiterte Venen um den Nabel bzw. lateral im Unterbauch:

- bei Pfortaderstauung, besonders bei Leberzirrhose;
- bei oberem und unterem Hohlvenensyndrom.

Ein ausgeprägtes Caput medusae ist extrem selten!

11.2.12
MONDOR-Syndrom

Dünner, geradlinig an der seitlichen Brustwand oder in der Achselhöhle vertikal verlaufender, harter Strang (wie unter die Haut geschobener Plastikkatheter); evtl. neben einem Hauptstrang noch 1–2 Nebenstränge. Obliterierende Endophlebitis oberflächlicher Venen aus unbekannter Ursache.

11.2.13
Penis und Skrotum

Die Haut des Hodensackes ist an der Leiche oft vertrocknet, braun und hart.

! *Achtung:* Verwechslung mit einer Abschürfung oder Verbrennung.

Kryptorchismus: Die Hoden sind nicht eindeutig zu tasten. Bei unklarem Tastbefund ist das Skrotum einzuschneiden und bis zum Leistenkanal zu präparieren!
Condylomata acuminata: Papillomatöse, himbeer- bis blumenkohlartige, evtl. bis mehrere Zentimeter große Wucherungen; häufig Erosion und bakterielle Infektion. Äußerst selten Riesencondylomata acuminata BUSCHKE-LÖWENSTEIN.
Fisteln: Bei entzündlichen (meist tuberkulösen, selten unspezifischen) und neoplastischen Prozessen.
Peniskarzinom, Skrotalkarzinom
Zustand nach Orchidektomie bei Prostatakarzinom

Vergrößerung des Skrotums

- *Hernie*
- *Ödem* (entzündlich, kardial, renal, neoplastisch)

- *Neoplasma*
- *Hydrozele:* Angeboren oder erworben; akute oder chronisch-rezidivierende seröse Flüssigkeitsansammlung innerhalb der Tunica vaginalis testis bzw. des partiell persistierenden Processus vaginalis peritonei.

Ätiologie: Entzündliche Reaktion, mechanische Reizung, Trauma.

- *Varikozele:* Variköse Ausweitung der Venen des Plexus pampiniformis.
- *Skrotalemphysem:* Örtliches Hautemphysem (posttraumatisch, Infektion mit gasbildenden Bakterien, Fäulnis) mit posthornartiger Krümmung des Penis.
- *Skrotalphlegmone:* Fortgeleitet von eitrigen Prozessen aus der Nachbarschaft.
- *Skrotalgangrän:* Gangränöse Nekrose aus vaskulär-thrombotischer, posttraumatischer oder bakterieller Ursache (FOURNIER-Syndrom).

11.2.14 Hernien

Prall-elastische Vorwölbungen der Haut, der Bruchinhalt ist evtl. von außen reponierbar.

Hernia inguinalis: Leistenbruch, über dem Leistenband gelegen. Vorwölbung des Bruchsackes entweder inguinal oder bis in das Skrotum (Hernia scrotalis) oder in das Labium majus (Hernia labialis) reichend. Inguinalhernien bevorzugt bei Männern!

Hernia femoralis: Schenkelbruch unter dem Leistenband gelegen, Vorwölbung des Bruchsackes im Bereich der Fossa ovalis am Oberschenkel. Femoralhernien bevorzugt bei Frauen!

11.2.15 Vulva

Achte auf Abrinnspuren von Blut oder Exsudat sowie vorgefallene Teile des inneren Genitales.

Craurosis vulvae: Schleimhaut der Vulva grauweiß, atrophisch verdünnt, trocken; Introitus vaginae eingeengt, Labia minora und Klitoris verstrichen. Meist Kratzspuren mit Krusten.

11.2.16 Extremitäten

Achte auf Verletzungen, Hämatome, abnorme Stellung und Beweglichkeit. Bei abnormer Beweglichkeit müssen die Weichteile abpräpariert und die Knochen dargestellt werden → Luxationen, Frakturen. Die häufigen Oberschenkelhalsfrakturen älterer Menschen sind (im unbehandelten Zustand) an einer Verkürzung und Auswärtsrotation des Beines kenntlich. Bei unterschiedlicher Dicke

(Schwellung) der Beine → wahrscheinlich Venenthrombosen → Möglichkeit einer Pulmonalembolie.
Injektionshämatome: Punktförmige Einstichstellen, evtl. mit umgebendem Hämatom: kubital, inguinal, Handrücken, Fußrücken und Knöchelregion am Bein.

> Suche nach Injektionsspuren insbesondere bei (zunächst) ungeklärten Todesfällen Jugendlicher → Drogen!

Zustand nch Venae sectio bzw. liegendem Venenkatheter: Achte auf einen eventuellen Entzündungsherd, d. h. die Möglichkeit einer von hier ausgehenden bakteriellen Streuung.
Status varicosus an den unteren Extremitäten
Ulcus cruris bzw. hyper- oder depigmentierte Narben

Differentialdiagnose des Ulcus cruris

Geschwüre an den Unterschenkeln können bei folgenden Erkrankungen auftreten:

- Status varicosus und postthrombophlebitischem Syndrom,
- arteriellen Durchblutungsstörungen,
- Erythema induratum Bazin,
- chronischen bakteriellen Infekten,
- exulzerierten Tumoren,
- systemischen Gefäßerkrankungen.

Extremitätengangrän (vaskulär bedingt): Ischämische Blässe oder blaue Zyanose, trophische Ulzera, schorfbedeckte Nekrosen. Trockene Gangrän (Mumifikation) = schwarz, trocken, zundrig-zerbrechlich. Feuchte Gangrän – mißfärbig, erweicht, übler Geruch.

- ***Phlegmasia alba (dolens):*** Schwellung, deutliche Venenzeichnung, wachsartige Blässe des Beines (meist aufsteigende Beinvenenthrombophlebitis im Puerperium).
- ***Phlegmasia coerulea (dolens):*** Schwellung, deutliche Venenzeichnung, dunkel-zyanotische Verfärbung mit Übergang in Gangrän (foudroyante Massenthrombose).

Zustand nach Gefäßoperationen: Beachte und beschreibe die entsprechenden Narben, welche am Oberschenkel und/oder am Unterschenkel gelegen sein können. Sorgfältige Präparation der Gefäßverhältnisse, meistens handelt es sich um Gefäßimplantate.
Beinödeme: DD: hämodynamische Stauungsödeme, Lymphödeme. Trophische Störungen bei chronischen Beinödemen: Haut atrophisch oder hyperkeratotisch-schuppend; derbe Induration (dann keine Delle mehr eindrückbar), bräunliche Pigmentierung; Erosionen, Ulzera.

Deformation an den Händen

Trommelschlegelfinger: Rundliche Auftreibung der Endphalangen, oft zusammen mit Uhrglasnägeln. Hinweise auf chronische Hypoxie: Bronchiektasien, Lungenemphysem, Pneumokoniosen, schrumpfende und narbenbildende Lungenprozesse, angeborene Herzfehler mit Rechts-links-Shunt.
Akromegalie
Chronische Polyarthritis: Ulnardeviation, fixierte Kontrakturen sowie Schwanenhalsdeformität (Überstreckung im Mittelgelenk, Beugung im Endgelenk eines Fingers).
HEBBERDEN-Knoten: Bis 1 cm große Verdickungen an der Dorsalseite der Phalangealgelenke (kartilaginär-ossäre Wucherungen); konstitutionell bedingt.
Poly- oder Syndaktylie: Achte auf posttraumatische Deformationen (Narben) sowie Verluste von Fingergliedern.

Differentialdiagnose des Ulcus cruris

Pes equinovarus (Klumpfuß): Inversionskontraktur mit Varus-, Supinations- und Adduktionsstellung
Pes equinus (Spitzfuß): Plantarflexion mit Varusstellung
Pes calcaneus (Hakenfuß): Extreme Dorsalflexionsstellung
Hallux valgus: Abknickung der Großzehe in Grundgelenk nach lateral; Abdrängung bzw. Unter- oder Überlagerung der Nachbarzehe
Hammerzehe: Beugekontraktur bei gleichzeitiger Extension des Grundgelenkes
Pes excavatus (Hohlfuß): Starke plantare Abknickung mit gleichzeitiger Supinationsstellung
FRIEDREICH-Fuß: Hohlfuß mit Spitzfußbildung und Dorsalflexion der Zehen im Grundgelenk

! *Achte* auf iatrogene oder traumatische Amputationen.

Erkrankungen der Nägel

Uhrglasnägel: Starke konvexe Wölbung; meist im Rahmen von Trommelschlegelfingern (bei Negern physiologisch!)
Koilonychie = Löffelnägel: Konkave Verformung; oft Symptom einer hyperchromen Anämie
Leukonychie: Weiße Verfärbung in Form von Pünktchen, queren Streifen (MEES'schen Linien) oder den gesamten Nagel betreffend Zeichen einer temporären Verhornungsstörung.
Subunguale Hämatome
Subunguale Tumoren: Wichtig ist, die Möglichkeit eines subungualen Melanoms zu bedenken.
Onychomykose: Aufsplitterung des Nagelrandes, grau-gelbe Verfärbung, Verdickung durch subunguale (erregerhältige) Hyperkeratosen
Onychogryposis = Krallennagel: Verdickung und krallenartige Krümmung, vorwiegend am Großzehennagel. Meist posttraumatisch, selten konstitutionell.

11.2.17
Inguinale und axilläre Lymphknoten

Taste nach vergrößerten Lymphknoten: Wenn positiv, ist nach einer Ursache für die Lymphknotenschwellung im entsprechenden Einzugsgebiet zu suchen.

Eine Klärung ist meist nur histologisch möglich! Inguinale Lymphknoten sind für eien histologische Diagnostik denkbar ungeeignet, da sehr häufig postentzündliche Narbenbildungen die eigentlichen Lymphknotenstrukturen bereits zerstört haben.

Prinzipielle Differentialdiagnose:
Entzündliche bzw. postentzündlich-narbige Lymphknotenvergrößerung:

- unspezifische Entzündung: bakteriell, viral,
- spezifische Entzündung: TBC.

Neoplastische Lymphknotenvergrößerung:

- lymphatische Systemerkrankungen: M. HODGKIN, NON-HODGKIN-Lymphome,
- Lymphknotenmetastasen.

11.2.18
Dekubitus

Bei der äußeren Besichtigung ist die Leiche unbedingt umzudrehen!

Druckbedingte Nekrosen und Ulzera der Haut befinden sich an den *Auflagestellen des Körpers:* Schulterblattregion, Kreuzbein, Fersen, Fußknöchel, Trochanterregion und weitere Auflagestellen. Unregelmäßig geformte Geschwüre mit schmierig belegtem Grund und oft taschenartiger Unterminierung: Häufig reichen die Defekte bis auf den darunterliegenden Knochen.

! *Achtung:* Dekubitalsepsis!

Kapitel 12

Sektionstechnik der einzelnen Körperregionen 12

Die Sektionstechnik ist weit mehr eine individuelle Kunst als ein strenges „exerziermäßiges" Reglement. Es werden daher nur die Prinzipien des technischen Vorgehens erläutert, welche soweit geübt werden müssen, daß sie gleichsam automatisch ablaufen. Die Anpassung an den Einzelfall muß der Erfahrung und dem Können des Obduzenten vorbehalten bleiben.

Wer nicht regelmäßig Sektionen durchführt, sollte wirklich die Finger davon lassen. Die Obduktion als sporadische und lästige Nebentätigkeit aufzufassen schafft nur Ärger und bringt nichts.

! Die Hautschnitte dürfen keine bei der Aufbahrung der Leiche sichtbaren Verletzungen zurücklassen!

12.1 Sektion der Kopfregion

12.1.1. Eröffnung der Schädelhöhle

Nur bei Verdacht auf Luftembolie beginnt man mit der Sektion des Herzens (s. 23.31)

Unter den Nacken der Leiche wird ein Holz- oder Metallklotz geschoben, der Obduzent stellt sich an das Kopfende des Obduktionstisches.

Hautschnitt: Mittels Knorpelmesser, hinter dem rechten Ohr beginnend über die Scheitelhöhe bis hinter das linke Ohr die weichen Schädeldecken durchtrennen. Nach Lüftung der Schnittränder die Hautlappen stumpf bzw. bei gelegentlicher Zuhilfenahme des Messers, nach vorne bis über die Glabella und nach hinten bis zum Okzipitalhöcker abziehen.

Ablösen der Schläfenmuskeln: Mit dem flach an den Schädel gelegten Messer (Schneide nach oben) einstechen, den Muskelansatz sauber vom Knochen abtrennen und über den Jochbogen zurückschlagen.

Aufsägen des Schädeldaches: Die Sägelinie entspricht dem größten Horizontalumfang und verläuft vom unteren Rand der Stirnhöcker zum Hinterhauptshöcker. Die Dura soll nicht verletzt werden, daher die Tabula interna nur vorsichtig „ansägen". Das Durchbrechen der Tabula interna merkt man an einem knatternden Sägegeräusch. *Achtung:* In der Schläfegegend ist der Knochen dünner!

Aufsprengen des Schädels: Schädelsprenger in den Sägespalt einsetzen und ruckartig drehen, wodurch das Schädeldach abgesprengt wird.

Abnahme des Schädeldaches: Ist die Dura fest mit der Innenfläche verwachsen, schiebt man die geschlossene Darmschere zwischen Dura und Knochen und löst durch schabende Bewegungen die harte Hirnhaut vom Knochen ab. Ist dies nicht möglich, wird die Dura mit der kleinen Schere im horizontalen Umfang entlang des Sägeschnittes eröffnet, vorne die Falx durchschnitten, die Kalotte abgehoben und schließlich (zwischen den Großhirnhemisphären bis an den Giebel des Tentoriums vordringend) auch das okzipitale Ende der Falx durchtrennt; danach kann die Schädeldecke mitsamt der festhaftenden Dura abgehoben werden.

Erst nach Versagen all dieser Versuche kann man (als Alternativmethode) das Gehirn im Verlaufe des Sägeschnittes horizontal durchschneiden.

Eröffnung des Sinus sagittalis superior: Mit der Schneide des Hirnmessers wird der Sinus in Längsrichtung eröffnet.

Aufschneiden der Dura: Mit der Pinzette in Höhe der Sägefläche eine Durafalte abheben, mit der kleinen Schere parallel zum Sägeschnitt aufschneiden und die durchtrennten Durahälften gegen die Mittellinie umklappen.

Durchtrennung der Vv. cerebri superiores (Brückenvenen): Mit gestrecktem Zeigefinger zwischen Gehirn und Falx entlang der Mantelkante von vorne nach hinten ruckartig durchreißen. *Achtung:* Bei einer Thrombose im Sinus sagittalis superior diese Venen nicht durchtrennen, um die Kontinuität nicht zu zerstören!

Durchtrennung der Falx: Von der Crista galli abschneiden und mit den beiden Duralappen nach dorsal zurückschlagen, so daß die Konvexität beider Großhirnhemisphären offenliegt.

12.1.2 Herausnehmen des Gehirns

Man umgreift die Stirnpole und hebt mit den geschlossenen 4 Fingern der linken Hand beide Stirnlappen an, die Fila olfactoria reißen dabei ab. Die linke Hand holt das Gehirn an seiner Unterfläche aus der Schädelhöhle heraus, während die rechte Hand mit dem Hirnmesser – immer von links nach rechts! – nacheinander Hirnnerven und Blutgefäße möglichst nahe am Knochen durchtrennt.

Nach Durchtrennung der Nn. optici, Aa. carotides und Nn. oculomotorii sowie des Hypophysenstieles hebt man die Schläfelappen so weit heraus, bis das Tentorium sichtbar wird. Eventuell vorhandene Vv. ophthalmo- sive orbitomeningicae (ziehen vom Schläfenpol zur Orbita) werden scharf durchtrennt. Das Tentorium wird möglichst weit lateral an der linken Pyramidenkante mit der Hirnmesserspitze durchstoßen und in kurzen, sägenden Zügen parallel zur Pyramidenkante medialwärts aufgeschnitten; im gleichen Zug führt man das Messer vorne an der Brücke vorbei und durchtrennt die rechte Tentoriumhälfte von medial nach lateral (Abb. 12.1).

Die aus der Schädelhöhle heraussinkenden Großhirnhemisphären werden mit der linken Hand unterstützt, während man gleichzeitig die nun sichtbaren weiteren Hirnnervenpaare der Reihe nach abschneidet. Mit dem parallel zum Clivus möglichst tief in das Foramen occipitale eingeführten Hirnmesser werden das verlängerte Mark und die Aa. vertebrales quer durchtrennt.

Sind sämtliche Verbindungen durchschnitten, fällt das Gehirn in die flach geöffnete linke Hand des Obduzenten und wird in dieser Lage, d.h. mit der Konvexität nach unten, auf eine Präparatentasse oder Korkplatte gelegt.

Abb. 12.1. Durchtrennung des Tentoriums. Gezeigt wird die „schreibfederartige" Haltung des Hirnmessers

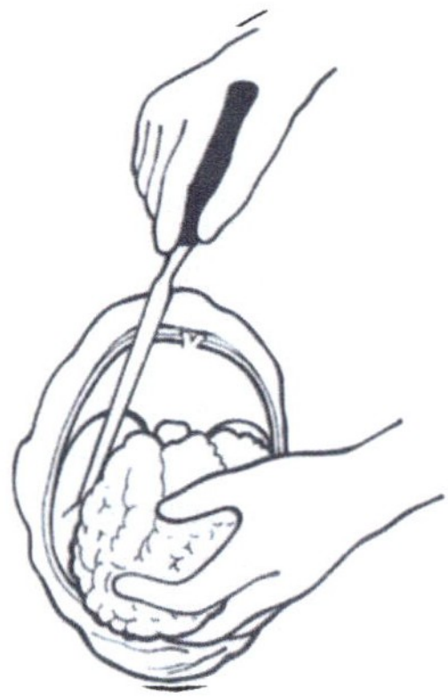

12.1.3 Präparation an der Schädelbasis

Eröffnung der großen Durasinus: Mit der Messerspitze werden die venösen Blutleiter (insbesondere Sinus cavernosus, transversus, sigmoideus) aufgeschlitzt und ihr Inhalt festgestellt.
Darstellung der Hypophyse: Nach Umschneidung des Diaphragmas mit der Skalpellspitze wird die hintere Sellawand (Processus clinoidei posteriores) mittels einer Zange abgebrochen. Die Hypophyse wird mit der Pinzette am verbliebenen Durarest (nicht am Parenchym!) gefaßt und scharf aus der Sellagrube herausgelöst.
Abziehen der Dura: Mit einer Hakenpinzette oder Durazange wird die harte Hirnhaut so vollständig als möglich von der Schädelbasis abgelöst.

12.1.4 Sektion des Gehirns

Die Hirnsektion kann auf verschiedene Weise erfolgen und sollte der Eigenart des Falles angepaßt werden.

In jedem Fall wird das Gehirn gewogen und vor der Zergliederung müssen die Leptomeningen, Arterien des Circulus WILLISI und das Windungsrelief begutachtet werden:

! Für jeden Hirnschnitt die Messerschneide mit Wasser anfeuchten!

Methode der Frontalschnitte:
Abtrennen des Kleinhirns, indem man beide Großhirnschenkel senkrecht zu ihrem Verlauf durchschneidet.

Anlegen von mindestens 5 parallelen Frontalschnitten durch die Großhirnhemisphären von der Basalfläche her:

1. Schnitt vor den Polen der Schläfelappen;
2. Schnitt durch das Chiasma opticum;

3. Schnitt durch die Corpora mamillaria;
4. Schnitt am hinteren Ende der Substantia nigra des Mittelhirns;
5. Schnitt hinter dem dorsalen Balkenende durch die Okzipitallappen.

Am abgetrennten Kleinhirn schneidet man quer in die Brücke und die Medulla oblongata ein und führt einen tiefen Schnitt durch die größte Zirkumferenz der Kleinhirnhemisphären.

Horizontalschnitte: Falls besondere Veränderungen an der Ober- oder Unterfläche des Gehirns, den Zysternen bzw. -Gefäßen dies notwendig machen: Anlegen eines ***Horizontalschnittes durch die Großhirnhemisphären,*** der Stirn- und Hinterhauptpole verbindet.

Methode nach VIRCHOW

Der Zusammenhang der einzelnen Teile bleibt bewahrt. Das Gehirn liegt mit der Basis auf, die Stirnpole weisen vom Obduzenten weg. Man drängt die Hemisphären auseinander, um den Balken darzustellen. Die linke Hand zieht die linke Hemisphäre nach außen, und man ritzt mit der Spitze des Hirnmessers die linke Seite des Balkens, bis der linke Seitenventrikel eröffnet ist (Abb. 12.2). Verlängerung des Schnittes nach vorne und hinten, Eröffnung von Vorder- und Hinterhorn des Ventrikelsystems. Gleiche Schnittführung auch auf der Gegenseite.

Das vordere Ende des Balkens wird hochgehoben, während die von rechts in das Foramen MONROI eingeführte Messerspitze Balken und Fornix nach vorne-oben durchtrennt. Beim Zurückschlagen des Balkens geht meist die Tela chorioidea des 3. Ventrikels mit, so daß man in diesen hineinsieht. Drängt man Fornix und Tela chorioidea weiter nach hinten, wird die Epiphyse sichtbar.

Zuerst links, dann rechts wird die Messerschneide der Länge nach auf den Kopf des Nucleus caudatus gesetzt und jede Hemisphäre mit dem unter 45° geneigten Messer schräg nach außen-unten tief eingeschnitten, aber nicht abgetrennt. Die Schnittfläche bietet eine Übersicht des Stammgangliengebietes bis zur Insula REILI. Eventuell kann man noch die Großhirnhemisphären der Länge nach mehrfach einschneiden.

Abb. 12.2. Gehirnsektion nach der Methode von VIRCHOW. Nach Wegziehen der linken Hemisphäre wird mit der Spitze des Hirnmessers durch den Balken hindurch der linke Seitenventrikel eröffnet

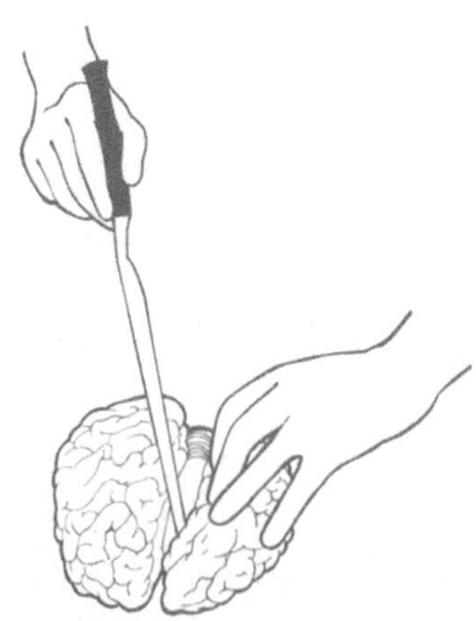

Balken und Fornix werden rechts-hinten durchtrennt und nach links hinübergeschlagen; dadurch werden Epiphyse, Lamina quadrigemina und Kleinhirnwurm freigelegt.

Die linke Hand hebt von unten das Kleinhirn an, und der sich vorwölbende Kleinhirnwurm wird sagittal bis zur vollständigen Eröffnung des 4. Ventrikels eingeschnitten; die Kleinhirnhemisphären sinken auseinander, die Rautengrube liegt frei.

Beide Kleinhirnhemisphären werden entsprechend dem mittleren Ast des Lebensbaumes in horizontaler Richtung so tief eingeschnitten, daß ein möglichst großer Teil des Markes überblickt werden kann. Die bisher gelegten Schnitte gestatten, die eröffneten Teile wieder so aneinander zu legen, daß die ursprüngliche Form des Gehirns annähernd wiederhergestellt ist. Klappt man das Gehirn zusammen und legt es auf seine konvexe Seite, können Medulla oblongata, Pons und Crura cerebri durch quere Einschnitte dargestellt werden.

12.1.5 Sektion der Nase und ihrer Nebenhöhlen, gleichzeitige Darstellung von Ohrspeicheldrüse, Mundhöhle und Epipharynx

Stirnhöhlen: Oft schon vom horizontalen Sägeschnitt eröffnet; durch Abmeißeln der inneren Knochenlamellen des Stirnbeins sind die Stirnhöhlen weiter darstellbar.
Keilbeinhöhle: Durch Entfernung des Planum sphenoidale zu eröffnen.
Oberkieferhöhlen: Vorderen Teil der Kopfschwarte bis zur Nasenwurzel und den oberen Orbitalrändern sowie über die Jochbögen hinweg ablösen; die beiden knorpeligen Gehörgänge knapp am Knochen durchtrennen und die Weichteile auch längs des aufsteigenden Unterkieferastes soweit ablösen, bis die von innen abgehobene ***Parotis*** freiliegt. Dies ist der technisch einfachste Weg zur Darstellung der Ohrspeicheldrüse. Die abgelösten Weichteile werden nach unten und vorne weggezogen und die Schädelbasis in transversaler Richtung durchsägt. Eine entsprechend lange Bogensäge wird über der mittleren Schädelgrube angesetzt und schräg nach vorne-unten geführt, so daß, vom hinteren Ende des Planum sphenoidale beginnend, durch die Jochbeine hindurch bis zum hinteren Ende des harten Gaumes die Schädelbasis durchtrennt wird. Zieht man die Schnittflächen auseinander, liegen die eröffneten ***Keilbein- und Oberkieferhöhlen*** frei.

Dieser Sägeschnitt bringt weiterhin einen Einblick in die ***Nasengänge*** und die ***Mundhöhle.*** Dies ist außerdem ein Zugang zu den ***Zähnen.*** Desgleichen wird der ***Epipharynx*** in seiner Beziehung zur Schädelbasis dargestellt.

12.1.6 Sektion der Augenhöhlen

Flächenhaftes Aufmeißeln des Orbitaldaches, Abpräparieren des retrobulären Fett- und Bindegewebes.

Ist es nötig, den gesamten Bulbus zu entnehmen, muß eine geeignete Prothese eingesetzt werden. Die dorsale Hälfte des Bulbus kann zirkulär abgeschnitten und im Zusammenhang mit dem Sehnerv entnommen werden. Ein formolgetränkter Wattebausch gibt dem verbliebenen vorderen Bulbusanteil den erforderlichen Halt.

12.1.7 Sektion der Gehörgänge

Die routinemäßige Eröffnung des Mittelohres erfolgt durch Abmeißeln der Decke der Paukenhöhle. Der Meißel wird in einem Winkel von etwa 30° von medial an den oberen Bogengang gelegt und der Knochen evtl. schichtweise abgetragen: Eröffnung der Paukenhöhle und der Zellen des Warzenfortsatzes.

Zur gründlichen Untersuchung der Gehörorgane muß man die Schläfenbeine entnehmen: Ablösen der Weichteile nach vorne bis zur Mitte des Jochbogens, nach hinten bis zur Mitte der Hinterhauptsschuppe und nach unten über das Unterkiefergelenk hinweg. Durch 2 radiäre Sägeschnitte wird das Os petrosum herausgelöst; der 1. Schnitt zieht vom dorsalen Ende des Jochbogens, der 2. Schnitt von der Hinterhauptschuppe jeweils zur Pyramidenspitze. Werden beide Gehörorgane auf diese Weise entnommen, so ist auf die Erhaltung des Clivus zu achten, der dem Schädelbasisrest den nötigen Zusammenhalt bewahrt.

12.2 Sektion des Rückenmarkes

Die Leiche liegt auf dem Bauch, ein Klotz unter dem Thorax bewirkt eine leichte Kyphose. Medianer Längsschnitt von der Protuberantia occipitalis externa bis zur Mitte des Kreuzbeines; Ablösung der Rückenmuskeln über der Wirbelsäule. Man durchsägt, beginnend an der Halswirbelsäule mit kurzen Zügen die Wirbelbögen und löst dadurch kaudalwärts fortschreitend die dorsale Wand des Wirbelkanals heraus. An Stelle eines Rhachiotoms kann die Durchtrennung der Wirbelbögen auch mit der Elektrosäge erfolgen.

Im eröffneten Wirbelkanal liegen der (unversehrte) ***Duralsack*** und die ***Spinalwurzeln.*** Das ***Rückenmark*** wird mit der vorerst uneröffneten Dura entnommen.

Am herausgenommenen Präparat wird die ***Dura*** an der Dorsalseite der Länge nach aufgeschnitten und das Rückenmark freigelegt. Mit einem angefeuchteten Messer kann man beliebige Querschnitte durch das Rückenmark legen.

Entnahme von Rückenmark und Gehirn im Zusammenhang

- Eröffnung des Schädels und Durchtrennung der Hirnnerven und Gefäße; Medulla oblongata nicht durchschneiden!

- Gehirn in der Schädelhöhle belassen; Schädelkalotte wieder aufsetzen und Kopfschwarte durch Knopfnähte zusammenheften.
- Leiche in Bauchlage drehen, Spinalkanal eröffnen, Duralsack aufschneiden und das Rückenmark von allen Verbindungen bis zum Foramen occipitale lösen.
- Schädelhöhle wieder aufmachen und das isolierte Rückenmark - bei Herausnahme des Gehirns - durch das Hinterhauptsloch nach oben hindurchziehen.

Die kritische Stelle liegt bei dieser Technik im Bereich des Foramen occipitale; hier muß mit einer schmalen, langen Messerschneide sowohl von oben (Schädelbasis) wie auch von unten (Spinalkanal) die gesamte Zirkumferenz exakt präpariert werden.

12.3 Sektion der Brust- und Halsorgane

12.3.1 Eröffnung der Brust- und Bauchhöhle

Ein Klotz wird unter den Rücken der Leiche geschoben, um den Hals zu überstrecken, der Obduzent tritt an die rechte Seite der Leiche.
Hautschnitt: mit dem Knorpelmesser von der linken Schulter unter den Schlüsselbeinen entlang zur rechten Schulter: Kragenschnitt; von der Mitte dieses Schnittes in der Medianlinie über das Brustbein und links am Nabel vorbei zur Symphyse: Medianschnitt (Abb. 12.3). Im epigastrischen Winkel vertieft man den Hautschnitt, durchtrennt Faszie und Muskulatur und eröffnet vorsichtig die Peritonealhöhle unmittelbar unter dem Processus xiphoideus; in diese Lücke schiebt man von kranial her die gespreizten 2. und 3. Finger der linken Hand (Handfläche nach oben), hebt und spannt die Bauchwand und durchtrennt

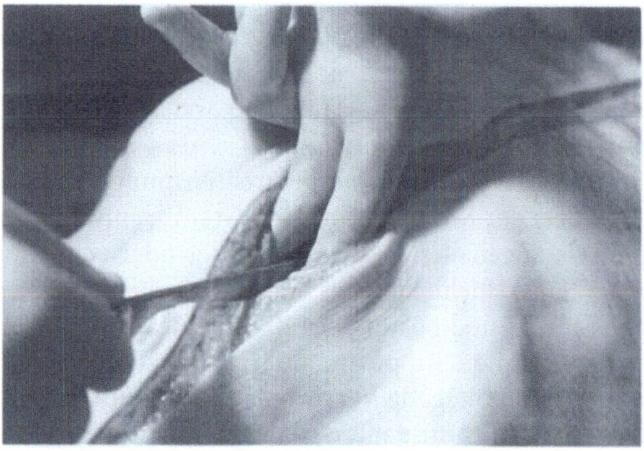

Abb. 12.3. Beim Medianschnitt zur Eröffnung der Bauchhöhle ist es wichtig, die Bauchdecke mit gespreizten Fingern anzuheben. Dadurch vermeidet man eine Verletzung von Darmschlingen und ertastet sofort Verwachsungen sowie andere Widerstände

zwischen den Fingern in kurzen Zügen schneidend die vordere Bauchdecke symphysenwärts.

Eventuell ergänzende Schnitte:
- Quere Entlastungsschnitte von innen in die Mm. recti, um die Spannung der Bauchdecken zu beseitigen,
- Kreuzschnitt knapp unterhalb des Nabels vom linken zum rechten Darmbeinkamm.

„Abfleischen" des Thorax: Unmittelbar unter dem rechten Rippenbogen mit dem linken Daumen in den Medianschnitt hineingreifen und die Haut samt Muskulatur nach außen über die zusammengeballten Finger umstülpen; auf den vorspringenden Rippenbogen mit dem Knorpelmesser von innen durch die Bauchmuskeln einschneiden. Unter ständigem Zug an der umgestülpten Haut, die man über die linke Hand nach außen „umkrempelt", wird die Muskulatur des Brustkorbes von den Rippen abgelöst; die Weichteile sind bis auf das Rippenperiost und bis zur vorderen Axillarlinie abzutragen.

Ist man kopfwärts am Kragenschnitt angelangt, wiederholt man dasselbe Vorgehen auf der linken Brustseite.

Brustdrüse: Von der Unterseite her mit mehreren parallelen Schnitten das Drüsen- und Fettgewebe lamellieren. Die Präparation kann – bei nur gering abgespreiztem Arm – bis in die Axilla fortgesetzt werden.

„Lüften" der Halshaut: Vom Kragenschnitt her wird die Haut des Halses bis über die Prominentia laryngea abpräpariert. Ablösen der Subkutis von der Halsmuskulatur mit einem Skalpell. Achtung vor dem Anschneiden großer Halsvenen, da dies meist zu beträchtlichen Blutüberschwemmungen führt.

Bauchsitus und Zwerchfellstand: Freie Flüssigkeit ausschöpfen und in graduierten Gefäßen abmessen; großes Netz kopfwärts zurückschlagen, Lage der Dünn- und Dickdarmschlingen sowie des Wurmfortsatzes überprüfen, kleines Becken inspizieren. Bruchpforten aufsuchen, eventuelle Organvergrößerungen abschätzen.

Ergibt sich der Verdacht auf Perforation eines Hohlorgans oder liegt ein Hämaskos vor, wird nach Entleerung und Reinigung der Bauchhöhle in situ nach einer Perforationslücke bzw. Blutungsquelle gesucht.

Der Zwerchfellstand wird geprüft, indem man die flache Hand zuerst rechts, dann links unter den Rippenbogen einführt und die Zwerchfellkuppen an die vordere Brustwand andrückt. Mit der linken Hand zählt man von oben her die Rippen oder Interkostalräume ab, welche die Fingerspitzen der rechten Hand von innen her erreicht haben.

Eröffnung des Brustkorbes: Durchtrennung der Rippenknorpel etwa 1 cm medialwärts der Knorpel-Knochen-Grenze, entweder von kranial nach kaudal mit dem flach gehaltenen Knorpelmesser oder vom Rippenbogen aufwärts mittels einer Säge. Hochheben des Sternums am epigastrischen Winkel, Abtrennen des Zwerchfells und Lösung des Brustbeines vom vorderen Mediastinum. Es empfiehlt sich, die 1. Rippe gesondert durchzusägen und nach Aufheben des Sternums das halbkugelig vorspringende Sternoklavikulargelenk von innen durch horizontale Schnitte mit der Messerspitze zu eröffnen (Abb. 12.4).

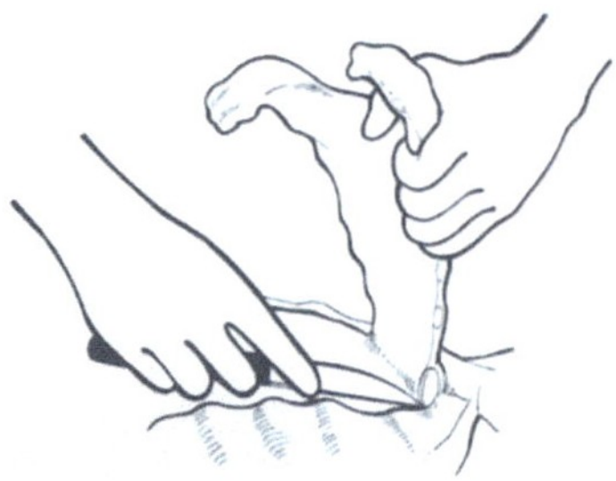

Abb. 12.4. Das Sternoklavikulargelenk wird nach Hochheben des Brustbeines mit der Messerspitze eröffnet und dann aufgeklappt

Brustsitus: Lage der Lungenränder und des Herzbeutels; Inhalt der Pleurahöhlen; Beschaffenheit des Mediastinums; Rückseite des Sternums.
Eröffnung des Herzbeutels: Nahe der Herzspitze (tasten!) eine Perikardfalte anheben und darauf mit kleiner Schere einschneiden; Verlängerung des Schnittes in V-Form: nach rechts-oben bis zur Vena cava superior, nach links-oben bis zur linken Pulmonalarterie. Auf dem so herausgelösten dreieckigen Lappen des Herzbeutels bleibt der retrosternale Fettkörper eventuell mit ***Thymusresten*** unversehrt erhalten. Nach Eröffnung des Epikards wird das Herz angehoben und der Inhalt des Herzbeutels überprüft.

Zur Fortführung der Sektion – unter Wahrung topographischer Zusammenhänge – ergeben sich 2 Methoden:

1. *Sektion der einzelnen Organe in situ* und erst danach Herausnahme der Hals-Brust- sowie Baucheingeweide.
2. *Herausnahme en bloc* der Hals-Brust-Organe einerseits sowie der Baucheingeweide andererseits; anschließende „extrakorporale" Organsektion.
   Bei beiden Sektionsmethoden sind die Handgriffe und Schnittführungen an den einzelnen Organen weitgehend analog.
   Im folgenden wird eine Sektionstechnik in situ beschrieben. Beachte, daß in jedem Stadium die Organsektion unterbrochen werden kann, um entweder die Organe en bloc zu entnehmen oder eine für den speziellen Fall geeignete Präparation fortzuführen.

12.3.2
Sektion der Lungen

Mobilisierung der Lunge: Zuerst die linke Lunge, dann die rechte. Beide Hände greifen in den Thoraxraum hinein, fassen zwischen den gespreizten Fingern den Lungenhilus und mobilisieren den Lungenstiel. Durch leichtes Ziehen nach kranial und kaudal wird der Lungenhilus gelockert, so daß die Lunge aus der Pleurahöhle herausgewälzt und über den Rippenrand auf die Brustwandaußenfläche gelegt werden kann. Die Lunge wird so gehalten, daß die mediastinale Fläche dem Obduzenten zugekehrt ist.

Adhäsionen zwischen den Pleurablättern werden entweder stumpf gelöst oder mit dem Skalpell durchtrennt.

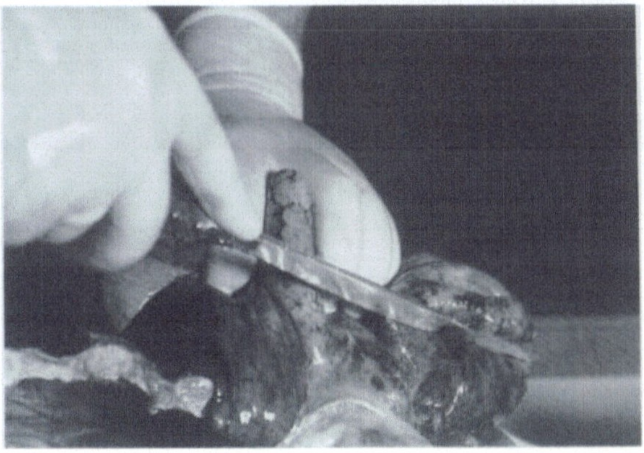

Abb. 12.5. Hauptschnitt durch die Lunge. Wie bei vielen anderen Schnittführungen ist das Aufsetzen des Zeigefingers am Messerücken sehr hilfreich, um den Schnitt zu dirigieren

Hauptschnitt durch die Lunge: Die Schneide des Hirnmessers an der mediastinalen Lungenfläche knapp vor dem Hilus aufsetzen; Messerspitze liegt in Höhe der Lungenspitze. Messer vorschieben und dabei in den Oberlappen einschneiden; dann in Richtung außen-unten durchziehen, wobei in einem Zug fast das ganze Lungengewebe bis nahe an den stumpfen Rand durchschnitten wird. Das Aufklappen der Schnittfläche bietet eine großflächige Übersicht (Abb. 12.5).

Bei *Verdacht auf Bronchuskarzinom* (Tastbefund, Pleurainspektion, Anamnese!) wird die Lunge nicht von vorne her eingeschnitten, sondern es werden nach Herausnahme der Brustorgane die Bronchien von dorsal mit der Schere eröffnet.

Aufsuchen des Ductus thoracicus in situ: Mobilisierung der rechten Lunge, jedoch nicht lateral über den Rippenrand legen, sondern medialwärts (d.h. nach links) ziehen, so daß die Dorsalseite des Hilus ansichtig wird.

Längsinzision der Pleura mediastinalis zwischen Aorta und V. azygos: der Ductus thoracicus verläuft bis zum 4. Brustwirbel zwischen diesen Gefäßen, unterkreuzt dann den Aortenbogen und gelangt an der linken Seite des Ösophagus zu seiner Einmündung im Venenwinkel.

12.3.3 Sektion des Herzens

Die Herzsektion erfolgt in unkomplizierten Fällen durch 4 Schnitte nach der ROKITANSKY-Methode (Abb. 12.6).

Abweichungen von der Schultechnik bei Verdacht auf angeborene Mißbildungen des Herzens, bei erworbenen Klappenfehlern zur Erhaltung der Klappenostien, nach Operationen an den Herzklappen, den Koronararterien oder zur Korrektur angeborener Mißbildungen bzw. überhaupt bei speziellen Fragestellungen.

Abb. 12.6. Schema der Schnittführung bei der Herzsektion nach ROKITANSKY

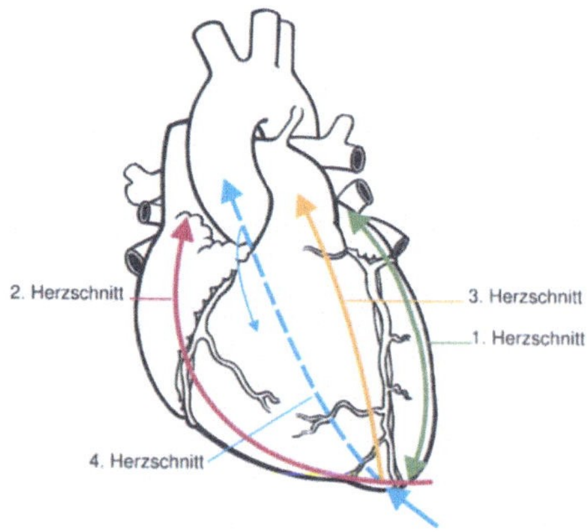

1. Herzschnitt: Eröffnung des linken Ventrikels und Vorhofes
Das Herz wird hochgehoben und über den Rand der durchschnittenen rechten Rippen gelegt, wodurch der Margo obtusus vorspringt. Die Spitze des Hirnmessers ist hinter dem Herzohr vorbei auf die Einmündungsstellen der Lungenvenen in den linken Vorhof gerichtet. Man schneidet auf den Margo obtusus des linken Ventrikels ein und eröffnet zunächst lediglich die Herzkammer; wobei der Schnitt bis zur Ventrikelspitze fortgeführt wird.

Nach einer orientierenden Inspektion, und wenn das Mitralostium nicht geschont werden soll, wird der Schnitt in den linken Vorhof hinein verlängert: technisch einfacher mit der Schere durchzuführen, da mit dem Hirnmesser leicht unerwünschte Läsionen des aortalen Mitralsegels bzw. der medialen Vorhofwand erfolgen.

Das Abtasten der Klappenostien mit den Fingern kann mehr zerstören (z. B. endokarditische Auflagerungen) als Information liefern und ist zu unterlassen.

2. Herzschnitt: Eröffnung des rechten Ventrikels und Vorhofes
Man faßt mit linkem Daumen und Zeigefinger (letzterer liegt im eröffneten linken Ventrikel) die Herzspitze und hebt das Herz senkrecht hoch. Das „schreibfederartig" gehaltene Hirnmesser wird an der Spitze des rechten Ventrikels senkrecht von oben her eingestochen (die Schneide zeigt zum Obduzenten!) und vorsichtig sondierend durch das Trikuspidalostium in den rechten Vorhof geführt. Etwa in der Mitte zwischen oberer und unterer Hohlvenenmündung wird die Messerspitze gegen den Obduzenten geneigt und durch die Vorhofwand gestochen, wonach die rechte Herzfläche von innen nach außen aufgeschlitzt werden kann. Soll das Klappenostium erhalten bleiben, werden nach einer Inzision der rechte Ventrikel und Vorhof gesondert mit der Schere eröffnet.

3. Herzschnitt: Eröffnung des Conus und Truncus pulmonalis
Die Herzspitze wird kaudalwärts, d. h. in Richtung Fußende der Leiche gezogen und das Hirnmesser mit nach oben gekehrter Schneide entlang des Septum

musculosum vom rechten Ventrikel in die A. pulmonalis eingeführt. Im Truncus pulmonalis wird die Vorderwand der Lungenschlagader durchstochen und in einem Zug knapp neben und parallel zum Kammerseptum die Vorderwand des rechten Ventrikels bis zur Kammerspitze aufgeschnitten. Dieser Schnitt kann auch von der Spitze des rechten Ventrikels weg mit der Schere ausgeführt werden.

4. Herzschnitt: Eröffnung des Ausströmteiles des linken Ventrikels und der Aorta
Sogenannter ROKITANSKY-Schnitt: Die linke Hand faßt den dreieckigen Zipfel der Vorderwand des rechten Ventrikels zwischen 2. und 3. Finger, der Daumen greift in den eröffneten spitzennahen Teil des linken Ventrikels, und dadurch wird das Kammerseptum zwischen Daumen und Zeigefinger fixiert. Das Herz wird nach kaudal, d.h. horizontal-fußwärts zur Leiche gezogen, um die Bajonettknickung am Aortenostium auszugleichen. Man führt das Hirnmesser mit abgekehrter Schneide parallel zum Kammerseptum (unter dem aortalen Mitralsegel) durch das Aortenostium so weit in die Brustschlagader ein, bis man die Vorwölbung der Messerspitze sieht, dreht die Schneide nach vorne und durchsticht die Vorderwand der Aorta. In einem Zuge wird der dreieckig herausgeschnittene Zipfel der Vorderwand des rechten Ventrikels genau in der Mitte in Richtung auf die haltende linke Hand durchschnitten; sobald das Messer sich der Herzspitze nähert, können die haltenden Finger loslassen – es ist nur mehr zu beachten, daß der erwähnte Zipfel möglichst korrekt halbiert wird.

Eine alternative Methode ist der LANGER-Schnitt: Von der Spitze der linken Herzkammer beginnend wird parallel zum Septum mit der Schere die Vorderwand des linken Ventrikels, das Aortenostium und die Brustaorta aufgeschnitten. Der Stamm der Pulmonalarterie muß dabei quer durchtrennt werden; dies soll möglichst weit distal geschehen.

Die weitere Detailsektion des Herzens kann aufgrund besserer Übersicht nach Herausnahme der Brustorgane erfolgen.

- *Flachschnitt durch das Myokard* (sog. „Schinkenschnitt“): Querer senkrechter Einschnitt an der Basis der Vorderwand des linken Ventrikels; das Hirnmesser wird dann flach, d.h. parallel um Muskelzipfel in diesen Schnitt eingesetzt und die Vorderwand in einem Zug bis knapp zur Ventrikelspitze gekappt.
- *Aufschneiden der Koronararterien:*
  - *R. descendens der linken Koronararterie:* vom Flachschnitt proximal und peripherwärts.
  - *R. circumflexus:* von seiner Abzweigung von der linken Koronararterie peripherwärts.
  - *Rechte Koronararterie:* vom Aortenostium distalwärts.
- Longitudinaler Einschnitt in das *Kammerseptum.*
- Parallele quere Einschnitte oder ein Flachschnitt an der *Hinterwand des linken Ventrikels.* Auch die Hinterwand der rechten Herzkammer sollte durch Einschnitte inspiziert werden.
- Umstülpen und evtl. Einschneiden der *Herzohren.*
- *Foramen ovale:* Der in den linken Vorhof gelegte Mittelfinger wird von unten her an den Boden der Fossa ovalis plaziert und vom rechten Vorhof her die Zirkumferenz der Fossa ovalis mittels einer Sonde abgetastet. Es ist zu ent-

scheiden, ob das Foramen ovale geschlossen, schlitzförmig offen oder mit einem echten strukturellen Defekt behaftet ist.

- *Variante zur Erhaltung der Klappenostien:* Der Klappenanulus wird nicht durchtrennt, sondern an den Atrioventrikularostien wird die Vorhofwand bzw. an den arteriellen Ostien die Gefäßwand unmittelbar am Klappenring semizirkulär durchschnitten und weggeklappt: dadurch erhält man direkten Einblick in das unversehrte Klappenostium.

Sektionstechnik bei angeborenen Mißbildungen des Herzens

Das technische Vorgehen wird von den morphologischen Besonderheiten der Herzmißbildung bestimmt. Grundsätzlich soll die Präparation der Richtung des Blutstromes folgen, Schnitte dürfen nur dann gesetzt werden, wenn anatomisch klar ist, welche Strukturen man durchtrennt. Folgendes schematisch-schrittweises Vorgehen hat sich bewährt, wobei zwischen den einzelnen Schritten jeweils eine genaue Bestandsaufnahme der anatomischen Verhältnisse erfolgen muß:

- Sektion in situ,
- Abtragung der Vorderfläche des Herzbeutels,
- Darstellung der venösen Zuflüsse zu den Vorhöfen,
- Eröffnung des die Körpervenen aufnehmenden Vorhofs,
- Bei durchgängigem Atrioventrikularostium den Vorhofschnitt in den Ventrikel verlängern,
- Sind die Atrioventrikularostien getrennt, den anderen Vorhof eröffnen,
- Ist ein Kammerseptum vorhanden, den anderen Ventrikel aufschneiden,
- Identifizierung der Ausstrombahn der Herzkammern und Präparation der Gefäßabgänge,
- Darstellung des Aortenbogens, der abgehenden Arcusgefäße und des Ductus BOTALLI.

Die Brustorgane dürfen erst entnommen werden, wenn sichergestellt ist, daß keine abnormen Gefäßverbindungen zu den Bauchorganen bestehen. Die Präparation schwieriger Fälle wird erleichtert, wenn das Herz (etwa über Nacht) in 7%igem Formol fixiert wird; Achtung: Blut und Koagula vorher herausspülen, Hohlvene und Gefäße mit formolgetränkter Watte formgerecht ausstopfen!

12.3.4 Sektion der oberen Thoraxapertur in situ

Die obere Hohlvene wird von ihrer Einmündung in den rechten Vorhof her halswärts aufgeschnitten und die Vv. anonymae, jugulares und subclaviae dargestellt. Zur Freilegung der V. subclavia empfiehlt es sich, das Schlüsselbein nach Durchtrennung seiner Verbindung mit der 1. Rippe seitwärts zu luxieren.

12.3.5 Sektion der Halsorgane in situ

Präparation von Muskulatur, Gefäßen und Nerven: Halshaut vom Kragenschnitt kranialwärts abpräparieren, bis der Kieferknochen sichtbar wird.

M. sternohyoideus und M. sternothyreoideus in Höhe des Jugulums quer durchtrennen (wurde das Brustbein herausgenommen, sind die sternalen Ansätze schon durchschnitten) und kopfwärts ablösen.

M. omohyoideus in seiner Mitte durchschneiden und die Hälften jeweils zurückschlagen. Längsinzision in das Gefäß-Nerven-Bündel: medial liegt die A. carotis communis, lateral die V. jugularis interna, dazwischen und dahinter der N. vagus.

Der N. phrenicus liegt auf dem M. scalenus anterior und wird lateral der V. jugularis nach Entfernen des Fettgewebes aufgesucht; er zieht zwischen A. und V. subclavia hindurch in die Brusthöhle und verläuft im vorderen Mediastinum zwischen Pleura mediastinalis und Perikard zum Diaphragma.

Der N. laryngeus recurrens erreicht von kaudal kommend den Larynx und liegt zwischen Trachea und Ösophagus. Er wird unterhalb der Schilddrüse auf dem lockeren Gewebe zwischen Trachea, A. carotis communis und Ösophagus freigelegt.

Dieser N. recurrens biegt rechts um die A. subclavia und links um den Aortenbogen.

Sektion der Schilddrüse: Nach Ablösung der unteren Zungenbeinmuskulatur liegt die Schilddrüse frei. Beide Lappen werden von der Hinterfläche her mobilisiert, medialwärts gekippt und entsprechend der größten Zirkumferenz von außen nach innen (bis an die Trachea heran) eingeschnitten.

Aufsuchen der Parathyreoidea: Hinter dem kranialen Pol der Schilddrüse den Ösophagus kaudalwärts abpräparieren und die A. thyreoidea inferior darstellen; in deren nächster Nähe, unmittelbar auf der dorsalen Kapselfläche der Schilddrüse liegen in mittlerer Höhe (nicht beim oberen Pol!) beidseitig die oft nur wenige mm großen braunen, evtl. fettdurchwachsenen oberen Epithelkörperchen. Die unteren Epithelkörperchen befinden sich 0,5–1 cm von den unteren Schilddrüsenpolen entfernt im Fettgewebe eingebettet.

Eine Verifizierung vom Epithelkörperchengewebe kann nur histologisch erfolgen.

12.3.6 Herausnahme der Organe von Mundhöhle, Hals und Brust

Hals überstreckt lagern; Zungenmesser flach unter den Halshautlappen einführen, bis man an den Unterkieferknochen stößt; Messergriff anheben und die Messerspitze durch den Mundhöhlenboden einstechen; in kurzen, sägenden Zügen entlang der Innenfläche des Unterkieferknochens, jeweils von der Medianlinie her, den Mundboden lateralwärts nach beiden Seiten bis zum aufsteigenden Unterkieferast durchtrennen (Abb. 12.7).

Abb. 12.7. Herausnahme der Organe der Mundhöhle: Präparation unter der Halshaut bis zum Mundboden, danach Durchtrennung desselben

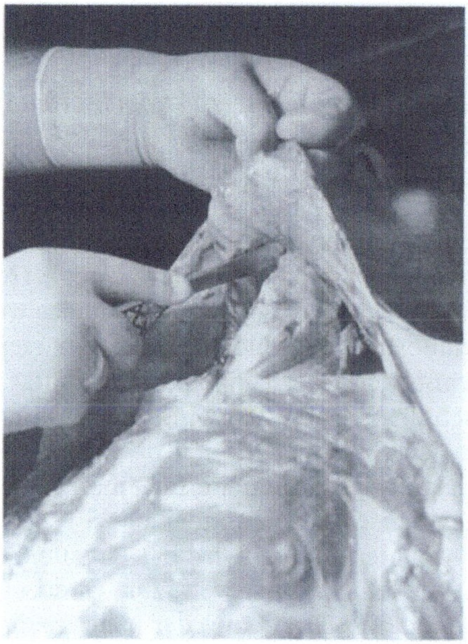

Man ergreift unter dem Halshautlappen mit der linken Hand die Zunge und zieht sie herunter. Das flach über den Zungenrücken eingeführte Zungenmesser durchsticht knapp hinter der Knochengrenze den weichen Gaumen und trennt denselben mit einem nach oben leicht konvex geführten Schnitt ab: zuerst auf der linken Seite und dann unter der die Zunge wegziehenden linken Hand auf der rechten Seite. Dieser bogige Schnitt muß oberhalb der Tonsille liegen und wird soweit zur Seite geführt, bis er sich mit dem Ende des früher längs des Unterkiefers geführten Schnittes vereinigt.

Im weiteren wird die Hinterwand des Epipharynx, von der Mittellinie aus, nach beiden Seiten auf die Wirbelsäule zu durchschnitten. Unter fortgesetztem Zug an der Zunge löst man die Halsorgane durch schräg auf die Vorderfläche der Halswirbelsäule geführte Schnitte: sog. „Dachziegelschnitte".

Die großen Halsgefäße sind möglichst weit kranial zu durchschneiden; dies muß bereits bei der queren Durchtrennung der Epipharynxhinterwand beachtet werden.

Durch einen Schnitt in der oberen Brustapertur entlang der Innenseite der 1. Rippe werden die Brachialgefäße durchtrennt. Unter ständigem, kaudalwärts gerichtetem Zug an den Halsorganen werden dieselben bis an das Zwerchfell von der Wirbelsäule abgelöst.

Falls keine Veränderungen vorliegen, die ein Erhaltenbleiben des Zusammenhanges mit den Bauchorganen erfordern (z.B. Ösophagusvarizen, Aortenaneurysma und dergleichen), werden knapp oberhalb des Zwerchfells Aorta, V. cava inferior und Ösophagus mit der linken Hand umfaßt und durchtrennt.

Die Hals-Brust-Organe sind damit von allen Verbindungen gelöst und werden der Leiche entnommen.

12.3.7 Sektion der herausgenommenen Hals- und Brustorgane

Vervollständigung der Herzsektion, Eröffnung der Brustschlagader
Die herausgenommenen Hals- und Brustorgane liegen situsgerecht (d.h. am Rücken) auf einer Arbeitsplatte oder einem Präpariertischchen; das Herz weist zum Obduzenten, die Zunge ist von ihm weggewendet. Wenn nicht schon in situ geschehen, so kann die Detailsektion des Herzens vollendet werden.

Im weiteren wird die Brustaorta vom 4. Herzschnitt aus mit der Darmschere bis zum Zwerchfell aufgeschnitten, danach werden die Arcusgefäße eröffnet. Ist ein Gefäßostium verschlossen, wird die Arterie in einigem Abstand distalwärts mit dem Skalpell der Länge nach geschlitzt und mittels kleiner Schere weiter aufgeschnitten. Quere Einschnitte in das uneröffnete Arterienstück lassen am besten den Grad und die Art des Gefäßverschlusses beurteilen. Gleichzeitig werden mit dieser Methode für eine histologische Untersuchung brauchbare Arterienquerschnitte gewonnen.

Zur weiteren Sektion wird das Organpaket umgedreht (d.h. auf den Bauch gelegt), die Zungenspitze weist zum Obduzenten.

Zunge: Je nach Bedarf entweder mehrere quere Einschnitte oder Halbieren in der Medianlinie.

Mundspeicheldrüsen: Hochbeben der Zunge, Einschnitte in die Glandulae submaxillares und sublinguales.

Ösophagus: Gaumenbogen mit Darmschere paramedian durchtrennen und die Schere halb geschlossen von der Pharynxhinterwand bis zum diaphragmalen Ende des Ösophagus in einem Zug, also ohne „scherende" Bewegung, vorschieben.

Tonsillen: Einschneiden in der Längsachse.

Kehlkopf und Luftröhre: Ösophagus von distal nach proximal bis über die Trachealbifurkation hinaus abpräparieren und nach oben zurückschlagen. Das geknöpfte Blatt der Darmschere in den Kehlkopf einführen und dessen Hinterwand durchtrennen; durch Pronation der Hand wird die Schere nach links geneigt und die Trachea seitlich an der Grenze zwischen Paries membranaceus und Knorpelspangen aufgeschnitten. Der Schnitt wird direkt in den rechten Hauptbronchus verlängert, von der Bifurkation weg wird der linke Hauptbronchus eröffnet.

Um die Bronchien weiter aufzuschneiden, ist die kleine Schere zweckmäßig.

Mediastinale Lymphknoten: Aufsuchen und Einschneiden der bifurkalen, hilären und paratrachealen Lymphknoten.

12.3.8 Inspektion der „leeren" Brusthöhle

Nach beendeter Sektion der Hals-Brust-Organe wird die Brusthöhle neuerlich inspiziert; vor allem die Pleura parietalis, evtl. eingeführte Drainagen, sonstige postoperative Zustände der inneren Brustwand sowie die Wirbelsäule (z.B. Kyphoskoliose?).

12.4 Sektion der Bauchorgane

12.4.1 Situs der Bauchorgane (s. 12.3.1)

12.4.2 Sektion der Leber

Freilegen der Leber und Hauptschnitt: Lösung etwaiger Verwachsungen mit dem Zwerchfell und Durchtrennung des Lig. falciforme. Die flache linke Hand greift zwischen Leberoberfläche und Zwerchfell hinein und drängt den rechten Leberlappen abwärts. Großflächiger Hauptschnitt mittels Hirnmesser tief durch den linken und rechten Leberlappen.

Präparation des Lig. hepatoduodenale: Durch Anheben des freien vorderen Leberrandes wird das Lig. hepatoduodenale angespannt. Mit dem Skalpell quer ritzen, bis medial vorne die A. hepatica und lateral vorne der Ductus choledochus dargestellt ist; dazwischen dorsal liegt die V. portae.

Gallengang und Gefäße können inzidiert und längst aufgeschnitten werden. *Achtung:* Den Gallenweg erst dann duodenalwärts sondieren bzw. aufschneiden, wenn der Zwölffingerdarm eröffnet ist und die Papille überblickt werden kann. Sonst besteht die Gefahr des Durchstoßens von Konkrementen, die dann nicht bemerkt werden.

Herausnehmen der Leber: Man greift mit 4 Fingern der linken Hand in den Hauptschnitt, legt den Daumen auf die Unterfläche des rechten Lappens und hebt das Organ hoch.

Mit dem Hirnmesser wird das Omentum minus durchtrennt, wodurch die Vorderwand der unteren Hohlvene frei liegt, welche knapp an der Leber eingeschnitten wird. Steckt der Assistent in diese Inzision einen Finger und zieht die Hohlvene abwärts, kann mit der Messerspitze die Unterfläche der Leber weiter gelöst werden. Man muß bei der Präparation unmittelbar an der Leber bleiben, um die rechte Nebenniere nicht zu verletzen.

Nach Durchtrennung des Lig. coronarium, wird die Leber vom Zwerchfell – möglichst ohne Verletzung derselben – abgetrennt und aus der Bauchhöhle entnommen. Tiefer Schnitt durch beide Leberlappen.

Sektion der Gallenblase: Bei Eröffnung der Gallenblase im Fundusbereich muß gewährleistet werden, daß die ausfließende Gallenflüssigkeit direkt in die Abflußöffnung des Seziertisches rinnen kann, um eine „gallige Imbibition" der Organe zu vermeiden. Gallenblase sorgfältig ausspülen!

Sektion der Gallenwege: Die Flexura coli hepatica nach kaudal ablösen, den Zwölffingerdarm eröffen und die Papilla Vateri aufsuchen. Den Ductus choledochus entweder von der Papille leberwärts oder von der Durchschneidungsstelle im Lig. hepatoduodenale papillenwärts sondieren und aufschneiden.

12.4.3
Sektion der Milz

Die Milz wird mobilisiert (Verwachsungen mit dem Skalpell lösen, da bei stumpfer Gewaltanwendung die Kapsel leicht einreißt!) und am Gefäßstiel haftend über den linken Rippenbogen auf die Außenfläche des Brustkorbes gelegt.

Längsschnitt mit dem Hirnmesser von der Oberfläche senkrecht auf den Hilus.

Ist eine Wahrung des Zusammenhangs mit A. und V. lienalis nicht notwendig, wird der Gefäßstiel knapp am Hilus durchtrennt.

12.4.4
Herausnahme der Baucheingeweide en bloc

In komplizierten Fällen werden durch die Herausnahme der Baucheingeweide (auch inklusive Leber und Milz) als Organpaket alle relevanten topographischen Zusammenhänge bewahrt und ein technisch einfaches sowie vor allem übersichtliches Arbeiten wird erlaubt.

Die Sektion der Urogenitalorgane und des Verdauungstraktes erfolgt an diesem herausgelösten Organpaket. Die parenchymatösen Organe werden erst am Schluß zum Wägen abgetrennt.

Modifikationen dieser Entnahmetechnik können vor allem durch stattgefundene Operationen erforderlich sein: Unbedingt erforderlich ist eine ***Darstellung jedes Operationsgebietes in situ!***

Besonders zu beachten sind plastische Gefäßoperationen am Aorten-Becken-Bein-Arteriensystem: Bei Herausnahme der Baucheingeweide werden Aorta, Iliakalarterien und Femoralgefäße in situ belassen und hier entsprechend den gesetzten operativen Maßnahmen präpariert.

Technik der Organentnahme

Mobilisierung der Beckenorgane: Stumpfes Ablösen der Harnblase im Cavum praeperitoneale von der Rückseite der Symphyse; die rechte Hand löst rechts, die linke Hand links von Harnblase und Urethra das lockere Gewebe entlang der seitlichen Beckenwand nach dorsal bis zum Kreuzbein. Wenn sich die Fingerspitzen beider Hände hinter dem Rektum treffen, soll man die Finger verschränken. Legt man beide Daumen auf die Symphyse und benützt dies als Drehpunkt, können die Beckenorgane durch eine Hebelbewegung der Hände (nach vorne) bis zum Promontorium vom Kreuzbein abgelöst werden.

Nach Mobilisierung hängen die Beckenorgane nur noch an Rektum, Urethra (und evtl. Vagina) sowie den Iliakalgefäßen und beim Mann an den Samensträngen. Man umfaßt mit der linken Hand die Beckenorgane und zieht kranialwärts, mit dem Hirnmesser wird unmittelbar hinter der Symphyse quer durchgeschnitten, dann durchtrennt man noch quer die großen Iliakalgefäße, womit die Beckenorgane isoliert sind (Abb. 12.8).

Mobilisierung des Retroperitoneums: Lateral zwischen Dickdarm und Bauchwand wird das Mesocolon ascendens bzw. descendens eingeschnitten und un-

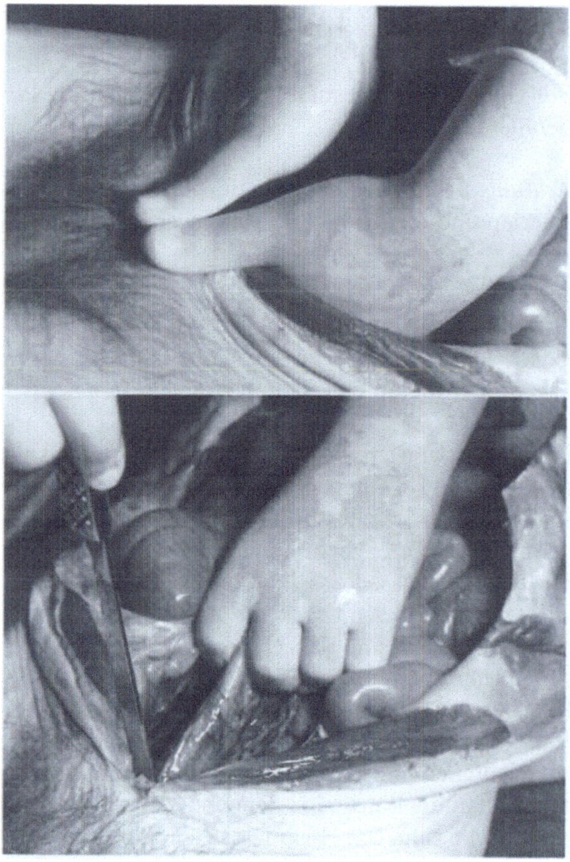

a

b

Abb. 12.8 a, b. Mobilisierung der Beckenorgane. **a** 2. bis 5. Finger beider Hände haben das lockere Gewebe von der Beckenwand getrennt, die Daumen liegen auf der Symphyse. Jetzt werden durch eine Hebelbewegung die Beckenorgane hochgehoben und vom Kreuzbein gelöst. **b** Die linke Hand zieht die Beckenorgane kranialwärts, unmittelbar hinter der Symphyse werden Urethra, (Vagina) und Rektum quer durchtrennt

ter gleichzeitigem Hinüberwälzen auf die kontralaterale Seite das Organpaket durch paravertebrale Messerschnitte bis zur Medianlinie abgelöst.

Zu beachten ist, daß Aorta und untere Hohlvene am abgelösten Präparat verbleiben.

Herausnahme des Organpaketes: Von der Beckenregion kranialwärts fortschreitend werden die isolierten Organe en bloc von der Wirbelsäule abgelöst und entnommen.

12.4.5 Eröffnung der Bauchaorta und der unteren Hohlvene

Die Bauchorgane liegen mit ihrer Ventralseite nach unten, die diaphragmale Fläche ist dem Obduzenten zugekehrt.

Von der proximalen Durchtrennungsstelle werden die Bauchaorta und Iliakalarterien mit der Schere aufgeschnitten. In gleicher Weise wird die V. cava inferior eröffnet.

12.4.6 Sektion der Nebennieren

Von dorsal her führt man parasagittale Schnitte lamellierend durch beide Nebennieren.

! *Achtung:* Bei diesen Schnitten dürfen die unmittelbar kaudal liegenden Nierenarterien und -venen nicht verletzt werden; d.h. die Schnitte ganz knapp ansetzen.

12.4.7 Sektion der Nieren und harnableitenden Wege

Freilegung der Nieren: Jeweils vom lateralen Rand werden die Nieren angehoben und mit dem Hirnmesser das umgebende Fettgewebe und die fibröse Kapsel gespalten. Dieser Schnitt soll die größte Zirkumferenz der Nieren treffen, jedoch nur gering in das Parenchym hineinreichen. Am Schnitt faßt man mit einer Hakenpinzette die fibröse Kapsel und zieht dieselbe von der Nierenoberfläche ab. Dies wird erleichtert, wenn man mit den Fingern den entstehenden Spalt zwischen Nierenoberfläche und Kapsel vergrößert und trachtet, die Kapsel zunächst um einen Pol herum abzuziehen. Die Niere wird soweit mobilisiert, daß sie nur noch im Hilusbereich an den versorgenden Gefäßen und dem Ureter hängt.
Hauptschnitt durch die Nieren: Man schiebt die gespreizten Finger der flach aufgehaltenen linken Hand von kranial her unter die Niere und fixiert das Organ, so daß die Konvexität den Obduzenten entgegensieht und der Hilus in der Handfläche ruht. Das Hirnmesser wird an der großen Zirkumferenz aufgesetzt,

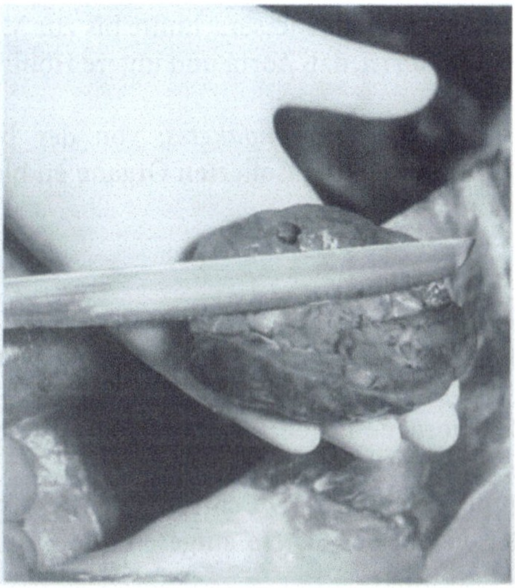

Abb. 12.9. Sektion der Niere. Wie bei jedem soliden Organ wird die Schnittfläche mit dem Messer „abgestreift“ und danach die Messerfläche beurteilt (vgl. Abb. 6.2 sowie Abb. 36.1)

zuerst tief in den kaudalen Nierenpol hinein verschoben und dann in einem Zug bis in das Nierenbecken schneidend durchgezogen. Es besteht keine Gefahr für die untergelegte linke Hand, da man deutlich die Lage des Messers wahrnimmt und entsprechend dosiert schneiden kann (Abb. 12.9).
Nierenbecken und Ureter: Ist das Nierenbecken nicht bereits breit eröffnet, sucht man eine Papille und schiebt auf dieser eine Sonde nach distal vor. So gelangt man in das Nierenbecken und den Ureter, wonach beide mit der kleinen Schere aufgeschnitten werden.
Sektion der Harnblase: Dieselbe wird median an der Vorderwand eröffnet, indem man entweder von der durchtrennten Harnröhre oder vom Harnblasenscheitel her mit der Schere einschneidet.

12.4.8
Inneres männliches Genitale

Prostata: Die Urethra ist an ihrer Vorderwand bereits bei der Sektion der Harnblase eröffnet worden, so daß der vordere Teil der Prostata längs durchschnitten ist.

Man legt nun einen oder mehrere quere Frontalschnitte durch die Prostata.
Samenblasen und Ductus deferens: Vom Peritoneum des Beckenbodens her werden die Hinterwand der Harnblase und die Vorderwand des Rektums auseinandergezogen und voneinander abpräpariert. Die Schnittführung erfolgt möglichst nahe an der Darmwand und erreicht das Perineum knapp vor der Analöffnung.

An der Hinterfläche der Harnblase liegen die prostatawärts konvergierenden, symmetrischen Wülste der Samenblasen und medial von ihnen jeweils der Ductus deferens.

Mehrere quere Einschnitte lassen die Strukturen ausreichend überblicken.

12.4.9
Inneres weibliches Genitale

Vagina und Uterus: Die Vorderwand der Vagina wird in der Medianlinie durchschnitten (gleichzeitig auch die Hinterwand von Urethra und Harnblase).

Vom äußeren Muttermund her durchtrennt man mit der Schere mediansagittal die vordere Uteruswand und verlängert den Schnitt flügelförmig beidseits in Richtung der Tubenwinkel.
Tuben und Ovarien: Entweder mehrere quere Einschnitte in die Eileiter oder Eröffnung der Länge nach.

Die Ovarien werden entsprechend ihrer Längsrichtung tief eingeschnitten.

12.4.10
Variante: Mitherausnahme des äußeren Genitales

Entnahme des männlichen Genitales: Zuerst Mobilisierung der Beckenorgane. Man spreizt die Beine der Leiche, zieht den Penis mit der linken Hand abwärts und schneidet von der Symphyse beginnend links bogenförmig bis in die Gegend des Anus. Dann zieht man den Penis nach links und führt den gleichen Schnitt auf der rechten Seite durch. Der gegen den oberen Symphysenrand spitz zulaufende Hautzipfel wird von der vorderen Symphysenfläche soweit abpräpariert, bis der untere Rand des Schambeinbogens sichtbar wird. Unmittelbar an diesem Knochen sticht man mit dem Zungenmesser ein und durchschneidet den Beckenboden entlang des absteigenden Schambein- und aufsteigenden Sitzbeinastes auf beiden Seiten. Durch die so entstandene Öffnung werden Penis und Skrotum beckenwärts durchgesteckt, nach oben gezogen und die beiden bogenförmigen Schnitte durch einen quer ziehenden Schnitt hinter dem Anus verbunden. Das Genitale hängt dann nur mehr an der Gegend des Promontoriums und wird nach oben abgelöst.

Wird die stumpfe Mobilisierung der Genitalorgane durch Verwachsungen oder Tumorgewebe behindert, so legt man zunächst mit dem Skalpell die Symphyse frei und spaltet dieselbe median mit der Säge. Werden nach dieser Symphyseotomie die Beine weiter gespreizt, erhält man einen geräumigen Zugang in das kleine Becken und kann vorsichtig mit dem Messer - möglichst nahe der seitlichen Beckenwand - die Organe herauslösen.

Sektion des äußeren männlichen Genitales: Von der Harnblase her wird die Urethra zur Gänze aufgeschnitten.

Zur Darstellung der Hoden faßt man den jeweiligen Samenstrang, löst den Hoden vom Boden des Skrotums ab und zieht ihn samt seinen Hüllen aus dem Hodensack.

Entnahme des weiblichen Genitales: Mobilisierung der Beckenorgane, Hautschnitte wie beim Mann, eine Spaltung der Symphyse erleichtert auch hier die Herausnahme.

Vulva und Vagina werden an der Vorderwand median sagittal durchschnitten.

12.4.11 Sektion des Verdauungstraktes

Sektion des Magens: Durch Abwärtsdrängen von Querkolon mit großem Netz wird der Magen dargestellt.

Man hebt unmittelbar vor oder nach dem Pylorus mit Daumen und Zeigefinger der linken Hand eine quere Falte hoch und schneidet mit der Darmschere (stumpfe Branche nach oben) diese quere Falte der Länge nach ein.

Die Schere wird umgedreht und die stumpfe Branche eingeführt, wonach die Magenvorderwand zwischen großer und kleiner Kurvatur bis zur Kardia aufzuschneiden ist; das Duodenum wird bis zur Papilla VATERi eröffnet.

Eröffnung des Dünndarmes: Im unteren Ileum (etwa 20 cm proximal der Valvula Bauhini) wird eine quere Darmwandfalte angehoben und der Länge nach eingeschnitten. Die eingeführte Darmschere wird rechts gedreht (Supinationsbewegung!) und der Darm entlang des Mesenterialansatzes bis zur BAUHINischen Klappe aufgeschnitten. In analoger Weise ist der Darm auch proximalwärts in beliebiger Länge zu eröffnen (Abb. 12.10).

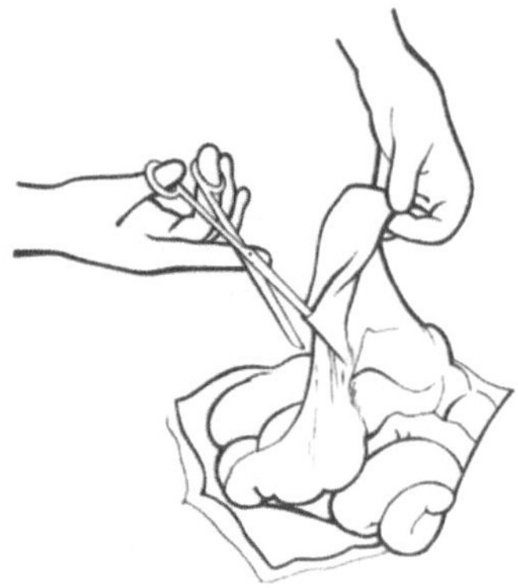

Abb. 12.10. Bei der Eröffnung des Dünndarmes wird mit supinierter Hand entlang des Mesenterialansatzes geschnitten. Der Zeigefinger stabilisiert die Scherenhaltung

Eröffnung des Dickdarmes: Durch die Valvula BAUHINi hindurch wird das Kolon eröffnet und entlang der Taenia libera distalwärts in ganzer Länge aufgeschnitten. Eine besonders korrekte Schnittführung verlangen die Krümmungen des Sigmabereiches und die Eröffnung des Rektums. Dabei wird hinter der linken Harnblasenhälfte (und hinter den linken Ovarien) vorbeigeschnitten, wobei der linke Ureter durchtrennt werden muß.

Appendix: Man schneidet entweder vom Coecum aus längs des Mesenteriolums den Wurmfortsatz auf oder macht mehrere quere Einschnitte.

Für besondere Fragestellungen bzw. für einen Überblick über die gesamte Darmschleimhaut werden Dünndarm und Dickdarm jeweils am Mesenterium abgetrennt und in eröffnetem Zustand serpentinenartig auf eine entsprechende Platte oder ein Brett gelegt.

12.4.12 Sektion der Bauchspeicheldrüse

Nach Abwärtsziehen des Colon transversum durchtrennt man mit dem Hirnmesser das Lig. gastrocolicum; durch Auseinanderziehen der Schnittfläche wird die Bursa omentalis breit eröffnet. Zur Eröffnung des Ductus pancreaticus geht man von der Papille her mit einer Sonde ein. Das Pankreas wird der Länge nach eingeschnitten.

12.4.13 Präparation der mesenterialen Arterien und Venen

Die ***A. mesenterica superior*** entspringt aus der Aorta unterhalb des Truncus coeliacus, überkreuzt die Pars horizontalis inferior des Duodenums und erreicht so die Mesenterialwurzel.

Zur Darstellung des Gefäßes legt man die Darmschlingen nach links und spannt das Mesenterium an. Dabei sieht man die Arterienäste, welche zur A.

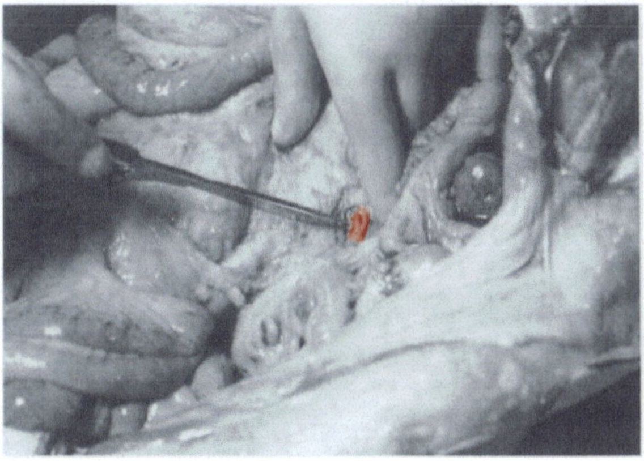

Abb. 12.11. Darstellung der A. mesenterica inferior. Durch die nach rechts verlagerten Dünndarmschlingen kann links paraaortal/paravertebral die Arterie mittels eines queren Einschnittes im Mesenterium aufgesucht werden

mesenterica superior gehören. Durch einen queren Einschnitt wird die Arterie unmittelbar an der Mesenterialwurzel freigelegt, durch stumpfe Präparation vom umgebenden Fettgewebe befreit und dann mit der Schere nach distal aufgeschnitten. Die Arterie wird an ihrer rechten Seite von der ***V. mesenterica superior*** begleitet.

Die ***A. mesenterica inferior*** entspringt etwa in Höhe des 3. Lendenwirbels aus der Aorta und verläuft im retroperitonealen Fettgewebe. Zum Aufsuchen des Gefäßes werden die Dünndarmschlingen nach rechts verlagert und im linken Unterbauch wird paravertebral durch quere Einschnitte das Gefäß freigelegt (Abb. 12.11). Die V. mesenterica inferior begleitet nicht die gleichnamige Arterie, sondern verläuft in der Plica duodenojejunalis, wo sie auch aufgesucht wird.

12.4.14
Inspektion der Wirbelsäule

Die Wirbelsäule kann der Länge nach durch einen flachen Sägeschnitt gekappt werden. Derselbe beginnt in Höhe des 5. Lendenwirbels und wird nach kranial geführt.

Es ist eine genaue Inspektion der „leeren" Bauchhöhle zu empfehlen. Hier ist vor allem auf eine Kyphoskoliose der Wirbelsäule sowie auf abnorme Veränderungen im Becken zu achten.

12.4.15
Obere und untere Extremitäten

Wenn nicht ein tumoröses Geschehen vorliegt, so gilt die Inspektion vor allem den Blutgefäßen und den Knochen.

Die Sektionstechnik ist an Armen und Beinen prinzipiell gleich.

Von den durchschnittenen Enden werden die ***Arterien*** (A. subclavia in Richtung A. axillaris bzw. A. iliaca externa in Richtung A. femoralis) aufgeschnitten.

Besondere Sorgfalt erfordert die Darstellung von Gefäßoperationen (wie z.B. Bypassimplantationen).

Hierfür gilt, daß die Gefäße immer zuerst der Länge nach dargestellt werden müssen, d.h. von den umgebenden Weichteilen frei zu präparieren sind. Erst wenn dadurch ein Überblick über die Operationsverhältnisse gewonnen wurde, kann man die Gefäße bzw. eventuelle Implantate aufschneiden.

Die Darstellung der ***Extremitätenknochen*** erfolgt durch Herausnahme derselben.

So wird z.B. der Femurknochen vom Hüft- bis zum Kniegelenk aus den Weichteilen gelöst, dann das Kniegelenk eröffnet und der Bandapparat durchschnitten. Durch Hochheben des Femurknochens und weiterer Ablösung der Muskulatur gelangt man proximalwärts bis zum Hüftgelenk, wobei hier der Oberschenkelkopf aus der Gelenkpfanne luxiert wird und das Lig. capitis femoris zu durchschneiden ist. In der Regel wird der Oberschenkel in seiner gesamten Länge durch einen etwa in der Frontalebene gelegten Schnitt halbiert, so daß der Markraum sowohl im Schaft, Hals und auch Kopf beurteilt werden kann.

Bei Operationen mit implantierten Metall- bzw. Plastikteilen (überwiegend zur Stabilisierung von Frakturen) ist bezüglich des Sägeschnittes Vorsicht geboten, da die Metallimplantate härter als das Sägeblatt sind, und letzteres dabei meistens beschädigt wird.

Letztendlich sind an den unteren Extremitäten durch tiefgreifende Schnitte an der Dorsalseite des Unter- und Oberschenkels die ***Beinvenen*** aufzusuchen und im Hinblick auf Venenthrombosen als eventuelle Emboliequelle zu inspizieren.

Kapitel 13

Hinweise zur Obduktion von Neugeborenen 13

13.1 Äußere Untersuchung

Neben den für Erwachsenden geltenden Regeln sind besonders zu beachten:
Länge und *Gewicht* im Hinblick auf Gestationsalter und Reifegrad

Haare:

- *Haupthaare:* Ein reifes Neugeborenes hat bis zu 3 cm lange Kopfhaare. Diese fallen später aus, und es tritt eine zweite Haargeneration auf, die manchmal eine andere Farbe zeigt.
- *Lanugohaare:* Dieses Flaumenhaarkleid des Fetus ist bis auf geringe Reste im Bereich der Schulterblätter verschwunden und durch Wollhaare ersetzt.

Achte auf einen präsakralen Haarschopf als Hinweis auf eine Spina bifida occulta.
Nabelschnurrest vertrocknet nach 2 Tagen und fällt nach 1 Woche ab
Reifezeichen am äußeren Genitale
Reifezeichen an Finger- und Zehennägeln
„Geschwulst" der weichen Schädeldecke: Es handelt sich um extrakranielle Weichteilblutungen als Folge des Geburtsvorganges. Es gibt 2 Varianten:

- *Caput succedaneum* ist eine asymetrische, hämorrhagisch-ödematöse Durchtränkung der weichen Schädeldecke im Bereich des bei der Geburt vorliegenden Teiles des Kopfes. Wenn man mit dem Finger vorsichtig tastet, hat man das Gefühl, eine weiche Masse vor sich zu haben. Durch seine Lokalisation gestattet es Rückschlüsse auf die Lage des Fetus bei der Geburt, andererseits aber auch darauf, ob das Kind lebend geboren wurde. Das Caput succedaneum ist harmlos und verschwindet spontan in den ersten 2 Wochen.
- *Cephalhaematoma neonatorum:* Ist ein zwischen Periost und Knochen gelegener Bluterguß, meist am Scheitelbein, also seitlich eckig. Dieser Bluterguß kann nicht über die Nahtgrenzen des einzelnen Knochens hinaus, daher die scharfen Grenzen! Das Kephalhämatom entsteht bei langdauernden Geburten durch Verschiebung der Schädelknochen und Zerreisung periostaler Gefäße. Das Kephalhämatom bildet sich nach 1–2 Monaten zurück.

Icterus neonatorum erreicht seinen Höhepunkt am 3.–5. Lebenstag und verschwindet nach 2 Wochen.
Hydrops universalis, d.h. allgemeine, hochgradige ödematöse Schwellung und Icterus gravis als äußere Erscheinungsform der Erythroblastose.
Nabel: Der Nabelschnurrest vertrocknet nach 2 Tagen und fällt nach 1 Woche ab:

- *Nabelschnurbruch:* Bruchpforte ist ein Defekt der Bauchwand, Bruchsack ist der durchsichtige Amnionüberzug des Nabelstranges, Bruchinhalt sind Baucheingeweide.
- *Nabelringbruch:* Bruchpforte ist ein erweiterter Nabelring. Bruchsack ist die äußere Haut des Nabels, Bruchinhalt sind meist Dünndarmschlingen.
- *Omphalitis:* Entzündung des Nabelschnurrestes oder der Nabelwunde. Eintrittspforte für Infektionskrankheiten des Kindes.

Mißbildungen distal an den Extremitäten:

- Überzählige (rudimentäre) Finger oder Zehen
- Schwimmhäute zwischen den Finger oder Zehen

13.2 Sektionstechnik

Es ist vor allem bei der ***Eröffnung des Schädels*** eine Variante zweckmäßig. Der horizontale Schnitt durch die Kalvaria wird nahe der Mitte des Stirn- und des Hinterhauptbeines unterbrochen und parallel zur Medianlinie über den Scheitel hinweg verbunden. Dadurch entsteht ein großes, herauslösbares *Knochenfenster* an beiden Schädelseiten, und in der Mitte bleibt ein knöcherner „*Korbhenkel*" erhalten.

Durch diese Zugangsöffnungen kann jeweils eine Großhirnhälfte herausgeholt werde, indem man Balken und Hirnstamm abtrennt. Der Vorteil dieser Technik ist die Erhaltung des Tentoriums und damit die Möglichkeit, traumatische Tentoriumrisse zu beurteilen.

Bei der ***Eröffnung der Bauchhöhle*** muß auf jene Gebilde Rücksicht genommen werden, die während des intrauterinen Lebens zum Nabel in Beziehung stehen: Aa. umbilicales, Urachus, V. umbilicalis, Ductus venosus ARANTIi.

Was sind Lebensproben?

Lebensproben sollen nachweisen, daß das Kind außerhalb des Mutterleibes gelebt hat: Lungenprobe und Magen-Darm-Probe.

1. Die ***Lungenprobe*** soll das Einatmen von Luft nachweisen.

Makroskopische Untersuchung: Eine beatmete Lunge ist hellrosa und von luftkissenartiger Konsistenz, die freien Ränder berühren oder überlappen einander. Die atelektatische Lunge ist blauviolett, eine unreife Lunge ist grau-weißlich wie Drüsengewebe.

Lungenschwimmprobe: Kleine Gewebestücke aus der Lunge werden ins Wasser getaucht und schwimmen infolge Restluftgehaltes.

- *Falsch-positive Befunde:* Bei Wiederbelebung (künstliche Beatmung) und bei Fäulnis.
- *Falsch-negative Befunde:* Bei Verlegung der Atemwege, insbesondere wenn das Kind noch, bevor es einatmet, in Flüssigkeit kommt (z. B. Geburt in einen Kübel).

Histologische Untersuchung: Insbesondere zum Nachweis einer Fruchtwasseraspiration (Mekonium, Vernix usw. in der Lunge).

2. Die ***Magen-Darm-Probe*** soll das Schlucken von Luft nachweisen. Der Magen-Darm-Trakt wird abgetrennt und ins Wasser gelegt. Soweit Luft im Darmlumen enthalten ist, schwimmt das Magen-Darm-Paket.

Differentialdiagnose Fäulnis: Einzelne Abschnitte schwimmen bei unregelmäßiger Verteilung, evtl. schwimmt der Darm auch nach Eröffnung.

Die Obduktion eines Neugeborenen hat zu klären:

1. *Wurde das Kind lebend geboren?*
2. *War das Kind lebensfähig?*
3. *Wie lange hat das Kind nach der Geburt gelebt?*
4. *Was ist die Todesursache?*

Kapitel 14

Die Konservierung des Leichnams 14

14.1 Historischer Exkurs

Die Begriffe ***Konservieren, Balsamieren*** und ***Mumifizieren*** werden im allgemeinen Sprachgebrauch als gleichwertig verwendet. Es handelt sich aber um ganz unterschiedliche Vorgänge.

Das einzig gemeinsame ist das Bemühen um die Erhaltung der sogenannten „*sterblichen Überreste*" des Menschen.

Das modernste Verfahren ist ***Konservieren*** und stellt die völlig naturgetreue Erhaltung der äußeren und inneren Form des Körpers und der Organe dar. Dies erfolgt durch Einspritzen von Konservierungsflüssigkeit - meistens Formaldehyd - in die Blutgefäße.

Balsamieren ist eine schon sehr alte Methode des Austrocknens und Schrumpfens des Körpers durch Behandlung mit Salzen, Laugen und ätherischen Ölen. Im Prinzip ist es eine Art des „*Einpökelns*". Die Körperformen werden allerdings dabei verzerrt, die Organe werden brüchig, schwarz und kleiner.

Den Begriff ***Mumifizierung*** sollte es eigentlich gar nicht geben, da er auf das Produkt - die ***Mumie*** - Bezug nimmt.

Der Name Mumie ist zwar in der Tradition verwurzelt und gebräuchlich, aber falsch.

Die Bezeichnung Mumie taucht in keinem ägyptischen Text auf, sondern entstammt einer Verwechslung. Mumie kommt aus dem Persischen Wort für Asphalt sowie Bitumenstoffe. Um 1200 n. Chr. kaufte ein Arzt aus Bagdad in Kairo den Inhalt von drei mumifizierten Schädeln und erklärte, daß die Substanz darin dem Bitumen nahe verwandt sei. Folglich hat sich wegen ihres schwärzlichen Aussehens im weiteren Verlauf der Geschichte der Glaube fortgesetzt, daß die Ägypter ihre Leichen mit Bitumen behandelten, eine irrige Auffassung, jedenfalls was die klassische Periode betrifft.

In allen religiösen Vorstellungen und Mythen der Menschheit findet sich, soweit wir die Geschichte zurückverfolgen können, etwa sinngemäß folgender Satz: „*Bedenke Mensch, daß du aus Staub bist und wieder zum Staub zurückkehren wirst*". Diese Worte aber formulieren gleichzeitig ein Naturgesetz, denn jeder tote menschliche oder tierische Körper unterliegt einem Zerfall, der letztendlich im wahrsten Sinne des Wortes zu Staub führt. Und dagegen hat sich die Menschheit in fast allen Kulturkreisen zumindest teilweise aufgelehnt. Das Bestreben war, nicht spurlos von dieser Welt zu verschwinden - man bemühte sich, die toten Körper zu erhalten, die Verstorbenen damit an den Bereich der Lebenden zu binden, sie vielleicht zu einem Weiterwirken im Dienste der Nachkommen zu veranlassen. Das und der Glaube an ein Weiterleben nach dem Tode waren die kulturgeschichtlichen Wurzeln der konservierenden Bestattungsmethoden. Ägypten ist zweifellos das klassische Land der Balsamierung, die Funde reichen hier auch am weitesten in die Vergangenheit zurück. Außerhalb Ägyptens waren es vor allem die Hochkulturen des vorkolumbianischen Südamerika, aber wir haben auch Funde aus Asien, Australien, Polynesien, Neuguinea wie auch - man möcht es fast nicht glauben - von einem der beliebtesten Urlaubsziele, den Kanarischen Inseln.

Allerdings entwickelte sich die Kunstfertigkeit, Leichen zu erhalten, bei den Ägyptern zu besonderer Blüte.

Abgesehen von den Schilderungen bei HERODOT und DIODOR besitzen wir 2 Papyri (Kairo und Paris) mit technischen Anweisungen zur Balsamierung, so daß darüber ziemlich genaue Kenntnisse vorliegen.

Die Einbalsamierer waren eine Zunft von ausgesprochenen Spezialisten, der Beruf wurde in der Regel in der Familie von Generation zu Generation vererbt. Es handelt sich um Könner ihres Gewerbes, welche eigene Werkstätten betrieben.

Was nun die Technik betrifft, so lief eine Vielzahl von methodischen Schritten nacheinander ab - eine Balsamierung dauerte immerhin zwischen 40-70 Tagen - so daß im folgenden nur die wesentlichen Dinge herausgegriffen werden:

- *Reinigung des Leichnams* mit Natronlösung, d.h. Desinfektion.
- *Entfernung des Gehirns*, mittels „Curettage" durch die Nase.
- *Herausnehmen der Eingeweide* durch einen Schnitt im Unterbauch; das Herz wurde als Sitz der Persönlichkeit in situ belassen.
- Die Eingeweide hat man gesondert behandelt und in eigenen Gefäßen - *Kanopen* - aufbewahrt.
- *Austrocknen des Körpers.* Das Mittel, welches dabei verwendet wurde, waren die Ablagerungen der ägyptischen Salzseen - Natron ist z. B. ein ägyptisches Wort - und zwar: Soda (Natriumkarbonat), Kochsalz und Natriumsulfat. Es handelte sich also um ein „Einsalzen"!
- *Ausstopfen:* Flüssiges Harz, Öle, Salben, Kräuter und manchmal auch Bitumen wurden dazu verwendet.
- *Bandagieren:* Durch eine komplizierte Einwickelungstechnik wurde ein verschnürtes Paket hergestellt, worin der Leichnam praktisch unter Luftabschluß gelegen ist.

  Es wurden je nach Preisklasse der Balsamierung eine Vielzahl von Substanzen verwendet - die man z. T. noch heute in der Kosmetikindustrie und damit auch in der Werbung wiederfindet: Kopaiva, Myrrhe, Weihrauch, Zedernöl, Kümmelöl, Harze, Wachs, Honig, Henna und Safran.

14.2 Die modernen Verfahren

Heute wird als ***Konservierungsflüssigkeit entweder Formaldehyd oder Karbolsäure*** verwendet, wobei zu erwarten ist, daß bei guten Bestattungsbedingungen, d. h. trockener Gruft, die Körper zumindest mehrere Jahrzehnte erhalten bleiben.

Ist es erwünscht, den Körper über einen längeren Zeitraum intakt zu halten und sogar auszustellen, so sind laufende Nachkonservierungen nötig. Der Leichnam LENINs trägt unter der Kleidung einen flüssigkeitsdichten Gummianzug, der mit Konservierungsmittel gefüllt ist; das Gesicht wurde mit Vaseline und Paraffin subkutan unterspritzt, die Haut wird mit antimikrobiellen und kosmetischen Substanzen behandelt.

Die ***Einbalsamierungschemie*** hat folgende Wirkung:

- *Abtötung der Bakterien* und dadurch Verhinderung von Fäulnis und Verwesung.
- *Denaturierung der Enzyme* und damit Blockade der Autolyse.
- *Eiweißfixierung* und dadurch Erhaltung der Körperstrukturen und -formen. Das Prinzip ist analog der Formaldehydfixierung histologischer Präparate.
- *Austrocknung*, d.h. die Gewebe werden hart und brüchig.

Die Konservierung des nicht-sezierten Leichnams: Durch kleine Hautschnitte werden Arterien freigelegt, z.B. Aa. carotides, subclaviae, femorales. In diese Gefäße bindet man jeweils in proximaler und distaler Richtung Metallkanülen ein. Einige Venen werden zum Abfluß eröffnet. Durch die Kanülen spritzt man Konservierungsflüssigkeit, d.h. meistens 40% (also konzentriertes) Formaldehyd. Letzteres dringt bis in das Kapillarnetz vor und die Eiweißfixierung findet statt. Gelangt das Formaldehyd bis in den venösen Kreislaufschenkel, so fließt das Blut aus den eröffneten Venen ab. Den Effekt der Konservierung überprüft man am Hartwerden von Nasenspitze, Ohrläppchen sowie Fingern und Zehen. Es werden etwa 20 l Konservierungsflüssigkeit benötigt.

Die Konservierung des sezierten Leichnams: Es ist bei der Obduktion darauf zu achten, daß die oben genannten Arterien durchtrennt werden, um die Kanülen noch einbinden zu können. Die herausgenommenen Organe werden gesondert in entsprechenden formaldehydgefüllten Behältern fixiert.

Die Notwendigkeit einer Konservierung von hohen geistlichen und weltlichen Würdenträgern ergibt sich daraus, daß für die Zeit einer offenen Aufbahrung der Körper intakt gehalten werden muß. Für einen Leichentransport in bestimmte Länder (z.B. USA oder naher und mittlerer Osten) ist die Konservierung gesetzlich vorgeschrieben und muß vom durchführenden Pathologen dokumentarisch bestätigt werden.

Teil IV

Makroskopische Diagnostik der wichtigsten Organerkrankungen

In der Welt der Musik gibt es herausragende Personen mit dem absoluten Gehör. In der Welt der bildenden Künstler, Zeichner und Maler gibt es herausragende Personen mit dem absoluten Geschau. Beides erstaunt mich nicht, denn es sind ja Künstler am Werk.

Im Verein der pathologischen Anatomen gibt es nur mehr sehr selten Personen mit dem absoluten Geschau, d.h. dem begabten und geschulten Sehen und Erkennen. Das wundert mich nicht, denn das Schauen, Denken und Erkennen im Seziersaal nimmt deshalb ab, weil immer weniger unserer jungen Kollegen die Obduktionsdiagnostik ausüben.

Im Folgenden wird ein Überblick der typischen Organveränderungen gegeben, deren Erkennen bereits eine makroskopische Diagnosestellung ermöglicht. Anspruch auf Vollständigkeit der Details kann nicht erhoben werden, dies gelingt nicht einmal einem vielbändigen Handbuch. Auf welchem Wege gelangt man zu Befund und Diagnose?

Schematische Anleitungen zur Beurteilung der einzelnen Organe erleichtern die Befunderhebung.

Tabellen mit Leitsymptomen zeigen die Wege zur Diagnose.

So funktioniert mit freiem Auge angewandte klinische Pathologie. Mit dem Kliniker ins Gespräch zu kommen, gelingt dem Pathologen nur dann, wenn er auch selbst etwas anzubieten hat.

Die Reihenfole der Darstellung entspricht dem technischen Ablauf der Sektion. Es werden:

- die *makroskopisch eindeutig diagnostizierbaren Veränderungen* beschrieben,
- *differentialdiagnostische Möglichkeiten* aufgezeigt,
- Hinweise auf *Hauptbefunde* und *Nebenbefunde* gegeben,
- *direkte Komplikationen* und *Folgekrankheiten* erläutert,
- sowie *akzidentelle Befunde,* d.h. zwar häufige Begleitveränderungen, jedoch ohne ätiopathogenetischen Zusammenhang mit Grundkrankheit, dargestellt.

Weiterführende Literatur

Beitzke H (1926) Pathologisch-anatomische Diagnostik an der Leiche nebst Anleitung zum Sezieren. Bergmann, München

Jores L (1926) Anatomische Grundlagen wichtiger Krankheiten. Springer Berlin

Orth J (1917) Pathologisch-anatomische Diagnostik nebst Anleitung zur Ausführung von Obduktionen sowie von pathologisch-histologischen Untersuchungen. Hirschwald, Berlin

Rezek PR, Millard M (1963) Autopsy pathology. A guide for pathologists and clinicians. Thomas, Springfield

Kapitel 15

Schädel und Gehirn 15

15.1 Weichteile des Kopfes

Die normale Kopfschwarte ist gelblich-weißlich und mäßig feucht.
Häufige Befunde in der Kopfhaut sind:

- *Ekchymosen:* Hypoxämie, Blutungsneigung
- *Hämangiome, Lymphangiome*
- *Basaliom*
- *Plattenepithelkarzinom der Epidermis*
- *Adnextumoren der Haut*, z. B. Turbantumor
- *Lipome, Fibrome*
- *Atherome* sind die häufigsten Veränderungen der Kopfhaut: multipel, prall-elastisch, säuerlich-ranziger, weißgelber Atherombrei.

15.2 Schädeltrauma

Sind am Kopf Verletzungen, so werden die Haare in deren Umgebung kurz abgeschnitten. Nach stumpfen Traumen kann eine äußerlich sichtbare Verletzung fehlen und nur an der Innenseite der Kopfschwarte bemerkbar sein.

Ätiologie:

- Verkehrsunfall,
- Sturz zu Hause oder auf der Straße,
- Sturz im Krankenhaus oder Pflegeheim (evtl. aus dem Bett),
- Rauferei und dergleichen.

Die ***Frage des Fremdverschuldens*** überprüfen und schon im Verdachts- oder Zweifelsfall der Behörde anzeigen: s. 2.4.

Befunde:

- *Hämatom,*
- *Exkoriation,*
- *Rißquetschwunde,*
- *Décollement:* Typisch für Überrollen bzw. Mitschleifen ist ein subtotaler Abriß der Ohrmuschel.

! *Achte* auf Schädelfrakturen sowie traumatische Schäden des Gehirns.

> *Nomenklatur:* „Überrollen" – direkter Kontakt des Fahrzeuges mit dem Körper; „Überfahren" – es muß kein Kontakt erfolgt sein, z. B. „darüber hinwegfahren".

15.3 Beurteilung der Schädelkalotte

Die Nähte beginnen nach dem 20. Lebensjahr zu verknöchern, können jedoch, vor allem an der Außenfläche, ganz oder teilweise sichtbar bleiben. Die Farbe des Schädeldaches ist bei kleinen Kindern grauweiß bis graubläulich, bei älteren Kindern und Erwachsenen wachsgelb.
*1. **Konfiguration:*** das Verhältnis von Quer- zu Längsdurchmesser soll etwa 3:4 betragen: ***mesozephal.*** Stärkere Abweichungen sind ***dolichozephal*** (Langkopf) oder ***brachyzephal*** (Kurzkopf). Vermindertes Wachstum einzelner Nähte (totale oder partielle Synostosen): ***Asymmetrien.***
*2. **Dicke:*** Durchschnittlich ***2–6 mm***, an der Schläfenschuppe besonders dünn. Normale ***Dreischichtung:*** Tabula externa, Diploe (grau-rot), Tabula interna. Betrachtung bei durchfallendem Licht.

- *Diffuse oder örtlich umschriebene Verdünnungen, durchscheinende Stellen:* Senile Atrophie, Druckatrophie, Osteoporose.
- *Diffuse oder örtlich umschriebene Verdickungen:* Osteodystrophia deformans PAGET: Schädelknochen diffus stark verdickt, plump, abnorm weich; Verlust der Dreischichtung, Struktur bimssteinartig verdichtet, rötlich-grau.

! *Beachte weitere Veränderungen:* Auswärtsverkrümmung der Femurknochen, Coxa vara, Vorwärts-Lateral-Verbiegung der Tibia („Säbelscheidentibia"), Fisch- und Keilwirbelbildung mit thorakaler Hyperkyphose, Rippenverbiegungen mit Thoraxdeformierung (achte auf Cor pulmonale!), Abflachung der Schädelbasis. In 5% der Fälle entsteht ein Osteosarkom.

- *Hyperostosen, Osteophyten:* Vorkommen bei mechanisch-traumatischer oder entzündlicher Reizung des Periosts; Gravidität; senile Form bei hochgradiger Hirnatrophie; Akromegalie.
  MORGAGNI-Syndrom (bei älteren Frauen): 1. Hyperostosis frontalis interna, 2. Adipositas, 3. Virilismus und Hirsutismus. Häufig zusätzliche degenerative Stigmata: angewachsene Ohrläppchen, zusammengewachsene Augenbrauen, Schwimmhäute, Zahnanomalien. Weiterhin oft Kombination mit Diabetes mellitus.
- *Systemisierte Osteosklerosen:* Markräume der Diploe sklerosiert, z.B. Osteomyelosklerose, Marmorknochenkrankheit ALBERS-SCHÖNBERG.

*3. **Relief der Innenfläche:*** Grubige Vertiefungen der PACCHIONI-Granulationen können fast bis zur Perforation reichen.
*4. **Charakteristische Defekte:***

- *Plasmozytom = multiples Myelom = M. KAHLER:* Scharf umschriebene, weiche, dunkelrote, knotige Herde; wenn multipel: *Lückenschädel.*

DD des Lückenschädels: 1. multiples Myelom, 2. osteoklastische Tumormetastasen, 3. Histiozytosis X, 4. angeborene Defekte.

- *Osteoklastische Tumormetastasen:* Praktisch immer Karzinommetastasen. Ein oder mehrere rundliche Knochendefekte sind erfüllt von grau-weißem Tumorgewebe.

Übersicht der hämatogenen Knochenmetastasen

Solitär oder multipel, verschieden groß, scharf begrenzt, rund.
Osteoklastisch: Weiches Tumorgewebe ersetzt präexistenten Knochen.
Osteoplastisch: Knochenneubildung bis zur Sklerose, Spongiosastruktur ist verschwunden.
Indifferent: Ursprüngliche Knochenstruktur bleibt erhalten.

- *Schädeldachfrakturen:* Meist durch Blutergüsse gekennzeichnet. Manchmal nur als haardünne Linie erkennbar. (Versucht man die Kalotte zu verbiegen, klaffen die Bruchflächen!)
  - *Impressionsfraktur:* Verlagerung von Knochenstücken gehirnwärts.
  - *Lochbruch:* Ein Knochenstück wurde aus dem Schädel herausgeschlagen oder nach innen gedrückt.
- *Berstungsbruch:* Nach Druck/Stoß mit oder ohne Widerlager zerreißt der Schädelknochen und die Frakturlinien verlaufen entweder sternförmig vom Angriffspunkt weg oder verbinden Pol und Gegenpol.
  - *Biegungsbruch:* Der Knochen wird an der Einwirkungsstelle eingedrückt, bis er bricht, die Frakturlinien verlaufen zirkulär um die Stelle der Gewalteinwirkung.
- *Schußverletzungen:* Ist sowohl Ein- als auch Ausschuß vorhanden, gilt als Regel, daß die Löcher in den durchschlagenen Tabulae mit wachsender Entfernung von der Eintrittsstelle des Geschosses trichterförmig immer größer werden.
- *Trepanation:* Bohrlöcher sind durch Sägelinien verbunden.
  - *Osteoklastische Trepanation* mit knöchernem Defekt.
  - *Osteoplastische Trepanation* mit Reposition des mobilisierten Knochenstückes.

15.4 Dura mater

Beachte den ***Spannungszustand:*** Man soll über den Frontalpolen leicht eine kleine Durafalte mit der Pinzette abheben können; ist die Falte sehr groß → hirnatrophischer Prozeß; ist sie gar nicht abzuheben → intrakranielle Volumenvermehrung.

Die Durainnenfläche ist glatt, glänzend und grauweiß. Bräunliche Verfärbungen sind Residuen von Blutungen.

15.4.1
Epidurales (extradurales) Hämatom

Frische schwarz-rote oder ***ältere braun-rote Blutansammlungen*** zwischen Knochen und buckelig abgehobener Dura; oft mehrere Zentimeter dick, mit dementsprechender ***Kompression des Gehirns.***

Ursache ist häufig eine Blutung aus der verletzten A. meningea media; fast immer mit einer Knochenfraktur vergesellschaftet.

Ein epidurales Hämatom kann spontan ausheilen: ***epidurale braunrote Zyste.***

15.4.2
Subdurales Hämatom

Akutes subdurales Hämatom: Frische, schwarzrote Blutung zwischen Dura und Leptomeningen; praktisch immer als Folge eines Traumas mit oder ohne Frakturen: die Blutung erfolgt aus Brückenvenen, Durasinus, leptomeningealen oder intrazerebralen Gefäßen.

Chronisches subdurales Hämatom: Ältere, flächenhafte, braun-rote Blutungen, von der Durainnenfläche her organisiert. Neuerliche Blutungen und Organisation mit Membranbildung führt zu mehrschichtigen, dicken, gekapselten Hämatomen.

Bei Reinigung des Kapselinhaltes durch Blutfarbstoffresorption: ***Durahygrom:*** mit serös-wässriger oder gelatinös-zäher, farbloser bis bräunlicher Flüssigkeit gefüllter, derber Zystenbalg. Über längere Zeit hindurch schubhaft entstandene subdurale Blutungen werden auch ***Pachymeningeosis haemorrhagica interna*** genannt: bräunliche, membranöse Auflagerungen an der Durainnenfläche. Liegen geschichtet übereinander und erreichen dann beträchtliche Dicke; als Endstadium kann sich ebenfalls ein Hygrom bilden.

Vorkommen: Bei älteren Menschen nach „Bagatelltraumen“ und degenerativen Veränderungen innerer Duraschichten (Pachymeningeosis dissecans).

Weiterhin: Urämie, hämorrhagische Diathese, Alkoholismus.

15.4.3
Thrombosen in den Sinus durae matris

Frische oder ältere, aber auch organisierte und rekanalisierte Thromben. Häufig auch die einmündenden Leptomeningealvenen thrombosiert.

Blande Sinusthrombosen: Marantische Thrombose im Greisenalter; Thrombose bei Säuglingen mit Infektionskrankheiten und Exsikkose. Seltener: Polyglobulie, Polyzythämie, Leukosen, postoperativ, Schädeltrauma, Gravidität und Puerperium, Ovulationshemmer (bei adipösen Raucherinnen).

Septische Sinusthrombosen: Übergreifen aus der Nachbarschaft: Mastoiditis, Otitis media. Intravasal fortgeleitet von Eiterherden aus dem Gesicht: V. angularis → V. ophthalmica → Sinus cavernosus; Thrombophlebitis von Leptomeningealvenen bei eitriger Meningitis.

Folgen der Sinusthrombosen sind primär hämorrhagische Nekrosen = Infarzierung abhängiger Hirngebiete.

15.4.4 Meningeome

Rundliche, derbe, gut abgegrenzte Geschwülste, mit der Durainnenfläche fest zusammenhängend. Schnittfläche körnig bis faszikulär, evtl. Verkalkungen → *Psammom*. An der Schädelbasis oft flächenhaftes, beetartiges Wachstum.

Druckdelle am Hirngewebe; Arrosion des Knochens oder reaktive Hyperostose.

Hauptlokalisationen: parasagittal/Falx; laterale Konvexität; Keilbeinflügel; Tentorium; Sella; Olfaktoriusrinne.

Mit zunehmendem Lebensalter finden sich häufiger unregelmäßig-zackige Kalk- und Knochenplatten in der Dura, am häufigsten in der Falx: wenn spitze Ausläufer → Verletzungsgefahr für den Finger des Obduzenten!

15.5 Leptomeningen

Weiche Hirnhäute sind zart und durchsichtig, am verlängerten Mark oft rauchgrau.

Bei beginnender Fäulnis können in den dünnwandigen Gefäßen kleine Gasblasen auffallen: dies ist keine Luftembolie!

Eine Erweiterung und Vertiefung des Subarachnoidalraumes durch Gehirnatrophie nennt man ***Hydrocephalus externus e vacuo.***

15.5.1 Fibrose der Leptomeningen

Diffuse, jedoch unregelmäßig weißliche Verdickung und Trübung, besonders über den Furchen und entlang der Gefäße; meist auf das Frontalhirn beschränkt. Nicht mit den parallel zur Mantelkante verlaufenden PACCHIONI-Granulationen verwechseln (Abb. 15.1)!

Vorkommen: Bei chronischer Stauungshyperämie, chronischem Ödem, allen hirnatrophischen Prozessen, Restzustand nach Entzündung; im Alter auch ohne sonst faßbare Ursache.

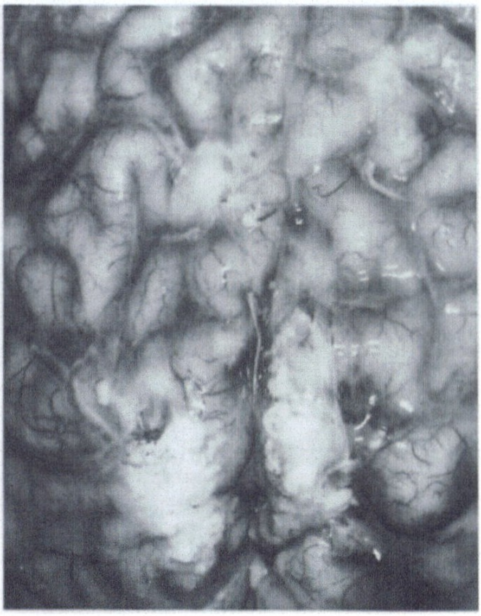

Abb. 15.1. Blick auf die Oberfläche der Großhirnhemisphären. Die Leptomeningen sind weißlich getrübt = Fibrose. Daneben die strahlendweißen PACCHIONI-Granulationen

15.5.2 Subarachnoidale Blutungen

Petechial bis kleinfleckig: Bei hämorrhagischer Diathese, Hypoxie, Sepsis und im Gefolge von Traumen.
Haemotocephalus externus: Massive, flächenhafte, pralle Blutfüllung des Subarachnoidalraumes, vor allem der Zisternen:

- Ruptur eines Hirnarterienaneurysmas,
- Durchbruch einer intrazerebralen Blutung,
- posttraumatisch, mit oder ohne Hirnkontusion,
- hämorrhagische Meningoenzephalitis.

15.5.3 Eitrige Leptomeningitis

Weiß-gelbes bis grün-gelbes Exsudat im Subarachnoidalraum. Entzündliche Hyperämie der Meningen, Hirnödem.

Die Verteilung des eitrigen Exsudates ist von der Weite des Subarachnoidalraumes abhängig; daher bilden sich größere Eiteransammlungen über der Konvexität des Frontalhirns etwa bis zu den Zentralwindungen: ***Haubenmeningitis,*** aber auch in den basalen Zysternen.

Geht die Meningitis von einer umschriebenen Stelle aus (z. B. Otits, Sinusitis, perforiertes Trauma) so kann das Exsudat nur herdförmig in der Umgebung dieser Stelle vorhanden sein: ***lokale Meningitis.***

Immer ist nach dem ***Ausgangspunkt der Meningitis*** zu suchen!

1. ***Fortgeleitet aus der Umgebung:*** Mittel- und Innenohr, Nasen- und Rachenraum, Nebenhöhlen, Weichteile des Kopfes und Gesichtes
2. ***Hämatogen-metastatisch:*** Lunge, Darm (grundsätzlich bei jeder eitrigen Organentzündung möglich!)
3. ***Direkt traumatisch*** bei perforierenden Schädelverletzungen
4. ***Indirekt traumatisch*** bei Frakturen und Fissuren mit späterer Infektion

Bakteriologie: Abstrichpräparat und Kultur aus dem Exsudat bzw. auch Liquor. Abstrichpräparat und Kultur vom Ausgangspunkt. Milzkultur. Häufige Erreger sind: Meningokokken, Pneumokokken, Haemophilus influenzae, Staphylokokken.

15.5.4 Tuberkulöse Leptomeningitis

Grau-grünliches bis grau-gelbliches, sulzig-gelatinöses, teils geronnenes, teils flüssiges Exsudat vornehmlich in den Zisternen der Hirnbasis: ***Basismeningitis.*** Stecknadelspitz- bis stecknadelkopfgroße, d.h. miliare, grauweiße, sandkornartige Tuberkel entlang den Gefäßen, besonders in der SYLVI-Furche.

Entstehung:

- Hämatogene Streuung (häufig!),
- Fortgeleitet (selten!): Wirbelsäule- oder Schädelknochentuberkulose; Tuberkulom im Gehirn.

Bakteriologie:
ZIEHL-NEELSEN-Präparat aus dem Exsudat

Histologie:
Leptomeningen und Gefäße aus der Fossa SYLVI

15.6 Beurteilung des Gehirns von außen

1. ***Größe und Gewicht:*** die ***Größe des Gehirns*** hängt vom Rauminhalt der Schädelkapsel ab, der in ziemlich weiten Grenzen schwankt. Rinde 3–4 mm breit, grau-bräunlich, Mark weiß. Die Konsistenz ist etwa die eines weichgekochten Eies, an Brücke und verlängertem Mark fester. Durch Autolyse und Fäulnis wird die Struktur verwaschen, die Konsistenz nimmt rasch ab, die Farbe wird schmutzig-graurot bis grünlich.

   Das ***Hirngewicht*** des jugendlichen Erwachsenen beträgt beim Mann 1100–1700 g (Mittel: 1400 g), bei der Frau 1050–1550 g (Mittel: 1300 g). Bis zum Greisenalter nimmt das Hirngewicht um etwa 8% ab.
2. ***Konfiguration: Lappen sowie Windungsrelief, d.h. Gyri und Sulci:*** Symmetrie der Hemisphären? Atrophie mit Verschmälerung des Windungsreliefs; Hirndrucksteigerung mit Abplattung der verbreiteten Windungen.

3. ***Konsistenz:*** *Diffus erhöht:* intrakranielle Drucksteigerung, Atrophie des Gehirns, kautschukartig bei Coma diabeticum (Azetongeruch!)
Herdförmig erhöht: Tumoren.
Herabgesetzt: Enzephalomalazie = Hirninfarkt.
4. ***Leptomeningen:*** Die weichen Hirnhäute sind durchsichtig, der Subarachnoidalraum ist praktisch leer.
5. ***Gefäße an der Hirnbasis, besonders Circulus arteriosus WILLISi:*** *Verlauf:* Astfolge überprüfen! *Wandbeschaffenheit:* Atherosklerose, Aneurysma. *Lichtungsweite. Inhalt:* Thromben, Embolie.
6. ***Hirnnerven:*** Geschwülste: z.B. im Kleinhirnbrückenwinkel. Atrophien: z.B. N. opticus.
7. ***Hirndruckzeichen***

15.7 Beurteilung der Gehirnschnittfläche

1. ***Feuchtigkeitsgrad der Hirnsubstanz:*** Feucht oder trocken?
2. ***Blutflecken:*** Aus den durchschnittenen Gefäßen tritt Blut aus; diese Blutflecken sind im Wasserstrahl wegspülbar. Bleiben sie als *Blutpunkte* bestehen, so handelt es sich um *intravitale Blutungen* (z.B. Purpura cerebri). *Aktive Hyperämie:* Zahlreiche Blutflecken, hellrotes Blut, Stammganglien und Rinde rötlichgrau. Gleichzeitig Hyperämie der leptomeningealen Gefäße. *Venöse Stauung:* Zahlreiche Blutflecken, blaurotes Blut, Stammganglien und Rinde bläulichgrau, zyanotisch, gleichzeitig Stauung der leptomeningealen Gefäße. *Anämie:* Spärlich Blutflecken, Stammganglien und Rinde blaßgrau-bräunlich.
3. ***Symmetrie und Größenverhältnisse:*** Bei exakt-frontaler Schnittführung sind die Großhirnhemisphären spiegelbildlich gleich. Abweichungen weisen auf pathologische Veränderungen hin.
4. ***Struktur:*** Kerngebiete, vor allem Stammganglien: Begrenzung normalerweise scharf, Struktur einheitlich. Rinde: Rinden-Mark-Grenze scharf, Farbe der Rinde hellgrau-braun.
Hemisphärenmark: weiß.
5. ***Ventrikelsystem:*** Lichtungsweite? Inhalt? Ependym, Plexus chorioideus.

Diagnostik der *wichtigsten Hirnerkrankungen* an Hand von *Leitsymptomen*

1. Leitsymptom: reichlich Blut bzw. Koagula nach Eröffnung des Schädels

- Blut zwischen Dura und Knochen: epidurales Hämatom
- Blut zwischen Dura und Leptomeningen: subdurales Hämatom
- Blut zwischen Leptomeningen und Hirnoberfläche: Subarachnoidalblutung

2. Leitsymptom: Exsudat im Subarachnoidalraum: Leptomeningitis

Wechselnde Farbmischung aus gelblich und grünlich

- an der Gehirnbasis: tuberkulöse Meningitis
- über den Hemisphären: eitrige Meningitis

3. Leitsymptom: Hirn auffallend groß oder klein

- Hirnatrophie,
- Hirnödem, Hirnschwellung: achte auf Hirndruckzeichen
- Hirntod

4. Leitsymptom: rote(r) Herd(e) auf der Schnittfläche

- Punktförmig, disseminiert: Purpura cerebri
- Zentimetergroß oder mehr, Hirnsubstanz erhalten, aber weich: haemorrhagischer Infarkt
- Zentimetergroß oder mehr, Hirnsubstanz zerstört = Höhle: Haemorrhagia cerebri
- Unterschiedlich groß, an verschiedenen Orten: DD: multiple Infarkte oder Trauma
- Blaßgrau-rötliche, scharf begrenzte, rundliche, fleckenartige Herde: multiple Sklerose

5. Leitsymptom: weiße(r) Herd(e) auf der Schnittfläche

- Zentimetergroß oder mehr, Hirnsubstanz erhalten, aber weich, „wurmstichig", auch die graue Substanz wird weißlich: ischämischer Infarkt
- Metastasen: eindeutig als Fremdgewebe erkennbar
- Hirntumor

6. Leitsymptom: zystische Hohlräume

- Multiple kleinste Zysten, je etwa 1 mm, im Stammgangliengebiet: Status lacunaris
- Multiple zystenähnliche Hohlräume, je etwa 1 mm, zentral ragt ein Gefäß heraus: Status cribrosus
- Erweichungszysten: zentimetergroß, in der Wand Gefäßreste, weiß oder braunrot
- Blutungszysten: zentimetergroß, immer braunrot; keine Gefäßreste

7. Leitsymptom: Man sieht auf den ersten Blick „nichts"!

! *Achte* auf Zeichen eines Hirnödems (fast immer vorhanden)!

▸ *Denke* an einen frischen ischämischen Hirninfarkt (ein sanfter Wasserstrahl macht ein „erweichtes" Gebiet erkennbar).

15.8 Atrophie des Gehirns

Verkleinerung des Gehirns mit Gewichtsreduktion. Gyri verschmälert, Sulci breit und tief, Ventrikelsystem ausgeweitet: ***Hydrocephalus internus et externus e vacuo.*** Konsistenz erhöht. Dura schlaff, Leptomeningen verdickt und milchig getrübt.
Senile Atrophie: Diffuse Großhirnatrophie als Involutionszeichen.
M. ALZHEIMER: Hochgradige Atrophie, temporal oder parietookzipital betont.
Vaskuläre Atrophie: Multiple kleinste Narben, Zystchen und Schrumpfungsareale als Folge von Atherosklerose und/oder hypertoniebedingter Arteriopathie:

- ***Status lacunaris:*** Zahlreiche Nekrosezystchen und kleinste Glianarben im Stammgangliengebiet.
- ***Status cribrosus:*** Erweiterte perivaskuläre Schrumpfungsräume ohne Gewebenekrosen; multiple, zystenähnliche Hohlräume mit jeweils einem zentralen Gefäß; oft nebeneinander liegend an der Lateralseite des Putamen (Abb. 15.2).

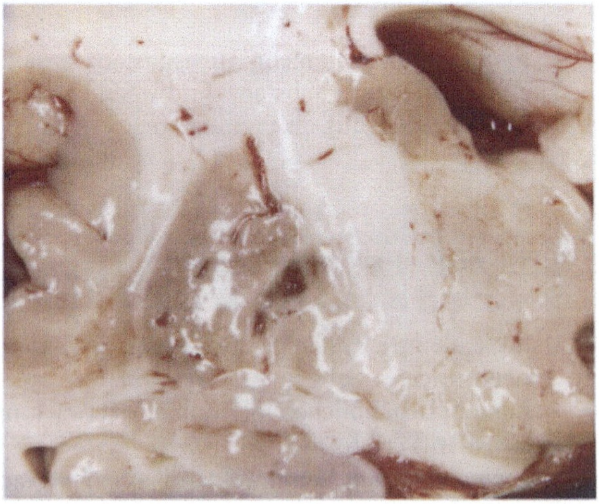

Abb. 15.2. Hirnschnittfläche im Stammganglienbereich. Kleine Zysten charakterisieren den *Status lacunaris*, zystenähnliche perivaskuläre Erweiterungsräume sind an den heraushängenden Gefäßstümpfen als *Status cribrosus* = *Kriblunen* erkennbar

15.9 Hirnödem, Hirnschwellung

Volumenzunahme: Gyri breit abgeplattet, Sulci verstrichen, Ventrikel eng, basale Hirndruckzeichen. ***Marmorierung der Stammganglien*** = kleinfleckige, verwaschene Strukturaufhellungen; ***unscharfe Rinden-Mark-Grenze.***

Bei der „feuchten" Form des Hirnödems ist die Hirnsubstanz auf der Schnittfläche feucht glänzend und die Blutflecken zerfließen rasch. Es gibt auch eine „trockene" Form des Hirnödems, die ***Hirnschwellung:*** Hirnsubstanz trocken, klebrig, nicht glänzend.

Es besteht kein klinisch relevanter oder ätiologisch bedeutsamer Unterschied, daher werden Hirnödem und Hirnschwellung synonym gebraucht.

Lokales Hirnödem: *Perifokal* um Geschwülste, Abszesse, Infarkte, Blutungen und Verletzungen.

Diffuses Hirnödem: Alle Formen der Hypoxie und Intoxikation, z. B. Atmungs- und/oder Kreislaufinsuffizienz; infektiös-toxisch, medikamentös-toxisch, drogentoxisch. Meningo-Enzephalitis; Coma (uraemicum, hepaticum, diabeticum): Elektrolytverteilungsstörungen und Überwässerung; Stauungsödem; Trauma.

Längerdauerndes schweres Hirnödem → Ödemnekrose → zystischer Gewebezerfall oder diffuse Fasergliose.

15.10 Intrakranielle Drucksteigerung, Hirndrucksteigerung

Ursachen:

- Hirnvolumenvermehrung (Ödem),
- raumfordernde Prozesse (Blutung, Tumor, Abszeß),
- Liquorvermehrung (Hydrozephalus),
- Blutvolumenzunahme (venöse Stauung, Sinusthrombose).

Hirndruckzeichen

1. ***Druckfurche an den Kleinhirntonsillen:*** Einpressen in das Foramen occipitale magnum mit Kompression der Medulla oblongata (Störung des Atem- und Kreislaufzentrums!). Eine solche Einklemmung ist tödlich!
2. ***Druckfurche am Uncus gyri hippocampi:*** Einpressen in den Tentoriumschlitz bei supratentorieller Drucksteigerung
3. ***Druckfurche an der Oberfläche des Kleinhirns:*** Einpressen in den Tentoriumschlitz bei infratentorieller Drucksteigerung
4. ***Druckfurche im Bereiche des Gyrus cinguli:*** Einpressen unter der Falx bei einseitiger Drucksteigerung

Hirnvolumenvermehrung im Tentoriumschlitz führt zur ***Mittelhirneinklemmung,*** Einpressen der Kleinhirntonsillen in das Foramen occipitale magnum führt zur ***Oblongataeinklemmung.*** Beides kann eine Todesursache sein.

Weitere Folgen zerebraler Massenverschiebungen: Hämorrhagische Infarzierung durch Venenkompression (Kleinhirntonsillen, Hippocampus). Ischämische Nekrosen durch Arterienkompression (Windungsfurchen, Stammganglien). Stauungsblutungen und Nekrosen in Mittelhirn und Brücke. Hirnhernien bei chronischer Drucksteigerung: Ausstülpungen der Hirnsubstanz, besonders an Gefäßdurchtrittsstellen durch die Dura.

15.11 Hirntod

Extremform zerebraler Schädigung bei (maschineller) Erhaltung von Atmung und extrakraniellem Kreislauf.

Massive Hirnvolumenvermehrung, extremer Hirndruck: übersteigt den arteriellen Systemdruck: zerebraler Zirkulationsstopp: ***Totalinfarkt des Gehirns mit „intravitaler" Autolyse:*** weichflüssige Konsistenz.

Beachte: Hämorrhagische Nekrose der eingeklemmten Kleinhirntonsillen: Ablösung der nekrotischen Substanz und Abtropfen des Kleinhirngewebes in den spinalen Subarachnoidalraum.

Ursachen des Hirntodsnydroms
Primäre Hirnschädigung: Schädel-Hirn-Trauma, Durchblutungsstörungen, Status epilepticus, massives Hirnödem
Intrakranielle raumfordernde Prozesse: Zerebrale Massenblutung, Subarachnoidal- oder Subduralblutung, Tumor, Abszeß, Enzephalitis
Extrakranielle Ursachen: Herz-, Kreislauf-, Atemstillstand; endogene und exogene Intoxikation

15.12 Hydrozephalus

Erweiterung der inneren Liquorräume = ***Hydrocephalus internus*** und/oder äußeren Liquorräume = ***Hydrocephalus externus.*** Chronische Hirndrucksteigerung, Hirnmantelverdünnung, Ventrikelwandgliose: *Ependymitis granularis* (feinhöckrige Auskleidung der Ventrikelwände).
Angeborener Hydrozephalus: Suche nach weiteren ZNS-Verbildungen, insbesondere Dysrhaphien.
Erworbener Hydrozephalus: Suche nach:

- Zeichen der Hirnatrophie,
- Aquäduktstenosen,
- Verschluß des Foramen MAGENDI,
- Verschluß des Foramen MONROI,
- Verklebung der Basiszysternen,
- Kompression der V. magna GALENI,
- Sinusthrombose,
- Rachitis.

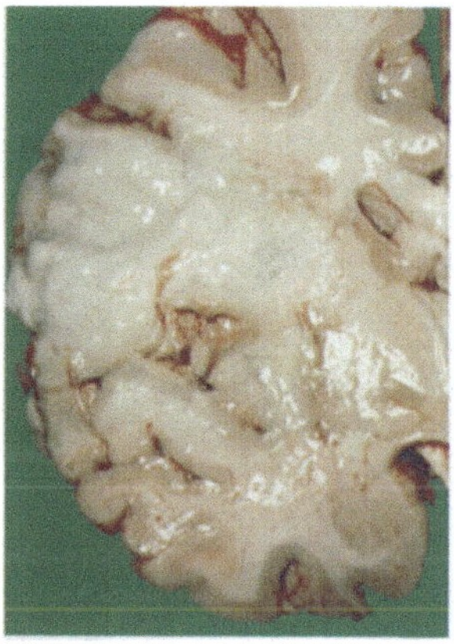

Abb. 15.3. Ischämischer Hirninfarkt unter dem Bild einer Encephalomalacia alba. Das strukturlose, erweichte Hirngewebe ist in Verflüssigung begriffen

15.13 Ischämischer Hirninfarkt = Encephalomalacia alba

Kolliquationsnekrose des Hirngewebes entsprechend dem Versorgungsgebiet eines Gefäßes, keine Blutungen (Abb. 15.3).

Innerhalb der ersten 6 h makroskopisch kaum erkennbar.

Stadium I (6–36 h): Verquellung der Strukturgrenzen zwischen grauer und weißer Substanz. Gewebeischämie, d.h. auffallend weiß, etwas weicher als die Umgebung, leicht eingesunken; evtl. an den Rändern kleine Blutpunkte. Kollaterales Ödem.

Stadium II (2–6 Tage): Gebiet demarkiert, eingesunken, Struktur zerstört: wie „wurmstichig". Gewebe erweicht, schmierig-klebrig (die nekrotische Substanz klebt beim Darauftupfen am trockenen Messer an!).

Stadium III (1–3 Wochen): Die Erweichung ist in Verflüssigung begriffen, das Gewebe zerfällt. Kalkmilchartige Flüssigkeit rinnt ab.

Nach 3 Wochen bzw. einigen Monaten Übergang in ***Narbe*** oder ***Erweichungszyste.***

Ursachen: Arterienthrombose (extra- oder intrakraniell), Arterienembolie, kritische Minderdurchblutung ohne Gefäßverschluß.

15.14 Hämorrhagischer Hirninfarkt = Encephalomalacia rubra

Kolliquationsnekrose: Von zahllosen kleinsten Blutungen durchsezt (Abb. 15.4). Stadienablauf wie bei weißer Erweichung.

Arterielle Ursachen: Primär ischämische Nekrose: sekundärer Bluteinstrom ins nekrotische Gewebe (Affluxus arteriosus durch Anastomosen; Refluxus venosus durch Blutrückstau; Blutaustritt aus geschädigten Gefäßen; neuerlicher Blutdruckanstieg nach Systemdruckabfall): sekundärhämorrhagische Nekrose.

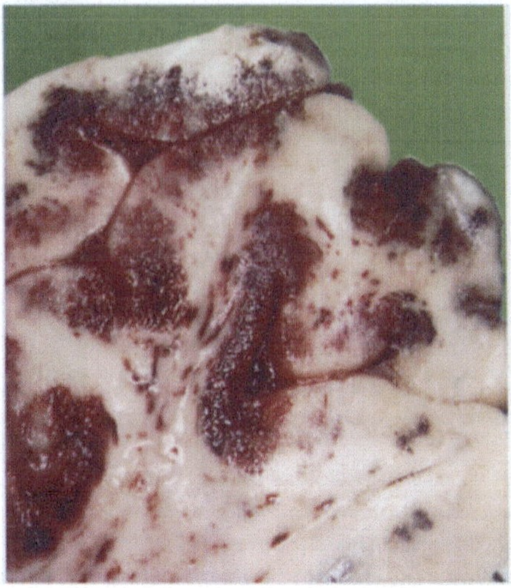

Abb. 15.4. Hämorrhagischer Hirninfarkt. Das nekrotische, kortikal/subkortikal gelegene Gebiet ist durch zahllose kleinste Blutungen zu einem rotscheckigen Areal geworden

Venöse Ursachen: Sinus- und Hirnvenenthrombosen: primär hämorrhagische Nekrose. Die Veränderung müßte unter diesen Voraussetzungen eigentlich hämorrhagische Infarzierung genannt werden.

Die Topik der Hirninfarkte wird bestimmt durch das Versorgungsgebiet der betroffenen Gefäße (s. Abb. 15.5). Man hat *4* ***Infarktmuster*** zu unterscheiden:

1. ***Total- und Subtotalinfarkt:*** Befall des gesamten Versorgungsgebietes.
2. ***Kern- (Stumpf)infarkt:*** Befall des gesamten Versorgungsgebietes.
3. ***Grenzzoneninfarkt:*** Befall von Grenzzonen benachbarter Versorgungsgebiete.
4. ***Terminal-(Endausbreitungs)infarkt:*** Befall der äußeren Peripherie des Versorgungsgebietes.

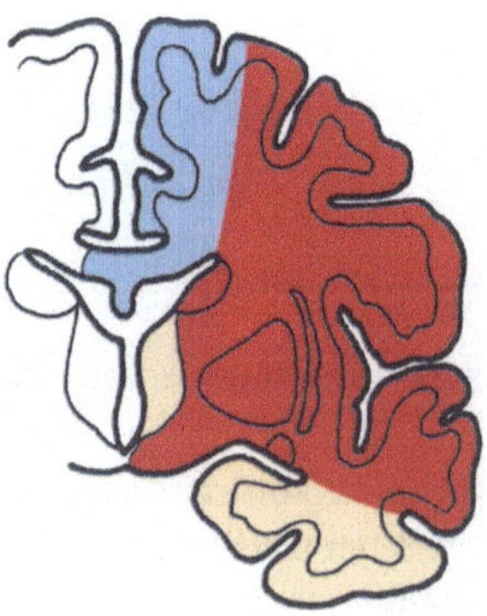

Abb. 15.5. Übersicht der arteriellen Versorgungsgebiete auf einem zentralen Hirnschnitt. *Rot* A. cerebri media, *blau* A. cerebri anterior, *gelb* A. cerebri posterior

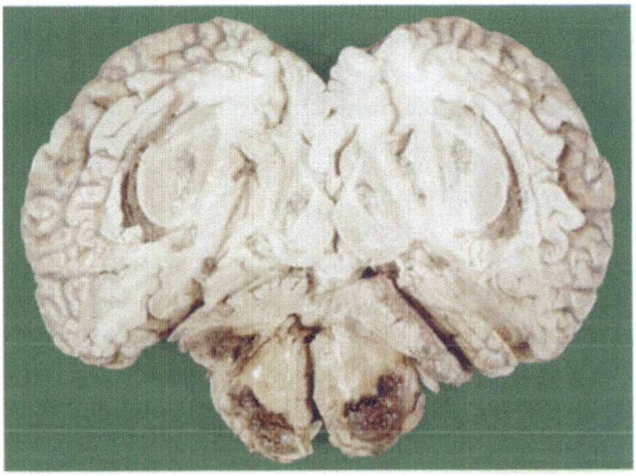

Abb. 15.6. Bilateral-symmetrische Nekroseherde im Stammgangliengebiet und Kleinhirn bei Kohlenmonoxidvergiftung. Das Gehirn ist nach der Methode von VIRCHOW seziert

15.15 Kohlenmonoxidvergiftung

Frühtod: Hirnödem, Hyperämie, evtl. Purpura cerebri.
Spättod: Bilateral-symmetrische Erweichungsherde im Stammganglienbereich, Ammonshorn, Substantia nigra sowie Groß- und Kleinhirnrinde (Abb. 15.6). Weiterhin: hellrotes (kirschrotes) Blut, hellrote Verfärbung bluthaltiger Organe und der Skelettmuskulatur, hellrote Totenflecke.

15.16 Hirnmassenblutung = Haemorrhagia cerebri

Nach Ruptur wandgeschädigter intrazerebraler Arterien destruierendes Einwühlen von Blutmassen in das Hirngewebe.

Als Massenblutung gilt eine solche ab 3 cm Durchmesser, im Hirnstamm ab 1,5 cm.
Frische Haemorrhagia cerebri: Blutungshöhle mit fetzig-zerrissener Wand, darin ein frisches, schwarzrotes Blutkoagulum; die umgebende Trümmerzone wie Encephalomalacia rubra. Kollaterales Ödem.
Ältere Haemorrhagia cerebri: Wand der Blutungshöhle verfestigt. Blutkoagulum braun rot, eingedickt. Zitronengelbe bis bräunlich-rote Farbe der Ödemzone.
Ältere Haemorrhagia cerebri mit frischer Nachblutung: Wand und Umgebung der Blutungshöhle bräunlich-gelb verfärbt, das darin liegende Blutkoagulum z. T. frisch schwarzrot.

Ursachen größerer intrazerebraler Blutungen

1. *Hypertonische Massenblutung*
   Typische Prädilektionsorte

- Stammganglien
  - lateral: Striatum - Claustrum
  - medial: Thalamus
- Marklager: frontal oder okzipital
- Kleinhirn
- Brücke
- Crura cerebri

2. *Massenblutung bei Gefäßmißbildungen*

- Angiome
- Aneurysmen

3. *Massenblutung bei Gerinnungsstörungen*

- Hämoblasten
- Koagulopathien
- Antikoagulanzientherapie

4. *Infarktblutung*

- Massive sekundäre Blutung in eine Enzephalomalazie

5. *Tumorblutung*

- Blutung in Gliome → sog. „Glioma apoplectiforme".

Endstatium einer überlebten Hirnblutung ist eine ***Blutungszyste*** (Tabelle 15.1).

15.17 Purpura cerebri

Multiple, disseminierte, punktförmige Blutungen, nicht abspülbar oder wegwischbar.

Tabelle 15.1. Unterscheidung: Nekrosezyste – Blutungszyste

Nekosezyste		Blutungszyste
alba	rubra	
glattwandig weiß	glattwandig braunrot	gattwandig braunrot
Gefäßreste und filigranartige Bindegewebe-gespinste in der Höhle		Gefäßbindegewebe nur in der Wand

Ursachen:

- Hämorrhagische Diathese,
- Hämorrhagische Enzephalitis,
- Fettembolie,
- Urämie,
- Hämoblastosen,
- Schock,
- Hitzschlag und Sonnenstich,
- Sichelzellanämie,
- Intoxikationen (z.B. Quecksilber, Arsen, Phosphor, Phosgen, nitrose Gase, Kohlenmonoxid, organische Lösungs- und Reinigungsmittel, Pflanzenschutz- und Schädlingsbekämpfungsmittel, Schlafmittel, Schlangen- und Pilzgifte),
- Infektionen (z.B. Masern, Scharlach, Keuchhusten, Diphtherie, Grippe, Fleckfieber, Cholera, bazilläre Dysentrie, Typhus, Malaria, Milzbrand, Pocken, akutes rheumatisches Fieber; bei allen septischen Allgemeininfektionen möglich!),
- Herdförmig umschriebene Blutungen bei Hirntraumen und als Stauungsblutungen bei Venenthrombosen.

15.18 Enzephalitis

Im akuten Stadium aktive Hyperämie der Leptomeningen und des Hirngewebes, Hirnödem. Man kann makroskopisch einzelne Enzephalitisformen nur dann unterscheiden, wenn besondere Charakteristika vorliegen:

- *Hämorrhagische Enzephalitis:* Purpura cerebri
- *Nekrotisierende Enzephalitis:* Disseminierte, oft hämorrhagische Nekrosen
- *Eitrig-metastatische Herdenzephalitis:* Multiple, disseminierte Abszesse
- *Defektzustand nach Encephalitis lethargica:* Depigmentierung der Substantia nigra als makroskopisches Substrat des postenzephalitischen Parkinsonismus
- *Chronische Polioencephalitis syphilitica bei progressiver Paralyse:* Verdickung und milchige Trübung der Leptomeningen, Atrophie des Stirnhirns, erhöhte Konsistenz, Hydrocephalus internus et externus e vacuo, feinhöckrige Oberfläche des Ependyms = Ependymitis granularis
- *Hirnabszeß = Encephalitis purulenta:* Eitergefüllte Höhle mit weicher, geröteter, fetziger Wand (frisch) oder von derber Membran umgeben (alt). Fortgeleitete Abszesse sind meist solitär, metastatische oft multipel.

Ursachen:
- Fortgeleitet von eitrigen Entzündungen aus der Umgebung des Gehirns,
- Hämatogen-metastatisch,
- Perforierende Schädel-Hirn-Traumen.

Bei Verdacht auf Enzephalitis ist Gehirn und Rückenmark histologisch zu untersuchen.

15.19
Multiple Sklerose = herdförmige Entmarkungsenzephalomyelitis

Multiple, disseminierte, scharf begrenzte, graurötlich-lachsfarbene (frische) bis grauweißlich, derbe (alte) Herde; wechselnde Form und Größe, regellose Verteilung (subependymär besonders gut zu sehen und zu tasten!). Verschmälerung und Graufärbung der Nn. optici und des Chiasmas.

15.20
Traumatische Schäden des Gehirns

„Spurlose" Schäden: Klinisches *Commotiosyndrom*
Oberflächliche Läsionen: Rindenprellungsherd, d.h. Contusio cerebri: Von Blutungen durchsetzte, keilförmige Areale unter dem Bild der Encephalomalacia rubra; vorzugsweise an Windungskuppen. Läsionen am Gegenpol der Gewalteinwirkung oft ausgedehnter als am Stoßpol: ***Contrecoup.***
Zentrale Hirnschäden: Hämorrhagische Gewebezerstörung und Nekrosen; wenn besonders ausgedehnt: ***Conquassatio cerebri.***

- Entstehung der „Contre-coup-Verletzung"
- Ursache ist der Massenträgheitsunterschied zwischen Schädel und Gehirn.
  1. *Aufschlagen auf den Boden:* Schädel wird abrupt gebremst, das Gehirn bewegt sich infolge der Trägheit weiter
     - *Aufschlagstelle:* Positiver Druck: Gewebezertrümmerung.
     - *Gegenstoßstelle:* Negativer Sog: Gewebezerreißung.
  2. *Stoß auf den Schädel:* Schädel wird abrupt beschleunigt, das Gehirn bleibt zurück.
     - *Stoßstelle:* Positiver Druck.
     - *Gegenstoßstelle:* Negativer Sog.

Geburtstraumatische intrakranielle Blutungen:

- *Subduralblutungen:* Bei Abriß von Brückenvenen bzw. Einriß des Tentoriums.
- *Intrazerebrale Blutungen:* Durch Zerreißung der V. terminalis.

15.21
Aneurysmen an Hirnarterien

Breitbasige, gestielte oder kugelige Aussackungen an Hirnbasisarterien; bis mehrere Zentimeter Durchmesser. Rupturstelle an der Kuppe. Solitär (90%) oder multipel (10%). Prädilektionsorte an den Verzweigungsstellen der Hirnbasisarterien. Rupturierte Aneurysmen sind die Quelle massiver Subarachnoidalblutungen, oft Wühlblutungen in die angrenzende Hirnsubstanz, evtl. mit Ventrikeleinbruch.

15.22 Geschwülste des Zentralnervensystems

Es kommen eine Vielzahl unterschiedlicher Geschwulsttypen in Betracht, deren makroskopische Differentialdiagnose kaum möglich ist. Die exakte Typisierung erfolgt ausschließlich histologisch.

„Klinische" Malignität intrakranieller Tumoren

- Volumenvermehrung: Hirndruckzeichen
- Massenverschiebung: Hirndruckzeichen
- Einwirkung auf Liquorabfluß: Hydrozephalus
- Einwirkung auf Blutgefäße: vaskulär bedingte Nekrosen
- Einwirkung auf vitale Zentren

Ein morphologisch benigner Tumor kann durch Lage oder Größe „maligne" sein!

Verschiedene makroskopische Erscheinungsbilder: scharf oder unscharf begrenzt; je nach Fasergehalt härtere oder weichere Konsistenz; meist grau-weißlich, manchmal gefäßreich, grau-rot (Glioma teleangiectaticum) oder von Blutungen durchsetzt, schwarz-rot (Glioma apoplectiforme). Im Tumorgewebe evtl. Nekrosen, Zysten, Verschleimung oder Verkalkung. Kollaterales Ödem.
Astrozytom: Verwaschen begrenzt, weich bis derb, solid oder zystisch. Großhirn (Erwachsene), Kleinhirn-Hirnstamm-Bereich (Kinder).
Glioblastom: Relativ scharf begrenzt, „buntes Bild" durch Erweichungen (grau), Verfettung (gelb) und Blutungen (rot bis braunrot). Großhirn, bei Durchwachsung des Balkens mit Ausbreitung in beiden Hemisphären nennt man dies *Schmetterlingsgliom.*
Oligodendrogliom: Ausbreitung vorwiegend in der Rinde, daher am Schnitt girlandenartig; weich, schleimig, kleinzystisch, Verkalkungsherde. Verwachsung mit den Meningen.
Ependymom: Grobknotig, scharf begrenzt, zystisch. Ventrikelnahe in Großhirn, Hirnstamm und Rückenmark. ***DD: Kolloidzyste:*** Bis 2 cm große, „Kolloid"-gefüllte Zyste im Bereich des Foramen MONROI. *Sonstige Zysten:* Dermoidzyste (Talg, Haare!), Ependymzyste (klar-flüssiger Inhalt), Arachnoidalzyste (intrameningeal), RATHKE-Zyste (Sellaregion).
Medulloblastom: Häufigster Hirntumor des Kindesalters; in der hinteren Schädelgrube. Relativ scharf begrenzt, solid, weich oder derb. Kleinhirn, mittelliniennahe, Ausbreitung subarachnoidal: zuckergußartige Durchsetzung der Leptomeningen. Metastasierung über innere und äußere Liquorräume in das Ventrikelsystem und den Spinalkanal: *Abtropfmetastasen.*
Neurinom: Solitär oder multipel (z. B. bei Neurofibromatose RECKLINGHAUSEN). Abgekapselte, glatte bis feinhöckrige Tumorknoten, derb, 1–3 cm. Grau bis bräunlich-gelb, faszikulär gemustert. Kleinhirnbrückenwinkel (N. statoacusticus); selten andere Hirnnerven, Rückenmarkswurzeln.
Hirnmetastasen: Einzelne oder multiple, scharf begrenzte Knoten. Oft zentrale Nekrose und zystische Einschmelzung.

15.23 Schädelbasisfrakturen

Die oft zarten Frakturlinien werden erst nach Abziehen der Dura sichtbar. Durch Zug an den Schädelknochen kann man sie zum Klaffen bringen.
Berstungsbruch: Meist durch *Auffallen auf eine feste Unterlage* oder durch *Einwirkung eines Werkzeuges mit großer Schlagfläche*. Bruch dort, wo Spannungs- und Zugkräfte auftreten (z. B. Knacken einer Nuß).

- Bei *seitlicher Kompression:* Verkürzung des Querdurchmessers mit Zug und Berstung quer zur Gewalteinwirkung: *Querbruch*
- Bei *frontookzipitaler Kompression:* Verkürzung des Längsdurchmessers *Längsbruch* (Abb. 15.7).

Die Bruchlinie zeigt die Druckachse und die Richtung der Gewalteinwirkung an. Wichtig für die Rekonstruktion des traumatischen Geschehens.

- *Querbruch:* Querdruck
- *Längsbruch:* Längsdruck

Biegungsbruch: *Knochen wird an der Einwirkungsstelle eingedrückt, bis er bricht, die Bruchlinien verlaufen zirkulär um die Einwirkungsstelle.* Der Bruch entsteht dort, wo durch Dehnung Zugkräfte entstehen (Brechen eines gebogenen Stockes an der gedehnten Außenseite).

Sonderform: *Ringbruch der Schädelbasis um das Hinterhauptloch.* Infolge Stauchung (Sturz auf Füße oder Gesäß bzw. Aufschlag im Scheitelbereich). Infolge Traktion (Zerrung des Kopfes von der Basis weg = Schleifen fußwärts). Berstungs- und Biegungsbrüche sind meist kombiniert: *Globusbruch*, radiäre und zirkuläre Frakturen, z. B. Schlag mit Stein; vgl. Aufschlagen eines Eies mit einem Löffel.

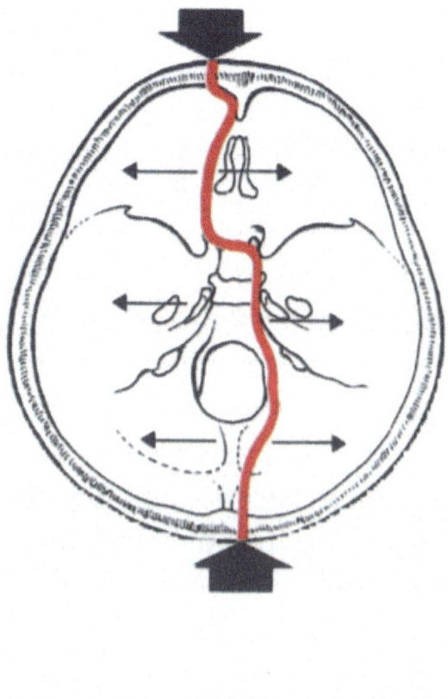

Abb. 15.7. Schädelbasisbruch. Die *großen Pfeile* markieren die Gewalteinwirkung bzw. das Widerlager, die *kleinen Pfeile* zeigen die Richtung der Zerreißungskräfte. Der Verlauf der Bruchlinie zeigt die Richtung der Gewalteinwirkung

15.24
Chordom

Glassig-galertiger, grauweißer bis bräunlichroter, glatter oder gelappter Knoten. Konsistenz weich bis knorpelhart, 1–3 cm. Breitbasig oder gestielt am Clivus bzw. Dorsum sellae.

Gestielte Chordome reißen gelegentlich bei Herausnahme des Gehirns ab und finden sich dann an der Unterfläche der Brücke. Häufig deutet ein kurzer, spitzer, die Dura durchdringender Knochenstachel im Clivusbereich auf die Ansatzstelle des Chordoms hin.

15.25
Hypophyse

Größter Durchmesser ungefähr 1,5 cm; der (größere) Vorderlappen graurot und weich, der (kleinere) Hinterlappen grauweiß.

Verkleinerung der Hypophyse

„*Schlüsselförmige*" Hypophysenatrophie, manchmal nur mehr geringes narbiges Restgewebe: *Symptom der „leeren" Sella.*

Ursachen:

- *Narbige Restzustände nach Nekrosen:* z.B. Schock, besonders postpartal; Trauma; Bestrahlung,
- *Narbige Restzustände nach Entzündungen:* Hypophysitis,
- *Hirndrucksteigerung:* Druck raumfordernder Prozesse,
- *Idiopathische Atrophie* mit Fibrose.

Hypophysenadenome

Scharf begrenzte, eiförmige bis knollige Geschwülste unterschiedlicher Größe. Kleine Adenome treiben den Vorderlappen nur wenig auf, die Sella ist nicht ausgeweitet. Große Tumoren walzen die Sella aus (Druckatrophie des Knochens!), durchbrechen das Diaphragma; Kompression des Chiasma, evtl. Einbruch in den 3. Ventrikel.

Durch endokrine Aktivität der Adenome bedingte Veränderungen an anderen Organen:

- *Adenom vom ACTH-Typ: CUSHING-Syndrom,*
- *Adenom vom STH-Typ: Akromegalie,*
- *Adenom vom STH-Typ: Gigantismus,*
- *Adenom vom TSH-Typ: Hyperthyreose,*
- *Adenom vom LTH-Typ: Unterschiedliche gonadotrope Wirkung bei Mann und Frau,*
- *Adenom ohne endokrine Aktivität: Globale Vorderlappeninsuffizienz.*

15.26 Kraniopharyngeom

Abgekapselte, aber fest mit der Umgebung verwachsene, bis mehrere Zentimeter große Geschwulst. Oberfläche glatt bis höckrig, Schnittfläche solid oder zystisch, dann mit dickflüssigem Inhalt, evtl. glitzernde Cholesterinkristalle. Die Tumoren kommen in Sellanähe an 2 Stellen vor:

- *Intrasellär:* Hypophysenkompression, Sellaerweiterung, schließlich Knochenzerstörung.
- *Supraselllär:* Ausdehnung ohne Schädigung der Sellaknochen in Richtung Zwischenhirn: Einbruch in 3. Ventrikel. *DD:* Dermoide, Chordome, Kolloidzysten.

15.27 Mittel- und Innenohr

Das Mittelohr soll leer und trocken sein, die Schleimhaut durchscheinend dünn. Das Innenohr enthält eine klare Flüssigkeit.

Inhalt im Mittelohr ist stets pathologisch:
Blut: Trauma, Schädelbasisbruch
Schleim: Katarrhalische Entzündung
Eiter: Eitrige Entzündung. Achte auf eitrige Mastoiditis, Epi- und Subduralabszeß, Thrombophlebitis des Sinus, Leptomeningitis, Hirnabszeß, Sepsis
Granulationsgewebe: Chronische Entzündung

Cholesteatom
Mit fettigem Detritus und Cholesterinkristallen gefüllter Balg; Zerstörung des Felsenbeines. Sekundäre eitrige Verjauchung ist häufig.

15.28 Innere Nase und Nebenhöhlen

Die Schleimhaut soll grauweiß, dünn und durchscheinend sein, bedeckt von geringer Menge glasigen Schleims.

Achte auf ***Blutungen*** und ***Frakturen*** nach Traumen sowie auf ***Entzündungszeichen*** (Sinusitis: Empyem der Nebenhöhlen).

Nebenhöhlenentzündungen können Herd einer Fokalinfektion sein!
Typische Tumoren dieser Lokalisationen:

- Nasenschleimhaut„polypen“,
- juveniles Nasenrachenfibrom, maligne Lymphome,
- Karzinome der Nasen- und Nebenhöhlen,
- Nebenhöhlenosteome.

15.29 Orbita

Da alle Krankheitsprozesse in der Augenhöhle raumfordernd sind, ist das auffälligste Symptom der ***Exophthalmus.***

Häufigste Ursachen:

- endokrine Ophthalmopathie bei Hyperthyreose,
- primäre Geschwülste in der Orbita,
- intraorbitale Metastasen,
- entzündliche Pseudotumoren,
- Orbitalphlegmone,
- Thrombose des Sinus cavernosus,
- traumatischer Exophthalmus (Blutungen, Impressionsfrakturen).

Denke an das ***maligne Melanom der Uvea*** als Primärtumor von disseminierten Melanommetastasen. Achtung: Manchmal ist der Bulbus exstirpiert und man findet nur eine Augenprothese (Anamnese!).

Kapitel 16

Wirbelkanal und Rückenmark 16

16.1 Spina bifida occulta

Haut intakt, oft umschriebene Hypertrichose: „Pferdeschwanz" lumbosakral. Eventuell trichterförmige Hauteinziehung, darunter ein spaltförmiger Defekt der Wirbelbögen.

DD:
1. ***Dermoidzyste, Teratom:*** Weicher, kugeliger, mit Epidermis ausgekleideter Balg, welcher fettigen Detritus, Haare und evtl. weitere Organrudimente enthält.
2. ***Sinus pilonidalis (Haarnestgrübchen):*** Grübchenförmige Einsenkung der behaarten Haut, die sich als blind endendes Gangsystem fortsetzt.

16.2 Spina bifida cystica sive aperta

Im Bereiche der Wirbelbogendefekte liegt eine bruchsackartige Ausstülpung vor. Die Haut kann intakt oder defekt sein, evtl. sekundäre Überhäutung.
Meningozele: Liquorgefüllter „Bruchsack", aus abnormen Meningealanteilen gebildet.
Meningomyelozele: Die Wand des Sackes besteht aus Rückenmarkhäuten und Teilen des verbildeten Rückenmarks. Der liquorgefüllte Hohlraum wird von Nervenwurzeln durchzogen.
Meningomyelozystozele: Eine zystische Erweiterung des Zentralkanals kommt noch dazu.

16.3 Rhachischisis

Zustand der offenen Medullarinne. Der Zentralkanal liegt nach außen hin frei, das Rückenmark setzt sich seitlich als ***Area medullovasculosa:*** zottig-schwammig-grau-rot (Ganglienzellen und Glia in einem Gefäßmaschenwerk) fort, um über die ***Area epithelioserosa:*** glatt, grauweiß (Pia und Arachnoidea) in die intakte Haut überzugehen.

16.4 Makroskopische Diagnostik am Rückenmark

Es stehen nur 2 Anhaltspunkte zur Verfügung:
1. ***Farbverschiedenheiten:*** Normalerweise soll die Schmetterlingsfigur der grauen Substanz am Querschnitt deutlich zu sehen sein.
2. ***Konsistenzverschiedenheiten:*** Man „könnte" z. B. eine Erweichung tasten, soll aber ein Abtasten des sehr vulnerablen Rückenmarks unterlassen.

Sind Veränderungen vorhanden, welche Wirbelkanal und Rückenmark gemeinsam betreffen (Geschwülste, Traumen, Operationen) so darf das Rückenmark erst dann herausgenommen werden, wenn die gegenseitigen topographischen Beziehungen (welcher Wirbel?) festgestellt sind.

Nach Herausnehmen des Rückenmarks ist nicht zu vergessen, die Innenfläche des Spinalkanals zu untersuchen.

! *Achtung:* Makroskopisch läßt sich am Rückenmark oft nicht einmal entscheiden, welche Stelle erkrankt und welche gesund ist. Die Diagnostik am Rückenmark erfolgt histologisch.

Versäume daher nicht, bei unklaren Spinalerkrankungen, neben dem Rückenmark auch periphere Nerven und Skelettmuskulatur für die histologische Untersuchung zu fixieren.

Kapitel 17

Weichteile an Brust und Bauch 17

Durch den medianen Hauptschnitt werden Haut und Weichteile über dem Sternum wie auch die vorderen Bauchdecken durchtrennt. Nach Abfleischen des Thorax sind Fettpolster und Muskulatur zu beurteilen.

Unterhautfettgewebe

Das Fettgewebe des Kindes ist gelblich-weiß und wird mit zunehmendem Alter immer intensiver gelb. Dicke des Fettpolsters abmessen!

- *Adipositas* (s. 119)
- 2 wichtige Syndrome zeigen als Leitsymptom eine Adipositas:
  - *Metabolisches Syndrom:* Adipositas, Diabetes, Hypertonie, Hyperlipidämie.
  - *Pickwickier-Syndrom:* Adipositas, Zyanose, Polyglobulie, Cor pulmonale, Thrombosen und Embolien.
- *Kachexie* und *Marasmus* (s. 119)

Muskulatur

Normalerweise fleischrot, feucht glänzend: bei Anämie blaßgrau-rot, bei Kachexie braunrot, bei CO-Vergiftung hellrot.

- *ZENKERsche wachsartige Degeneration:* Fleckig grau, trocken, wachsartiger Glanz, festere Konsistenz. Häufig Blutungen zwischen den Muskelbündeln und subfaszial (Längsschnitte durch die Bauchmuskeln!). *Vorkommen: Toxisch-fieberhafte Erkrankungen (z. B. Typhus abdominalis, M. WEIL, anaphylaktischer Schock u. a.).*
- *Trichinen:* Stecknadelspitzgroße, weiße, verkalkte Stippchen in der Hals-, Brust- und Zwischenrippenmuskulatur.

17.1 Brustdrüse

Bei Erwachsenen Frauen lassen sich unterscheiden:
Ruhende Mamma: Weißliches, derb-fibröses Gewebe; eingestreut kleine graurötliche Drüsenläppchen.
Graviditätsmamma: Vergrößert, prall, graurötlich; Schnittfläche feinkörnig. Gelbrahmiges Kolostrum ausdrückbar. Stärkere Pigmentierung der Areola.
Sezernierende Mamma: Weiße Milch fließt spontan von der Schnittfläche.
Klimakteriummamma: Drüsenläppchen weitgehend durch Fettgewebe ersetzt, wechselnd reichlich derbes Bindegewebe.

17.1.1 Diffuse Vergrößerung

Makromastie der Frau

- Abnorme hormonelle Stimulation
- Pubertätshyperplasie
- Graviditätshyperplasie
- Bei allen Formen der akuten Mastitis

Zu einer einseitigen, oft exzessiven knotig-knolligen Vergrößerung der Mamma führt der Phyllodestumor: benige: *Fibroadenoma phyllodes*: maligne: *Cystosarcoma phyllodes.*

Gynäkomastie des Mannes

- Lebererkrankungen
- Primärer Hypogonadismus
- Sekundäre Hodenatrophie (Orchitis, Trauma, Altersinvolution)
- Endokrin aktive Neoplasmen (Hoden, Nebennieren, Hypophysen)
- Hormontherapie (Östrogene bei Prostatakarzinom)
- Orchidektomie (bei Prostatakarzinom)

17.1.2 Umschriebene Resistenzen

- *Mastitis*
- *Fettgewebegranulom der Brustdrüse*
- *Paraffingranulome* u.a.
- *Dysplasien der Brustdrüse:* Verschiedene Formen der fibrozystischen Mastopathie, Milchgangektasie
- *Tumoren der Brustdrüse:* Fibroadenom, Phyllodestumor, intrakanalikuläres Papillom, Karzinom

Alle diese Veränderungen treten als mehr oder weniger umschriebene, derbe, meist grauweißliche Herdbildungen auf. Eine makroskopische Diagnose ist unsicher, stets ist die histologische Abklärung zu fordern.

Jede Herdbildung in der Mamma ist histologisch zu untersuchen.

17.1.3 Fibroadenom

Meist solitär (selten multipel und bilateral): scharf umschriebener, abgekapselter Knoten, oberflächlich leicht gebuckelt, gummiartig-derb. Schnittfläche groblappig, grauweiß. Ein feines, spaltförmiges Gefüge kleinerer „Fissuren" entspricht den Drüsengängen. Alte Knoten mit Hyalinosen und Verkalkungen.

Riesenfibroadenome zeigen eine blätterige oder blumenkohlartige Schnittfläche infolge der außerordentlich starken Gliederung des intrakanalikulär wachsenden Tumorgewebes.

17.1.4 Intrakanalikuläres Papillom

Körnige, himbeerartige, gestielte oder breitbasige Geschwülste, die einen erweiterten Milchgang oder eine Zyste ausfüllen. In der Lichtung oft blutige Flüssigkeit → blutende Mamilla.

17.1.5 Karzinom

Meist solitärer, unverschieblicher Knoten; derb bis markig-weich. Schnittfläche grauweiß, manchmal körnig, manchmal schleimig-gallertig, Krebsmilch von der Oberfläche abstreifbar.
Sternförmiger Typ: Zentral eingezogenes, hartes Zentrum mit strahligen Ausläufern in das umgebende Fettgewebe.
Komedotyp: Zahlreiche kleine Pfröpfe (Tumorgewebe) treten als krümeliger Inhalt aus den größeren Milchgängen.
Knotiger Typ: Rundliche oder polyzyklische, prominierende, eher weiche Knoten.
Zystischer Typ: weiche, zottige, papilläre Geschwulstwucherungen in einem zystischen Hohlraum.

Lokale Veränderungen durch das Geschwulstgewebe in der Brustdrüse:

- *Asymmetrie der Brustdrüse*
- *Einziehung der Brustwarze und/oder Einziehung der Haut*
- *Blutiger Ausfluß aus der Mamilla*
- *Einwachsen und Fixation des Tumorgewebes an der Brustwand (M. pectoralis) und der Haut*
- *Orangenhaut*
- *Ulzeration der Haut und Freiliegen des Tumorgewebes*

Lokale Metastasierung im Tumornahbereich
1. ***Lentikuläre Metastasen:*** Multipel-disseminierte, etwa 1 cm große, runde, derbe, scharf begrenzete Knoten. Haut intakt oder ulzeriert: *kutane lymphogene Metastasen.*
2. ***Panzerkrebs, Cancer en cuirasse:*** Flächenhafte, unscharf begrenzte, brettharte, unverschiebliche Infiltration der Haut: *direktes Einwachsen des Tumors in die Haut, zusätzlich lymphogene Propagation.*
3. ***Carcinoma erysipelatodes:*** Düsterrote, flächenhaft erhabene Verfärbung randwärts mit fingerförmigen Ausläufern, derb: *diffuse lymphogene Propagation.*

Bei Mammakarzinom ist gezielt zu suchen nach:

- multiplen Tumoren im Breich der Brustdrüse,
- Tumoren in der kontralateralen Brustdrüse,
  (2. Primärtumor oder lymphogene Metastasierung),
- Lymphknotenmetastasen in der Umgebung der Brustdrüse.

Lymphknotenmetastasen
Axilläre, supra- und intraklavikuläre, retrosternale, interkostale und mediastinale Lymphknoten

Fernmetastasen
Lunge, Pleura, Leber, Gehirn, Nebenniere, Peritoneum, Ovarien [evtl. in Form von KRUKENBERG-Tumoren], Knochen (häufig osteolytisch, seltener osteoblastisch) u.a.

17.1.6
PAGET-Erkrankung der Brustwarze

Ekzemartiger, linsen- bis handflächengroßer, rot-brauner, schuppender, leicht erhabener Herd im Mamillarbereich. Einziehung der Mamilla. Eventuell Erosion und Exulzeration.

Bei einem M. PAGET mamillae ist stets nach einem primären Milchgangkarzinom zu suchen.

17.1.7
Zustand nach Operation eines Mammakarzinoms

An Stelle der Mamma eine schräg zur Axilla verlaufende Narbe. Eventuell Pigmentation der Haut nach Bestrahlung.

Quadrantenresektion: Teilexzision der Brustdrüse.
Einfache Mastektomie (Amputatio simplex): Exstirpation lediglich der Mamma.
Radikale Mastektomie: Exstirpation von Mamma und axillärem Fettgewebe, evtl. Mitexstirpation der Pektoralmuskeln.

Im derben Narbengewebe ist ein Lokalrezidiv makroskopisch oft nicht sicher erkennbar (Histologie!). Achte auf Lymphödem, d.h. Elephantiasis der oberen Extremität.

Kapitel 18

Brustkorb 18

Beurteilung des knöchernen Thorax nach „Abfleischen" der deckenden Weichteile.
Erweiterung bis zum faßförmigen Thorax, vergesellschaftet mit Lungenemphysem.
Verschmälerung beim asthenischen Habitus.
Pectus carinatum: Hühnerbrust durch kielartig vorspringendes Brustbein und seitlich eingedrückte Rippenbögen (Rachitis, Osteomalazie, prämature Synostose am Brustbein = SILVERMAN-Syndrom).
Pectus excavatum: Trichterbrust durch muldenförmige Eindellung des Brustbeines und der angrenzenden Rippenknorpel (meist konstitutionell bedingt). Achte auf Kyphoskoliose, Lungenemphysem, Bronchiektasien und Cor pulmonale.
Einseitige Thoraxdeformierungen gehen meistens zurück auf Kyphoskoliose, Narbenschrumpfung, intrathorakale Prozesse, postoperative Defekte u. a.

18.1 Rippenfrakturen, Sternumfrakturen

Frakturen des Brustbeines entstehen durch direkte, lokale Gewalteinwirkung. Häufig als Effekt forcierter Reanimationsversuche.
Mediane Sternotomie nach Brustkorberöffnung bei einer Herzoperation. Achte darauf, ob das Sternum postoperativ wieder suffizient fixiert wurde: ein instabiles Sternum führt zu extremer Erschwernis der thorakalen Atmung; eine durch oder nach einer Thoraxoperation entstandene Sternumosteomyelitis führt ebenfalls zur Lockerung der Sternumfixation bzw. kann Ausgangspunkt einer Sepsis sein.
Frakturen der Rippen sind vor allem Biegungsbrüche infolge Thoraxkompression. Häufig Serienrippenbrüche. Begleitverletzungen: Durchspießung der Pleura parietalis, Verletzung der Interkostalgefäße: Hämatothorax. Durchspießung der Pleura visceralis mit Lungenverletzung: Pneumothorax, Hämatothorax.

Bei Luftaustritten unter der Haut: Hautemphysem, oder ins Mediastinum: Mediastinalemphysem.

Bei allen Thoraxfrakturen ist nach dem Vorliegen einer Fettembolie zu suchen.

18.2 Pneumothorax

Der Verdacht auf Pneumothorax ergibt sich einerseits aufgrund der klinischen Anamnese, andererseits bei einseitiger Verwölbung des Brustkorbes, insbesondere der Interkostalmuskulatur.

Nachweis des Pneumothorax: Zwischen Thoraxwand und abgelösten Weichteilen wird eine Tasche gebildet und mit Wasser gefüllt. Einstechen des Hirnmessers unter Wasser in einen Interkostalraum: Aufsteigen von Luftblasen.

Ursachen:

- Posttraumatisch: Offener Pneumothorax infolge Brustwanderöffnung, geschlossener Pneumothorax bei Lungenverletzungen.
- Spontan: Geplatzte Emphysemblasen, Perforation von Kavernen, Abszessen oder zerfallenen Geschwülsten.

Ist bei einem Pneumothorax die Perforationslücke an der Lunge zunächst nicht auffindbar, so wird die unsezierte Lunge von der Trachea bzw. vom Stammbronchus aus unter Wasser mit einer Pipette oder Injektionsspritze mit Luft aufgeblasen. Jetzt austretende Luftbläschen zeigen die Perforationslücke an.

18.3 Degenerationsformen an Rippenknorpel

Das bläulichweiße Knorpelgewebe wird gelblichbraun. Es können Verkalkungen und Verknöcherungen auftreten oder durch Erweichung des Knorpels Zysten und kleine Höhlen.

18.4 Tumoren des Sternums und der Rippen

Karzinommetastasen und Plasmoyztome [M. KAHLER] sind relativ häufig.

Primäre Geschwülste stellen meist spindelige bis irreguläre Auftreibungen des Knochens dar, manchmal noch umschrieben abgrenzbar, manchmal in die umgebenden Weichteile infiltrierend. In abnehmender Häufigkeit werden gefunden: Osteochondrome, Chondrome, Fibrome, Chondrosarkome und Osteosarkome.

18.5 Zwerchfellstand

Die Zwerchfellkuppeln stehen in der Mamillarlinie normalerweise rechts im 4. ICR und links im 5. ICR. Beachte, daß der Zwerchfellstand von der Ausbildung der Totenstarre abhängt und daher nur eine geringe diagnostische Aussagekraft hat.

Zwerchfellhochstand	**Zwerchfelltiefstand**
Meteorismus	Pleuraerguß
Paralytischer Ileus	Pneumothorax
Peritonitis	Tumoren im Brustraum
Subphrenischer Abszeß	Schrumpfende Prozesse im Subphrenium
Aszites	
Tumoren im Bauchraum	
Schrumpfende Prozesse im Brustraum	

18.6
Kollateralgefäße an der Sternuminnenfläche

Ausgeweitete Vv. thoracicae (= mammariae) internae: Beim oberen und unteren Hohlvenensyndrom
Ausgeweitete Aa. thoracicae (= mammariae) internae: Bei Coarctatio aortae

Zur autoptischen Korrelation klinischer Sternalpunktatbefunde ist das Sternum mediansagittal durchzusägen.

Kapitel 19

Situs der Brustorgane und Mediastinum 19

19.1 Verlagerung des Herzens bzw. Mediastinums

Verziehung zur Seite der Veränderung bei schrumpfender Pleuraschwarte, Accretio cordis, chronisch-schwieliger Mediastinoperikarditis und atelektatischem Lungenkollaps
Verdrängung zur Gegenseite der Veränderung bei Pleuraerguß, Spannungspneumothorax, Herzvergrößerung, Aortenaneurysma, Lungen- und Thymustumoren

19.2 Lage der Lungenränder

Normale Lungen kollabieren nach Eröffnung der Pleurahöhlen und sinken gleichmäßig zurück. Dadurch liegen die freien mediastinalen Lungenränder etwa 2–3 Querfinger auseinander, und die Vorderfläche des Herzbeutels ist sichtbar.
Vergrößerung der Lunge – Ausbleiben der Retraktion: Die freien Lungenränder sind aneinandergerückt bzw. überlappen sich und verharren in dieser Lage:

- akutes, obstruktives Emphysem: Bolus, Ertrinkungstod, Blutaspiration, spastische Bronchitis, Status asthmaticus, Glottisödem,
- chronisches, obstruktives Emphysem: Bronchitis, Asthma bronchiale,
- hochgradiges Lungenödem, ausgedehnte Pneumonie,
- Stauungsinduration,
- Lungengerüsterkrankungen: Alveolitis, Lungenfibrose.

Verkleinerung der Lungen – ausgiebige Retraktion:

- Atrophisches, seniles Emphysem: Die Lunge kollabiert nach Eröffnung der Pleurahöhlen, die Pleuraoberfläche ist gerunzelt. *DD:* Die normale, kleine Lunge hat eine glatte und gewölbte Oberfläche!
- Pneumothorax,
- Kompression der Lunge durch Flüssigkeiten, Tumoren und bei Kyphoskoliose der Brustwirbelsäule.

19.3 Beschaffenheit des Mediastinums

Durch das Abziehen und Hochheben des Brustbeines vom vorderen Mediastinum entstehen im Fettgewebe kleine luftgefüllte Blasen (Abb. 19.1).

! *Beachte:* Dies ist kein Mediastinalemphysem, sondern ein Artefakt!

Mediastinalemphysem: Vorwiegend lateral und kranial im Mediastinum, prallgefüllte Luftblasen; Übergreifen auf Hals und Unterhautfettgewebe

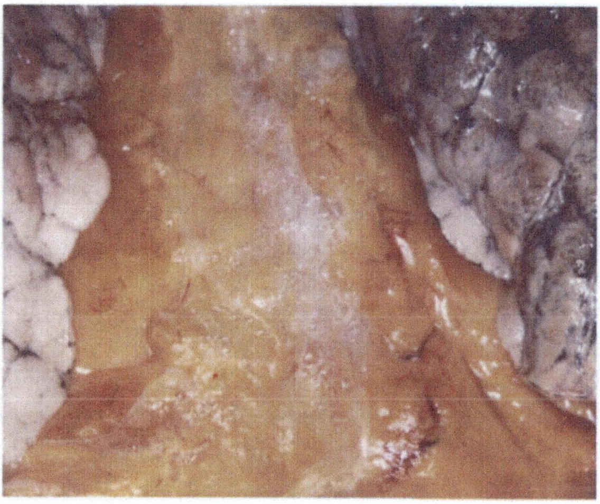

Abb. 19.1. Kleinste Luftbläschen im mediastinalen Fettgewebe sind ein mechanisch entstandenes Artefakt, hervorgerufen durch Ansaugen von Luft beim Hochheben des Sternums

Ursachen:

- Tracheal- und Bronchialperforation (Endoskopie, Tracheotomie, Beatmung),
- Ösophagusperforation,
- interstitielles Lungenemphysem,
- Mediastinitis.

Blutungen im Mediastinum: Achte bei allen Mediastinalblutungen auf Läsionen des N. vagus, denn dadurch evtl. Auslösung eines Schocks. Topographie des N. vagus: Am Hals zwischen A. carotis communis und V. jugularis absteigend; der rechte Vagus überkreuzt ventral die A. subclavia, der linke Vagus den Aortenbogen. Beiderseits liegen die Vagi dorsal des jeweiligen Lungenhilus und legen sich dann mit einem maschenartigen Geflecht dem Ösophagus an und erreichen auf diese Weise den Magen. Beim massiven Hämatomediastinum kann es zu einer extraperikardialen Herztamponade kommen.

Ursachen von Blutungen im Mediastinum sind:

1. traumatisch (Commotio thoracis, offene oder geschlossene Verletzungen, brüske Herzmassage),
2. „spontane" Aortenruptur (Medianekrose, Aneurysmen),
3. Perforationen bei Venenkatheterismus,
4. Blutungen im Gefolge von Herzoperationen.

Akute Mediastinitis: Hyperämische Rötung, Blutungen, ödematöse Auflockerung und phlegmonöse, gelbgrünliche Durchtränkung des mediastinalen Bindegewebes mit eventueller Gasbildung.

Ursachen sind bakterielle Infektionen:

1. hämatogen-metastatisch,
2. lymphogen-metastatisch (Mamma, Lunge, Tonsillen, Bauchraum via Ductus thoracicus),

- direkt fortgeleitet (Läsionen von Ösophagus, Trachea und Stammbronchien; Lymphadenitis mediastinalis; Pleura- und Lungenentzündungen, Sternum- und Wirbelkörperosteomyelitis),
- von weiter her fortgeleitet (Mundboden, Hals, Retropharyngealraum; Retroperitonealraum),
- postoperativ.

! *Achte* auf weitere Komplikationen: septische Venenthrombosen, entzündliche Gefäßarrosionen, Fistelbildungen zu Hohlorganen, Durchwanderungspleuritis und Pneumonie.

Bakteriologie: Abstrichpräparat und Kultur (aerob und anaerob) aus dem Mediastinum, Milzkultur.

Chronische Mediastinitis: Fibrosierung bis schwielige Vernarbung; Verziehung und Umscheidung von Trachea, Hauptbronchien, großen Venen und Aorta.

Ursachen:

- Hervorgegangen aus einer akuten Mediastinitis,
- nach Traumen, Blutungen, Bestrahlungen, Fremdreizungen [z.B. Silikose sowie narbige „Abheilung“ eines M. BOECK],
- nach Pleuritis und Perikarditis: Mediastinoperikarditis,
- idiopathische mediastinale Fibrose,
- postoperativ: ein- oder mehrmalige Herzoperationen.

19.4 Thymushyperplasie

Der Thymus ist ein dreieckiger, mit der Basis dem Herzbeutel aufliegender, mit der Spitze bis an die Drosselgrube reichender Lappen. Ab der Pubertät bildet sich bis etwa zum 25. Lebensjahr das Thymusparenchym unter Einwachsen von Fettgewebe zurück. Es bleibt der dreieckige „thymische Fettkörper“ zurück, in welchem sich noch geringe Reste von Thymusgewebe mikroskopisch nachweisen lassen. Statt sich zurückzubilden, kann der Thymus auch nach der Pubertät bestehen bleiben – Thymus persistens – oder an Masse zunehmen – Thymushyperplasie.

! Bei einer Thymushyperplasie achte auf Hinweise für:

- M. BASEDOW,
- M. ADDISON,
- Myasthenia gravis,
- Akromegalie,
- Störungen der Keimdrüsen,
- Lupus erythematodes, systemische progressive Sklerodermie, progredient-chronische Polyarthritis, SJÖGREN-Syndrom und andere Autoimmunerkrankungen.

„Status thymicolymphticus“: Hyperplasie der lymphatischen Organe, Hypoplasie der Nebennieren, Hypogenitalismus, Hypoplasie der Aorta, Apex cordis

bifidus, abnorme Krenierung der Milz, embryonale Lappung der Nieren, trichterförmiger Ursprung des Wurmfortsatzes, Hochwuchs mit Betonung der Unterlänge, intersexuelle Körperbehaarung, zarte glatte Haut, reichliches hellgelbes Fettgewebe.

Bei Fehlen der Hyperplasie anderer lymphatischer Organe: Status thymicus.

Der „Status thymicolymphaticus" wurde als eine besondere Form eines hypoplastischen Konstitutionstyps aufgefaßt. Obwohl immer wieder solche Fälle in Zusammenhang mit einem plötzlichen unerwarteten Tod beobachtet werden, kommt dieser Konstellation keine wissenschaftlich gesicherte Bedeutung zu.

19.5 Thymustumoren

Entweder knotige, abgekapselte Geschwülste oder invasiv wachsende Tumoren mit unscharfer Begrenzung:

- Thymome (benigne und maligne),
- Lymphome,
- Teratome,
- metastatische Geschwülste und viele andere histomorphologische Tumortypen.

Häufung von Thymomen bei Erkrankungen, die mit Autoimmunisierungsprozessen verknüpft sind.

19.6 Zysten und Tumoren im Mediastinum

Der Häufigkeit entsprechend finden sich:

- vergrößerte Lymphknoten: Metastasen, maligne Non-HODGKIN-Lymphome, M. HODGKIN,
- mediastinale Struma,
- nervale Tumoren: Neurinome, Neurofibrome und dergleichen,
- Teratome,
- zystische Fehlbildungen in Verbindung mit Trachea, Bronchien, Ösophagus, Perikard und dergleichen,
- mesenchymale Tumoren: Lipome, Fibrome, Lymphangiome, Hämangiome und deren maligne Varianten,
- Thymustumoren.

Kapitel 20

Pleurahöhlen und Rippenfell 20

20.1 Inhalt der Pleurahöhlen

Flüssigkeitsansammlungen über 50 ml sind pathologisch. Der Inhalt der Pleurahöhlen ist sofort auszuschöpfen, da er sonst durch hineinlaufendes Blut verändert wird. Mengenbestimmung mittels graduierter Meßgefäße.

Bakteriologie: direkte Beimpfung flüssiger Nährmedien (Untersuchungsmaterial mit Spritze aufziehen oder Stieltupfer eintauchen).

Hydrothorax = Pleuratranssudat = nichtentzündlicher Erguß
Die Flüssigkeit ist strohgelb bis bernsteinfarben, klar und durchsichtig. Kann durch postmortal desquamierte Serosadeckzellen getrübt sein.

DD Transsudat – Exsudat: Zeigt die zugehörige Pleura Entzündungszeichen, handelt es sich um ein Exsudat; ist die Pleura unverändert, liegt ein Transsudat vor. Das makroskopische Aussehen der Flüssigkeit allein ist nicht entscheidend.

Häufige Ursachen von Pleuratranssudaten:

- Herzinsuffizienz mit Anstieg des Venendruckes,
- Einflußstauungen aller Art,
- Venen- und Lymphgefäßobstruktion bei malignen Tumoren,
- Verminderung des onkotischen Druckes (Kachexie, Leberzirrhose, nephrotisches Syndrom, alimentäre Hypoproteinämie),
- MEIGS-Syndrom.

Entzündlicher Erguß = Pleuraexsudat
Die Flüssigkeit ist trüb bis undurchsichtig, dünnflüssig oder eingedickt, je nach Charakter der ursächlichen Entzündung serofibrinös, eitrig oder hämorrhagisch.
Pleuraempyem: Der Eiter kann sich in der gesamten Pleurahöhle ausbreiten oder als abgesacktes Empyem in Lappenspalten bzw. zwischen Pleuraverwachsungen lokalisiert sein.

Ursachen:

- para- und metapneumonisches Empyem (Pneumokokken, Staphylokokken, Streptokokken, E. coli, Pseudomonas, Klebsiellen u. a.),
- tuberkulöses Empyem,
- posttraumatisches oder postoperatives Empyem,
- bronchopleurale Fisteln mit Pyopneumothorax,
- Ösophagusperforation, Mediastinitis,
- Aktinomykose,
- fortgeleiteter subphrenischer Abszeß.

Frische Empyeme sind dünnflüssig bis rahmig, graugelblich; ältere Empyeme sind eingedickt, die Pleura ist schwielig-verdickt, evtl. verkalkt. Aus den Schwarten können konkrementartige Sequester in den Pleuraraum abgestoßen werden.

Bei gangräneszierender Mischinfektion ist das Empyem mißfarbig, jauchig, stinkend; bei gasbildenden Bakterien schaumig (DD Pyopneumothorax).

Achte beim Pleuraempyem auf das Vorliegen einer Sepsis/Pyämie.

Chylothorax

Weißlich-trübe, milchartige Flüssigkeit; manchmal „Fettaugen" wie bei einer Suppe. Unterscheide:

- *Chylus:* Geruchlos, alkalisch, fettig; kann durch Fettlösungsmittel (Äther) geklärt werden. Sudanfärbung zeigt reichlich Fetttröpfchen.
- *Pseudochylöse Flüssigkeit:* Eiweißreich, fettarm, kann durch Fettlösungsmittel nicht geklärt werden (bei nephrotischem Syndrom oder tuberkulöser Pleuritis).
- *Chyliforme Flüssigkeit:* Fettansammlung in einem Erguß durch fettige Degeneration von Leukozyten, Makrophagen, Serosadeckzellen, evtl. Tumorzellen.

Ursachen: Obstruktion oder Kontinuitätsunterbrechung des Ductus thoracicus (traumatisch, postoperativ; Lymphknoten und Lymphgefäßblockade durch Tumoren, Entzündungen oder Parasiten; Kompression der Lymphwege von außen).

Hämatothorax

- *Reines Blut* bei Traumen oder Ruptur eines Aortenaneurysmas.
- *Blutige Ergüsse* bei primären oder metastatischen Tumoren, hämorrhagischer Pleuritis, Tuberkulose, hämorrhagischer Diathese.

Mageninhalt in der Pleurahöhle

Selten intravital entstanden (transdiaphragmale Perforation eines Magengeschwürs, Ösophagusperforation). Häufiger postmortal: trübe, braungrünliche, sauer riechende Flüssigkeit. Nach Ösophagomalazie bzw. Gastromalazie mit Durchdauung. Die entsprechenden Lungenteile sind schmutzig-braungrün verfärbt und matschig erweicht. Keine entzündliche Reaktion der Pleura.

20.2 Beurteilung von Pleura und Lunge

1. Größe und Volumen:

Größenbestimmung bereits in situ an Hand der Lage der mediastinalen Lungenränder. Eine vergrößerte Lunge ist voluminös, stark gewölbt mit stumpfen, gerundeten freien Rändern. Eine verkleinerte Lunge ist nur flach gewölbt mit manchmal gerunzelter Pleura, die freien Ränder kantig-scharf.

2. Form und Lappung:

Angeborene Lappungsanomalien

Erworbene Formanomalien: Horizontale Schnürfurche am Oberlappen bei enger oberer Thoraxapertur, narbige Schrumpfung der Pleura und Lunge, Kompression.

3. *Oberfläche:*
Organoberfläche: Achte auf eine glatt-ebene Oberfläche bzw. auf Herde, welche unter oder über dem Niveau gelegen sind.
Pleuraüberzug: Durch Darüberstreifen mit dem trockenen, reinen Hirnmesser wird das Verhalten der Serosa überprüft.

4. *Konsistenz*
Lungengewebe zwischen 2 Finger fassen und zusammendrücken: Wieviel Lungengewebe bleibt nach Ausdrücken der Luft bestehen?

- Leicht zusammendrückbar: luftreich, *substanzarm*, „luftkissenartig" (Abb. 20.1)
- Schwer zusammendrückbar: luftarm *substanzreich*, induriert

Mit zusammengelegten Fingern tastend über die Lungenoberfläche und Schnittfläche streifen: Die normale Lunge fühlt sich weich und knisternd an. Taste nach umschriebenen, konsistenzerhöhten Herden und schneide diese ein.

5. *Schnittfläche:*
Beim Einschneiden einer normalen lufthaltigen Lunge hat man das Gefühl von Krepitation, d.h. die Luft entweicht kinsternd.
Einschneiden und Warten: Was fließt spontan von der Schnittfläche ab?

- *Reichlich schaumige Flüssigkeit*: akutes Ödem
- *Reichlich Blut:* akute venöse Stauung, Polyglobulie
- *Trüb-blutige Flüssigkeit ohne Luftbläschen:* Verdacht auf entzündliches Ödem bei Pneumonie
- *Exsudataustritt aus Bronchien*: Bronchitis

Mit Hirnmesser abstreifen: Im Unterlappen ist wegen der Hypostase stets mehr Blut abstreifbar.
Struktur und Farbe der Schnittfläche: Durch fleckige Anthrakose, dorsobasal zunehmende Hypostase und Wechsel von durchatmeten mit atelektatischen Bezirken ist der Aspekt der Lungenschnittfläche selten einheitlich und gleichmäßig.
Im einzelnen sind zu beurteilen:

- *Lungengewebe:* Farbe, Struktur, d.h. die Zeichnung der Schnittfläche.
- *Bronchien:* Inhalt, Schleimhaut, Lichtungsweite.
- *Pulmonalarterienäste:* Inhalt, Wandbeschaffenheit, Lichtungsweite.

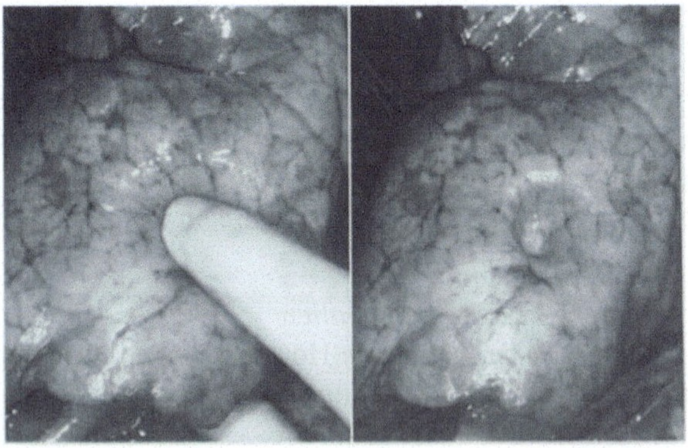

a b

Abb. 20.1. Nach Fingerdruck bleibt im Lungengewebe eine Delle bestehen: Eine substanzarme, „luftkissenartige" Lunge, welche gegen den Bronchialwiderstand ausgedrückt werden kann, ist ein Zeichen für ein obstruktives Emphysem

20.3 Veränderungen an der Pleura visceralis

Subpleurale Blutungen
Punktförmige bis kleinfleckige, schwarz-rote frische oder braun-rote ältere Blutungen. Ursachen: Hypoxie (z.B. Erstickung, Atemlähmung, Schock), Sepsis, akute venöse Stauung, hämorrhagische Diathese, toxische Kapillarschädigung, Traumen.

Entzündungen der Pleura, Pleuritis
Der morphologische Charakter der Pleuritis wird durch die Art des Exsudates bestimmt (s. 6.10).

Zu bestimmen sind das *Verlaufsstadium* (perakut, akut, subakut, chronisch, rezidivierend) und die *Art des Exsudates* (serös, fibrinös, eitrig, hämorrhagisch, jauchig-gangräneszierend).

Achte auf unter den Auflagerungen verborgene knötchenförmige Pleuraveränderungen (s. 20.4)

Ursachen einer Pleuritis:

- Infektiöse (mikrobielle) Pleuritis,
- Pleuritis bei Rheumatismus und Autoimmunerkrankungen,
- Urämische Pleuritis,
- Pleuritis bei Lungeninfarkt,
- Pleuritis carcinomatosa/sarcomatosa,
- Traumatische Pleuritis.

Entstehungswege:

- Übergreifen entzündlicher Prozesse aus der Nachbarschaft (z.B. Pneumonie, Perikarditis, Mediastinitis, subphrenischer Abszeß, Pankreatitis),
- Hämatogen (Sepsis bzw. metabolisch-toxisch: z.B. Urämie,
- direkte lokale Alteration (z.B. Lungeninfarkt, Pleuritis bei Neoplasmen, traumatisch).

Verwachsungen beider Pleurablätter
Graduell unterschiedlich: strangförmige *Adhäsionen*, flächenhafte *Verwachsungen*, totale bindegewebige *Verödung des Pleuraspaltes*, mächtige *Schwielen* und *Schwarten* mit Schrumpfungstendenz und Deformierung des Thorax.

Die bindegewebigen Verwachsungen sind weiß, fibrös bis derb-hyalinisiert; bei Verkalkungen ist nach tuberkulösen Lungenveränderungen zu suchen.

Sektionstechnik: Adhäsionen werden vorsichtig mit der Hand gelöst oder mit dem Skalpell durchschnitten. Sind die Verwachsungen nicht trennbar, geht man mit den gestreckten Fingern beider Hände, am Schnittrand der Rippen beginnend, stumpf in das lockere interkostale Zellgewebe ein und löst die Pleura parietalis von der inneren Thoraxwand ab.

Dabei wird auch interkostales Fettgewebe erfaßt, welches dann streifenförmig gelb-glänzend der Präparatoberfläche anliegt.

Pleurafibrose und -hyalinose
Knötchenförmige, leistenartige oder flächenhafte weiß glänzende Verdickungen vorwiegend der Pleura visceralis: Restzustand organisierten Exsudats. Mit oder ohne Adhäsionen. An der Pleura parietalis manchmal flache, plaqueartig oder tropfenartige, knorrig-knollige, porzellanweiße, knorpelharte (evtl. verknöcherte) Vorwölbungen: Pleurahyalin, Zuckerguß. Hyalinisierte Fibrinkörper können auch frei in der Pleurahöhle liegen.

Primäre Tumoren an der Pleura

- ***Umschriebene Pleuratumoren:*** knotige Geschwülste sehr unterschiedlicher Größe (bis 10 cm Durchmesser) und Lage (subpleural; gestielt; innerhalb von Verwachsungen). Bindegewebig abgekapselt oder infiltrierend wachsend. Pleuraerguß häufig.
  Histologisch: Fibrome, Neurofibrome, Lipome, Sarkome u. a.
- ***Diffuse Pleuratumoren:*** Flächenhafte, schalenartige, meist einseitige Verdickung (einige Millimeter bis mehrere Zentimeter) eines oder beider Pleurablätter. Grauweißes, derbes, oft fischfleischartig-homogenes Tumorgewebe füllt den Pleuraraum aus. In Resthohlräumen fibrinös-hämorrhagisches Exsudat. In der diffusen Tumorinfiltration treten Knoten von 0,5–5 cm Durchmesser in Erscheinung, die miteinander konfluieren und oft zystisch umgewandelt sind.
  Histologisch: Mesotheliome.

20.4 Knötchenförmige kleinstherdige Pleuraveränderungen

Die Einzelherde sind durchschnittlich kleiner als 5 mm im Durchmesser.

Hühneraugen der Pleura (häufig): Kleinste, hyalin-weiße Verdickungsherde, umgeben von einem anthrakotisch-schwarzen Hof.
Miliartuberkulose: Multiple, oft sehr dicht stehende, buckelig-erhabene, derbe Herdchen. Kleinere (1 mm) sind grauweiß, größere (3 mm) mit gelbem (= käsigem) Zentrum.
Metastatisch-pyämische Abszesse: Multiple, gelbe Herdchen mit hämorrhagischem Randsaum. Am Schnitt entleert sich Eiter.
Tumormetastasen: Rundliche bis polyzyklisch begrenzte, beetartig-erhabene, grauweiße, derbe Herde mit der Tendenz zu konfluieren. Ohne Entzündungszeichen an der Pleura: *Carcinosis pleurae*; wenn mit Pleuritis kombiniert: *Pleuritis carcinomatosa.*

Knötchenförmige Pleuraveränderungen können durch entzündliche Auflagerungen überdeckt sein.

Interstitielles Emphysem: Perlschnurartig angeordnete, verschiebliche, subpleurale Luftbläschen, die sich zum Hilus hin ausbreiten.

20.5 Strangförmig-netzartige Pleuraveränderungen

Lymphangiosis carcinomatosa pleurae: Grauweiße, derbe, vorspringende, netzartig zusammenhängende Stränge; wie mit „zittriger Hand gezeichnet"; an den Kreuzungspunkten Knötchenbildung (Abb. 20.2).
Verödete subpleurale Lymphgefäße: Grauweiße, netzartige Stränge, die nicht vorragen.

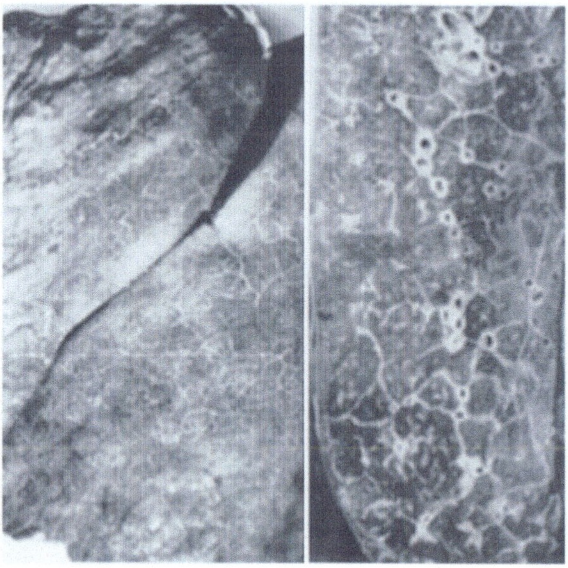

a b

Abb. 20.2 a, b. **a** Lymphangiosis carcinomatosa pleurae: grauweißes Netzwerk, wie mit „zittriger Hand gezeichnet"; **b** Lymphangiosis carcinomatosa pulmonum: grauweiße „Manschetten" und Stränge peribronchial, perivaskulär und interstitiell-septal

Lunge 21

Zum praktisch-diagnostischen Nutzen sind die Lungenveränderungen nach Leitsymptomen zusammengestellt, um differentialdiagnostische Gruppen einzugrenzen:

Eine morphologisch „normale Lunge" gibt es bei klinischen Obduktionen praktisch nicht!

21.1 Akute Lungenstauung

Groß, schwer, vom Schnitt fließt spontan und reichlich schwarzrotes, etwas schaumiges Blut.

! *Achte* auf Ursachen einer *akuten Linksherzinsuffizienz.*

Übersicht der *häufigsten Erkrankungen* an den *präexistenten Lungenstrukturen*

1. ***Bronchien: Veränderungen in der Wand und Lichtung:*** Bronchitis, Bronchiolitis obliterans, Asthma bronchiale, Bronchiektasien, Blut- bzw. Fremdkörperaspiration, Bronchuskarzinom. Bronchialtuberkulose, Lymphangiosis carcinomatosa pulmonum, Bronchial-„Adenome".
2. ***Pulmonalarterien:*** sekundäre Pulmonalarteriensklerose, Pulmonalembolie, Fettembolie.
3. ***Pulmonale Lymphknoten:*** Tumormetastasen, Tuberkulose, Silikose, maligne Lymphome.
4. ***Pleura:*** Inhalt der Pleurahöhlen. Pleuraerguß: ***nichtentzündliches Transsudat*** (häufig!), ***entzündliches Exsudat*** (selten!), Hämatothorax (selten), Chylothorax (sehr selten!). ***Entzündungen an der Pleura:*** entsprechend den Entzündungskriterien an einer Serosa postentzündliche Veränderungen: ***Adhäsionen, Verwachsungen, Schwielen, Schwarten*** knötchenförmige Pleuraveränderungen: ***Hühneraugen*** (häufig!), ***Metastasen*** (häufig!), ***Miliartuberkulose*** (selten!), ***metastatisch-pyämische Abzesse*** (sehr selten!), netzartige Pleuraveränderungen: ***Lymphangiosis carcinomatosa*** (häufig!), ***verödete subpleurale Lymphgefäße*** (praktisch immer!).

Diagnostik der *wichtigsten Lungenerkrankungen* an Hand von *Leitsymptomen*

Entscheide: Handelt es sich um ***diffuse*** oder ***herdförmige*** Veränderungen?

1. ***Diffuse Lungenveränderungen,*** d.h. die gesamte Schnittfläche „sieht eigentlich gleich aus": Lungenstauung, Lungenödem, diffuses Emphysem, diffuse Lungenfibrose, Schocklunge.

2. ***Herdförmige Lungenveränderungen,*** d.h. auf der Schnittfläche sind unterschiedliche Areale erkennbar. Versuche, diese Herde den nachfolgenden Leitsymptomen zuzuordnen.

1. Leitsymptom: Großherdig-flächenhaft, „handtellergroß“

Volumen vermehrt, Herd liegt über dem Niveau: Hypostase, lobäre Pneumonie, konfluierende Herdpneumonie, chronische Pneumonie, diffuse Tumorgewebinfiltration.

Volumen vermindert, Herd liegt unter dem Niveau: Kompressions- oder Obturationsatelektase.

2. Leitsymptom: Kleinherdig-umschrieben, „zentimetergroß“

Herdpneumonie, lobuläre Tumorinfiltrate, tuberkulöse Herde, Lungeninfarkte, Lungenkarzinom, hämatogene Metastasen, Chondrom.

3. Leitsymptom: Kleinstherdig, disseminiert, „millimetergroß“

Metastatisch-pyämische Abszesse, Miliartuberkulose.

4. Leitsymptom: Streifig-netzig, „strickmusterartig“

Lymphangiosis carcinomatosa, interstitielle Pneumonie, Anthrakose.

5. Leitsymptom: Hohlräume

Lungenabszeß, Lungengangrän, tuberkulöse Kaverne, Echinokokkuszyste, Bronchiektasien, herdförmiges großblasiges Emphysem.

6. Leitsymptom: Herdförmig-narbig: jede Größe, jede Form

Tuberkulöse Narben, Infarktnarben, Lungenspitzenschwielen, Pneumokoniosen, Indurativpneumonie, M. BOECK.

7. Leitsymptom: Blutungen

Blutaspiration, hämorrhagische Herdpneumonie, traumatische Lungenblutungen, Diapedeseblutungen, Stauungsblutungen, sonstige Blutungen.

21.2
Chronische Lungenstauung

Groß, schwer, Konsistenz gleichmäßig erhöht = induriert, Schnittkanten steif; Schnittfläche kann (muß aber nicht!) trocken sein, chagriniert (zahlreiche feinste Unebenheiten, „rauh"), braun-rot, evtl. rostfarben.

Weiter: Sekundäre Pulmonalarteriensklerose (s. 21.46.2). Achte auf Ursachen einer *chronischen Linksherzinsuffizienz* bzw. auf einen *Mitralklappenfehler*. Im Gefolge einer chronischen Lungenstauung entsteht ein Cor pulmonale.

21.3
Akutes Lungenödem

Groß, schwer („Wassersack"), auf Fingerdruck bleiben Dellen bestehen. Vom Schnitt fließt spontan, knisternd und rasselnd, reichlich schaumige Flüssigkeit „sturzbachartig" ab; danach lassen sich noch große Flüssigkeitsmengen wie aus einem Schwamm auspressen (Abb. 21.1).

21.4
Chronisches Lungenödem

Schnittfläche blutarm, feucht-glasig-glänzend (wie „gallertig"), graubräunlich, evtl. gelblich gesprenkelt (verfettete Alveolardeckzellen).

21.5
Schocklunge

Groß, auffallend schwer, Luftgehalt stark herabgesetzt, nur die vorderen Lungenränder belüftet. Konsistenz gleichmäßig erhöht. Schnittfläche feucht,

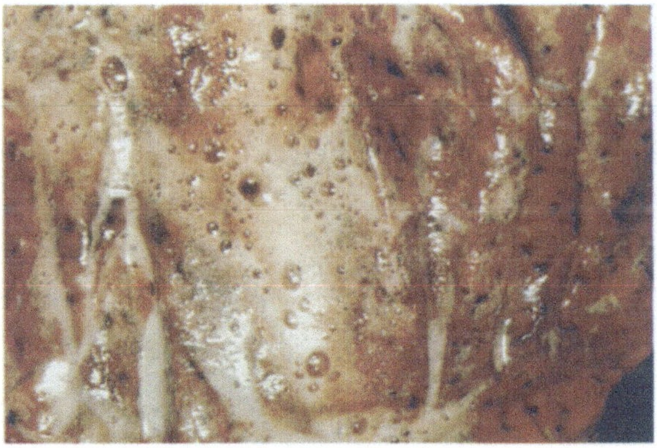

Abb. 21.1. Beim akuten Lungenödem fließt von der frischen Schnittfläche spontan schaumige Flüssigkeit „sturzbachartig" ab

bräunlich-rot; abstreifbare Flüssigkeit nicht schaumig, sondern trüb-schmutzigrot.

Die Zeichnung der Schnittfläche tritt erst nach einiger Zeit deutlicher hervor, erstaunlich gut erst nach Formalinfixierung: feineres bis gröberes, etwas eingesunkenes (interstitielles) Netzwerk. Bei längerer Überlebenszeit oft durch Pneumonie kompliziert.

Der manchmal noch auftauchende Begriff „*Respiratorlunge*" sollte unterbleiben. Die derzeit geübte Technik der maschinellen Beatmung ist an sich nicht krankheitsauslösend, wie weit eine Dauerbeatmung eine bereits vorgeschädigte Lunge noch weiter verändert, ist nicht abschließend geklärt: z.B. Überdruck, Veränderung des Surfactant, Wirkung des Sauerstoffs, Beeinflußung der Perfusion, Begünstigung der Ausbreitung einer Lungenentzündung und dergleichen.

Überdies ist die Bezeichnung „*Respiratorlunge* bzw. *Beatmungslunge*" eigentlich eine Diskriminierung einer wichtigen therapeutischen Maßnahme.

21.6 Diffuses Lungenemphysem

Mit freiem Auge sind die normalen Alveolen nicht einzeln wahrnehmbar. Wenn sie deutlich sichtbar sind, so besteht ein Emphysem.

Eine makroskopisch genauere Typisierung des Lungenemphysems setzt Fixation in situ voraus (Formalininstallation in den Bronchialbaum) und hat durch Lupenbetrachtung zu erfolgen.

Volumen pulmonum auctum (selten!)

Groß, leicht, hellgrau-rot-abgeblaßt, elastisch. Nach Eröffnung des Thorax retrahiert sich die Lunge, Bronchien und Trachea sind frei.

Vorkommen:

- ergotrope Lungenexpansion (forcierte Atmung),
- neurale Lungenexpansion (zentral ausgelöste Hyperventilation),
- raumbedingte Lungenexpansion (E-vacuo-Überdehnung),
- Hyperinflation bei Druckbeatmung.

Akut-obstruktives Emphysem

Groß, plumpe Ränder überlappen sich im vorderen Mediastinum; hellgrau bis hellgrau-rot. Lunge retrahiert sich nicht (tracheobronchiale Obstruktion), Konsistenz luftkissenartig: Auf Fingerdruck bleibt eine Delle bestehen, Luft läßt sich ausdrücken (Abb. 20.1).

Vorkommen bei Ventilstenosen:

- akute Bronchiolitis,
- spastische Bronchitis,
- Asthma bronchiale,
- Ertrinkungstod, Bolustod.

Chronisches Emphysem (häufig!)

Groß, stumpfrandig, Thorax vollständig ausgefüllt, Herzbeutel überlagert; nach Thoraxeröffnung nur gering zusammengesunken. Konsistenz substanzarm und luftreich, nach Einschneiden entleert sich reichlich Luft. Durch Kapillarschwund und Gewebeabbau → blutarm, blaßgrau, depigmentiert.

Grade des Emphysems:

1. ***Vesikuläres Emphysem:*** Makroskopisch erkennbare, 1–5 mm große Bläschen, meist diffus über beide Lungen ausgebreitet
2. ***Kleinblasiges Emphysem:*** Blasenförmige Hohlräume zwischen 5–20 mm, meist herdförmig, bevorzugt in den Oberlappen
3. ***Großblasig-bullöses Emphysem:*** Große Hohlräume über 20 mm, vorwiegend an den Lungenrändern (Abb. 21.2)

Abb. 21.2. Bullöses Lungenemphysem. Durch einen kleinen Einschnitt fällt die überdehnte, luftgefüllte Emphysemblase sofort in sich zusammen

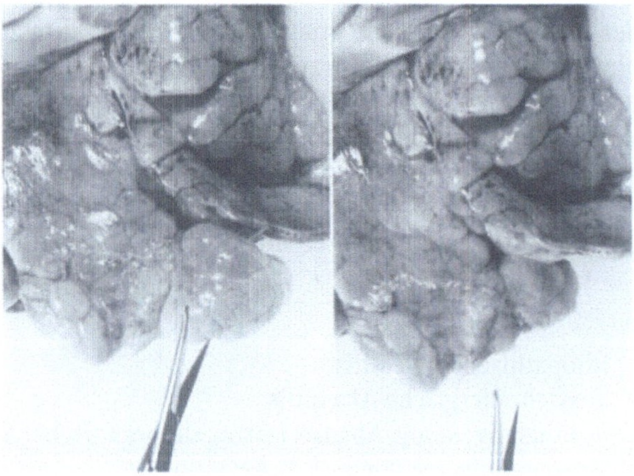

a b

Das chronische Lungenemphysem gehört klinisch und funktionell zu den ***chronischen Atemwegsobstruktionen = COPD = chronic obstructive pulmonary disease*** (Tabelle 21.1).

Atrophisches seniles Emphysem

Schlaff, weich; sinkt nach Einschneiden in sich zusammen. Diffus-vesikuläres Emphysem. Meist stark anthrakotisch pigmentiert.

In reiner Form selten, weil häufig durch Bronchitis kompliziert und dadurch dem chronisch-obstruktiven Emphysem angeglichen bzw. sekundär großblasig überformt.

Tabelle 21.1. Patiententypen mit chronischem Lungenemphysem

Pink Puffer	Blue Bloater
Schlank bis mager	Dick bis adipös
Emphysem mit geringer Bronchitis	Emphysem mit starker Bronchitis
Leichte pulmonale Hypertonie	Schwere pulmonale Hypertonie
Kein Cor pulmonale	Cor pulmonale mit Rechtsherzinsuffizienz
Geringe Hypoxiezeichen	Ausgeprägte Hypoxiezeichen

21.7 Diffuse Lungenfibrosen

Lunge entweder verkleinert, d.h. narbige Schrumpfung oder mäßig vergrößert, d.h. sekundäres Emphysem. Pleuraoberfläche feinkörnig bis kleinhöckrig = „Aussehen wie gehämmertes Kupfer". Konsistenz lederartig-derb, Schnittränder scharf. Schnittfläche grauweiß genetzt, durchsetzt von kleinblasigem Emphysem. Oberlappen bevorzugt befallen, der Prozeß breitet sich vom Lungenmantel hiluswärts aus (Abb. 21.3).

Fortschreitende interstitielle Vernarbung führt zum Strukturumbau: ***emphysematöse Lungensklerose = sekundäre Wabenlunge, „honeycomb lung":*** klein- sowie großblasiges Emphysem, Ausweitung der Bronchien, Verdickung der Interstitien und narbige Verzerrung der Lungenstruktur.

Beispiele zur Ätiologie einer diffusen Lungenfibrose:

- Idiopathische Alveolitis,
- Toxisch-allergische Alveolitis:
  - inhalativ: Smog, Abgase, Herbizide, organischer Staub (z. B. Farmerlunge), anorganischer Staub (z. B. Berylliose),
  - hämatogen: Medikamente (z. B. Zytostatika),
  - ionisierende Strahlen.

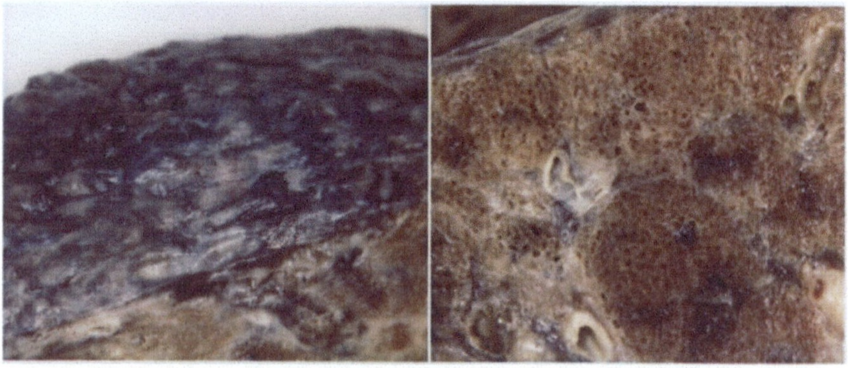

a b

Abb. 21.3 a, b. Lungenfibrose. **a** Höckerige Pleuraoberfläche, „wie gehämmertes Kupfer", **b** verdickte, fibrosierte Interstitien mit unterschiedlichen Emphysemblasen

- Alveolitis bei Autoimmunerkrankungen,
- Pneumokoniosen,
- M. BOECK,
- Idiopathische Lungenhämosiderose,
- Chronische, vorwiegend interstitielle Pneumonien,
- Spätfolge einer Schocklunge.

> ***Nomenklatur!***
> ***Pneumonie:*** Durch infektiöse Erreger hervorgerufene Lungenentzündung.
>
> Stark vereinfacht:
>
> 1. durch Bakterien: alveoläre Pneumonie,
> 2. durch Viren: interstitielle Pneumonie.
>
> ***Alveolitis:*** Durch nichtinfektiöse Ursache ausgelöste Lungenentzündungen.
>
> 1. Kryptogen bzw. idiopathisch: Ursache unbekannt,
> 2. Alveolitis mit bekannter Ursache.
>
> Im chronischen Stadium ist es für eine Alveolitis typisch, in eine Lungenfibrose überzugehen; bei einer Pneumonie ist dies ebenfalls möglich, aber nicht allzu häufig.

Bei Veränderungen, die wie Lungenfibrosen imponieren, kann es zu diffusen, sehr derben bis kalkharten Strukturveränderungen kommen:
Microlithiasis alveolaris: Steinhart, Schnittfläche fühlt sich wie grobes Sandpapier an, feinstkörniges Material abstreifbar
Metastatische Lungenkalzinose: Grauweiße, feinnetzige, bimsteinartige Struktur: Bimstein- oder Tuffsteinlunge (achte auf Hyperparathyreoidismus, Nephropathien, destruierende Knochenveränderungen, Neoplasmen und Vitamin-D-Vergiftung)

> ***1. Leitsymptom: Großherdig-flächenhafte Lungenveränderungen***
> Der Herd überschreitet in der Regel Handtellergröße und zeigt meist eine monomorphe Beschaffenheit.

21.8 Hypostase (s. 7.4)

Dunkelrot-blutreich, mit unscharfer Grenze nach dorsobasal zunehmend.

Achte auf terminale hypostatische Pneumonie.

21.9 Lobäre Pneumonie

Befall eines oder mehrerer Lappen bzw. großer Teile davon. In der Regel keine schwere Bronchitis (Abb. 21.4a).

Die ***klassische Stadieneinteilung*** ist durch eine stattgehabte Antibiotikatherapie meist gestört.

1. ***Rote Anschoppung*** (1.–2. Tag): Konsistenz gleichmäßig erhöht; Schnittfläche blutreich, dunkelrot; es fließt reichlich blutig-trübe Flüssigkeit ab.

2. ***Graurote Hepatisation*** (3.–4. Tag): Die befallene Fläche springt deutlich über das Niveau vor, Konsistenz leberartig (daher der Name „Hepatisation"). Schnittfläche nach Abstreifen des Blutes gleichmäßig matt, trocken und gekörnt, rot bis grau-rot.

3. ***Graugelbe Hepatisation*** (5.–6. Tag): Schnittfläche matt, trocken und grobkörnig – nach Darüberstreifen sind mohnkorngroße Pfröpfe abklopfbar, Übergang des Farbtones von grau in gelb (Abb. 21.5).

4. ***Lyse*** (7.–9. Tag): Im flächenhaften Herd treten weichere, gelblich-glänzende, verwaschene Partien auf, die Körnelung ist verschwunden; es fließt eine trübe, schmierige, schleimähnliche graugelbe Masse ab.

Die meisten Todesfälle an Pneumonie finden im Übergang aus der grauroten in die graugelbe Hepatisation statt.

Bakteriologie: Schnittfläche abbrennen, mit Stieltupfer in das Gewebe stoßen → GRAM-Präparat, Kultur.

21.10 Konfluierende Herdpneumonie (Abb. 21.4b sowie 21.5)

Ähnelt auch der Schnittfläche der Lobärpneumonie.

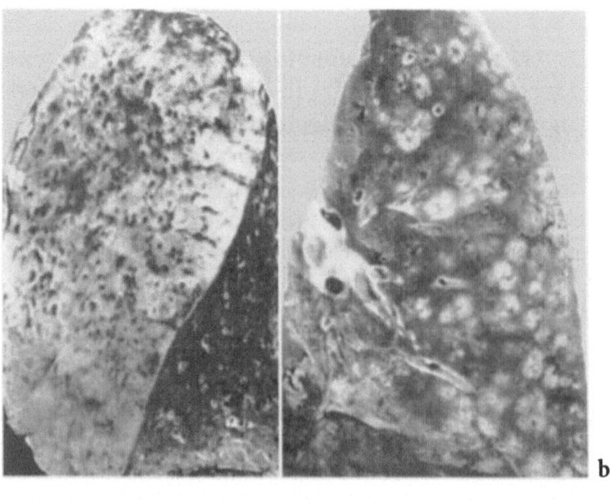

Abb. 21.4a, b. Erscheinungsbilder der Pneumonie. **a** Lobärpneumonie betrifft gleichmäßig einen gesamten Lungenlappen. **b** Die Herdpneumonie tritt in lobulären bzw. azinären Herden auf

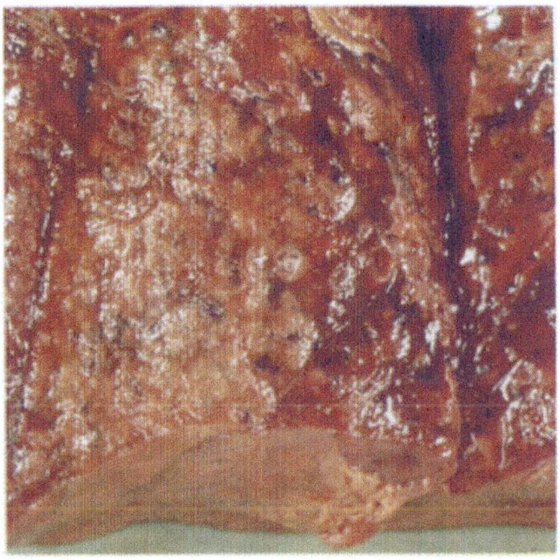

Abb. 21.5. Herdpneumonie im Stadium der graugelben Hepatisation. Die Einzelherde prominieren, sind trocken und gekörnt sowie graugelb

Differentialdiagnostische Kriterien sind:

- meist kein kompletter Lappenbefall,
- am Rand oft noch konfluierende Einzelherde sichtbar,
- inhomogenes Bild durch verschiedene Stadien nebeneinander,
- schwere Bronchitis.

21.11 Chronische Pneumonie

Karnifikation (Organisation des Exsudates) und ***Induration*** (Vernarbung des Organisationsgewebes) führen zu grau-roten bis braun-roten, derben fleischartigen, glasig-feuchten Arealen, oft gelblichweiß gesprenkelt. Zunehmende Vernarbung bedingt ein schiefrig-taubengraues Indurationsgebiet. Häufig ist stellenweise eitrige Einschmelzung: goldgelbe Stippchen bis kleine Abszeßhöhlen. Es resultiert ein sehr buntes farbenprächtiges Bild. Bei Überwiegen der gelben Farbkomponente: ***Schaumzellpneumonie.***

21.12 Diffuse Tumorgewebeinfiltration

Flächenhaft konfluierende, oft ganze Lappen einnehmende, grau-weiße bis grau-rote Tumorgewebeinfiltrate.
Diese Form der Geschwulstausbreitung kann hervorgerufen werden durch:

- primäres Bronchuskarzinom mit flächenhafter intraalveolärer Propagation,
- primäres bronchioloalveoläres Karzinom,
- metastatische Alveolarkarzinose bei extrapulmonalen Primärtumoren (Pankreas, Magen, Dickdarm, Mamma).

21.13 Kompressionsatelektase

Großer, annähernd geradlinig (aber keineswegs strichförmig linear!) begrenzter Herd, eingesunken, keine Luft ausdrückbar. Je nach Blutgehalt dunkelblaurot bis hellgrau. Der gesamte Bezirk ist gleichmäßig atelektatisch, es finden sich keine herdförmig durchatmeten Areale (Gegensatz dazu: Obturationsatelektase).

Ursachen:

- Größere Pleuraergüsse,
- Spannungspneumothorax,
- Thoraxdeformierung (Kyphoskoliose, Thorakoplastik, Pleuraschwarten),
- raumfordernde intrathorakale Prozesse (Tumoren, Aortenaneurysma, Herzvergrößerung),
- Zwerchfellhochstand.

21.14 Obturationsatelektase

Verschieden große, zackig-lobulär scharf begrenzte, eingesunkene, dunkelblaurote Areale. Häufig bestehen in größeren Atelektasefeldern herdförmig lufthaltige Areale, die dem Versorgungsgebiet freigebliebener Bronchien entsprechen: buntes Bild eingesunkener dunkler und prominierender heller Herde neben- und durcheinander (Abb. 21.6).

Verwechsle das bunte Bild von Obturationsatelektasen nicht mit einer Herdpneumonie.

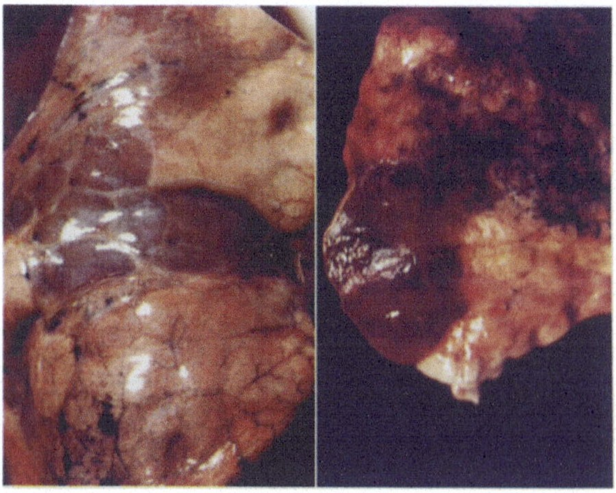

a b

Abb. 21.6 a, b. Gegenüberstellung von Lungenherden unter bzw. über dem Pleuraniveau. **a** Obturationsatelektasen liegen unter dem Niveau. **b** Lungeninfarkte drängen die Pleuraoberfläche vor

Ätiologische Typen:

- Akuter massiver Lungenkollaps: Postoperative Komplikation durch Sekretverstopfung des Bronchialbaumes oder bei zentralen Atemstörungen
- Lappen- und Segmentatelektasen: Fremdkörperaspiration, Bronchustumoren, Bronchuskompression
- Lobuläre und azinäre Atelektasen: Bronchitis, Bronchiolitis

Nomenklatur!
Lobulus (lobulär) ist jener Lungenabschnitt, der einem Bronchiolus zugeordnet ist; von bindegewebigen Septen umgeben, welche besonders subpleural polygonale, etwa kleinfingernagelgroße Areale abgrenzen.
Azinus (azinär) ist der einem Bronchiolus terminalis anhängende Lungenabschnitt; besteht aus mehreren Ductus alveolares und Bronchioli respiratorii sowie etwa 200 Alveolen. 4–5 Azini bilden einen Lobulus

2. Leitsymptom: großherdig-flächenhafte Lungenveränderungen
Der Herd überschreitet in der Regel Handtellergröße und zeigt meist eine monomorphe Beschaffenheit.

21.15 Herdpneumonie

Charakteristische bunte Schnittfläche: hyperämisch-dunkelrotes Lungengewebe, dunkelblau-rote Atelektaseherde, hellgrau-rote lufthaltige Bezirke. Daneben multiple Herdbildungen von verschiedener Größe und in verschiedenen Entwicklungsstadien. Es besteht immer eine schwere Bronchitis, häufig eine Pleuritis (Abb. 21.4b sowie 21.5)
Endobronchiale Herdpneumonie = Lobulärpneumonie: Einzelherde durchschnittlich 1–2 cm groß, d.h. „*fingernagelgroß*"; unregelmäßig zackig bis kleeblattartig begrenzt. Oft Tendenz zum Konfluieren (s. 21.10).
Peribronchiale Herdpneumonie = kleinknotige Pneumonie: Einzelherde bis 5 mm, d.h. „*reiskorngroß*"; rundlich, sternförmig oder längsoval, verwaschen begrenzt. Im Zentrum der Herdchen liegt jeweils ein Bronchiallumen.

Charakteristika des pneumonischen Herdes

Nach Abstreifen mit trockenem Messer:

- der Herd prominiert beetartig,
- trocken-matt, gekörnt,
- Konsistenz erhöht,
- Farbe je nach Stadium bzw. Art des Exsudates (z.B. fibrinös: grau-rot bis grau-gelb, eitrig: gelb, hämorrhagisch: düsterrot).

◆ *Merke:* Alle Charakteristika der pneumonischen Herdbildung müssen vorliegen! Nur dann ist die Diagnose vom Leitsymptom des „kleinherdig bunten Bildes“ her abzuleiten.

Bei außergewöhnlich trockenen, derben, grauweißlichen oder gelben, grobkörnigen Herden ist an eine ***„Pilz“-Pneumonie*** zu denken. Nekrosen und Einschmelzungsherde dabei häufig. Bakteriologie: GRAM-Präparat, evtl. mykologische Kultur.

Besondere Verlaufsformen der Herdpneumonie

- ***Abszedierende Pneumonie:*** Aus der graugelben Hepatisation geht eine eitrige Einschmelzung hervor: Abszeßhöhlen
- ***FRIEDLÄNDER-Pneumonie:*** Fibrinös-eitriges Exsudat mit schleimiger Umwandlung → „fadenziehend“ abstreifbar; daneben Abszedierung. Erreger: Klebsiella species
- ***Hämorrhagische Pneumonie:*** Düsterrote Pneumonieherde (z.B. Grippe, Psittakose, Urämie, Streptokokken, hämorrhagische Diathese)
- ***„Schlaffe“ Pneumonie:*** Körnung, Konsistenz und Prominenz der Herde „fast nicht“ erkennbar, Schnittfläche nur leicht scheckig; trübe-schmutzigrotes, entzündliches Ödem
- ***Hypostatische Pneumonie:*** Dorsobasal im Unterlappen. Innerhalb des hypostatischen Gebietes einzelne pneumonische Herde, die nur das Stadium der grauroten Hepatisation erreichen
- ***Infarktpneumonie:*** Pneumonieherde im atelektatischen Gebiet der Infarktumgebung: von peripher auf das Infarktgebiet übergreifend
- ***Aspirationspneumonie:*** Abszedierend-gangräneszierende Pneumonie
- ***Chronische Pneumonie:*** Karnifikation, Induration und evtl. Schaumzellenpneumonie (s. 21.11), meist in Form konfluierter Herde in einer Segmentatelektase

21.16
Lobuläre/azinäre Tumorgewebeinfiltration

Zu Konfluenz neigende Tumorgewebeherde mit Ähnlichkeit zur Lobulärpneumonie: jedoch derber, stärker prominierend, nicht immer trocken und matt – sog. ***Pneumonia carcinomatosa.***

21.17
Tuberkulöser Primärkomplex

Ein florider Primärkomplex ist als Obduktionsbefund selten: Die Verkäsung im Primäraffekt sowie Lymphknoten erscheint dann gelbweiß, trocken.
Ein abgeheilter Primärkomplex ist als Obduktionsbefund häufig: Beweis für durchgemachte Primärinfektionsperiode; es finden sich Kalkherde.

Bei jedem tuberkulösen Organbefund sollten der Primärkomplex bzw. die Residuen davon dargestellt werden.

Suchtechnik nach einem abgeheilten Primärkomplex:

- Suche nach einem Kalkherd in Lymphknoten (Hilus, Trachealbifurkation, Tracheobronchialwinkel); zerlege die Lymphknoten in dünne Scheiben.
- Die Lage des Kalkherdes bezeichnet die betroffene Lungenseite.
- Taste in der Lunge sorgfältig nach Narben bzw. Kalkherden; beachte besonders das Lungengewebe unter Adhäsionen; eröffne die Interlobärspalten.
- Der pulmonae Primäraffekt liegt subpleural, ist narbig geschrumpft und anthrakotisch pigmentiert, enthält Käse, Kreise oder Kalk.

Verkalkung bedeutet keinen vollständigen Schwund der Tuberkuloseerreger; in 50 % der verkalkten Herde lassen sich Mykobakterien nachweisen: Es handelt sich also nur um eine *Scheinheilung.*

21.18 Tuberkulöse Lungenherde der Postprimärperiode

Vorwiegend exsudative Veränderungen

Käsige Pneumonie: Hellgelb, trocken, prominierend, homogen bis körnig. Miliare, azinöse, lobuläre oder lobäre Größe, zackig-landkartenartige bis polyzyklisch-kleeblattartige Gestalt. Die Herde sind meist von einem grauroten, glasig-glänzenden glatten Saum umgeben → ***gelatinöse Pneumonie.***

Käsige Bronchitis: Teils etwas verästelte, teils streifenförmige Käseherde, welche Bronchialaufzweigungen folgen. Spült man kräftig mit Wasser ab, fällt der Käse aus dem Lumen und es wird eine weite glattwandige Röhre sichtbar → röhrenförmige, bronchiektatische Kaverne.

Rundherde oder Tuberkulome: Scharf begrenzt, kugelförmig, 1–5 cm groß, gelblich-weiß; im Zentrum Kreide- oder Kalkherd, rundum konzentrisch geschichteter Käse, abschließende hyalin-fibröse Kapsel.

Kaverne (s. 21.31)

Vorwiegend proliferative Veränderungen

Miliartuberkulose (s. 21.24)

Kokardenherd: Anthrakotisch-narbiges Zentrum (älterer Herd), um dieses kranzförmige Anordnung miliarer Tuberkel (jüngere Herde). Der Kokardenherd entspricht der Exazerbation und lymphogenen Propagation von einem Altherd aus.

Tuberculosis peribronchialis und perivascularis: Gruppen oder Ketten von miliaren Knötchen, welche Bronchien spaltförmig von außen her komprimieren (das Lumen ist im Wasserstrahl nicht entfaltbar!) bilden streifige oder rosettenartige zierliche Herdchen.

Azinös-nodöse-Lungentuberkulose: Dichtstehende, grau-weiße, 1–2 mm große Tuberkel ballen sich zu 1–2 cm großen, kleeblatt- bis maulbeerförmigen Knoten mit schiefrig-induriertem Zentrum zusammen.

Alle „tuberkulösen“ Organveränderungen sind histologisch und bakteriologisch zu identifizieren.

21.19
Hämorrhagischer Lungeninfarkt

Kommt nur bei ***gleichzeitig bestehender Lungenstauung*** vor.
Frischer Lungeninfarkt: Keilförmig, die Spitze hiluswärts gerichtet (Abb. 21.6); am Schnitt prominierend, schwarzrot, glatt, feucht, Konsistenz stark erhöht. Akute fibrinöse Pleuritis.
Älterer Lungeninfarkt: Braunrot trocken.

Infarktnarbe: ***geschrumpftes Narbenfeld mit Pleuraeinziehung und evtl. Adhäsion;*** teils bräunlich pigmentiert, teils anthrakotisch schwarz.

◆ *Merke:* Jede Narbe in der Lunge ist zumindest teilweise schwarz (s. S. 254 herdförmig narbige Lungenveränderungen).

Bei hämorrhagischen Lungeninfarkten ist nach deren Ursache (Embolien mittlerer Pulmonalarterienäste) und der entsprechenden Quellthrombose zu suchen.

Schicksal eines Lungeninfarktes:

- Restitutio ad integrum,
- Infarktnarbe,
- Infarktpneumonie,
- eitrige Einschmelzung (Abszeß) oder Verjauchung (Gangrän) Sequestration: Infarktkaverne.

Bei hämorrhagischen Lungeninfarkten ist nach deren Ursache (Embolien mittlerer Pulmonalarterienäste) und der entsprechenden Quellthrombosen zu suchen.

„Stauungsinfarkte" sind unregelmäßig begrenzte, schwarzrote, nicht vorspringende, nicht subpleural gelegene Blutungen; hervorgerufen durch Behinderung des Venenabflusses.
Ischämische Lungeninfarkte sind exquisite Raritäten: lehmfarbene Nekrosen mit hämorrhagischem Randsaum. Kommen nur bei komplexen Störungen der Lungenzirkulation vor, ihre Entstehungsbedingungen sind unklar.

21.20
Lungenkarzinom

Hilusnahes (zentrales) Bronchialkarzinom: Ausgehend von größeren Bronchien bis zu den Teilungsstellen der Segmentbronchien. Derbes, grauweißes Tumorgewebe in der Wand eines Bronchus, die Bronchialschleimhaut ist ulzeriert und durch Tumorgewebe ersetzt (Abb. 21.7). Am Sitz der Primärgeschwulst findet sich entweder (1.) *ein höckriger, warzig bis bluhmenkohlartig in das Bronchiallumen ragender Tumor* oder (2.) *ein röhrenförmiges, stenosierendes Tumor-*

Abb. 21.7. Hilusnahes Bronchuskarzinom. Die Bronchialschleimhaut ist durch Tumorgewebe ersetzt, das solide Karzinom wächst fingerförmig in die Peripherie

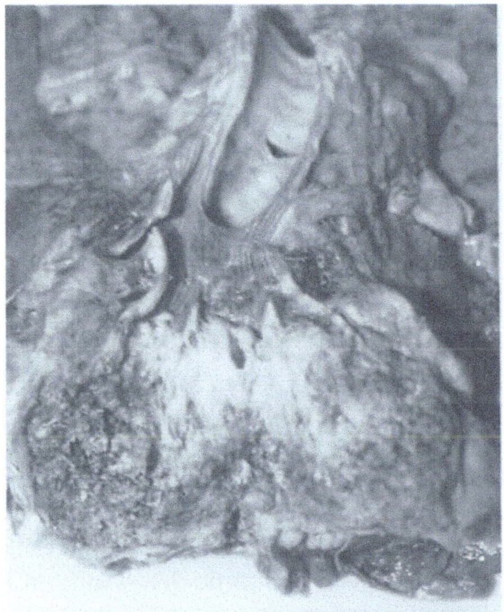

infiltrat oder (3.) *ein Tumorknoten, der zentral von einem Bronchus durchsetzt wird.* Die Ausbreitung des Tumorgewebes erfolgt teils knotig-knollig infiltrierend, teils fingerförmig entlang der Bronchialverzweigungen. Die peripher zum stenosierenden Tumor liegenden Bronchien sind erweitert, mit schleimig-eitrigem Inhalt. Hier häufig eine Lappen- oder Segmetatelektase mit chronischer Pneumonie: häufig ***Schaumzellpneumonie*** (s. 21.11).
Peripheres Lungenkarzinom: Liegt distal der Teilungsstellen der Segmentbronchien, häufig pleuranahe.
Folgende Varianten sind zu unterscheiden:

- *Peripheres Bronchuskarzinom:* Tumorknoten oft mitten in einem Lungenlappen, ein kleiner Bronchus verliert sich im Tumorgewebe.
- *Narbenkarzinom:* Meist subpleural als kleiner, unscharf begrenzter Geschwulstknoten im Bereiche einer anthrakotisch pigmentierten Narbe (tuberkulöse Narbe, anthrakosilikotische Narbe, Infarktnarbe, Indurativpneumonie, posttraumatisch).
- *Pancoast-Tumor:* Tumorgewebe wächst kontinuierlich aus einem Lungenoberlappen nach Pleuradurchbruch in die Thoraxwand ein: Rippen- und Weichteildestruktion, Durchwachsung des Truncus sympathicus am Hals sowie des Plexus cervicalis und bronchialis.

Sektionstechnik bei Verdacht auf Lungenkarzinom:

1. Lunge nicht von vorne her einschneiden.
2. Eröffne die Bronchien vom Hilus peripherwärts von dorsal.
3. Die Bronchialverzweigungen sind lappenweise darzustellen.
4. Der Schleimhautursprung des Karzinoms ist aufzusuchen.

pTNM-Klassifikation der Lungentumoren

pT1: Tumor bis 3 cm im größten Durchmesser. Kein Befall eines Hauptbronchus, sondern peripher davon gelegen.

pT2:

- Tumor größer als 3 cm
  oder
- Tumor befällt einen Hauptbronchus, liegt jedoch mindestens 2 cm distal der Carina
  oder
- Tumor infiltriert die Pleura visceralis
  oder
- Segmentatelektase bzw. chronische Pneumonie

pT3:

- Tumor jeglicher Größe mit Infiltration von: Brustwand, Zwerchfell, mediastinaler Pleura, Perikard
- Tumor im Hauptbronchus liegt weniger als 2 cm distal der Carina
- Atelektase oder Pneumonie der gesamten Lunge

pT4: Tumor jeglicher Größe mit Infiltration von: Mediastinum, Herz, große Gefäße, Carina, Trachea, Ösophagus

21.21 Hämatogene Lungenmetastasen

Meistens multipel, sehr verschieden groß (1 mm bis mehrere Zentimeter und größer), oft nahe der Pleura gelegen.

21.22 Chrondrom

Knorpelharter, scharf begrenzter Knoten, 1–5 cm groß, Oberfläche glatt oder höckrig, Schnittfläche bläulichweiß. Meist solitär, häufig in der Lungenperipherie.

3. Leitsymptom: Kleinstherdig disseminierte Lungenveränderungen
Die Einzelherde erreichen maximal eine Größe von wenigen Millimetern und liegen multipel verstreut im Lungengewebe vor.

21.23 Metastatisch-pyämische Lungenabszesse

Im Lungengewebe spärlicher und schlechter zu sehen als subpleural (s. 20.4).

21.24
Miliartuberkulose

Befund an der Pleura s. 20.4.

Schnittfläche entweder dicht und gleichmäßig = *Miliaris densa* oder sporadisch-herdförmig = *Miliaris discreta* durchsetzt mit prominierenden, harten runden Knötchen, die nicht herauslösbar sind. Die Knötchen sind etwa 1–3 mm groß, d.h. miliar = „hirsekorngroß" oder auch kleiner (submiliar) oder größer (übermiliar): Die kleinen sind halbtransparent, grauweiß, oft besser zu fühlen als zu sehen (schräge Beleuchtung!); größere sind opak, im Zentrum gelb.

Durch Gruppierung und Konfluenz entstehen große, verkäste polyzyklische Konglomerattuberkel. In den Oberlappen sind die Tuberkel meist größer als in den Unterlappen, atelektatische Bezirke bleiben weitgehend frei.

Selten:

Miliar käsige Pneumonie: Disseminierte, zackig und unscharf begrenzte Verkäsungsherde.

Sepsis tuberculosa gravissima LANDOUZY: Dichte Aussaat undeutlich sichtbarer kleinster (submiliarer) graugelblicher Herdchen. Oft makroskopisch sehr schwer erkennbar.

21.25
Hämatogene Lungenmetastasen (s. 21.21)

4. Leitsymptom: Streifig netzige Lungenveränderungen

21.26
Lymphangiosis carcinomatosa pulmonum

Streifenförmig verästelte oder netzförmig zusammenhängende, grau-weiße, derbe Stränge. Besonders peribronchial und perivaskulär, dann auf Querschnitten als zirkuläre Tumorgewebemanschetten um Bronchien und Gefäße erkennbar (Abb. 20.2b).

21.27
Interstitielle Pneumonie

Nur die interlobuläre, interstitielle Pneumonie ist makroskopisch charakteristisch: grau-gelbe (evtl. eitrige) netzartig zusammenhängende Straßen durchsetzen das Lungengewebe: *grobgefeldertes, marmoriertes Aussehen.*

Die peribronchiale, interstitielle Pneumonie tritt erst in ihrer chronisch-verschwielenden Form makroskopisch in Erscheinung: *verzweigte, schiefrig-anthrakotische Narbenzüge.*

21.28
Netz- und fleckförmige Anthrakose

Subpleural und innerhalb des Lungengewebes, 2–3 mm bis 2–3 cm große schwarze Flecken; daneben Netze und Streifen, die an Schnittpunkten größere Tüpfelchen bilden. Vorwiegend um Bronchien und Gefäße angeordnet, oft zackig begrenzt mit feinen Ausläufern.

5. Leitsymptom: Hohlraumbildende Lungenveränderungen

Der höhlenartige Charakter der Veränderungen wird oft erst nach Entleeren bzw. Ausspülen des Inhalts deutlich.

21.29
Lungenabszeß

Eitrige Einschmelzung: Aus den Entzündungsherden quillt auf Druck gelber Eiter.
Frischer Abszeß: Mit schmierigem, gelbgrünem Eiter gefüllte Höhle; Wand weich, fetzig-schmierig belegt. In der Umgebung meist Pneumonie.
Älterer Abszeß: Wand bindegewebig-derb = Balg. In der Umgebung chronische Pneumonie oder Atelektase.

21.30
Lungengangrän

Herdförmig oder großflächig bis zum Befall eines ganzen Lappens. Grau-grüne bis schwarz-braune, penetrant übelriechende Masse, die breiig-flüssig wird und als stinkende Jauche mit fetzig-zerfallenem Lungengewebe in einer zundrig eingeschmolzenen Höhle liegt. Häufig massive Blutungen.

Bakteriologie: GRAM-Präparat: Fusobakterien, Borrelien, GRAM-positive Sporenbildner, GRAM-negative Stäbchen.

21.31
Tuberkulöse Kaverne

Neben solitären und multiplen rundlichen Kavernen gibt es buchtige Höhlen und ausgedehnt kommunizierende Kavernensysteme; sie sind meist zwischen 1 und 5 cm groß.
Frische Kaverne: Weiche Wand mit käsigem Belag. Bröckeliger schmutzig-graugelber, manchmal blutiger Brei, nach dessen Herausspülen ein zottiges Balkenwerk die Höhle durchzieht.

Alte Kaverne: Dicke, starre Wand mit nach innen vorspringenden Rippen und Buchten sowie balkenartigen, die Höhle durchziehenden Strängen.

Jede Kaverne kann *progredient* oder *abheilend-stationär* sein!

Progrediente Kaverne: Fetzige, schmierig-käsige Wand mit Blutungen.

Stationäre Kaverne: In der Wand grau-rotes (unspezifisches) Granulationsgewebe bzw. die Höhle hat eine gereinigte grau-weiße oder schiefrige, narbige Innenfläche.

Häufige Komplikation der kavernösen Lungentuberkulose ist die massive Blutung: Bronchien und Trachea voller Blut: Aufsuchen der Blutungsquelle.

Sektionstechnik:

1. „Blutende“ Kaverne ist besonders stark mit Blut und Cruorgerinnseln erfüllt.
2. Nach Ausspülen der Kaverne alle Buchten eröffnen und die Innenfläche trockentupfen.
3. Stecknadelkopf- bis bohnengroßes Aneurysma einer Lungenschlagader kann an seiner Perforationsstelle leicht sondiert werden.
4. Manchmal gelingt es nur mit einer Haarsonde, in einen roten Punkt einzudringen, der sich auf einer kleinen Vorwölbung zeigt.

■ In etwa 70% der kavernösen Lungentuberkulose besteht eine Kehlkopf- und/oder Darmtuberkulose durch abfließendes infektiöses Kavernensekret.

21.32 Echinococcus cysticus

In der Lunge selten, häufiger in der Leber (s. 34.23). Rundliche Zyste, 1–5 cm groß, gallertig-weiße Membran mit höckriger Innenfläche, flüssig-klarer Inhalt. In späteren Stadien bindegewebig abgekapselt mit einer graugelben, kittartigen oder schmierigen Masse erfüllt.

An der Innenfläche querverlaufende oder gitterartige, vorspringende Rippen und Leisten, dazwischen herniöse Schleimhautausbuchtungen. Die Mukosa selbst entweder verdickt, oft polypös oder zu einem durchsichtigen, serosaähnlichen Häutchen verdünnt.

21.33 Bronchiektasien

Ist das *Bronchiallumen weiter als die Lichtung des danebenliegenden Lungenschlagaderastes,* liegen *Bronchiektasien* vor.

Zylindrische Bronchiektasien: Dickwandige Röhren mit schleimigem, oft eitrigem Inhalt. An der Innenfläche querverlaufende oder gitterartige, vorspringende Rippen und Leisten, dazwischen herniöse Schleimhautausbuchtungen. Die Mukosa selbst entweder verdickt, oft polypös, oder zu einem durchsichtigen, serosaähnlichen Häutchen verdünnt.

Sackförmige Bronchiektasien: Gruppen blasiger Hohlräume, mehrere Zentimeter groß, meist glattwandig.

Bei allen narbigen und daher schrumpfenden Prozessen in der Lunge mit gleichzeitiger Pleuraverwachsung können durch Zug und Gegenzug zirrhotische Bronchiektasien entstehen. Häufig bei Lungenspitzenschwielen.

Komplikationen der Bronchiektasien:

- Vereiterung und Verjauchung,
- Chronisch-rezidivierende Herdpneumonie,
- Cor pulmonale,
- Hämatogen-metastatischer Hirnabszeß,
- Sekundäre Amyloidose.

! *Achtung:* Bronchiektasien bei Jugendlichen: Befund am Pankreas: Zystische Fibrose?

21.34 Herdförmiges Emphysem

Kann aus einzelnen Emphysemblasen, aus Gruppen von Emphysembläschen oder aus konfluierenden Blasenfeldern bestehen.

- Großblasige Überdehnung bei bronchialen Ventilstenosen,
- Narbenemphysem um schrumpfende Narbenherde,
- komplementäres Emphysem e vacuo (bei Teildefekten der Lunge).

! *Achtung:* Gleichzeitiges Vorkommen von Bronchiektasien und herdförmigem Emphysem um schrumpfende Narbenfelder ist häufig, wobei eine makroskopische Unterscheidung oft unmöglich wird.

6. Leitsymptom: Herdförmig narbige Lungenveränderungen
Jede Narbe in der Lunge ist (im Gegensatz zur anderen Organen) zumindest teilweise schwarz! Dies deshalb, da durch das Narbengewebe der Lymphabfluß lokal blockiert ist und daher das anthrakotische Pigment nicht weitertransportiert, sondern im Narbenareal deponiert wird.

21.35 Pneumokoniosen

Die Entwicklung der Pneumokoniosen beginnt meist mit knötchenförmigen Herdchen, die konfluierend zu flächenhaften Schwielen werden oder in eine diffuse Lungenfibrose übergehen.

Silikose, Anthrakosilikose

Stadium I: kleine (1–2 mm), derbe Knötchen, vereinzelt und locker eingestreut, ohne Konfluenz und vorwiegend in den Lungenmittelgeschossen lokalisiert.

Stadium II: Einzelknötchen sind zu Knotengruppen konglomeriert, oft gleichmäßig dicht über alle Lungenabschnitte verteilt (Röntgen: „*Schneegestöberlunge*").

Stadium III: Zusammenfließen der Knoten zu ausgedehnten kompakten Schwielenfeldern mit ausgeprägter Schrumpfungstendenz: strahlig-narbige Einziehungen an der Oberfläche (*Pulmo lobatus*). Große Schwielen können im Zentrum nekrotisch zerfallen → unregelmäßig begrenzte, mit trockenen-torfartigen oder breiigen Massen gefüllte Höhlen. Flächenhafte Pleuraschwarten. Verkalkungen der Silikoseknötchen sind selten, kommen jedoch vor!

Silikotische Veränderungen in den Bronchial- und Hiluslymphknoten sind typisch.

Die ***differenzierte, internationale Klassifikation*** beruht auf der Knötchengröße und der Knötchendichte im Röntgenbild, kann natürlich auch auf die morphologische Beschreibung der Herdgröße angewandt werden:

p = punktförmig, bzw. „pinhead": bis 1,5 mm,
m = mikronodulär: bis 3 mm,
n = nodulär: bis 10 mm,
A = großer Herd, 1–5 cm,
B = Befall der Lunge bis zu $^1/_3$,
C = Befall der Lunge mehr als $^1/_3$,
1 = vereinzelte Knötchen,
2 = zahlreiche Knötchen,
3 = dichtstehende Knötchen.

Beispiel für eine Befundklassifikation: Silikosestadium II; n B 2.

! *Achte* bei Pneumokoniosen besonders auf:

- verschiedene Formen des Emphysems,
- Bronchiektasien,
- Lymphknotenbefall: a) Hilusverschwielung, b) Einbruch in einen Bronchus: Blutung, Aspirationspneumonie,
- Cor pulmonale,
- Silikotuberkulose: Exazerbation von Altherden,
- Silikoarthritis [CAPLAN-Syndrom].

Andere Staublungenerkrankungen

Siderokoniose: Eisenlunge

Asbestose: Streifige und netzige Vernarbungsfelder. Achte auf Pleuramesotheliome und Lungenkarzinome

Berylliose: Vernarbende Granulome mit Übergang in eine diffuse Lungenfibrose

Farmerlunge: Vernarbende Granulome mit Übergang in eine diffuse Lungenfibrose

und noch viele andere

Jede Staublungenerkrankung ist histologisch zu dokumentieren: Rentenansprüche, Versicherungsangelegenheiten, Berufskrankheit.

21.36 Tuberkulöse Narbenherde

Knotig oder netzförmig, schiefergrau, derb. Achte auf Käse-, Kreide- oder Kalkherde im Narbenareal sowie miliare Tuberkel in der Umgebung.

Bei zentraler Vernarbung und randlicher Neubildung produktiver Knötchen: kokardenförmiges Aussehen: *chronische indurierende Lungentuberkulose.* Bei ausgedehnter Vernarbungs- und Schrumpfungstendenz: *zirrhotische Phthise* (evtl. mit Bronchiektasien und Kavernen).

Jeder Käse-, Kreide- oder Kalkherde in der Lunge muß im Obduktionsbefund genau beschrieben werden. *Für später auftretende gutachterliche Fragen ist ein Histopräparat immer von Vorteil.*

21.37 M. BOECK

Dichtstehende grauweiße Knötchen, die zu netzartigen Strängen konfluieren. Strahlig aufgefächerte Narbenzüge entlang der Bronchien und Gefäße, hiluswärts durch Schrumpfung gerafft. Hiluslymphknoten vergrößert, evtl. vernarbt.

21.38 Lungenspitzenschwielen

Kappenförmige, hyalin-weiße, derbe Pleuraschwielen, meist mit Adhäsionen. Darunter liegendes Lungengewebe in wechselnder Ausdehnung atelektatisch, komprimiert, induriert, schiefergrau bis schwarz.

Tuberkulöse Spitzenschwiele: Eingelagerte Kalk-, Kreide- oder Käseherdchen. Schrumpfung des umgebenden Lungengewebes mit Bronchiektasien und herdförmigem Emphysem. Tuberkulöse Spitzenherde sind häufig nur „scheingeheilt".

! *Achte* daher auf Zeichen der Exazerbation:

- perifokale gelatinöse oder käsige Pneumonie,
- perifokale knötchenförmige Streugruppen (miliar oder azinonodös),
- käsige Bronchialwandtuberkulose.

Nichttuberkulöse Spitzenschwiele: Kreide- oder Käseherde fehlen, Verkalkung ist selten, aber möglich; sonst wie oben. Vorkommen nach allen entzündlichen Prozessen im Pleura- und Lungenspitzenbereich, bei exogener Staubbelastung („anthrakosilikotisch") und posttraumatisch.

21.39 Narbenbildungen

- *Chronische Indurativpneumonie*
- *Chronisch-verschwielende interstitielle Pneumonie*
- *Infarktnarbe*

7. Leitsymptom: Blutungen im Lungengewebe
Blutungsherde liegen im Niveau der Schnittfläche; frische schwarz-rote Blutungen nicht in der Konsistenz erhöht, ältere braun-rote Herde können sich fester anfühlen.

21.40 Blutaspiration

Unregelmäßig zackig bis verwaschen begrenzt, nicht prominierend, schwarzrot (terminales Ereignis!), Blut ausdrückbar, Bronchien mit Blut erfüllt. Meist Unterlappen, rechts stärker als links.

Blutungsquelle:

Extrapulmonal: Nase, Kehlkopf, Trachea, Epipharynx; erbrochenes Blut aus Magen und Ösophagus,
Intrapulmonal: Gefäßarrosion bei Zerfallsprozessen in der Lunge (tuberkulöse Kaverne, Abszeß, Gangrän, Bronchiektasien, Karzinom). Die intrapulmonale Blutungsquelle findet man durch Aufschneiden der Bronchialverzweigungen; alle Bronchien, welche kein Blut enthalten, können vernachlässigt werden. An der Arrosionsstelle liegen Blutgerinnsel, während im übrigen schaumiges Blut vorhanden ist.

21.41 Hämorrhagische Herdpneumonie

Düsterrote, prominierende Herde, nur spärlich blutig-trübe Flüssigkeit ausdrückbar.

21.42 Traumatische Lungenblutungen

Direkte Lungenzerreißung (perforierendes Trauma, Anspießung bei Rippenfraktur) oder Gefäßzerreißung bei Kontusion (Quetschung, Druckwelle).

21.43 Diapedeseblutungen

Bei akuter Hypoxie (Erstickung), Leukosen, Schock; bei allen anderen Formen der hämorrhagischen Diathese und infektiös-toxisch (Sepsis, Urämie). Neurovegetativ bei Affektionen des Gehirns, des N. vagus und Halssympathikus.

21.44 Weitere Ursachen von Lungenblutungen

Stauungsblutungen infolge Behinderung des Venenabflusses, Entlastungsblutungen bei abrupter Entleerung eines Pleuraergusses, Gefäßanomalien (arteriovenöse Aneurysmen, M. OSLER), idiopathische Lungenhämosiderose, GOODPASTURE-Syndrom.

21.45 Bronchiale Veränderungen

Normal sind die Bronchien leer oder enthalten wenig glasigen Schleim.

21.45.1 Akute Bronchitis

Mukosa gerötet und geschwollen, aus der Lichtung tritt spontan tropfenartig (unmittelbar nach dem Einschneiden) oder nach ausdrücken Sekret: schleimig, schleimig-schaumig, schleimig-eitrig, rein eitrig, schmutzig grünlich-bräunlich (= jauchig).
Grippetracheobronchitis: Schleimhaut von Trachea und Bronchien düsterrot, von kleinen Blutungen durchsetzt. Kleinfleckige, pseudomembranöse (kleieförmige) Beläge, darunter seichte Schleimhautnekrosen. Bronchiale und paratracheale Lymphknoten vergrößert, dunkelrot, mit punktförmigen Blutungen.

Befunde bei Grippe

- Hämorrhagische (evtl. pseudomembranös-nekrotisierende) Tracheobronchitis
- hämorrhagische Lymphadenitis
- hämorrhagische Herdpneumonie (häufig sekundär bakteriell infiziert: daher bakteriologische Kultur durchaus sinnvoll, obwohl die Grundkrankheit eine Virusinfektion ist)
- (hämorrhagisches) Lungenödem
- evtl. (hämorrhagische) Enzephalitis

21.45.2
Chronische Bronchitis

Hypertrophische Bronchitis: Schleimhaut gerötet, verdickt, gewulstet, samtartig, zuweilen polypös. Longitudinale oder zirkuläre rippenförmige Leisten und Vorsprünge: trabekuläre Hypertrophie. Lichtung ausgeweitet, Inhalt meist mukopurulent → Bronchiektasien.
Atrophische Bronchitis: Schleimhaut dünn, durchsichtig, serosaähnlich; Lichtung ausgeweitet → Bronchiektasien.

21.45.3
Bronchiolitis obliterans

Manchmal fällt makroskopisch außer einem höhergradigen Emphysem nichts auf. Man kann kleinste grauweiße Flecken, Pünktchen und Strichelchen sehen, die sich härter anfühlen. Erst die histologische Untersuchung sichert die Diagnose.
Vorkommen bei:

- Spätkomplikation einer Lungentransplantation,
- Spätkomplikation einer Schocklunge,
- Komplikation einer Pneumonie,
- Komplikation einer Alveolitis.

21.45.4
Asthma bronchiale

Tod im akuten Asthmaanfall:

- *Akut-obstruktives Emphysem:* Fällt auch nach Einschneiden nicht zusammen, die Luft bleibt in der Lunge gefangen (Ventilobstruktion!).
- *Zäh-elastische Schleimhautpfröpfe in den Bronchien:* Lassen sich in langen Fäden herausziehen.
- *Subpleurale Obturationsatelektasen.*

Chronisches Asthma mit chronischer Bronchitis:

- *Chronisches Emphysem:* vesikulär bis großblasig.
- *Cor pulmonale.*

21.45.5
Bronchiektasien (s. 21.33)

21.45.6
Bronchialtuberkulose (s. 21.18)

21.47.7
„Bronchialadenome"

Der Begriff „*Bronchialadenome*", umfaßt hier makroskopisch gutartig erscheinende Neoplasmen, deren Ursprung in der Bronchialwand liegt. Keine makroskopische Differenzierung möglich, Typisierung nur histologisch: es kann sich um Karzinoide, Papillome der Bronchialschleimhaut, Adenome der bronchialen Schleimdrüsen u.a. handeln.

Umschriebene, 1–3 cm große, von der Bronchialwand ausgehende Geschwülste. Intrabronchialer Anteil (zapfenförmig, glatt bis papillär), das Lumen obturierend und extrabronchialer Anteil (scharf oder unscharf begrenzt) in die Umgebung vorwachsend.

Bei Bronchialobstruktion →Segmentatelektase, chronische Pneumonie.

21.45.8
Fremdkörperaspiration

Rechts häufiger als links (rechter Hauptbronchus weiter, kürzer und steiler, d.h. die „direkte" Fortsetzung der Trachea). Eventuell reflektorischer Schocktod. Vorsichtige, systematische Präparation der Bronchialverzweigungen, keine unnötigen Umlagerungen des Präparates.

Kleine, metallische Fremdkörper (z.B. Nadeln) oft nur röntgenologisch lokalisierbar.

21.46
Veränderungen der Pulmonalarterien

Die Pulmonalarterienäste liegen dicht neben den Bronchien, nach querem Durchschneiden kollabieren normale Gefäße.

21.46.1
Pulmonalembolie (Thromboembolie)

Periphere Pulmonalembolie: Auf der Schnittfläche ragen aus Pulmonalarterienästen *schwarzrote* = *frische* oder *braunrote* = *ältere* Blutpfropfen.

! *Achtung:*
- Liegen gleichaltrige Lungeninfarkte vor?
- Liegen neben älteren Lungeninfarkten frische Embolien vor (Pulmonalembolie in Schüben?)
- Sind die Embolien insgesamt frisch oder älter?
- Wie viele Arterienäste sind verschlossen (im Vergleich zum Gesamtgefäßquerschnitt)?
- Wo liegt der Ausgangspunkt der Embolie?

Der Ort der Quellthrombose ist nicht immer sicher nachweisbar, z.B. können Venenthromben zur Gänze losgelöst und weggeschwemmt werden. Alte organisierte und rekanalisierte Pulmonalembolien können zu fibrösen strang- oder netzförmigen Gebilden umgewandelt werden, die sich quer durch die Lichtung eines Arterienastes ausspannen.
Zentrale Pulmonalembolie: Embolus im Stamm und/oder den Hauptästen der Pulmonalarterie, evtl. reitender Embolus an der Teilungsstelle. Ein langer wurstförmiger Embolus kann mehrfach gewunden oder auch verknotet werden.

Eine Pulmonalembolie *ist tödlich:* bei Verschluß des Truncus pulmonalis oder beider Hauptäste.
Eine Pulmonalembolie *kann tödlich sein:* bei Verschluß eines Hauptastes, vieler peripherer Arterienäste (etwa $^2/_3$ des Gesamtgefäßquerschnittes) oder durch Herzstillstand bei jedem einzelnen peripheren Verschluß: akute Widerstandserhöhung im Lungenkreislauf durch Vasokonstriktion (reflektorisch?, Freisetzung von Mediatorsubstanzen z. B. Prostaglandine, Leukotriene u. a.).

Die Entscheidung, ob ein Blutpfropf in einer Lungenarterie einen Embolus oder Thrombus darstellt, ist nicht immer leicht, da Emboli nach 1–2 Tagen mit der Gefäßwand fester verklebt sein können.

Pulmonalembolien sind häufig, Pulmonalarterienthrombosen sind selten. ***Pulmonalarterienthrombosen*** haften fest an der Gefäßwand, sind oberflächlich geriffelt und liegen an Stellen primärer Intimaläsionen (Pulmonalarteriensklerose, entzündliche Gefäßwandveränderungen, Aneurysmen u. a.).

21.46.2 Sekundäre Pulmonalarteriensklerose bei pulmonaler Hypertonie

Die Arterienquerschnitte klaffen, die ektatischen Gefäßstümpfe ragen starr, „stoppelfeldähnlich", über das Schnittflächenniveau vor. Der Länge nach aufgeschnittene Arterien zeigen lipoide und hyaline Intimaplaques (Abb. 21.8).

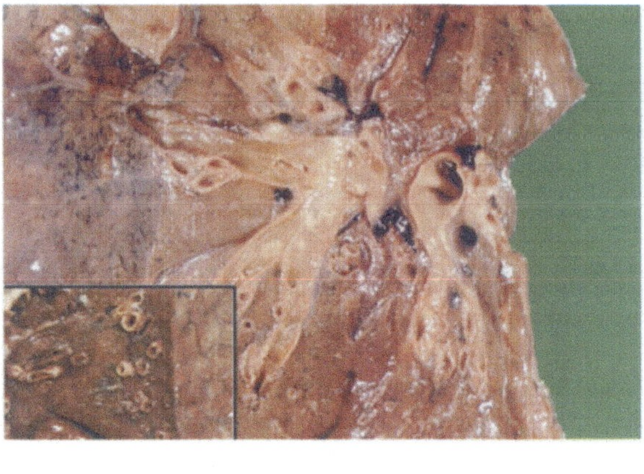

Abb. 21.8. Sekundäre Pulmonalarteriensklerose, kombiniert mit chronischer Lungenstauung. Die Arterienquerschnitte ragen klaffend über die Schnittfläche vor, die Intima zeigt reichlich lipoide Plaques. Das Lungengewebe ist braunrot infolge Hämosiderinablagerung bei chronischer Lungenstauung

Achte auf Cor pulmonale, chronische Lungenstauung sowie eventuelle Ursachen einer pulmonalen Hypertonie.

Die Veränderung heißt deshalb sekundäre Pulmonalarteriensklerose, weil sie eine Folge der pulmonalen Hypertonie am Lungengefäßsystem ist.

Primäre Pulmonalarteriensklerose wurden früher die degenerativen Endstadien entzündlicher Lungenarterienerkrankungen genannt.

21.46.3 Pulmonale Fettembolie

In der Regel mit bloßem Auge nicht wahrnehmbar; bei hochgradigen Fettembolien kann man in dem von der Lungenschnittfläche abfließenden Blut Fetttropfen schwimmen sehen. Histologischer Nachweis der Fettembolie im Gefrierschnitt durch Fettfärbung (z. B. Sudan III). Lungengewebestück aus zentralen Anteilen verwenden, nicht subpleural.

Suche nach einer Fettembolie bei:

- Traumen (mit oder ohne Knochenfrakturen, Quetschungen),
- Verbrennung,
- Schock,
- Tetanus, Eklampsie, postpartaler Tod,
- Caisson-Krankheit.

Leichte Grade von Fettembolie sind bedeutungslos, daher immer Schweregrad quantitativ abschätzen.

! *Achte* auch auf Fettembolie im großen Kreislauf: Gehirn: Purpura cerebri, Niere (Gefrierschnitt!).

21.47 Veränderungen an pulmonalen und bifurkalen Lymphknoten

Normalerweise sind die Lymphknoten einzeln abgrenzbar, nicht verbacken, jeweils 1–2 cm groß, weich, graurot, feucht; mit zunehmendem Lebensalter stärker anthrakotisch pigmentiert. Bei Entzündungen im Bereich der Lunge sind die regionären Lymphknoten vergrößert, ödematös, hyperämisch-hellrot; bei Stauung dunkelrot.

21.47.1 Tuberkulöse Lymphknotenveränderungen

- *Käse, Kreide- oder Kalkeinlagerungen*
- *Miliare Knötchen* [Histologie: DD zu M. BOECK]

Verkalkte tuberkulöse Altherde sind in den Lymphknoten häufig, exazerbierte produktive Lymphknotentuberkulosen nicht selten.

Grau-weiße, kleinfleckige oder streifenförmige Infiltrate in etwas vergrößerten Lymphknoten sind bei Patienten mit konsumierenden Erkrankungen, Kachexie oder überhaupt im höheren Lebensalter bei Resistenzsenkung die Manifestation einer ***exazerbierten Lymphknotentuberkulose.***

Immer histologisch verifizieren!

21.47.2
Tumormetastasen (s. 6.13.2)

21.47.3
Silikose (s. 21.35)

21.47.4
M. BOECK

21.47.5
Maligne Lymphome

Lymphknoten vergrößert, grau-weiß bis grau-rot, teilweise gefleckt. Schnittfläche homogen bis fischfleischartig. In Anfangsstadien meist nicht verbacken, in Spätstadien meist zu ausgedehnten Tumormassen konfluiert.

Kapitel 22

Herzbeutel, Epi- und Perikard 22

22.1 Inhalt des Herzbeutels

Sofort nach Eröffnung des Herzbeutels (vermeide hineinfließendes Blut) ist das Herz anzuheben und der Inhalt des Herzbeutelraumes zu prüfen. Achte auf das Verhalten der Serosa! Beachte die dorsale Umschlagstelle des Herzbeutels: „Schlammfang" des Perikards, d.h. dort beginnen sehr viele pathologische Veränderungen.

Normal etwa 20 ml klare, gelbliche Flüssigkeit; kann agonal auf 50–80 ml steigen. Mengen über 100 ml sind stets pathologisch.

Hydroperikard (> als 100 ml Flüssigkeit): Kann durch desquamierte Serosadeckzellen getrübt sein.

Hämatoperikard: Enthält der Herzbeutel größere Blutmengen, so ist er prallgewölbt, blau-rot durchscheinend und verdrängt die Lungen.

Sektionstechnik: Nach Entfernung des Blutes inspiziere die gesamte Oberfläche des Herzens (auch Vorhöfe, Herzohren und Aortenwurzel) nach der Blutungsquelle = Perforationsstelle. Vorher keine Herzschnitte anlegen!

Häufige Ursachen:

- Traumatische Perforation des Herzens (Stich, Schuß, frakturierte Knochen, Quetschung),
- Ruptur der intraperikardialen Aorta (Aneurysma dissecans, Medianekrose ERDHEIM, intraperikardiale idiopathische Aortenruptur, Trauma),
- Herzruptur nach Myokardinfarkt.

Seltene Ursachen:

- Ruptur eines Koronararterienaneurysmas,
- Läsion einer Koronararterie durch intrakardiale Injektion,
- Hämorrhagische Diathese,
- Hämorrhagische Entzündung.

200–300 ml können zur Herzbeuteltamponade genügen. Der Tod kann sofort eintreten, es kann aber auch zwischen auslösendem Ereignis (z.B. Trauma) und nachfolgender Herzbeuteltamponade ein längeres, zeitliches Intervall bestehen.

Pneumoperikard: Selten. Durchbruch von lufthaltigen Nachbarorganen (Magengeschwür, Lungen- und Ösophagustumoren, kavernöse Lungentuberkulose); Gasbildung in jauchig-gangränösen Exsudaten.

22.2 Veränderungen an Epi- und Perikard

- *Subepikardiale Blutungen* (s. 20.3)
- *Entzündungen des Herzbeutels, Perikarditis* (s. 20.3)

Die Perikarditis ist nach der Art des Exsudates (s. 6.10) und dem Verlaufsstadium zu charakterisieren.

- *Spezialform:* ***Zottenherz = Cor villosum:*** Fibrinmassen hüllen in dicker Schicht netzartig oder zottig das Herz ein.

Ursachen einer Perikarditis:

- Infektiöse (mikrobielle Perikarditis),
- Perikarditis bei Polyserositis (Rheumatische Erkrankungen, Autoimmunerkrankungen),
- Urämische Perikarditis,
- Pericarditis epistenocardiaca bei Myokardinfarkt,
- Pericarditis carcinomatosa/sarcomatosa,
- Traumatische Perikarditis (postoperativ),
- Idiopathische Perikarditis.

Entstehungswege:

- Übergreifen entzündlicher Prozesse aus der Nachbarschaft (z.B. Pneumonie, Pleuritis, Mediastinitis, subphrenischer Abszeß, Pankreatitis),
- Haematogen (Sepsis bzw. metabolisch-toxisch: Urämie),
- Direkte lokale Alteration (z.B. Myokardinfarkt, Perikarditis bei Neoplasmen),
- Traumatisch (postoperativ).

Verwachsungen beider Herzbeutelblätter: Strangförmige Synechien, flächenhafte Verwachsungen; totale bindegewebige Verödung: ***Concretio cordis cum pericardio.*** Bei Verkalkungen ist nach Hinweisen für eine tuberkulöse Ursache zu suchen.
Chronisch-adhäsive Perikarditis: Einfache fibröse Verödung des Herzbeutelkavums.
Chronisch-konstriktive Perikarditis: Fixierte Einmauerung des Herzens in z.T. verkalktes Schwielengewebe: ***Panzerherz.***
Chronisch-schwielige Mediastinoperikarditis: Schwielige Verwachsungen zwischen Herzbeutelaußenseite und Umgebung (Pleura, Diaphragma, Thoraxinnenwand): ***Accretio cordis.***
Verödung des Sinus transversus pericardii: Zwischen Aorta (vorne) und V. cava superior (hinten) gelangt man, noch innerhalb des Herzbeutels, von rechts her in den normalerweise frei durchgängigen Sinus transversus pericardii.

Einzelne Adhäsionen sind bedeutungslos, ausgedehnte Verwachsungen bzw. Verödung finden sich bei: 1. Restzustand nach Perikarditis, 2 Mesaortitis luica, 3. Mesaortitis/Mesopulmonitis rheumatica.
Sehnenflecken, Fibrose und Hyalinose des Perikards: Weiße, glänzende, meist scharf begrenzte, undurchsichtige, 1–3 cm große Flecken; oft plateauartig erhaben.

- *Perikarditische Sehnenflecken:* Oberflächlich, manchmal fädig-zottig, rauh und uneben, häufiger aber spiegelnd glatt. Vorkommen an beiden Herzbeutelblättern.

- *Mechanische Sehnenflecken:* Häufig! Meist an der Vorderwand des linken Ventrikels, über dem Conus pulmonalis bzw. an der Herzhinterwand, ferner an der Umschlagstelle des Perikards und den Gefäßdurchtritten.
  Kleine, knötchenförmige Verdickungen über vorspringenden Windungen der Kranzarterien. Epikardiale Sehnenflecken sind einzuschneiden: darunter können Myokardinfarktschwielen liegen.

Subepikardiales Fettgewebe: Normalerweise 2 fettfreie Dreiecke über der Vorderwand des linken Ventrikels und dem Conus pulmonalis.

Starke Vermehrung eines dicklappigen Fettgewebes: ***Obesitas cordis.*** Schwund des Fettgewebes und Umwandlung in eine glasig-durchscheinende, sulzige Masse: ***Gallertatrophie*** (meist mit Atrophie und Lipofuszinose des Myokards vergesellschaftet). ***Lipomatosis cordis*** (s. 23.7)

Herz 23

Die Herzspitze ist nach links unten gerichtet, bei Abweichungen denke an Situsanomalien.

23.1 Schema der Beurteilung

1. ***Größe und Gewicht*** (s. 23.4):
Abmessen: Größte Länge von der Herzbasis zur Spitze; größte Breite an der Basis, d.h. Vorhof-Kammer-Grenze
Abwiegen: Erst nach Abtrennen der großen Arterien und Venen

2. ***Form = Konfiguration:***

- Welcher Ventrikel bildet die *Herzspitze?*
- *Größenrelation* zwischen beiden Ventrikeln und beiden Vorhöfen beachten

3. ***Allgemeine Konsistenz:***

- *Unaufgeschnittenes Herz:* beide Ventrikel betasten
- *Aufgeschnittenes Herz:* Herzvorderwand aufstellen: bleibt gerade stehen: *steif*; fällt in sich zusammen: *schlaff.*
  Konsistenz links immer höher als rechts, zur Beurteilung wird der linke Ventrikel herangezogen.

4. ***Epikard, subepikardiales Fettgewebe, Sinus transversus pericardii***
5. ***Myokard:***

- *Farbe:* Braun-rot
- ***Konsistenz:*** Fest, wenn die Totenstarre eingetreten ist; schlaff, wenn sie nicht oder unvollkommen ausgebildet ist.

! *Achtung:* die Konsistenz des Myokards geht bei beginnender Autolyse als erstes verloren!

- ***Kohärenz:*** Nicht zerreißlich
- ***Struktur:*** Keine ausgeprägte Zeichnung der Schnittfläche; manchmal tritt der faszikuläre Aufbau der Muskelfasern hervor.

6. ***Herzinnenräume:***

- ***Lichtungsweite:*** Abhängig vom Kontraktionszustand der Totenstarre (s. 23.5). Das normale, totenstarre Herz hat einen spaltförmigen linken Ventrikel, während die Lichtung des rechten Ventrikels immer etwas weiter ist.
- ***Wandbeschaffenheit:*** Wanddicke abmessen: an der Kammerbasis, ohne Trabekel, ohne subepikardiales Fettgewebe; ***trabekuläres Innenrelief beachten:*** Abplattung: Dilatation; Verdickung: Hypertrophie.
- ***Inhalt:*** Entweder flüssiges Blut oder Leichengerinnsel. Letztere gießen manchmal die Hohlräume zwischen den einzelnen Trabekeln völlig aus und verfilzen sich derart, daß sie fest zu haften scheinen. DD zu wandständigen Thromben durch Prüfung der Elastizität: Thromben brechen, Gerinnsel sind dehnbar.

7. ***Herzklappen:*** Das Herzklappengewebe soll zart und durchscheinend sein, der Anulus fibrosus an der Klappenbasis eben tastbar.

- ***Segelklappen:*** Der Schließungsrand ist durch die mechanische Beanspruchung meist leicht verdickt, die Sehnenfäden sind jedoch zart und fächerförmig aufgesplittert. Die Trennung der einzelnen Klappen an den Kommissuren schneidet nicht bis an den Anulus durch.
  Beurteile der Reihe nach: 1. Anulus fibrosus = Klappenbasis = Klappenansatz, 2. Klappensegel, 3. Schließungsrand bzw. freier Klappenrand, 4. Kommissuren, 5. Sehnenfäden, 6. Papillarmuskel.
- ***Taschenklappen:*** Die Noduli valvularum semilunarium (Noduli ARANTIi) sind jeweils das physiologisch dickste Klappenareal, die Lunula das dünnste. Die Klappen stoßen an den Kommissuren punkt- oder strichförmig aneinander.
  Beurteile der Reihe nach: 1. Anulus fibrosus, 2. Klappensegel, 3. Schließungsrand bzw. freier Klappenrand, 4. Kommissuren, 5. Sinus VALSALVA.
  Vermeide die Weite der Klappenostien durch Einführen der Finger zu prüfen; dabei kann man lockere endokarditische Auflagerungen abstreifen, welche unwiederbringlich verloren sind!

*8. **Herzkranzgefäße:***

- ***Verlauf:*** Leicht geschlängelt in subepikardiales Fettgewebe eingebettet.
  Gestreckter Verlauf: Herzvergrößerung; serpentinenartige Schlängelung: Herzverkleinerung.
- ***Lichtung:*** Der Schweregrad einer Lichtungseinengung ist besser am Querschnitt, die Ausdehnung derselben besser am Längsschnitt zu beurteilen.

! *Beachte* das ***Verzweigungsmuster*** der Koronararterien: s. 23.2.

*9. **Aorta und Arteria pulmonalis:*** Intima zart, gelblich-weißlich, „elfenbeinfarben".

23.2 Wichtige anatomische Detailstrukturen

Linker Vorhof

- *Falx septi atriorum:* Freier Rand der Valvula foraminis ovalis; sichelförmig, mit der Konkavität nach vorne oben gerichtet. Rest des Septum primum.
- *Linkes Herzohr mit den Mm. pectinati.*
- *Einmündung der Lungenvenen.*

Linker Ventrikel

- *Einströmungsbahn mit Trabeculae carneae:* Dichtstehend, schmäler als im rechten Ventrikel, besonders spitzennahe sehr feinmaschig.
- *Ausströmungsbahn:* Trabekelfrei und glattwandig sind die oberen Zweidrittel des Kammerseptums und der oberste Abschnitt der ventrolateralen Wand.
- Vordere und hintere Papillarmuskelgruppe.
- *Pars membranacea des Kammerseptums:* Liegt unmittelbar unterhalb der rechten und hinteren Aortenklappe.

Rechter Vorhof

- *Sinusteil:* Glattwandiger Bezirk mit den Mündungen beider Hohlvenen des Sinus coronarius.

- *Atriumanteil:* Trabekularisiert, durch den Muskelwulst der Crista terminalis abgegrenzt.
- *Torus intervenosus LOWERi:* Querverlaufende, medial-dorsale Erhebung der Vorhofswand zwischen den Hohlvenenmündungen.
- *Fossa ovalis:* Dellenartig vertieft, membranös. Rest des Septum primum.
- *Limbus fossae ovalis:* Hufeisenförmig, auf die V. cava inferior hin gerichtet. Rest des Septum secundum.
- *Foramen ovale*
- *Valvula EUSTACHIi:* Lateral und vorne an der Einmündung der V. cava inferior.
- *Valvula THEBESIi:* Lateral an der Einmündung des Sinus coronarius, insbesondere an der medialen Vorhofswand.
- *Residuen der linken Sinusklappe:* Flachtrabekuläre Bildungen, die arkadenförmig über den Limbus zum Boden der Fossa ovalis ziehen.

Rechter Ventrikel

- *Einströmungsbahn:* Plump trabekularisiert, gegenüber dem Conus pulmonalis durch die Crista supraventricularis und die Trabecula septomarginalis abgegrenzt.
- *Ausströmungsbahn Conus pulmonalis:* Überwiegend glattwandig.
- *Vorderer und hinterer Papillarmuskel.*
- *Septaler Papillarmuskel LANCISi:* Im Conus pulmonalis gelegen.

Reizleitungssystem

- *Sinusknoten KEITH-FLACK*: Lateral in Höhe der Cava-superior-Mündung, subepikardial.
- *ASCHOFF-TAWARA-Knoten:* Medial von der Mündung des Sinus coronarius am Anulus des Tricuspidalostiums, subendokardial.
- *HIS-Bündel:* An den dorsalen Zirkumferenz der Pars membranacea des Kammerseptums

Koronararterien

- *Linke Koronararterie:* Nach dem Ostium im Sinus VALSALVA folgt ein 1–2 cm langes Hauptgefäß, welches sich dann teilt:
  - *R. interventricularis = descendens anterior:* Verläuft über das Kammerseptum zur Herzspitze und biegt um diese noch etwas auf die Hinterwand um. Versorgung: Vorderwand der linken Herzkammer, Herzspitze und hier auch ein kleines Areal der Hinterwand, vordere $^2/_3$ des Kammerseptums und im Spitzenbereich auch das hintere Septum, vordere Papillarmuskelgruppe.
  - *R. circumflexus:* Verläuft im Sulcus atrioventricularis und endet am Beginn der Hinterwand des linken Ventrikels. *Versorgung:* Lateralwand der linken Herzkammer.
  - *R. diagonialis:* Nur manchmal vorhanden und kreuzt dann schräg über die Vorderwand zum Margo obtusus. *Versorgung:* oberer Teil der Vorderwand des linken Ventrikels, Gebiet des Margo obtusus.

- *Rechte Koronararterie:* Nach dem Ursprung verläuft das Gefäß entlang des Sulcus atrioventricularis nach rechts zur Herzhinterwand und biegt dort meist als *R. interventricularis posterior* spitzenwärts ab. *Versorgung:* rechte Herzkammer, septumnahe Hinterwand der linken Herzkammer, hinteres Drittel des Kammerseptums mit Ausnahme des Spitzenbereichs.
  Das *Verzweigungsmuster der Koronararterien* und die Versorgungsgebiete sind unterschiedlich. Es lassen sich 3 Versorgungstypen unterscheiden:
  - *Normalversorgungstyp:* Der R. interventricularis posterior entspringt aus der rechten Koronararterie und versorgt den septumnahen Teil der linksventrikulären Hinterwand.
  - *Linksversorgungstyp:* Der R. interventricularis posterior entspringt aus dem linken R. circumflexus. Die rechte Koronararterie ist hypoplastisch. *Versorgung:* Linker Ventrikel, Kammerseptum und Teile der Vorder- und Hinterwand des rechten Ventrikels werden von der linken Koronararterie her durchblutet.
  - *Rechtsversorgungstyp:* Der R. interventricularis posterior entspringt aus der rechten Koronararterie und verläuft direkt an der Hinterwand des linken Ventrikels. *Versorgung:* Rechter Ventrikel, Hinterwand des linken Ventrikels und Margo obtusus werden von der rechten Koronararterie her durchblutet.

23.3 Konfiguration

Die normale Konfiguration ist altersabhängig: Beim Neugeborenen überwiegt der rechte Herzabschnitt, beim Erwachsenen der linke. Der R. descendens anterior der linken Koronararterie markiert die Lage des Kammerseptums und hilft somit bei der Orientierung über die Form- und Größenbeziehungen zwischen linkem und rechtem Ventrikel.

Die Beteiligung der Ventrikel an der Herzspitzenbildung ist exakt erst nach dem 4. Herzschnitt feststellbar.

Normale Konfiguration: Die Herzspitze ist spitz und wird vom linken Ventrikel gebildet.
Rechtskonfiguration: Die Herzspitze ist plump und wird von beiden Ventrikeln gebildet, bei hochgradiger Rechtshypertrophie allein von der rechten Herzkammer.
Linkskonfiguration: Die Herzspitze ist plump und wird vom vergrößerten linken Ventrikel allein gebildet.

23.4 Hypertrophie und Dilatation

Quantitative Angaben für ein normales Herz:

Länge Herzbasis → Spitze 9–10 cm,
Breite an der Herzbasis: 8–9 cm,
Wanddicke linker Ventrikel: 14 ± 1 mm
Wanddicke rechter Ventrikel: 4 ± 1 mm

Gewicht: weiblich 250–330 g,
männlich 300–350 g
Kritisches Herzgewicht > 500 g

Die Wanddicke wird ohne Trabekel und subepikardiales Fettgewebe an der Kammerbasis gemessen. Das Herz wird ohne die knapp distal der Klappenebene abgetrennten großen Arterien gewogen.

Faustregel: Normgewicht des Herzens bezogen auf Körpergewicht = 4 g Herz pro 1 kg Körpergewicht.

Konzentrische Hypertrophie
Zunahme der Wanddicke der Herzkammern auf Kosten der Lichtung: Trabekel verdickt, vorspringend, Papillarmuskel plump, spulrund; ***Wand dick, Lichtung eng.***

Innere Ventrikelkonfiguration: ***„gotischer Spitzbogen"***. Ausdruck vermehrter Druckarbeit, z.B. bei Hypertonie, Aortenklappenstenose oder Coarctatio aortae.

Exzentrische Hypertrophie
Zunahme der Wanddicke zugunsten der Lichtung: Trabekel verdickt, abgeplattet, Papillarmuskel plump, aber abgeplattet; ***Wand dick, Lichtung weit.***

Innere Ventrikelkonfiguration: ***„romanischer Rundbogen"***. Primär exzentrische Hypertrophie bei vermehrter Volumenarbeit, z.B. Aortenklappeninsuffizienz. Sekundär exzentrische Hypertrophie bei Dilatation einer bereits hypertrophen Herzkammer.

Ätiopathogenetische Sonderformen

Cor hypertonicum: Konzentrische Hypertrophie des linken Ventrikels.

Später evtl. Gefügedilatation mit Linksherzinsuffizienz. In Endstadien oft kombinierte Hypertrophie und Dilatation beider Herzkammern, da die primäre Linksherzinsuffizienz via Lungenstauung den rechten Ventrikel belastet.

! *Beachte:* Arteriolosklerose der Nieren.

Cor pulmonale: Hypertrophie und Dilatation des rechten Ventrikels. Querlagerung des Herzens.

! *Achtung:* Ein Cor pulmonale kann innerhalb von Sekunden versagen. Das Versagen eines Cor hypertonicum geht meist mit einem Lungenödem einher.

Jede konzentrische Hypertrophie kann in eine exzentrische Hypertrophie übergehen, wenn infolge Schädigung der Herzmuskulatur eine Dilatation eintritt.

Beachte, daß durch Dilatation die Wanddicke wieder verdünnt wird.

Dilatation einer Herzkammer: Erweiterung des Ventrikels: Trabekel abgeplattet, Papillarmuskel schmal, dünn, *„riemenförmig"*, durch Ausweitung in allen Dimensionen nimmt die Herzkammer *„Kugelform"* an.

- ***Akute Dilatation = akute Insuffizienz:*** Ausweitung durch Elongation und Dünnerwerden der Herzmuskelfasern: Wanddicke wird verdünnt.
- ***Chronische Dilatation = Gefügedilatation:*** Ausweitung bei gleichzeitiger Hypertrophie und Umstrukturierung des Myokardgefüges, multiple Schwielenherdchen.

Isolierte Hypertrophie oder Dilatation ist selten, Kombination von Hypertrophie und Dilatation ist häufig.

Bei Herzdilatation ohne unmittelbar nachweisbare Ursache denke zuerst an eine Myokarditis (weiter: chronische Koronarinsuffizienz, dekompensierte Hypertonie, kongestive Kardiomyopathie).

- *Linksherzinsuffizienz:* Lungenstauung und Lungenödem, Stauungsbronchitis, hypoxische Schäden an parenchymatösen Organen im großen Kreislauf.
- *Rechtsherzinsuffizienz:* Venöse Stauung im großen Kreislauf (Leber, Niere), venöse Stauung im Pfortadersystem (Milzstauung, Aszites, Stauungsgastroenteritis), Ödeme der unteren Extremitäten.

Jedes hypertrophe Organ kann versagen! Ein hypertropher rechter Ventrikel versagt oft schlagartig = plötzlicher Tod; Linksherzhypertrophie führt häufiger zur längerdauernden Insuffizienz.

Übersicht der Herzhypertrophie

Hypertrophie der linken Herzkammer

- *Intrakardiale Ursachen:*
  - *Angeboren:* Aortenstenose (valvulär, infravalvulär, supravalvulär)
  - *Erworben:* Postendokarditische Aortenklappenstenose und -insuffizienz, Mesaortitis luica
- *Extrakardiale Ursachen:*
  - Hypertonie
  - Coarctatio aortae

Hypertrophie der rechten Herzkammer

- *Intrakardiale Ursachen:*
  - *Angeboren:* Die meisten konnatalen Vitien (wegen des Links-rechts-Shunts)
  - *Erworben:* Postendokarditische Mitralstenose und -insuffizienz
- *Extrakardiale Ursachen:*
  - *Lungenerkrankungen:* a) alle höhlenbildenden und indurierenden Lungenveränderungen: z. B. chronisches Emphysem, Bronchiektasien, chroni-

sche Pneumonie, Lungenfibrosen, Pneumokoniosen, Tuberkulose, Lungenabszeß, rezidivierende Lungeninfarkte, b) primäre und sekundäre pulmonale Hypertonie
- *Erkrankungen des Thorax, der Pleura und der Atemmuskulatur:* Kyphoskoliose und andere Thoraxdeformierungen, Pleuraschwarten und Pleuratumoren, neuromuskuläre Störungen (Myasthenie, Poliomyelitis), Obesitas mit alveolärer Hypoventilation [PICKWICKIER-Syndrom].

Hypertrophie beider Herzkammern

Häufig: ***Kombination einer Links- und Rechtsherzhypertrophie = Cor bovinum.***
Selten: ***Kardiomyopathien, Endokardfibroelastose, Rhabdomyomatosis cordis.***

23.5 Totenstarre

Das Herz bleibt immer in Diastole stehen. Durch die 1–2 h post mortem einsetzene Totenstarre des Myokards ziehen sich die Herzkammern zusammen; der linke Ventrikel wird dabei größtenteils entleert. Nach 20–30 h löst sich diese Totenstarre wieder. Bei schweren dystrophischen oder entzündlichen Myokardschäden fehlt eine ausgeprägte Totenstarre des Herzens: daher z. B. bei einer Myokarditis ein äußerst schlaffes Myokard.
Folgende Befunde können erhoben werden:

- *Linker Ventrikel kontrahiert, leer* = Totenstarre eingetreten.
- *Linker Ventrikel schlaff, weit, leer* oder *mit flüssigem (zurückgeströmtem) Blut gefüllt* = Totenstarre eingetreten, aber schon wieder gelöst.
- *Linker Ventrikel schlaff, weit, mit Gerinnsel gefüllt* = Totenstarre ausgeblieben oder nur gering gewesen.

Mit fortschreitenden Leichenveränderungen wird das Myokard weich, schmutzig-graurot; Endokard, Klappen und Aortenintima werden durch blutige Imbibition diffus rosarot.

24.6 Abnorme Kleinheit

Hypoplasie des Herzens und der Arterien: Herzgewicht < 200 g. Aorta eng, dünne Wand, aber mit großer Elastizität: *Aorta angusta.*

Normaler Aortenumfang beim Erwachsenen: A. ascendens 6–8 cm, A. descendens 4–5 cm, A. abdominalis 3,5–4,5 cm. Länge des linken Ventrikels: 8–10 cm. Ventrikellänge: Normales Verhältnis: ~ = 1,3 : 1 Aortenumfang: Bezüglich der Maßverhältnisse s. S. 300. Eine Ventrikellänge von 10 cm steht z. B. zu einem Aortenumfang von 6 cm in einem pathologischen Verhältnis und zeigt an, daß die Aorta zu eng ist. Beachte: Es kann sekundär zur Dilatation der Aorta ascendens mit Aneurysmabildung und Aortenklappeninsuffizienz kommen (z. B.

Altersektasie durch Elastizitätsschwund. Atherosklerose mit Wanddestruktion; idiopathische Medianekrose, z.B. im Rahmen eines MARFAN-Syndroms; Mesaortitis luica).

Atrophie des Herzens: Lipofuszinose des Myokards = *schokoladebraun.*

Meist Gallertatrophie des subepikardialen Fettgewebes (s. S. 268). Kleines Herz mit ektatisch weiter Aorta, z.B. Ventrikellänge: Aortenumfang = 6:8 = 0,75:1. Bei Atrophie des Herzens immer auch allgemeine Kachexie oder Marasmus.

Differentialdiagnose:

- *Hypoplasie des Herzens:* Koronararterien verlaufen normal, d.h. leicht geschlängelt.
- *Atrophie des Herzens:* Koronararterien serpentinenartig gewunden.

23.7 Lipomatosis cordis

Normalerweise ist die Grenze zwischen subepikardialem Fettgewebe und Myokard scharf und geradlinig.

Streifen- und zungenförmiges Vordringen des Fettgewebes kann zur Dissoziation der Muskelfasern und Verdünnung der Kammerwand führen, besonders an der Basis des rechten Ventrikels und im Conus pulmonalis.

Komplikationen:

- Bei Mehrbelastung kann es zur Rechtsherzinsuffizienz kommen.
- Rupturgefahr bei Myokarditis oder rezidivierenden Lungenembolien.

23.8 Chronische Anämie des Myokards (Tabelle 23.1)

Tabelle 23.1. Häufige diffuse Myokardveränderungen

	Konsistenz	Kohärenz	Farbe
Normal	Fest	Nicht zerreißlich	Braunrot
Dystrophe Verfettung	Schlaff	Brüchig	Graugelb bis gelblich-bräunlich
Akute Anämie	Steif	Zäh	Blaß braun-rot
Lipofuszinose	Fest	Nicht zerreißlich	Schokoladenbraun
Akute Myokarditis	Schlaff, manchmal steif!	Zerreißlich	„Scheckig“
Myocardiopathia fibrosa	Fest	Zähe	Weiße Stippchen

Diese kann führen zu:

1. ***Partieller dystropher Verfettung:*** Gelbe, zackige Streifen und Bänder subendokardial, besonders an den Papillarmuskeln. Wird wegen dieses Aussehens als „***Tigerung***“ bezeichnet.
2. ***Diffuser dystropher Verfettung:*** Schlaff, brüchig, graugelb; (myogene) Dilatation.

23.9 Schockherz

Für den hypovolämischen Schock ziemlich charakteristisch. Akut anämisch-ischämisches Myokard. Maximale Kontraktion des Herzens, besonders der muskelkräftigen linken Kammer; Ventrikel spaltförmig, eng, blutleer.

! *Beachte:* Schocklunge (s. 21.5), Schockniere (s. 38.3). Die Diagnose Schock wird erst nach Kenntnis der Anamnese gestellt.

23.10 Myokarditis

Akute (floride) Myokarditis: Akute Dilatation der Herzkammern (s. 23.4), Myokard schlaff, zerreißlich, gelblich-braun bis gelblich-grau, scheckig. Hinweisend ist vor allem das kleinfleckig-unterschiedliche Aussehen des Myokards.

Beachte: bei massivem entzündlichem Ödem bzw. Exsudat kann die Konsistenz sogar erhöht sein.

Chronische (defektgeheilte) Myokarditis: Gefügedilatation (s. 23.4) der meist hypertrophen Herzkammern. Myokard schlaff, durch disseminierte weiße Schwielchen gesprenkelt.

Die Verdachtsdiagnose Myokarditis muß unbedingt histologisch verifiziert werden.

! *Achtung:* die Zahl der histologisch aufgedeckten Fälle von Myokarditis steigt parallel zur Anzahl der aus verschiedenen Herzabschnitten entnommen und untersuchten histologischen Präparate an!

23.11 Myocardiopathia fibrosa

Disseminierte, weiße, etwa 1 mm große Stippchen im Myokard.

Ursachen:

- Koronarinsuffizienz: Fibrose und Schwielchen,
- Myokarditis: Narben.

Meist mit Gefügedilatation verbunden.

23.12 Koronararteriensklerose

Normal ist die Wand der subepikardialen Kranzarterien gleichmäßig dünn, die Intima glatt und zart, das Lumen leer, keine Lichtungseinengungen.

Herdförmig betonte Wandverdickungen: ***lipoide Plaques, hyaline Plaques, Atherome, atheromatöse Geschwüre, Verkalkungen, Thromben*** (s. 24.1).

Weiter können frische bzw. ältere Thromben sowie Organisation und Rekanalisation derselben vorliegen.

Unterscheide:

- ***Koronarsklerose ohne wesentliche Lumeneinengung:*** Koronarreserve ist dabei aber eingeschränkt!
- ***Herdförmig stenosierende Koronarsklerose:*** Der Grad der Lichtungseinengung wird am Querschnitt beurteilt und durch Drittelmaß angegeben ($^1/_3$: deutliche Stenose; $^2/_3$: hochgradige Stenose; $^3/_3$: Verschluß).

Das Koronararteriensystem ist funktionell so gut wie seine engste Stelle! Eine solitäre Stenose genügt, um eine kritische Situation zu erzeugen.

Folge der Koronararteriensklerose bzw. -stenose ist eine Koronarinsuffizienz oder ein Myokardinfarkt.

23.13 Ischämischer Myokardinfarkt (Abb. 23.1)

Transmuraler Infarkt: Unizentrisch und gleichzeitig entstandene Totalnekrose der Herzwand mit Ausnahme einer schmalen subendokardialen und subepikardialen Zone

Schaleninfarkt: Multizentrisch entstandene und konfluierende Nekrosen, gewöhnlich in den inneren Wandschichten: ***Innenschichtinfarkt;*** sind die einzelnen Nekroseherde verschieden alt: ***Mosaikinfarkt.***

Der zeitliche Ablauf der morphologischen Veränderungen

Innerhalb des 1. Tages

Akute Ischämie: Betroffenes Areal blaßbraunrot bis blaßgelblich, im Niveau, noch feucht (noch nicht eindeutig als Nekrose erkennbar)

Nach dem 1. Tag

Nekrose: Fahlgelb bis lehmfarben, trocken, strukturlos, zackig-landkartenartig begrenzt, prominierend

Innerhalb der 1. Woche

Ausbildung der dreizonalen Gliederung: Von innen nach außen: 1. *lehmfarben* (zentrale Koagulationsnekrose), 2. *schwefelgelb* (leukozytäre Demarkation), 3. *rot* (hyperämischer Randsaum)

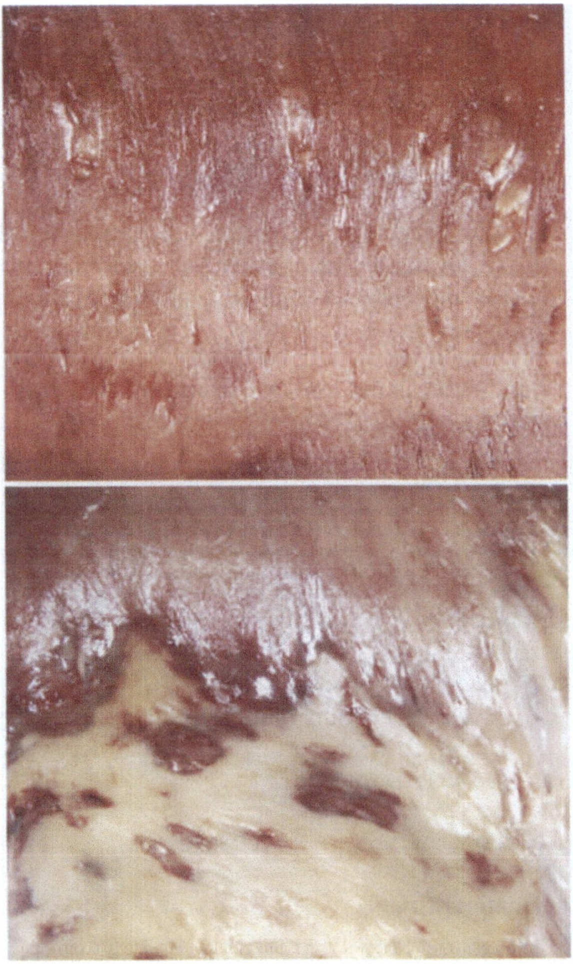

a

b

Abb. 23.1 a, b. Zwei charakteristische Stadien des Myokardinfarktes. **a** Akute Ischämie, **b** Koagulationsnekrose, umgeben von graurotem, feucht-glänzendem Granulationsgewebe

Nach der 1. Woche
Infarktbezirk von einem eingesunkenen, grau-roten, feucht-glänzenden ***Granulationsgewebesaum*** umgeben

Innerhalb der ersten 1–2 Monate
Zentrale Restnekrose wird von einem ***konzentrischen Granulationsgewebesaum*** umgeben. Nachfolgend ***Vernarbung.***

Nach 1–2 Monaten
Zackig begrenzte ***Schwiele:*** Weiß, feucht, unter dem Niveau

! *Beachte folgende pathogenetische Faktoren des Myokardinfarktes:*

- *Kritische Ausgangssituation der Koronardurchblutung:*
  - Verengung der Koronararterien (praktisch immer arteriosklerotisch, evtl. Ostiumstenose; äußerst selten entzündliche Gefäßerkrankungen).

  - Herzhypertrophie,
  - Aortenklappenfehler,
  - Allgemeiner Blutdruckabfall, allgemeine Hypoxämie.
- *Auslösende Ursache:*
  - Akute koronarielle Durchströmungsbehinderung, Koronarthrombose, Koronarembolie (Rarität!),
  - Lumenstenose durch Blutung oder Quellung in einem arteriosklerotischen Herd,
  - Akute, nicht kompensierbare, myokardiale Erfordernissteigerung. Suche bei Myokardinfarkt gezielt nach Koronarstenose und Koronarthrombose. *Eine* hochgradige Stenose genügt (s. 23.12). Beachte den Grad der Herzhypertrophie.

Komplikationen des Myokardinfarktes

- *Pericarditis epistenocardica:* Fibrinös oder fibrinös-hämorrhagisch; häufig umschrieben, selten diffus. Abheilung mit Sehnenfleck oder Verwachsung.
- *Parietale Thromben* (s. 23.15). Möglichkeit der peripheren Embolie
- *Akute Herzruptur mit Hämatoperikard*
- *Einriß oder Abriß von Papillarmuskeln:* Akute Klappeninsuffizienz: akutes Herzversagen
- *Ruptur des Kammerseptums:* Akute Rechtsherzinsuffizienz infolge Links-rechts-Shunt
- *Herzwandaneurysma:*
  - *Akut:* Ausbuchtung im Nekrosebereich: Rupturgefahr
  - *Chronisch:* Ausbuchtung der vernarbten, verdünnten Ventrikelwand; oft parietale Thromben

23.14 Koronarinsuffizienz

Voraussetzungen: Verengung der Koronararterien infolge Atherosklerose, Herzhypertrophie, Aortenklappenfehler, allgemeiner Blutdruckabfall, allgemeine Hypoxämie, übermäßige Leistungssteigerung des Herzens.

Akute Koronarinsuffizienz

- Akuter Koronartod: Keine makroskopischen Veränderungen, höchstens Ischämiezeichen
- Disseminierte Innenschichtnekrosen
- Schalen- bzw. Innenschichtinfarkt
- Transmuraler Infarkt

Chronisch (rezidivierende) Koronarinsuffizienz

- Myokardiale Faseratrophie mit kleinstfleckigen, selektiven Muskelnekrosen → Fibrose: Myocardiopathia fibrosa (s. 23.11)
- Disseminierte Nekrosen → Verschwielung → Gefügedilatation

23.15 Thromben im Herzen

Parietale Thromben: Vorkommen: *Herzkammer* (Myokardinfarkt, Myokarditis, chronische Dilatation, Kardiomyopathie, sonstige Endokardläsionen). *Herzohr* (Klappenfehler, Dilatation, Vorhofflimmern). *Herzklappen* (Endokarditis)
Kugelthrombus: Kugeliger, nicht haftender Vorhofthrombus bei Mitralstenose: Kann das Mitralostium ventilartig verschließen → plötzlicher Herztod

23.16 Degenerative Herzklappenveränderungen

Klappenfibrose, sog. „Altersfibrose": Verdickung und Verhärtung des freien Klappenrandes und des Schließungsrandes; Sehnenfäden zart und fächerförmig, Kommissuren frei.
Basale Klappensklerose: Verdickung und Verhärtung; evtl. herdförmige Verkalkung am Klappenansatz, d.h. an der Basis.
Aufsteigende (primäre) Klappensklerose: Die Verhärtung und Verdickung steigt vom Klappenansatz in Richtung freier Rand hin auf. Hyaline, lipoide und verkalkte Plaques treten dabei meist an der dem Blutstrom abgewandten Klappenfläche auf [also z.B. im Sinus VALSALVA]. Knotig-zackige Sklerosen und Verkalkungen können die Klappenmobilität einschränken: *degenerativer Herzklappenfehler:* Klappensegel starr und unbeweglich (Abb. 23.2).

Eine weitere typische Lokalisation für oft korallenstockartige, bizarre Kalkhöcker ist die Aortenwand an der oberen Grenze des Sinus VALSALVA. Ist dies mit Atherosklerose der Aorta ascendens kombiniert und erstrecken sich die Veränderungen in den Sinus hinein: ***absteigende Aortensklerose.***

Im Gegensatz zur primären Klappensklerose werden jene Veränderungen, die nach Abheilung einer Endokarditis auftreten, als sekundäre Klappensklerose bezeichnet.
Anulussklerose: Verdickung, Verhärtung und Verkalkung, evtl. krümelige atheromatöse Umwandlung des Anulus fibrosus.

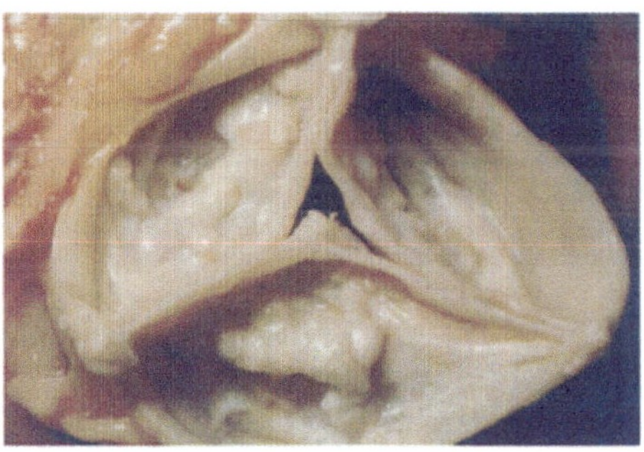

Abb. 23.2. Primäre Klappensklerose. Die Segel der Aortenklappen sind starrverdickt und an der blutstromabgewandten Seite verkalkt

Abb. 23.3 a, b. Mitralklappenprolaps. Die „floppy valve“ ist wie ein geblähtes Segel atriumwärts vorgewölbt. Diese Veränderung kann zum plötzlichen, unerwarteten Herztod führen; der pathogenetische Mechanismus ist unklar

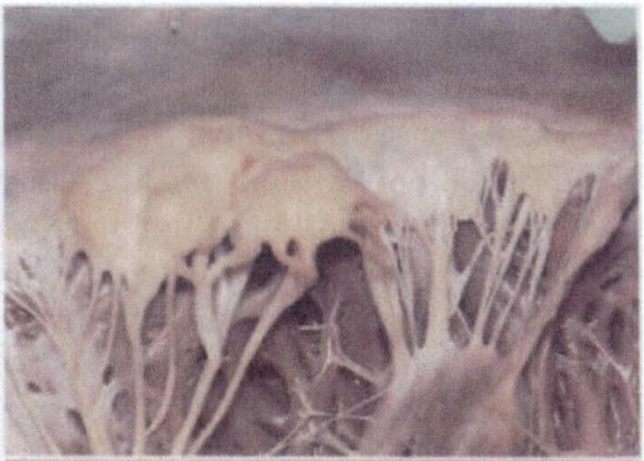

a

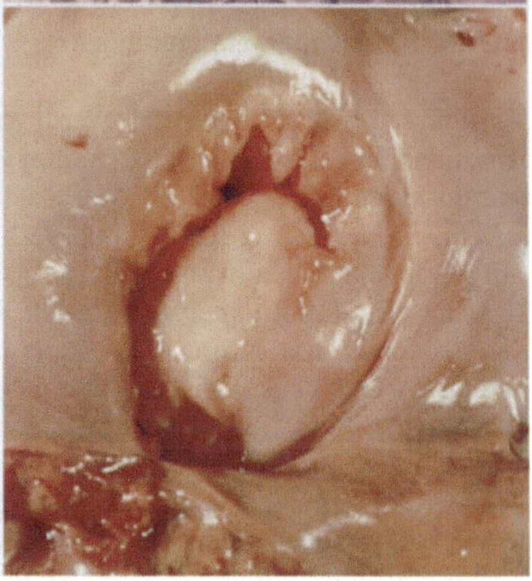

b

BENEKE-Plaques: Gelblichweiße lipoide Plaques an der vom Blutstrom abgekehrten Seite des aortalen Mitralsegels. Können schon bei Kindern vorkommen.
Atrophe Klappenfensterung: Lückenbildungen in den Aortenklappen, nahe dem freien Rand und an den Kommissuren.
„Ballooning“, „floppy valve“: Die AV-Klappensegel schlagen beim systolischen Klappenschluß mit einer ballonartigen Wölbung zum Vorhof durch: Klappeninsuffizienz infolge *Mitralklappenprolaps* (Abb. 23.3). Ursache: Mukoide Dystrophie, genetische Faktoren, Beziehungen zum MARFAN-Syndrom (s. 24.2).
LAMBL-Exkreszenzen: Kammartig-zottige, teils einzeln, teils in Büscheln stehende Gebilde am Nodulus ARANTIi der Aortenklappen.

23.17 Anomalien der Sehnenfäden

Falsche Sehnenfäden: Bräunlichweiße dünne Stränge ohne Verbindung zu Klappensegeln. Entweder parietal zwischen Trabekeln oder intraventrikulär innerhalb der Kammerhöhle ausgespannt.

Chorda muscularis persistens: Muskuläre Fortsetzung eines Papillarmuskels bis zum Ansatz am Klappensegel.

23.18 Endocarditis ulceropolyposa

2 morphologische Grundtypen sind zu unterscheiden:

- ***Endocarditis polyposa:*** Plump-voluminöse, breitbasige Auflagerungen (5 mm und größer) an der dem Blutstrom zugewandten Klappenseite. Meist keine einheitliche Farbe, sondern buntes Aussehen: graurot – braunrot – braungelb – gelbgrau (manchmal durch Pseudomelanose schmutzig-graugrün). Charakteristisch ist, daß die Auflagerungen nicht auf den Schließungsrand beschränkt sind, sondern über den freien Rand auf die andere Klappenseite gelangen, die Sehnenfäden befallen oder über die ganze Klappenfläche hinweg bis auf den Vorhof übergreifen können.
- ***Endocarditis ulcerosa:*** Oft sehr umfangreiche Klappendestruktionen. Geschwüre, Klappenaneurysmen, Perforationen, fetzige Zerstörung, Sehnenfädenabriß; Übergreifen der Ulzerationen auf das parietale Endokard, Septumperforationen, Abszesse im Klappenring. Der entscheidende prädisponierende Faktor einer bakteriellen Endokarditis ist eine „vorgeschädigte" Klappe; danach ist zu suchen:
  - *erworbene Klappenschäden:* Klappenfibrose, rheumatische Klappenalterationen (erkenntlich z. B. an einer Vaskularisation der Klappen) (s. 23.19),
  - *angeborene Klappenanomalien:* Zweiklappigkeit der Semilunarklappen, konnatale Stenose u. a.,
  - *Strömungs- und Druckanomalien:* Scheidewanddefekte, arteriovenöse Aneurysmen.

23.18.1 Endocarditis ulceropolyposa subacuta = subakute bakterielle Endokarditis = Endocarditis lenta

Umfangreiche polypöse Auflagerungen neben schweren Klappendestruktionen (Abb. 23.4). Die Vegetationen sind z. T. organisiert, daher festhaftend, z. T. brüchig und locker. Frühzeitige Vernarbung und Verkalkung ist ein typischer Effekt der Antibiotikatherapie.

Charakteristisch für den schubhaften Verlauf ist das unterschiedliche Alter der Klappenveränderungen.

! *Beachte* weitere Organveränderungen:

- *Schmutzig-blaßgelbes Hautkolorit,* genannt „cafè au lait", entstanden durch Zusammentreffen von Anämie und Ikterus,
- *OSLER-Knötchen:* stecknadelkopfgroß, rot, besonders an den Fingerbeeren,
- *Pachymeningeosis haemorrhagica interna,*

Abb. 23.4 a, b. Endocarditis ulzeropolyposa der Aortenklappen. **a** Polypöse Auflagerungen, **b** Koronararterienembolie

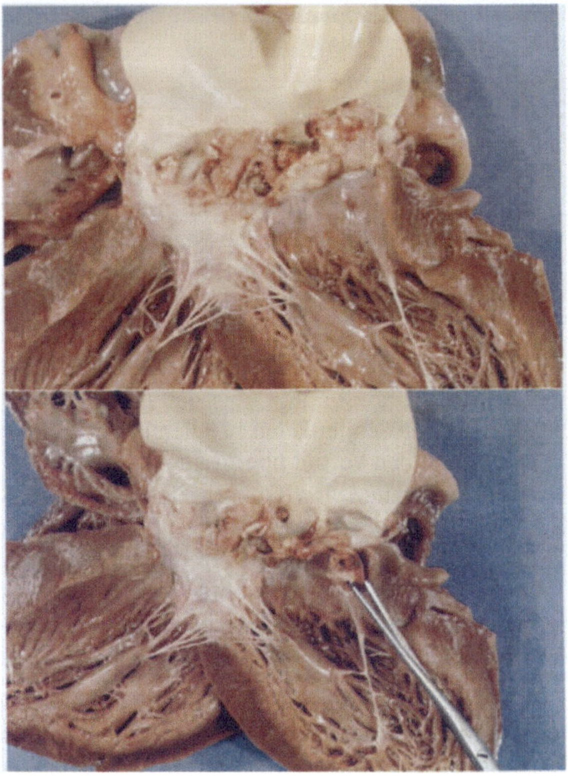

a

b

- *embolische Herdenzephalitis,*
- *embolisch-mykotische Hirnarterienaneurysmen,*
- *entzündliche (subakut-septische) Milzschwellung,*
- *Embolien im großen Kreislauf mit Infarktbildungen,*
- *Koronarembolien bei Befall der Aortenklappen,*
- *bakterielle Myokarditis,*
- *LÖHLEIN-Herdnephritis*

Bakteriologie: GRAM-Präparat und Kultur der Klappenvegetationen; Milzkultur.

23.18.2 Endocarditis ulceropolyposa acuta = akute bakterielle Endokarditis

Ausgedehnte Klappennekrosen und weich-krümelige, leicht abstreifbare Auflagerungen ohne Organisationszeichen. Bei fulminantem Verlauf oft nur Nekrosen und keine nennenswerten Thrombenbildungen: ***Endocarditis ulcerosa septica.***

! *Beachte* weitere Organveränderungen:

- Septikopyämie: *metastatisch-pyämische Abszesse*,
- *septische Embolien mit vereiternden Infarkten*,
- *embolisch-mykotische Hirnarterienaneurysmen*,
- *mykotische Abklatschaneurysmen*, z.B. Aortenwand, aortales Mitralsegel,
- *septische Milzschwellung*.

23.19 Endocarditis verrucosa rheumatica (Abb. 23.5)

Girlandenförmig aneinandergereihte, auf den Schließungsrand beschränkte, „fischzahnähnliche", 1–3 mm große Wärzchen; grau-rot bis grau-gelblich, glasig-transparent (frisch) bis undurchsichtig und hart (älter); teils locker aufgelagert: leicht wegwischbar; teils fest mit dem Klappengewebe verbunden: nicht abstreifbar!

Da die rheumatische Endokarditis zum Rezidiv neigt, kann man *frische verruköse Veränderungen auf einer narbig verdickten und vaskularisierten Klappe finden.* Leitsymptom einer frühen abgelaufenen (evtl. minimalen) rheumatischen Endokarditis ist eine *Vaskularisation der Klappe.*

Weitere Lokalisationen: Sehnenfäden sowie parietales Endokard von Kammern und Vorhöfen.

! *Beachte* weitere Organveränderungen bei rheumatischem Fieber.

- *Myocarditis rheumatica*
- *Pericarditis rheumatica*

Abb. 23.5. Endocarditis verrucosa

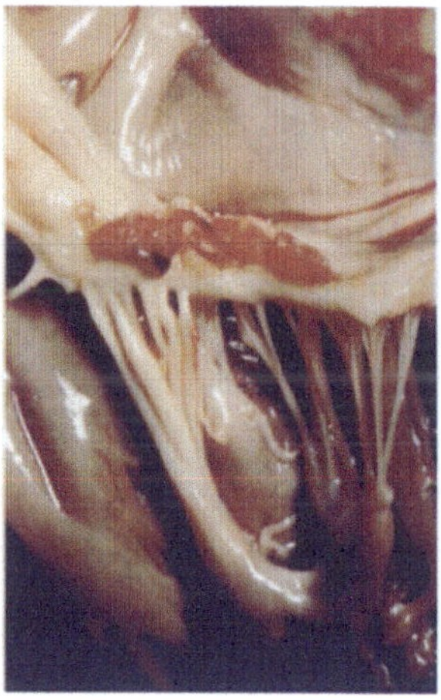

- *Akute rheumatische Polyarthritis*
- *Subkutane Rheumaknötchen*
- *Pleuritis, evtl. rheumatische Pneumonie.*

23.20
Abakterielle, thrombotischen Endokarditis = Endocarditis (verrucosa) toxica oder marantica (Abb. 23.6)

Manchmal kleinste, verruköse Auflagerungen, andernfalls auch große, polypöse Abscheidungen; meist am Schließungsrand lokalisiert.

Gefahr der Thromboembolie und der bakteriellen Infektion: (sekundäre) bakterielle Endokarditis. Werden die Auflagerungen organisiert: weiße, knötchenförmige Verdickungen am Klappenrand. Es entsteht kein Klappenfehler, da keine Läsionen der Sehnenfäden, der Klappensegel oder der Kommissuren.

Da diese Endokarditisform als abhängige Sekundärveränderungen auftritt, achte auf das „*Grundleiden*“:

- Maligne Tumoren, Urämie, Kachexie,
- Hyperkoagulabilität, Verbrauchskoagulopathie, protrahierter Schock,
- Infektionskrankheiten, z. B. Tuberkulose.

23.21
Atypische Endokarditis LIBMAN-SACKS

Teils stecknadelkopfgroße (< 1 mm), teils wärzchenförmige (1–3 mm), selten umfänglichere, grau-gelbe bis grau-rote Auflagerungen. Nicht nur am Schließungsrand, auch am freien Rand, den Sehnenfäden und vor allem vor dem Blutstrom abgekehrten Klappenseite („atypische Lokalisation“) sowie am parietalen Endokard. Gewöhnlich sind mehrere Klappen (meist Mitralis und Trikuspidalis) befallen.

Vorkommen bei systemischen Autoimmunerkrankungen.

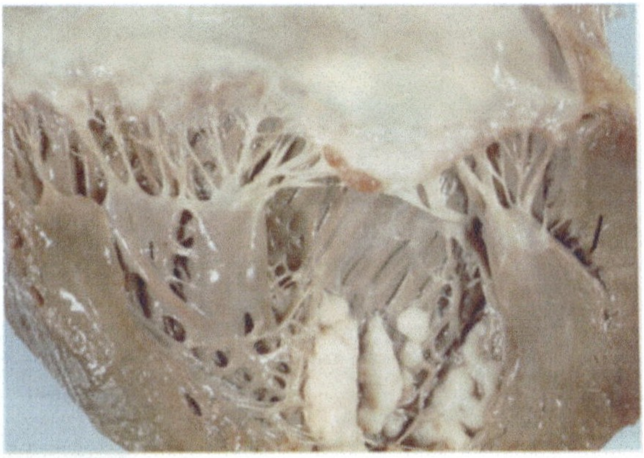

Abb. 23.6. Endocarditis toxica bzw. marantica. Die weißen soliden Massen sind Metastasen eines Pankreaskarzinoms

23.22
Endocarditis parietalis fibroplastica LÖFFLER

Befall der apikalen Ventrikelabschnitte. Schwielige Endokardverdickung mit parietalen Thromben und dementsprechender Einengung der Ventrikellichtung, Hypertrophie des Myokards.

23.23
Erworbene Herzklappenfehler

Normale Anatomie der Herzklappen
Mitralostium: Umfang 9–11 cm. Größeres vorderes = aortales Segel, kleineres hinteres = laterales Segel. Eventuell akzessorische Segel sind Teile der hinteren Klappe. Vordere und hintere Papillarmuskelgruppe.
Trikuspidalostium: Umfang 11–13 cm. Vorderes, septales und hinteres Segel. Vordere und hintere Papillarmuskelgruppe, septaler Papillarmuskel LANCISi: Die am freien Klappenrand einstrahlenden Sehnenfäden müssen zart und fächerförmig aufgesplittert sein. Daneben existieren jedoch Sehnenfäden, die an der dem Blutstrom abgewandten Klappenfläche ansetzen; diese können auch normalerweise dick und plump sein.
Aortenostium: Umfang 7–8 cm. Linke = linkskoronare, rechte = rechtskoronare und hintere = nichtkoronare Semilunarklappe.
Pulmonalostium: Umfang 7,5–8,5 cm. Linke, rechte und vordere Semilunarklappe.

Allgemeine postendokarditische Klappendeformierungen

Valvuläre Stenose:

- Verwachsungen der Klappensegel an den Kommissuren: *Einengung des Ostiums im queren Durchmesser* (Abb. 23.7).
- Bewegungseinschränkung durch starke Verkalkung.
- Große, organisierte, verschwielte Auflagerungen.

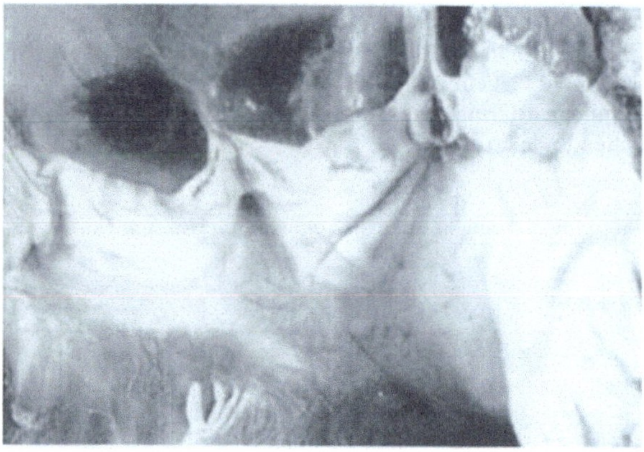

Abb. 23.7. Postendokarditische Klappendeformierung. Verwachsung der Semilunarklappen des Aortenostiums jeweils an den Kommissuren. Geringfügige Veränderungen werden als Minimalschäden bezeichnet und sind meist funktionell ohne Bedeutung

Valvuläre Insuffizienz:

- Narbige Schrumpfung von Klappensegeln, Sehnenfäden sowie von Papillarmuskeln: *Verkürzungen des Klappenapparates im vertikalen Durchmesser* (Abb. 23.8).
- Einrollen des freien Klappenrandes.
- Verwachsung der Semilunarklappen mit der Gefäßwand und damit Auseinanderweichen der Kommissuren.
- Destruktion der Klappen, Zerreißen von Segeln, Sehnenfäden und Papillarmuskeln.

Häufig sind kombinierte Klappenfehler

Selten kommt eine Stenose ohne gleichzeitige Insuffizienz vor, während Insuffizienzen häufiger allein bestehen können.

Relative Klappeninsuffizienz: Gehört nicht zu den postendokarditischen Klappenfehlern, da keine Endokarditis als Ursache. Klappensegel und Sehnenfäden unversehrt. Die Störung des Klappenschlusses erfolgt durch Erweiterung des Anulus bei Dilatation der Herzhöhlen, Ektasie der Aorta ascendens bzw. Verschwielung der Papillarmuskel etwa nach einem Myokardinfarkt.

Mitralstenose

Klappen schwielig verdickt, starr, evtl. verkalkt. Breite Verwachsungen der Segel an den Kommissuren führen zur hochgradigen Einengung des Ostiums: Extremform = *Knopflochstenose*. Vaskularisation des Klappengewebes als Zeichen der abgelaufenen Entzündung. Sehnenfäden plump, miteinander verbacken.

Konsequenzen der Mitralstenose:

- *Dilatation und Hypertrophie des linken Vorhofes,*
- *Verdickung des Endokards im linken Vorhof, evtl. Herzohrthrombose,*
- *Chronische Lungenstauung,*
- *Hypertrophie und Dilatation des rechten Ventrikels,*

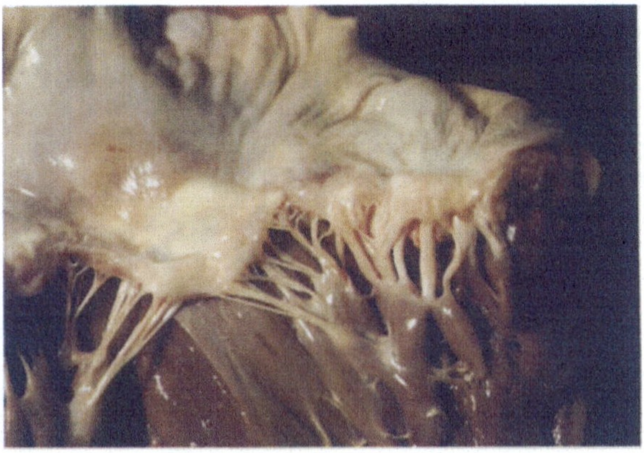

Abb. 23.8. Verplumpte, miteinander verwachsene Sehnenfäden an der Mitralklappe. Dies ist ein Residuum einer narbig abgeheilten Endokarditis

- *Relative Trikuspidalinsuffizienz* (durch Dilatation des Klappenansatzringes),
- *Dilatation des rechten Vorhofes, evtl. Herzohrthrombose,*
- *Venöse Stauung im Hohlvenensystem,*
- *Atrophie des linken Ventrikels:* nur bei einer Mitralstenose und nur bei isoliertem Mitralfehler ausgeprägt, daher selten.

Bei isolierter Mitralstenose entsteht das *Cor mitrale*

! *Beachte* die Gemeinsamkeiten und Unterschiede zwischen Cor mitrale und Cor pulmonale (s. 23.4).

Mitralinsuffizienz
Die Klappenränder sind schwielig verdickt und rollen sich durch narbige Schrumpfung am freien Rand ventrikelwärts ein. Die miteinander verwachsenen Sehnenfäden sind geschrumpft und verkürzt.

Konsequenzen der Miralinsuffizienz:

- *exzentrische Hypertrophie des linken Ventrikels,*
- *Dilatation des linken Vorhofes, evtl. Herzohrthrombose,*
- *chronische Lungenstauung,*
- *Hypertrophie und Dilatation des rechten Ventrikels.*

Aortenklappenstenose
Es existieren 3 Typen der erworbenen Aortenklappenstenose, von denen jedoch nur zwei postendokarditischen Ursprungs sind.
1. ***Rheumatismustyp:*** Verwachung der Semilunarklappen an den Kommissuren. Der freie Klappenrand schwielig verdickt, oft verkalkt. Die Veränderungen liegen an der dem Ventrikel zugekehrten Klappenseite.
2. ***Lentatyp:*** Schwere Destruktionen und daneben schwielig-narbige Verdickungen der starren, unbeweglichen Klappen mit bizarren, grobwarzigen Verkalkungen.
3. ***MOENCKEBERG-Typ:*** Verkalkungen im Klappenansatzring und an der dem Sinus VALSALVA zugekehrten Klappenseite. Die Kalzifizierung schnürt das Aortenostium zirkulär von außen her ein und greift aufsteigend auf die Klappe über.

Konsequenzen der Aortenklappenstenose:

- *konzentrische Hypertrophie des linken Ventrikels.*
- Überschreiten des kritischen Herzgewichtes → *Koronarinsuffizienz und Gefügedilatation.*
- *Jet-Effekt:* bei hochgradigen Stenosen sieht man umschriebene arteriosklerotische Aortenplaques an der Auftreffstelle des Preßstrahles.
- *BERNHEIM-Syndrom:* das hypertrophe Kammerseptum wölbt sich gegen den rechtskämmrigen Ausstromteil vor → *funktionelle Ausflußtraktstenose im rechten Ventrikel.*

Aortenklappeninsuffizienz

Die Segel sind im Höhendurchmesser geschrumpft, ihr freier Rand ist zur Aortenwand eingerollt, die Koronarostien liegen durch die Retraktion der Klappensegel im Sinus Valsalva relativ hoch.

Konsequenzen der Aortenklappeninsuffizienz:

- *exzentrische Hypertrophie des linken Ventrikels,*
- bei insuffizientem linkem Ventrikel → *Lungenstauung und Hypertrophie des rechten Ventrikels und Gefügedilatation,*
- *Koronarinsuffizienz,*
- *Endokardfibrose und ZAHN-Taschen* (s. 23.25) im Ausströmungsteil des linken Ventrikels.

Da man eine Klappeninsuffizienz an der Leiche nicht direkt prüfen kann, ist das entsprechende Verhalten (Hypertrophie bzw. Dilatation) der einzelnen Herzabschnitte diagnostisch bedeutsam.

Trikuspidalklappenfehler

- *Postendokarditisch selten:* z.B. Mitbeteiligung bei einem rheumatischen Mehrostienvitium; eine bakterielle Endokarditis als Ursache nur in Ausnahmefällen (z.B. infiziertes arteriovenöses Aneurysma, infizierter Dialyseshunt, Gonokokkensepsis).
- *Klappenfibrose* beim *Karzinoidsyndrom.*
- *Relative Trikuspidalinsuffizienz* bei Rechtsherzdilatation (häufig!): Erweiterung des Anulus.

Pulmonalklappenfehler

- *Postendokarditisch sehr selten:* z.B. bakterielle Endokarditis bei konnatalen Vitien; Mitbeteiligung bei einem rheumatischen Mehrostienvitium.
- *Klappenfibrose* beim *Karzinoidsyndrom.*

Der Befall mehrer Herzklappen ist bei rheumatischer Endokarditis typisch. Daher wird als charakteristische Einheit das *rheumatische Mehrostienvitium* herausgestellt.

23.24 Endokardveränderungen bei Karzinoidsyndrom

Karzinoide sind Tumoren des diffusen neuroendokrinen Systems und können verschiedene Hormone und Mediatorsubstanzen produzieren: z.B. Serotonin, Gastrin, Bradykinin, Prostaglandine u.a.

Weiße, fibröse Verdickung des parietalen Endokards im rechten Herzabschnitt. Trikuspidal- und Pulmonalklappen verdickt und geschrumpft: Stenose und Insuffizienz. Veränderungen im linken Herzabschnitt selten!

23.25 Umschriebene Endokardfibrose

Hyalin-weiße Endokardverdickungen:

1. *an Stellen abnormer Druckbelastung* bei Klappenfehlern bzw. Septumdefekten. Entweder plaqueförmig kompakt oder taschenförmig ausgehöhlt: ***ZAHN-Taschen*** kommen praktisch nur im Ausströmungstrakt des linken Ventrikels vor:
   - systolische Taschen: nach der Ventrikelspitze hin offen (bei Aortenklappenstenose).
   - diastolische Taschen: nach der Aorta hin offen (bei Aortenklappeninsuffizienz).
2. über einer *Myokardinfarktschwiele,*
3. organisierter, bindegewebig durchwachsener *parietaler Thrombus,*
4. schwieliger *Abheilungszustand einer parietalen Endokarditis.*

23.26 Tumoren des Endokards

„Myxom": In den Vorhöfen links häufiger als rechts. Lappig, zottig, blumenkohlähnlich oder glatt, kugelig. Am Schnitt gelblich, glasig-gelatinös, feucht. Breitbasig oder gestielt. Wesentlich häufiger handelt es sich um organisierte und myxomatös umgewandelte Thromben als um originäre myxomartige Geschwülste.
Papilläre Klappenfibrome

23.27 Subendokardiale Blutungen

Kleinfleckig, herdförmig gruppiert oder streifenförmig. Prädilektionsstellen: Ausströmungstrakt linker Ventrikel, Papillarmuskeln, Vorhof. Bedeutungsvoll sind Blutungen, die an Stellen des Reizleitungssystems lokalisiert sind.

Vorkommen: hämorrhagische Diathese, Antikoagulanzientherapie, Traumen, vor allem Schädel-Hirn-Verletzungen, Hypoxie, Sepsis, Reanimation.

Angenommen, aber keineswegs bewiesen: nerval induzierte sog. „Vagusblutungen" (vegetativ-nervale Regulationsstörungen → Diapedeseblutungen).

23.28 Kalkablagerungen im Herzen

- *Dystrophische Verkalkungen:*
  - Myokardinfarktschwielen (besonders Aneurysmen),
  - Narben nach disseminierten Nekrosen, Myokarditis u.a.,

- konstriktive Perikarditis,
- postendokarditische Herzklappenfehler,
- Klappensklerose, Anulussklerose,
- Koronararteriensklerose.

- *Metabolische Verkalkungen:* Granuläre Kalkablagerungen in Form feiner, weißer Stippchen. Ursache s. 6.12.

23.29 Primäre (idiopathische) Kardiomyopathien

Nichtenzündliche Myokarderkrankungen (häufig auch das Endokard mitbetreffend), bei denen koronare, valvuläre, hypertensive, hämodynamische und pulmonale Veränderungen als Ursache unbedeutend oder auszuschließen sind.

Die primären Kardiomyopathien sind charakterisiert durch morphologische Kriterien von indizienhaftem Wert.

Positive Kriterien:

- *Kardiomegalie* infolge Hypertrophie und/oder Dilatation eines oder mehrerer Herzabschnitte,
- *fibröse Endokardverdickung,*
- *multiple kleinherdige Myokardfibrosen und Schwielchen,*
- *parietale Thromben.*

(Von diesen 4 positiven Kriterien müssen im Einzelfall nicht alle gleichzeitig vorhanden sein).

Negative Kriterien:

- *keine stenosierenden Veränderungen an den Koronararterien,*
- *keine Veränderungen an den Herzklappen,*
- *keine Hypertoniezeichen,*
- *keine arteriovenösen Shunts außerhalb des Herzens.*

Hypertrophische (obstruktive) Kardiomyopathie
Verschieden stark ausgeprägte Hypertrophie vor allem des linken Ventrikels und des Septums.
Symmetrische, diffuse Hypertrophie: Die dickste Stelle des Ventrikelseptums ist gleich der Dicke der freien, linken Kammerwand.
Asymmetrische, dysproportionale Hypertrophie: Das stärker verdickte Ventrikeleptum wölbt sich gegen den linksventrikulären Ausflußtrakt vor und engt diesen an umschriebener Stelle ein.
Idiopathische, hypertrophische Subaortalstenose (IHSS): Normal beträgt der Quotient aus Dicke des Ventrikelseptums durch freie Ventrikelwand 0,5, bei asymmetrischer Hypertrophie dagegen 1,3–1,8.

Dilatative (kongestive) Kardiomyopathie
Beträchtliche ventrikuläre Dilatation auf Kosten der Wanddicke, dadurch ist die vorher bestehende Hypertrophie im Endstadium maskiert. Herzgewicht stark erhöht.
Übergangsform zwischen hypertrophischer und kongestiver Kardiomyopathie. Ausgeprägte Dilatation mit weitem Ventrikellumen, aber (noch?) deutlicher Wandhypertrophie.
Restriktive Kardiomyopathie:
Starke Verdickung des Endokards engt die Ventrikellichtung ein.
Hierher gerechnet werden auch

- die (tropische) Endomyokardfibrose,
- die Endocarditis parietalis fibroplastica LÖFFLER.

23.30 Sekundäre Kardiomyopathien

Ätiologie bekannt bzw. pathogenetische Faktoren charakterisierbar.
Häufig sind:

- *alkoholische Kardiomyopathien,*
- *medikamentöse Kardiomyopathien,*
- *metabolische Kardiomyopathien.*

Herz jeweils stark vergrößert, exzentrische Hypertrophie mit Gefügedilatation.

23.31 Luftembolie

150 cm^3 Luft intrakardial sind tödlich! Schaumige Mischung von Blut und Luft im rechten Ventrikel. Rechte Kammer und Vorhof ballonartig aufgetrieben und prall elastisch (akute Dilatation).

Ursachen:

- Eröffnung des Sinus sigmoideus bei Otitis-media-Operation,
- Eröffnung von Halsvenen bei Strumektomie oder Operationen an Halsgefäßen,
- Mißgeschicke bei Setzung von Venenverweilkathetern,
- Eröffnung myometraner Gefäße bei artifiziellem Abort oder Atonia uteri post partum.

Sektionstechnik: Schädel nicht eröffnen, um Durasinus nicht zu verletzen. Durchtrennung des Sternums in Höhe der 2. Rippe, um V. anonyma zu schonen. Eröffneter Herzbeutel wird mit Wasser gefüllt und der rechte Ventrikel durch Einstechen unter Wasser eröffnet: Aufsteigen von Luftblasen.

Eine Luftembolie darf nur dann diagnostiziert werden, wenn Gasfäulnis der Leiche sicher auszuschließen ist.

23.32 Angeborene Herzfehler

Die Sektion konnataler Vitien erfordert eine subtile Technik (s. 12.3.3). Die Diagnostik und Klassifikation der Herzmißbildungen bedarf genauer Spezialkenntnisse. Eine Anleitung dazu sprengt den Rahmen dieses Leitfadens (Abb. 23.9 und 23.10).

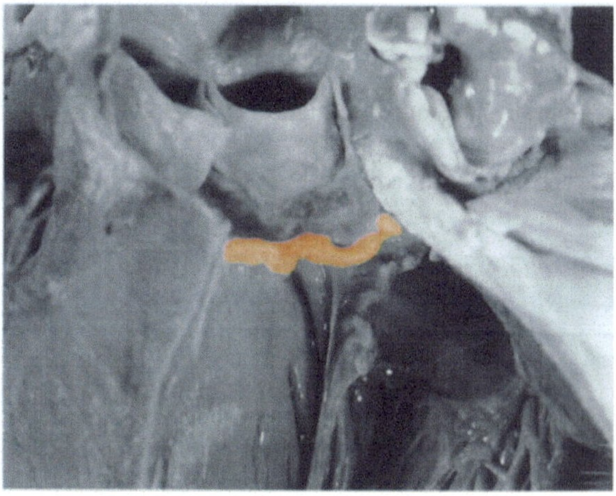

Abb. 23.9. Subvalvuläre Aortenstenose durch eine fibrös-verkalkte Leiste im Ausströmungstrakt des linken Ventrikels. Die Einengung (*gelb*) wird *Crista saliens* genannt

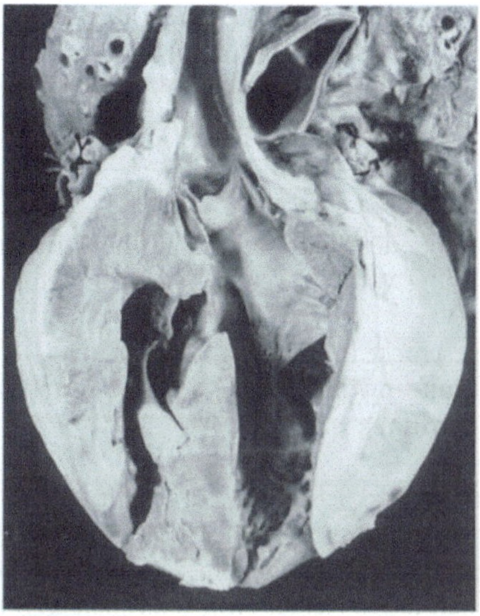

Abb. 23.10. Angeborener Scheidewanddefekt des muskulären Kammerseptums. Die Darstellung von Herzmißbildungen erfordert häufig eine modifizierte Sektionstechnik, die jeweils dem Einzelfall anzupassen ist

Literatur

BANKL H (1971) Mißbildungen des arteriellen Herzendes. Morphologie und Morphogenese. Urban & Schwarzenberg, München Berlin Wien

BANKL H (1977) Congenital malformations of the heart and great vessels. Synopsis of pathology, embryology and natural history. Urban & Schwarzenberg, Baltimore Munich

BARTHEL H (1960) Mißbildungen des menschlichen Herzens. Entwicklungsgeschichte und Pathologie. Thieme, Stuttgart

CHUAQUI B, FARRU O (1993) Die Mißbildungen des Herzens und der großen Gefäße. In: DOERR W, SEIFERT G (Hrsg) Spezielle pathologische Anatomie, Bd 22/I. Springer, Berlin Heidelberg New York Tokio, S 237–517

LEV M (1953) Autopsy diagnosis of congenitally malformed hearts. Thomas, Springfield

Brustaorta und große Gefäße 24

Die Arterienintima ist glatt und durchsichtig, die Media schimmert elfenbeinfarben durch. Die Aortenwand soll nicht zerschichtbar sein. Aortenumfang oberhalb der Klappen 6–8 cm, absteigende Brustaorta 4–5 cm, Abdominalaorta 3,5–4,5 cm.

Zur Bestimmung einer Ektasie der aufsteigenden Aorta dient der

$$\textit{Aortenindex:}\ \frac{\text{Aortenumfang 3 cm oberhalb der Klappen}}{\text{Aortenumfang 3 cm oberhalb des Zwerchfells}}\,.$$

$$\text{Aortenindex normal: } \frac{7-8}{5-6} = 1{,}2 \text{ bis } 1{,}6\,,$$

Aortenindex pathologisch: 1,7 bis 2,0, d.h. Aortenektasie.

24.1 Atherosklerose

In der Aorta ascendens in der Regel nur geringfügig, distal des Aortenbogens an Intensität zunehmend.

! *Achte* auf Stenosierung der Koronarostien bzw. der Arkusgefäße. *Achte* auf Intimadefekte bzw. parietale Thromben, hier kann die Quelle für periphere Arterienembolien liegen.

Die Einzelmanifestationen der atherosklerotischen Herde sind:

- *lipoide Plaque:* Gelbe, im Niveau gelegene Stippchen und Streifen bzw. größere, leicht erhabene Herde von weicher Konsistenz.
- *hylaine Plaque:* Grau-weiße bis bläulich-weiße erhabene Herde von erhöhter Konsistenz.
- *Atherom:* Grau-gelb bis gelbe, buckelig vorgewölbte Herde, die (nach Einschneiden) einen krümeligen, gelblich-weißen, kristall-glitzernden Detritus enthalten.
- *atheromatöses Geschwür:* unregelmäßig begrenzte Herde; Intima defekt, den Grund der Ulzeration bildet ein glitzernder Atherombrei; aufgelagert parietale Thromben wechselnder Größe.
- *Verkalkung:* körnige, spangenartige oder plattenförmige Kalkeinlagerungen; sind in allen atherosklerotischen Herden möglich.

Bei lipoiden und hyalinen Plaques sowie Atheromen erscheint die Intima grobaugenscheinlich intakt: Trotzdem kann sich an solchen Herden ein Abscheidungsthrombus bilden.

24.2 Idiopathische Medianekrose ERDHEIM

Aorta ascendens ektatisch, evtl. Aneurysma (seltener Aneurysma verum, häufiger Aneurysma dissecans). Wand verdünnt, läßt sich in einzelne Schichten disseziieren. Durch die Intima sieht man in der Media unregelmäßige, zackig bis schlitzförmige, oft parallel zueinander liegende, graue bis weiße Defekte: Bild der „Striae". In fortgeschrittenen Fällen werden diese Defekte breiter und verschmelzen, so daß isolierte Schollen der elfenbeinfarbenen Media vorliegen. Die Wand wird dabei immer dünner und kann rupturieren.

Prädilektionsstellen der Rupturen:

- dicht oberhalb der Aortenklappen (Abb. 24.1),
- im Arcus aortae,
- entsprechend der Narbe des verödeten Ductus BOTALLI.

Liegt die Rupturstelle der Aorta noch innerhalb des Herzbeutels, kommt es zu einem Hämatoperikard mit tödlicher Herzbeuteltamponade.

Liegt die Rupturstelle außerhalb des Herzbeutels, erfolgt eine massive Blutung in das Mediastinum bzw. in eine oder beide Pleurahöhlen.

Supravalvuläre Aortenruptur mit Hämatoperikard

- idiopathische Medianekrose
- MARFAN-Syndrom
- traumatisch

MARFAN-Syndrom: Hochwuchs, Arachnodaktylie, Überstreckbarkeit der Gelenke. Deformierungen des Thoraxskeletts. Dolichozephalie, hoher spitzer Gau-

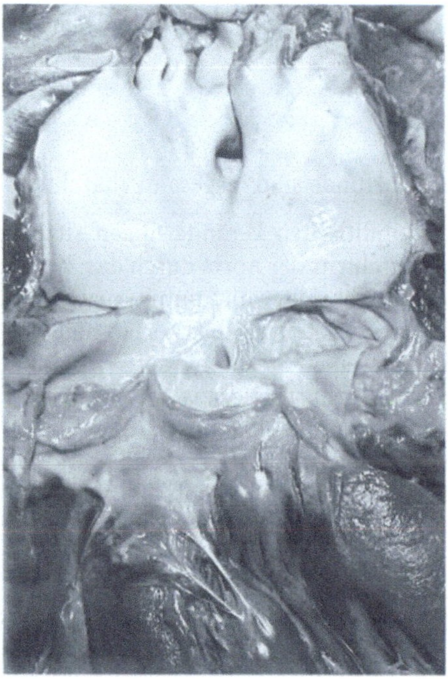

Abb. 24.1. Supravalvuläre Aortenruptur. Typisch ist ein querer subtotaler Riß

men, Linsenektopie, Myopie. Ektasie der Aorta ascendens. Medionecrosis aortae. Aortenklappeninsuffizienz durch Dilatation des Klappenringes, „floppy valve" an Mitral- und Aortenklappen.

24.3 Unspezifisches Aortitissyndrom, TAKAYASU-Arteriitis

Verdickung der Aortenwand, hauptsächlich durch Verbreitung der Intima und Fibrose der Adventitia. Die Lichtung der Aortenbogenäste ist eingeengt oder thrombosiert.

Keine atherosklerotischen Intimaplaques, keine „Runzelung" der Intima.

Ein ***Aortenbogensyndrom*** kann auch hervorgerufen werden durch Atherosklerose, Aortenaneurysmen oder Mesaortitis luica.

! *Achte* bei der klinischen Anamnese auf folgende Angaben: Pulsschwäche in den oberen Extremitäten; Phänomen der „umgekehrten Isthmusstenose", d. h. Blutdruck in der oberen Körperhälfte niedrig und an den unteren Extremitäten hoch; „subclavian-steal-effect", d. h. Auftreten neurologischer Symptome bei Bewegungen der oberen Extremitäten, hervorgerufen durch Rückfluß von Blut aus der A. vertebralis in die A. subclavia.

24.4 Mesaortitis luica

Die Mesaortitis ist ein Schrittmacher der Atherosklerose und stets eng mit schweren atherosklerotischen Veränderungen verknüpft.

Treten schwere atherosklerotische Veränderungen in der Aorta ascendens auf – denke an Mesaortitis.

Folgende Befunde sind insgesamt charakteristisch:

- Die syphilitischen Veränderungen sitzen in der Brutaorta und enden mit dem Durchtritt der Aorta durch das Zwerchfell. Die darüberliegende Atherosklerose geht weiter und nimmt peripherwärts zu.
- Allgemeine Ektasie der Aorta, häufig Aneurysmenbildung. (Achte auf Druckusuren an Sternum oder Wirbelsäule; immer Aneurysma verum, niemals Aneurysma dissecans.).
- Aortenklappeninsuffizienz:
  - Auseinanderrücken der Semilunarklappen an den Kommissuren,
  - fibrös-narbige Schrumpfung der Klappen. Die Aortenklappeninsuffizienz führt zu einer exzentrischen Hypertrophie des linken Ventrikels.
- Koronarostienstenose durch fibröse Plaques.
- Veränderungen der Aortenintima:
  - baumrindenartige Runzelung der Aortenintima: zahlreiche feine Falten und Runzeln, die parallel, konvergierend oder sich kreuzend verlaufen;

- zackig-eckige, stecknadelkopfgroße, bis größere, wie ausgestanzte Auspunzungen mit graurotem Grund;
- grubig-strahlige Einziehungen der Intima mit Wandverdünnung;
- plateauartige, derbe, bläulichweiße, prozellanähnliche Plaques.

Die charakteristischen Intimaveränderungen (Punkt 5) sind durch Atherosklerose überlagert: „*Die Wolken der Atherosklerose verdecken den Sternenhimmel der Lues*".

- Ektasie des Truncus brachiocephalicus, Einengung von A. carotis communis sinistra und A. subclavia sinistra.
- Chronisch adhäsive Perikarditis mit Bildung von Verwachsungen im Sinus transversus pericardii.

24.5 Aortenaneurysmen

Aneurysma verum: Aussackung der gesamten Gefäßwand, d.h. die Sackwand läßt zumindest noch Reste der Wandschichten erkennen. Sackförmig oder diffus-zylindrisch oder kahnförmig nur nach einer Seite ausgebuchtet.

Ursachen: Atherosklerose, idiopathische Medianekrose (selten!), Mesaortitis luica bzw. rheumatica (Rarität!). Die Aneurysmen liegen entlang der spiraligen „Brandungslinie", welche oberhalb der rechten Aortenklappe beginnt und nach hinten oben gegen die äußere Rundung des Arkus verläuft.

Aneurysma dissecans: Blutgefüllter Spalt, der oft das Gefäß mantelförmig umgibt, so daß ein Gefäßrohr in einem zweiten steckt. Dieser intramurale Kanal beginnt an einem Intima- und/oder Mediariß und kann an einer stromabwärts gelegenen Stelle wieder in das ursprüngliche Gefäßlumen zurückführen.

Ursachen: Atherosklerose (häufig!), idiopathische Medianekrose (typisch!), Fehlposition eines intraaortalen Katheters oder einer Ballonpumpe.

Allgemeine Folgen von Aneurysmen der Brustaorta

- *Thrombose:* Lichtungseinengung und Emboliegefahr.
- *Kompression:* Trachea, Bronchien, Lunge, Pulmonalarterie, Ösophagus, Herzbeutel, N. recurrens, Wirbelsäule, Sternum, obere Hohlvene.
- *Perforation:* Intraperikardial, Pleurahöhle, Ösophagus, Trachea.

Aneurysma des Sinus VALSALVA:

- *Angeboren:* Blind endende, fingerförmige bis taschenartige Ausstülpung, meist vom rechten Sinus ausgehend. Rupturmöglichkeiten in den rechten Ventrikel, rechten Vorhof, die A. pulmonalis, den linken Ventrikel, linken Vorhof oder die Perikardhöhle.
- *Erworben:* Meist größer, häufig nach kranial ausgedehnt, daher öfters extrakardiale Rupturen Ursachen: Mesaortitis luica, mykotisches Arrosionsaneurysma, MARFAN-Syndrom, EHLERS-DANLOS-Syndrom.

24.6 Oberes Hohlvenensyndrom

Dilatation der Kopf- und Halsvenen; Zyanose und Ödem des Gesichts, STOKES-Kragen; Kollateralvenen subkutan im Thoraxbereich.

Ursachen: Kompression der V. cava superior durch Lungenkarzinom, Mediastinaltumoren, Schilddrüsentumoren, vergrößerte Lymphknoten, Aortenaneurysma, Mitralstenose (linker Vorkof!), Narbenschrumpfung.

Primäre Thrombosen der V. cava superior sind selten.

Kleinere parietale Thromben im Gefolge von Hohlvenenkathetern und Schrittmacherelektroden sind häufig.

24.7 Ductus thoracicus

Sektionstechnik (s. 12.3.2):
Tuberkulose des Ductus thoracicus: Miliare Tuberkel oder käsige Einlagerungen. Meist nach Einbruch eines verkästen Mediastinallymphknotens.
Tumorpropagation im Ductus thoracicus: Entweder kleine Knötchen oder größere Tumorzapfen (besonders bei Magen-, Leber- und Ösophaguskarzinom).

Kapitel 25

Mundhöhle (Lippen, Wangen, Gaumen, Zunge) 25

25.1 Lippen-Kiefer-Gaumen-Spalten

Die Spaltbildungen können vollständig oder unvollständig und einseitig oder beidseitig ausgebildet sein.
Cheiloschisis = Oberlippenspalte = einfache Hasenscharte: Der Grad der Spaltbildung schwankt von einer zarten Furche im Lippenrot bis zu tiefen, in das Nasenloch hineinreichenden Defekten.
Cheilognathoschisis = Lippen-Kiefer-Spalte = vollständige Hasenscharte: Die Spalte verläuft im Oberkieferalveolarfortsatz zwischen Schneidezahn und Eckzahn.
Cheilognathopalatoschisis = Lippen-Kiefer-Gaumen-Spalte = Wolfsrachen: Die Gaumenplatte bilden oft nur schmale, am Oberkiefer liegende Leisten, das Nasenseptum steht mit der nichtgespaltenen Seite in Verbindung bzw. ragt frei in die Mundhöhle.

Alle Lippen- und Kieferspalten liegen paramedian, alle Gaumenspalten liegen median.

25.2 Weiße Schleimhautveränderungen

Candidiasis (Soor): Weiße, fleckförmige Beläge; nach Abkratzen Schleimhauterosionen mit punktförmigen Blutungen.

Die opportunistische Pilzerkrankung kann durch disponierende Faktoren zum Ausbruch kommen: Diabetes, Agranulozytose, Immundefekte, konsumierende Erkrankungen, Behandlung mit Kortikosteroiden, Antibiotika, Zytostatika oder Immunosuppressiva; Säuglingsalter, Marasmus senilis, Schwangerschaft, Mangelernährung.

Die Bedeutung der Soormykose liegt sowohl in den lokalen Schleimhautveränderungen als auch in der Möglichkeit der Ausbreitung des Pilzes auf mehrere Organe: per continuitatem: Candidasepsis: Stecknadelkopfgroße, gelbe, trockene Nekrosen mit entzündlichem Randsaum.

! *Achtung:* Bei Verdacht auf Soor muß immer mikrobiologisch (Abstrich!) oder histologisch untersucht werden. Die Ursachen für den Ausbruch der Candidiasis müssen ermittelt werden.

Leukoplakie: Weiße Flecken auf der Schleimhaut oder erhabene, runzelige, lederartig verdickte Areale.

Eine Leukoplaie kann harmlos sein, eine Präkanzerose darstellen oder bereits ein Karzinom sein. Histologische Untersuchung erforderlich!

25.3 Pigmentierte Schleimhautveränderungen

Melanoplakie: Fleckförmige Melaninpigmentierung, Heredität; meist bei Dunkelhaarigen.
M. ADDISON: Fleckige bis diffuse Braunverfärbung.
PEUTZ-JEGHERS-Syndrom: Scharf begrenzte, spritzerartige, dunkelbraune Pigmentierungen radiär um Mund, Nasenlöcher und Augen mit Übergreifen auf Mundschleimhaut, Gingiva und Gaumen. Gleichzeitig multiple, fast immer gutartige Darmpolypen.
Hämochromatose: Rotbraune Verfärbung von Schleimhaut und Speicheldrüsen.
Nävuszellnävus: Braune, etwas erhabene Flecken; selten an der Schleimhaut, häufiger an der Gesichtshaut.
Melanom: Braunschwarz, schwammig, evtl. exulzeriert.
Exogene Pigmente: Amalgam (Zahnarzt!): schwarzkörnige Pigmentierung; Quecksilber- und Wismutvergiftung: blaugrauer Gingivasaum, evtl. Ulzera; Bleivergiftung: breiter, bläulichschwarzer Saum entlang dem Zahnfleischrand (Berufsanamnese!).

25.4 Bläschenförmige Schleimhautveränderungen

Herpesinfektion: Entweder Gingivostomatitis oder Herpes labialis. Eine Herpesmanifestation weist auf Resistenzminderung hin!
Herpes zoster: Streng unilaterale, evtl. hämorrhagische Haut- und Schleimhauteffloreszenzen. Generalisierter Zoster wird oft von einer malignen Grundkrankheit begleitet.
Erythema exsudativum multiforme: Kokardenartige Schleimhautblasen (analoge Veränderungen als sog. „Arzneimittelexanthem").
Pemphigus vulgaris.

25.5 Ulzerierte Schleimhautveränderungen

Traumatisches Ulkus: Bißverletzungen (scharfzackig begrenzt), Prothesendruckstellen (flach-schüsselförmig).
PLAUT-VINCENT-Erkrankung: Mißfarbene, übelriechende, fetzig begrenzte Geschwüre sowie gelb-grüne Pseudomembranen an Mundschleimhaut (Stomatitis) und Tonsillen (Angina). *Abstrichpräparat und Gram-Färbung:* Fusobakterien (lange, schlanke, Gram-positive Stäbchen mit spitzen Enden) und Borrelien (dünne, Gram-negative Fäden mit wenigen flachen Windungen).
Agranulozytose: Kraterförmige Geschwüre am Zahnfleisch und Gaumen sowie der Rachenschleimhaut und den Tonsillen: Angina agranulocytotica.

WEGENER-Granulomatose: Destruierende Schleimhautulzera mit Perforationen. Diagnose nur histologisch zu stellen! (Befund an Nase, Nebenhöhlen, Mittelohr, Lunge und Nieren?). Denke auch an das seltene „*letale Mittelliniengranulom*“ bzw. „*Granuloma gangraenescens*“: Dies ist meistens ein malignes Lymphom bzw. ein sarkomatöses Neoplasma.

25.6 Fistelnde Schleimhautveränderungen

Bei nekrotisierenden und fistelnden Erscheinungen im Mund-, Kiefer- und Halsbereich immer mikrobiologisch untersuchen: Abstrich: (1) GRAM, (2) ZIEHL-NEELSEN: Die wichtigste differentialdiagnostische Variante ist: *Skrofuloderm* (Tuberculosis colliquativa) – *Aktinomykose.*
Skrofuloderm: Knotige Infiltrate mit Einschmelzungsherden und Fisteln; es entleert sich Eiter oder bröckeliges käsig-kreidig-kalkiges Material. Die Lymphknoten sind, im Gegensatz zur Aktinomykose, immer mitbefallen.
Aktinomykose: „Bretthafte“ Infiltrate mit tunnelierenden Einschmelzungsherden und Fisteln; es entleert sich stinkender, hämorrhagischer Eiter, evtl. mit schwefelgelben Körnchen (sog. Drusen) Der befallene Bereich kann infolge der nebeneinander ablaufenden, proliferativen, nekrotisierenden und vernarbenden Prozesse unförmig tumorös aufgetrieben sein. Lymphknoten sind nicht befallen.

25.7 Pseudomembranöse Schleimhautveränderungen

Diphtherie: Graugelbe, evtl. mißfarbene Beläge im Mund- und Rachenbereich. Teilweise leicht abziehbar, teilweise nur gewaltsam abzulösen – darunter blutende erosive Defekte.
Scharlach: Neben einem deutlichen Enanthem der Mundhöhle findet sich eine weißgrau-pelzig belegte Zunge mit hyperämischen, roten Papillen: Erdbeerzunge.

25.8 Zystische Veränderungen

Epidermoidzysten (Milien), Dermoidzysten und Atherome: Häufig in der Gesichtshaut, nicht selten in der Mundschleimhaut. Die Zysten sind makroskopisch nicht unterscheidbar.
Lymphoepitheliale Zysten und Schleimretentionszysten: Vorkommen an Lippen, Wange und Zunge. Ranula ist eine prall-elastische Mukozele des Gangsystems der Glandula submaxillaris oder sublingualis.

25.9 Unspezifische eitrige Entzündungen

Periorale Pyodermie: Meist als Impetigo contagiosa – herdförmig gruppierte eitrige Bläschen, teilweise konfluierend und von Krusten bedeckt.
Gesichts- und Lippenfurunkel: Bevorzugt befallen ist das Dreieck zwischen Nasenwurzel, Mundwinkel und Oberlippenmitte – rüsselförmig-ödematöse Lippe, eitrige Einschmelzung in der Tiefe; sehr spät Durchbruch nach außen.

Komplikationen: Einbruch in Gesichtsvenen: V. angularis (perlschnurartig verdickt); V. ophthalmica auch Sinus cavernosus: eitrige Sinusthrombose, hämorrhagische Infarzierung des Gehirns, eitrige Meningitis, hämatogene Hirnabszesse, Sepsis.
Mundbodenphlegmone (Angina LUDOVICI) und sublingualer Abszeß: Eher einseitige, phlegmonös-eitrige Weichteilentzündung mit Abszedierung.

Ursachen: Entzündungen des Zahnsystems, der Tonsillen und der Speicheldrüsen.

Folgen: Ausbreitung in Richtung Epipharynx → Schädelbasis oder Hypopharynx → Mediastinum; Sepsis.

25.10 Tumoren der Haut und Schleimhäute

Differentialdiagnose der oralen Tumoren und Zysten nach makroskopischen Gesichtspunkten:

- *kompakt-solide, derbe, submuköse Gebilde:* Fibrom, Myxom, Lipom, Myom, Neurinom, Neurom, Neurofibrom, Speicheldrüsentumoren, Exostosen,
- *Prall-elastische, schwammig bis zystische, submuköse Gebilde:* Hämangiome, Lymphangiome (zystisches Lymphangiom = Hygrom), Zysten,
- *Papilläre und verruköse Gebilde:* Papillom, Verruca vulgaris, verruköse Leukoplakie, pseudoepitheliomatöse papilläre Schleimhauthyperplasie, verruköses Karzinom,
- *Ulzerös-zerfallende Gebilde:* Mundkrebs (s. 25.12).

25.11 Pathologie der Zunge

Schema der Befunderhebung:

- Größe (achte besonders auf Makroglossie),
- Form (achte auf bilaterale Symmetrie),
- Zungenbeläge,
- Oberfläche, Schleimhautbeschaffenheit,
- Substanzverluste, Geschwülste.

Formanomalien der Zunge: Lingua plicata (scrotalis): Angeborene Bildungsanomalie; die Zungenoberfläche wird von aufgezweigten, tiefen Furchen durchzogen („Profil von Autoreifen").
Glossitis rhombica mediana: Im hinteren Zungendrittel gelegenes, glattes, papillenfreies Schleimhautstück, Entwicklungsanomalie.
Skelettreste der Zunge: Mediane Knorpel- und Knocheneinschlüsse; werden als phylogenetische Residuen gedeutet (DD: Myopathia ossificans, verknöcherte Zysten, Osteome).
Ankyloglossie: Verkürzung des Zungenbändchens, Verwachsung zwischen Zunge und Mundboden.
Schwarze Haarzunge: Haarähnlich verlängerte, filiforme Papillen mit schwarzbrauner Färbung. Zusammenhänge mit Mangelernährung, Nikotinabusus, Antibiotikatherapie und allergischen Faktoren werden diskutiert. Harmlose Veränderung.
Lingua geographica: Exzentrisch sich ausbreitende, polyzyklische oder girlandenförmige rote Erosionen der Zungenschleimhaut.
Schleimhautatrophien und sog. „Mangelzunge": Schleimhaut verdünnt und glatt, meistens gerötet, wie „mit Lack überzogen".
Vorkommen:

- *MOELLER-HUNTER-Glossitis* bei perniziöser Anämie,
- *PLUMMER-VINSON-Syndrom:* Atrophie der Zungen-, Mund- und Ösophagusschleimhaut (Präkanzerose!), schrumpfende Ösophaguseinengung (Dysphagie) und Rhagaden bei Eisenmangelanämie,
- *SJÖGREN-Syndrom,*
- *Vitamin-B-Mangel,*
- *Eiweißmangel,*
- *Diabetes mellitus,*
- *Leberzirrhose,*
- *Altersatrophie.*

Zungenbelag: Besteht aus Zelldetritus, Speiseresten und Keimen der Mundflora.
Vorkommen:

- Fehlende Zungenmotorik (Bewußtlosigkeit, Lähmung, schwere Allgemeinerkrankungen),
- Flüssige Ernährung,
- Antibiotika- und Zytostatikatherapie,
- Mangelhafte Mundpflege.

Makroglossie:

- *Angeborene muskuläre Hyperplasie:* Rarität; evtl. bei Neugeborenen,
- *Amyloidose:* Zunge groß, radiergummiartig-hart; die Zahnreihen erzeugen seitliche Eindrücke, Schnittfläche wachsartig-matt,
- *Akromegalie,*
- *Myxödem,*
- *Glykogen- und Lipidspeicherkrankheiten,*
- *Tumoren:* Hämangiome, Lymphangiome, Neurofibrome u. a.,

- *Stauungshyperämie bei Rechtsherzinsuffizienz,*
- *Aktinomykose.*

Mikroglossie:

- *Angeborene Hypoplasie:* Meist kombiniert mit anderen Gesichtsmißbildungen,
- *Hemiatrophie,*
- *Sklerodermie:* Frenulumverkürzung, Zungenschrumpfung, Mikrocheilie und Mikrostomie.

Zysten im Bereich des Zungengrundes:

- *Schleimhautretentionszysten:* Klarer, evtl. schleimiger Inhalt,
- *Ductus-thyreoglossus-Zyste,*
- *Zystische Zungengrundstruma,*
- *Lymphoepitheliale Zysten:* Milchige Flüssigkeit.

Zungentumoren:

- *Papillome,*
- *Karzinome, Sarkome,*
- *Hämangiome, Lymphangiome,*
- *Myoblastenmyom,*
- *Nervale Tumoren,*
- *Drüsentumoren* (Adenome, Mischtumoren, Mukoepidermoidtumoren),
- *Glioma linguae:* Dysontogenetische Geschwulst (Gliagewebe, Anteile des Plexus chorioideus, Chordagewebe),
- *Zungengrundstruma:* Breitbasig im Bereich des Foramen caecum, scharf begrenzt, 1–3 cm groß (Schluck- und Atembehinderung, Blutungen, evtl. maligne Entartung).

Ulzerationen der Zunge:

- *Zungenkarzinom,*
- *Traumatisches Ulkus,*
- *Bißspuren bei Epileptikern,*
- *Tuberkulose,*
- *Syphilitischer Primäraffekt, exulzeriertes Gumma.*

25.12 Mundkrebs

Ulzeröse Form (häufig): Kraterförmiges, derbes Geschwür mit aufgeworfenen, wulstartigen Rändern und gelblich-grünlich belegtem Grund; evtl. Blutungen.
Verruköse Form (selten): Blumenkohlartige, papilläre Geschwulst. Lokal destruierendes Wachstum mit Einwachsen in den Knochen; lymphogene Metastasierung; selten hämatogene Metastasen.

Komplikationen des Mundkrebs:
Vereiterung – Verjauchung, Mundbodenphlegmone, Arrosion der A. lingualis mit massiver Blutung, Glottisödem, Kachexie.

pTNM-Klassifikation des Mundkrebses

pT1: Tumor bis 2 cm groß
pT2: Tumor 2–4 cm groß
pT3: Tumor größer als 4 cm
pT4: Tumor infiltriert Nachbarstrukturen (Knochen, Haut, Kieferhöhle)

25.13 Symptom „Blut im Mund"

Trauma: Schädelbasisfrakturen, Frakturen im Nasen-Kiefer-Gaumen-Bereich; Zungenbiß, Wangenverletzungen, traumatischer Zahnverlust.
Blutungen aus anderen Organen: Blut aus Lunge, Kehlkopf, Ösophagus und ***ulzerierte Mundschleimhautveränderungen.***
Blutgerinnungsstörungen

! *Beachte:* Blut bzw. abnormer Inhalt (Erbrochenes, Fremdkörper) in der Mundhöhle: Möglichkeit der Aspiration in die Luftwege.

Kapitel 26

Mundspeicheldrüsen 26

■ ***Hinweis zur Sektionstechnik:***
Glandula parotis: Abziehen der Kopfschwarte bis zum oberen Orbitalrand: weiteres Ablösen der Weichteile über den Jochbogen hinaus: Durchtrennung des knorpeligen Gehörganges: weitere Ablösung der Weichteile längs des aufsteigenden Unterkieferastes: Freilegung der Parotis.
Glandula submandibularis und sublingualis: Wird am herausgenommenen Präparat der Organe der Mundhöhle seitlich und unterhalb der Zunge aufgesucht.

Erkrankungen der Speicheldrüse gehen meist mit einer Vergrößerung des Organs einher!

26.1 Bakteriell-eitrige Parotitis

Drüse stark vergrößert, buntscheckiges Bild der Schnittfläche mit Abszedierung, phlegmonöser Durchsetzung und Blutungen. Häufig einseitig, selten beidseitig.
Marantische Parotitis: Als Komplikation schwerer Allgemeinerkrankungen (Kachexie).
Postoperative Parotitis: Nach abdominalen Operationen. Wahrscheinlich primär fermentatives Geschehen mit autodigestiven Drüsennekrosen (Aktivierung durch Zirkulationsstörungen oder toxische Eiweißzerfallsprodukte nach der Operation?).

Komplikationen der eitrigen Parotitis:

- Durchbruch der Haut mit Fistelbildung,
- Fortleitung entlang des N. facialis ins Mittelohr,
- Fortleitung entlang des N. trigeminus in die Schädelhöhle,
- Thrombophlebitis der V. jugularis: Sinusthrombose,
- Phlegmone des Mundbodens, des Halses und des Mediastinums.

26.2 Virusparotitis

Meist doppelseitige, teigige Schwellung der Parotis.

Parotitis epidemica = Mumps: Achte auf Komplikationen: Orchitis, Epididymitis, Oophoritis, Pankreatitis, Myokarditis, Enzephalomeningitis.
Zytomegalie: Bevorzugte Erkrankung des Säuglings, aber bei Abwehrschwäche auch beim Erwachsenen (z. B. immunosuppressive Therapie nach Organtransplantation). Histologische Untersuchung der parenchymatösen Organe notwendig!

26.3 Sialadenosen

Nichtentzündliche, rezidivierende, doppelseitige Speicheldrüsenschwellung.

Vorkommen:

- Diabetes mellitus,
- Funktionsstörungen der Keimdrüsen,
- hypophysäre und thyreogene Störungen,
- Mangelernährung, Malabsorption, Hypovitaminosen,
- Alkoholismus, Leberzirrhose.

26.4 Entzündliche Tumoren

Derbe Schwellung der Speicheldrüse, nicht mit der Haut verwachsen. Resultat einer sklerosierenden Sialadenitis: sog. KÜTTNER-Tumor.

26.5 Speicheldrüsenneoplasmen

Echte Neoplasmen meist in der Parotis. Zystenbildungen, welche Geschwülste vortäuschen, vorwiegend an den kleinen Mundspeicheldrüsen.
Pleomorphes Adenom: Derber, knolliger Tumor, meist von einer bindegewebigen Kapsel scharf begrenzt. Schnittfläche grauweiß mit Zysten, Blutungen, Nekrosen oder herdförmigen hyalinen, myxomatösen bzw. derb-knorpeligen Anteilen.
Andere Speicheldrüsentumoren: Adenome und Zystadenome, Adenolymphome, Mukoepidermoidtumoren, Karzinome, selten mesenchymale Tumoren.

26.6 Speicheldrüsenbeteiligung bei klinischen Syndromen

SJÖGREN-Syndrom: Atrophie der Speichel- und Tränendrüsen. Autoaggressive Sialadenitis. Trias: Xerostomie (trockener Mund, Atrophie der Zungenschleimhaut, Rhagaden), Xerophthalmie, progredient chronische Polyarthritis.
HEERFORDT-Syndrom = Febris uveoparotidea: Besondere Manifestation des M. BOECK.
MIKULICZ-Syndrom: Klinische Bezeichnung für uneinheitliche Krankheitsbilder mit dem Leitsymptom „symmetrische Schwellung der Speichel- und Tränendrüsen“.

Grundkrankheiten:

- Lymphome (HODGKIN und Non-HODGKIN),
- Leukosen,
- Tuberkulose u. a.

Kapitel 27

Rachen 27

Im Pharynx werden von kranial nach kaudal 3 Etagen unterschieden:
Epipharynx (Nasopharynx): Bei der üblichen Sektionstechnik verbleibt dieser Teil des Rachens im Körper und kann entweder – nach Herausnahme der Organe der Mundhöhle – von unten her besichtigt werden, oder er wird von der Schädelbasis her durch einen frontalen Sägeschnitt dargestellt.
Mesopharynx (Oropharynx): Dieser Teil des Rachens liegt in Höhe des 2.–3. Halswirbels unmittelbar prävertebral und wird bei Herausnahme der Halsorgane mitentfernt.
Hypopharynx (Laryngopharynx): Geht seitlich und hinter der Epiglottis trichterförmig eingeengt in Höhe des 6. Halswirbels in den Ösophagus über. Taschenartige Ausbuchtungen sind die paralaryngeal gelegenen Sinus piriformis.

27.1 Gaumenspalten (s. 25.1)

Der geringste Grad solcher Spalten ist ein eingekerbtes Gaumenzäpfchen (= Uvula bifida).

27.2 Epipharynxzysten

- *Persistenz des Canalis craniopharyngicus:* Zysten, epipharyngeale Meningo- und Enzephalokelen, extraselläre Hypophysentumoren und Kraniopharyngeome,
- *Kiemengangzysten,*
- *Lymphzysten,*
- *Retentionszysten* an Drüsenausführungsgängen.

27.3 Hypopharynxdivertikel = ZENKER-Divertikel (s. 29.9)

Austülpung an der Dorsalseite (median) der Pharynx-Ösophagus-Grenze. Das Divertikel senkt sich zwischen Ösophagus und Wirbelsäule und komprimiert in gefülltem Zustand die Speiseröhre. Nur sehr selten liegen *laterale Pharynxdivertikel vor* (s. 29.9).

27.4 Laterale Halszysten und -fisteln

Bei der Entwicklung des Kiemendarmes entstandene Bildungsstörungen: *branchiogene Fehlbildungen*, d. h. Persistenz von seitlichen Ausstülpungen des Kiemendarmes oder versprengte Epithelkeime in Lymphknoten. Mit der Pubertät beginnen die Epithelien zu wachsen und führen zu Schwellungen, Zystenbildung und Fistelung.

Prall-elastische, bis etwa 5 cm große Zysten, die aufbrechen können (trübe Flüssigkeit) und somit Fisteln bilden. Meist am Vorderrand des M. sternocleidomastoideus gelegen. Histologisch: Plattenepithelien oder Zylinderepithelien, umgeben von lymphatischem Gewebe.

27.5 Mediane Halszysten und -fisteln

In der Mittellinie des Halses lokalisierte rundlich-pralle Zysten oder Fisteln. Meist Überreste des Ductus thyreoglosssus:

- *Zungengrundzysten,*
- *Zysten und Fisteln zwischen Zungenbein und Schildknorpel,*
- *oberflächliche, mediane Halsspalte:* Hautrinne zwischen Zungenbein und Jugulum mit einem kaudal blind endenden Fistelgang.

27.6 Branchiogene Geschwülste

Geschwülste im oberen seitlichen Halsdreieck, tief zwischen der Muskulatur, ohne Zusammenhang mit Haut oder Pharynx, selten; meist Fehldeutung eines nicht erkannten Primärtumors (vor allem im Epipharynx).

27.7 Pharyngitis

Der Entzündungsprozeß spielt sich teils mehr am lymphatischen Rachenring, teils mehr an der Rachenschleimhaut ab.

Angina: Entzündung des gesamten lymphatischen Rachenringes mit Einbeziehung der Gaumen- und Pharynxschleimhaut.
Tonsillitis: Isolierte Entzündung des Mandelgewebes.

Serös-katarrhalische Pharyngitis: Virusinfektion.
Katarrhalisch-eitrige Pharyngitis: Bakterielle Infektion, evtl. aufgepfropft auf primäre Viruserkrankung.
Fibrinös-pseudomembranöse Pharyngitis: Urämie, Diphtherie, Schwermetallvergiftungen.
Hämorrhagische Pharyngitis: Echte Virusgrippe.
Ulzerös-nekrotisierende Pharyngitis: s. 25.5.
Pharyngitis follicularis: Himbeerartig geschwollene Schleimhaut durch hyperplastische Lymphfollikel. Gleichzeitig Lymphknotenwellung; meist Virusinfektion.
Abszesse und Phlegmone des Pharynx: Retropharyngeale Eiterungen gehen meist von den Tonsillen aus.

Komplikationen entzündlicher (eitriger) Prozesse im Pharynx:

- Glottisödem,
- Halsvenen- und Sinusthrombose,
- Arrosionsblutungen,
- Mediastinitis,
- Orbitalphlegmone,
- Meningitis,
- Septikopyämie.

27.8 Dekubitalnekrosen im Pharynx

Ulzerationen an der Vorder- und/oder Hinterwand des Hypopharynx in Höhe des Ringknorpels.

Vorkommen: Druck einer im Ösophagus liegenden Sonde bei künstlicher Ernährung; *„inneres Dekubitalulkus"* bei kachektischen, länger bettlägrigen Personen (der zurücksinkende Kehlkopf drückt nach dorsal).

27.9 Pharynxtumoren

Tumoren des Pharynx sind bedeutend seltener als die der Mundhöhle, Nase oder des Kehlkopfes. Häufigster benigner Tumor ist das Nasenrachenfibrom, von den wesentlich zahlreicheren malignen Tumoren entfallen etwa $^2/_3$ auf Karzinome und etwa $^1/_3$ auf maligne Lymphome und evtl. Sarkome.
Nasenrachenfibrom = juveniles Angiofibrom: Breitbasige Geschwülste im Epipharynx, gegen die Schädelbasis unscharf abgegrenzt (Ausläufer dringen zur Nasenhöhle, Orbita, Schädelbasis und Wange vor).

Vorkommen: Fast nur bei Männern, von der Pubertät bis zum 18. Lebensjahr; danach oft Stillstand des Tumorwachstums und allmählich Rückbildung.
Adenome, Papillome, Polypen; submuköse Myome, Angiome, neurogene Tumoren u. a.
Karzinom des Pharynx: Knotig-papillär, rasch geschwürig zerfallend, oft verjauchend.

- *Epipharynx:* Rachendach sowie Seiten- und Hinterwand im Bereich der Tubenostien. Infiltration der Keilbeinhöhlen, Einbruch in den Sinus cavernosus, meningeale Karzinose.
- *Mesopharyx:* Uvula sowie Gaumenbögen; Tonsillengeschwülste.
- *Hypopharynx:* Im Sinus piriformis (sog. extralaryngeales Karzinom) und an der Epiglottis.

Lymphome und Sarkome

Kraniopharyngeom: Geht vom Rachendach von Resten des Ductus craniopharyngicus aus. Zur vollständigen Darstellung dieser Tumoren ist ein frontaler Sägeschnitt von der Sellaregion bis an den Epipharynx zu empfehlen.

„Konnataler Rachenpolyp", Epignathus: Geschwulstartige, teratogene Fehlbildungen im Bereich des Gaumens und Epipharynx. Können von einfach zusammengesetzten Polypen über polypöse Teratome alle Übergänge bis zu parasitären Doppelbildungen zeigen.

- *Einfache, konnatale Rachenpolypen:* Haut (evtl. Haare), Fettgewebe, evtl. Knorpelanteile.
- *Polypöse Teratome (sog. „Epignathus"):* Ungegliederte, teils von Haut, teils von Schleimhaut überzogene tumorähnliche Masse; an der Schädelbasis und/oder am Gaumen fixiert, je nach Größe aus der Mundöffnung herausgedrängt.
- *Kompletter Epignathus:* Selten! Der geschwulstartige „Parasit" zeigt teilweise ausgebildete Organe bzw. Körperteile.

27.10 Hyperplasie des lymphatischen Gewebes

Lymphatisches Gewebe des Meso- und Epipharynx: Das lymphatische Gewebe des Meso- und Epipharynx wird als ***WALDEYER-Rachenring*** zusammengefaßt: *Tonsillae palatinae* (die „eigentlichen" Tonsillen zwischen den Gaumenbögen), *Tonsilla lingualis* (lymphatisches Gewebe am Zungengrund) und *Tonsillae pharyngicae* (median und seitlich im Epipharynx).

Unterscheide:

- Hyperplasie des gesamten lymphatischen Rachenringes, zugleich mit allgemeiner lymphatischer Hyperplasie (Lymphknoten, Lymphfollikel aller Standorte).
- Hyperplasie des lymphatischen Rachenringes, ohne Beteiligung anderer Lymphknoten.
- Hyperplasie einzelner Teile des lymphatischen Rachenringes: Vergrößerung der präexistentenlymphatischen Strukturen, meistens unter Wahrung der Form, seltener knollig-polypöse Vergrößerungen; manchmal polsterähnliche submuköse „Infiltrationen" bzw. lappige Bildungen.

Extratonsilläe lymphatische Hyperplasien des Kindesalters werden als „adenoide Vegetationen" bezeichnet.

Ätiologie:

- Einfache (konstitutionelle) Hyperplasie,
- Hyperplasie bei und nach entzündlichen Erkrankungen,
- Lymphatische Systemerkrankungen bzw. Neoplasien.

27.11
Atrophie des lymphatischen Gewebes

Abflachung des normalerweise höckrigen oder buckelig-lappigen Oberflächenreliefs; Schwund der knotig-follikulären Strukturen.

Ätiologie:

- Pubertätsinvolution,
- Postmenopauseinvolution,
- Altersatrophie (Vakatwucherung von Fettgewebe = Lipomatose des Lymphknotens, evtl. Pseudohypertrophie),
- Postentzündliche - narbige Atrophie,
- „Lymphatische Insuffizienz" bei chronisch konsumierenden und septisch-toxischen Erkrankungen.

27.12
Akute (floride) Tonsillitis

Die Typisierung einer Tonsillitis erfolgt histologisch! Daher ist in allen Fällen eines Verdachtes einer tonsillogenen Infektion die histologische Untersuchung durchzuführen.

Tonsillen meist vergrößert, hyperämisch, evtl. ulzeriert oder von Pseudomembranen bedeckt; evtl. „*Pfröpfe*" ausdrückbar.

Die bei akuter wie auch chronischer Tonsillitis häufig ausdrückbaren „Pfröpfe" sind praktisch nie Eiter, sondern meist Detritus!

27.13
Chronische Tonsillitis

Chronisch hypertrophe Tonsillitis: Pseudopolypös gewucherte, zerklüftete und höckrige Tonsillen.
Chronisch atrophe Tonsillitis: Narbige Schrumpfung der Tonsillen. Eventuell Schleimhautatrophie und Verhornung im Pharynxbereich. Tonsillarsteine: Kalkeinlagerungen in Detritus bei Kryptenstenose.

27.14
Tonsillogene Herderkrankungen

Bakterien bleibem am Ort der Infektion = Tonsillen, ihre Stoffwechselprodukte, gelangen durch eine hämatogene Streuung in den Körper. Dort treffen diese Antigene mit vorhandenen Antikörpern im Sinne einer krankheitsauslösenden Immunreaktion zusammen.

Fokaltoxikose: Von einem „Herd“ ausgehende Streuung toxischer Substanzen mit krankheitsauslösender Wirkung an entfernten Organen.

An die Möglichkeit einer Fokaltoxikose mit immunologisch inszenierter Organerkrankung ist zu denken bei: rheumatischen Erkrankungen, Myokarditis, Perikarditis, Neuritis, Glomerulonephritis u.a.

Bakteriologische Untersuchung aus dem Fokus: Tonsillen, lymphatischer Rachenring; histologische Untersuchung der geschädigten Organe.

27.15 Sonderformen der Tonsillitis

Bei folgenden Erkrankungen können die Tonsillen mitbetroffen sein; eine Diagnose ist nur histologisch möglich: Tonsillentuberkulose, Tularämie, M. BOECK, Toxoplasmose, Mononucleosis infectiosa, Lues, Masern, Diphtherie, Aktinomykose.

27.16 Tonsillentumoren

Eine tumoröse Vergrößerung einer – (selten beider) – Tonsillen ist nur histologisch zu klären:

- Papillom = Fibroepitheliom (selten),
- Adenome = peritonsilläre Speicheldrüsengeschwülste,
- Hämangiome, Lymphangiome,
- Maligne Geschwülste.

DD der „großen“ Tonsillen:

- Einfache (konstitutionelle) Hyperplasie,
- Chronisch hypertrophe Tonsillitis,
- Tonsillentumoren.

DD der „kleinen“ Tonsillen:

- Chronisch atrophe Tonsillitis,
- Involution des lymphatischen Gewebes (Pubertät, Postmenopause, höheres Lebensalter),
- Lymphatische Insuffizienz bei chronisch konsumierenden und septisch-toxischen Erkrankungen.

Kapitel 28

Zähne, Zahnhalteapparat und Kiefer 28

Individuelle Kennzeichen des Gebisses („Zahnstatus") haben größte Bedeutung für die Identifikation unbekannter Leichen (s. gerichtsmedizinische Spezialliteratur).

28.1 Zahnkaries

Zahnerkrankungen mit *Demineralisation der anorganischen Substanz* (Säuren, gebildet durch Mikroorganismen oder Kohlenhydratgärung) und *Zerstörung der organischen Substanz* der Zähne (Proteolyse durch Mikroorganismen).

Herde an den Kauflächen und Kontaktstellen der Zähne: bläulich bis gelblich; flachschüsselförmige, oft flächenhafte Defekte.
Akute Karies: Blau-weiß bis gelb-weiß, unscharf begrenzt, unterminiert; besonders bei Kindern und jungen Erwachsenen.
Chronische Karies: Gelb-braun, scharf begrenzt, flach-schüsselförmig; meist bei Erwachsenen.

28.2 Verfärbung der Zähne

Aus Farbe, Ausdehnung und Oberflächenbeschaffenheit läßt sich auf die Ursache rückschließen:

- *Schwarz:* bandförmig über die Gingiva, glatt-chromogene Bakterien.
- *Schwarz-braun:* ganzer Zahn, rauh bis glatt - Tabak.
- *Hellbraun:* (a) fleckförmig, glatt - Speichelbestandteile, Hyperfluorismus; (b) ganzer Zahn, glatt - Hämolyse, Blutgruppenunverträglichkeit.
- *Gelb-grün:* sämtliche Zähne, glatt - Ikterus.
- *Orange:* fleckig, glatt - chromogene Bakterien.
- *Rosa-rot:* Schneidezähne glatt - innere (idiopathische) Zahnresorption.
- *Grau-blau:* alle Zähne, glatt - Metalleinwirkung (Amalgam, Quecksilber, Blei, Silber, Gold).
- *Blau-grau bis braun-grau:* alle Zähne, glatt - Dentinogenesis imperfecta (evtl. im Rahmen einer Osteogenesis imperfecta).

28.3 HUTCHINSON-Zähne

Zahndeformation am bleibenden Gebiß bei Lues connatalis tarda. Hauptsächlich die Schneidezähne befallen: kurze, tonnenförmig gebauchte, an der Kaufläche konkave Zähne. Extrem selten!

28.4 Gingivitis, Periodontitis, Paradontose

Zahnfleischentzündungen kommen in allen Lebensaltern in zunehmender Häufigkeit vor (z. B. bei 60jährigen in 95%).

Der Gingivasaum ist gerötet und geschwollen, blutet bei Berührung; evtl. eitrige Einschmelzung in Form halbmondförmiger Taschen (Alveolarpyorrhoe).

Die Gingivitis greift auf den Zahnhalteapparat über (Taschenbildung), welcher zerstört wird. Die schwindenden Zahnfleischreste entblößen die Zahnhälse, die Degeneration erfaßt auch das Periodontium: die Zähne werden scheinbar länger, der sonst verborgene Zement tritt als gelbe Schicht in Erscheinung.

Gingivahyperplasie: Polsterartige Verdickung des Zahnfleisches („Lefzen"), gerötet, leicht blutend.

- *Entzündlich:* Schwangerschaft-, Pubertäts- und Menstruationsgingivitis, Vitamin-C-Mangel, M. CROHN
- *Nichtentzündlich:* mechanische Irritation, Hydantoingingivitis (Epileptiker!).

28.5 Odontogene Entzündungen

Entzündungen im Kieferbereich gehen überwiegend von den Zähnen aus (nur selten von Speicheldrüsen, Tonsillen oder Schleimhautläsionen). Wichtigste Manifestation der odontogenen Eiterungen sind Gewebeeinschmelzungen → Abszesse, z. B. periodontale, subperiostale und sumuköse Abszesse.
Die Folgen der Abszesse können sein:

- *phlegmonöse Ausbreitung* in die Weichteile des Mundes, Halses und Kopfes,
- *Osteomyelitis* durch Fortleitung,
- *Fistelbildung* in die Mundhöhle, Nasenhöhle, den Sinus maxillaris und evtl. zur äußeren Haut,
- *hämatogene Streuung* mit Sepsis.

28.6 Knochenentzündungen im Kieferbereich

- *Unspezifische Osteomyelitis:* (1) dentogen, (2) hämatogen, (3) posttraumatisch.
- *Spezifische Osteomyelitis:* Kieferaktinomykose, Kiefertuberkulose.

28.7 Knochendeformierungen

- *Rachitis*
- *Akromegalie*

- *Fibröse Dysplasie*
- *Ostitis fibrosa cystica RECKLINGHAUSEN*
- *Posttraumatisch*
- sowie *zahlreiche, genetisch determinierte Syndrome*

28.8 Kieferfrakturen

Direkt traumatische Frakturen entstehen meist durch stumpfe Aufprallverletzungen (Verkehrsunfall, Boxen u.a.).

Komplikationen: Hämatom, Weichteilinfektion, Osteomyelitis, Zahnverlust, Aspiration. Pathologische Frakturen bei: Metastasen, Zysten, M. PAGET, Osteogenesis imperfecta, Osteoporose, Hyperparathyreoidismus u.a.

28.9 Kieferzysten

Erreichen nur selten eine Größe, die makroskopische Veränderungen bemerkbar macht. Kieferzysten können entzündliche Herde darstellen, zu Zahnverlust oder Frakturen führen, Ausdruck einer Systemerkrankung sein oder als malignes Neoplasma wachsen. Eine makroskopische Unterscheidung ist kaum möglich → jeder Zysteninhalt und auch die Zystenwand müssen mikroskopisch untersucht werden.

28.10 Tumoren im Zahn- und Kieferbereich

Odontogene Tumoren: Viele unterschiedliche Typen. Wichtig ist das ***Ameloblastom = Adamantinom:*** Solid oder zystisch (gallertiger, evtl. krümelig eingedickter Inhalt mit Cholesterinkristallen), expansiv wachsend - Spongiosa verdrängt, Kompakta aufgetrieben.
Osteogene Tumoren: z.B. Chondrom, Osteom bzw. Exostosen u.a.
Nicht osteogene, nicht odontogene Tumoren: z.B. Plasmozytom, Riesenzelltumoren, Metastasen u.a.

Speiseröhre (Ösophagus) 29

Der Ösophagus wird normalerweise kontrahiert (Totenstarre der glatten Muskulatur!) und leer vorgefunden. Agonal sowie beim Transport der Leiche kann Mageninhalt in die Speiseröhre gelangen.

29.1 Diffuse Schleimhautverfärbungen

- *Grau-weiß, glänzend, glatt:* Normale Plattenepithelmukosa.
- *Gelblich-grünlich:* Gallige Imbibition bei Reflux.
- *Grau-rot bis blau-rot:* Venöse Stauung.

An den 3 Ösophagusengen ist durch Druckwirkung von Kehlkopf, Aorta und Trachealbifurkation sowie durch den Zerchfellschlitz die Schleimhaut praktisch immer abgeblaßt: *Druckanämie.*

29.2 Umschriebene, kleinherdige Schleimhautveränderungen

Ektopische Magenschleimhautinseln: Multiple, rundlich-ovale, flach erhabene, scharf begrenzte, graurötliche bis bräunlich-gelbliche, glänzende Herde, Größe: mm bis cm.
Leukoplakien: Porzellanweiße, plattenförmige Schleimhautverdickungen; linsenförmig bis längsoval; Größe: mm bis cm groß. Wenn verhornend, dann trocken und matt.
Vergrößerte Schleimdrüsen: Submukös, wenige große, flache Knötchen; im proximalen Ösophagus.
Vergrößerte Lymphfollikel: Disseminiert unter der Schleimhaut der gesamten Ösophaguslänge:

- Distaler Ösophagus. Ausgekleidet von:
  - Magen- oder Ösophagusschleimhaut (Abschnürungen? rudimentäre Duplikaturen?),
  - Flimmerepithel (parösophageale Bronchialzysten, sog. „Nebenlunge");
- Proximaler Ösophagus. Drüsenretentionszysten (sog. Oesophagitis cystica, s. 29.6).

29.3 Ulzerös-nekrotisierende Schleimhautveränderungen

Innere Dekubitalulzera: Geschwürige Defekte mit mißfarbenen Rändern und Grund:

- An der Vorderwand in Höhe des Ringknorpels und evtl. symmetrisch dazu an der Hinderwand der Pharynx-Ösophagus-Grenze. Bei stark geschwächten, kachektischen Patienten genügt der bloße Druck des auf die Wirbelsäule zurücksinkenden Ringknorpels, um lokal die Durchblutung zu hemmen.

- Vorwiegend an den physiologischen Ösophagusengen bei Ernährungssonden und eingeklemmten Fremdkörpern.
  Verätzungen: Die Lokalisation ist abhängig vom Kontraktions- und Füllungszustand: Ösophagusengen, Kardia sowie weiter: Fundus, kleine Kurvatur bzw. Magenstraße, Pylorus, Duodenum, selten Jejunum.
- *Säuren- und Schwermetallsalze: Koagulationsnekrose:* Trockene, dunkelbraun derbe Schorfe, rissig-brüchig, meist nur oberflächlich.
- *Alkalische Ätzgifte: Kolliquationsnekrose:* Glasig-transparent gequollen, weich, seifig, meist tiefreichend; fetzige Ablösung der Schleimhaut, reichlich Blutungen.

Folgen intestinaler Verätzungen:

- Schock,
- Perforationen: Mediastinitis, Pleuritis, Perikarditis, Peritonitis,
- Abstoßung der Schorfe mit Ulzerationen und Blutungen,
- Abheilung mit stenosierenden Narben,
- Narbenkarzinom.

Iatrogen-traumatisch: z. B. fehlerhafte Intubation in der Speiseröhre; Ösophagusläsionen bei und nach Tracheotomie.
Refluxösophagitis: Intravitaler Rückfluß von Magensaft bei Insuffizienz der Kardiaschließmuskulatur. Längsgestellte, oft nur strichförmige Substanzverluste auf der Höhe der Schleimhautkontraktionsfalten im distalen Ösophagusdrittel; schmutzig-bräunlich.
Peptische Ösophagusgeschwüre: Entsprechen den typischen Magengeschwüren (s. 43.11). Für das Ulcus „pepticum" oesophagi ist die Refluxösophagitis ätiopathogenetisch von dominierender Bedeutung: BARRETT-Ulkus an der kardioösophagealen Grenze bei Reflux und Zylinderepithelmetaplasie.
Oesophagomalacia acida: Postmortaler Rückfluß von aktivem Magensaft in den unteren Ösophagus. Fetzige Schleimhautablösungen, schmutzig-bräunlich-grünlicher Grund, das Venennetz wird deutlich schwarz-braun sichtbar. Postmortale Perforationen der Ösophaguswand (meist in die linke Pleurahöhle) sind möglich.
Pseudomembranös-nekrotisierende Ösophagitis: Fibrinös-eitrige, mißfärbige Abstoßung der Membranen und Schorfe führt zu Geschwürbildungen:

- Bei schweren Allgemeinerkrankungen (Typhus, Cholera, Ruhr, Grippe, Pocken, Scharlach, Diphtherie, Agranulozytose, Urämie, Antibiotikatherapie und Pilzinfektionen),
- Enteritis regionalis CROHN,
- „idiopathisch" bei Kindern.

29.4 Soor (Candidiasis)

Weiße oder gelblich verfärbte, erhabene, klebrige, locker haftende Beläge.
Säuglinge und Kinder: meist bedeutungslos.

Erwachsene: Zeichen einer schweren Erkrankung mit hochgradiger Resistenzverminderung, z. B. Agranulozytose, Zytostatika- bzw. Kortisontherapie.

29.5 Ösophagusvarizen und Phlebektasien

Phlebektasien liegen submukös im *proximalen* Ösophagus.
Varizen sind im *distalen* Ösophagus lokalisiert und betreffen alle Wandschichten.
Phlebektasien: Umschriebene, dunkelblau-rote, häufig säckchenförmige Gefäßausstülpungen unter der Schleimhaut im oberen Ösophagusdrittel.

Vorkommen:

- Idiopathisch-konstitutionell,
- im Senium,
- Teilsymptom eines M. OSLER,
- bei oberem Hohlvenensyndrom bzw. Obstruktion der V. azygos.

Ösophagusvarizen: Seltener umschriebene Säckchen, häufiger diffus ausgeweitet; miteinander verbundene, geschlängelt verlaufende Venennetze; submukös bis subserös im unteren Ösophagusdrittel.

Bei Verdacht auf Ösophagusvarizen ist eine besondere Sektionstechnik anzuwenden: Die Kontinuität der Speiseröhre muß gewahrt bleiben; keine Durchtrennung des Ösophagus oberhalb des Zwerchfells, Brust- und Bauchorgane werden in toto entnommen und der Ösophagus in direktem Schnitt mit dem Magen gemeinsam eröffnet.

Vorkommen:

- Leberzirrhose,
- Pfortaderthrombose bzw. Strömungsbehinderung,
- Lebervenenverschlußsyndrom BUDD-CHIARI,
- Milzvenenthrombose,
- Rechtsherzinsuffizienz mit Cirrhose cardiaque,
- Amyloidose der Leber.

Die entscheidende Komplikationsgefahr liegt in einer massiven Varizenblutung.

Die Rupturstelle kann minimal sein: „Ausstreifen“: kardialwärts gerichtetes Darüberstreifen mit dem Messerrücken kann die Perforationsstelle sichtbar machen: Blutaustritt.

Bei iatrogener Verödung bzw. Sklerosierung von Ösophagusvarizen findet sich eine grauweiß verdickte und derbe Schleimhaut, evtl. mit Residual- bzw. Rezidivvarizen.

29.6
Entzündungen im Ösophagus

Makroskopisch sind nur schwere Formen der Ösophagitis erkennbar und dann meist als Nebenbefund sonstiger gravierender Erkrankungen.
Oesophagitis catarrhalis et erosiva: Chemische, thermische oder infektiöse Reize.
Oesophagitis phlegmonosa: Alle Wandschichten ödematös-phlegmonös durchtränkt, immer Sepsis. Lokale Komplikationen: Nekrose aller Wandschichten: Periösophagitis: eitrige Mediastinitis.

Ursachen: Primär von der Ösophaguslichtung her („traumatisch" unter Hinzutritt von Eitererregern), sekundär bei eitrig jauchigen Prozessen in der Nachbarschaft.
Oesophagitis abscedens: Umschriebene Eiterung, bei Spontaneröffnung: Geschwürbildung. Ursache endogen traumatisch.
Oesophagitis pseudomembranacea – necroticans (s. 6.10.3).
Oesophagitis cystica: Stecknadelkopf- bis bohnengroße Retentionszysten der Schleimdrüsen im proximalen Ösophagus. Verlegung der Drüsenausführungsgänge im Gefolge akuter und chronischer Entzündungen.
Refluxösophagitis.
Mukositis: Als Komplikation einer immunsuppresiven und/oder Zytostatikatherapie.

Alle schweren Ösophagusentzündungen können mit Narbenbildung abheilen – Strikturgefahr.

29.7
Ösophagusstenosen

Angeborene Ösophagusstenosen:

- ***Innere Stenosen:*** Sanduhrförmige Einengungen, evtl. membranartige Schleimhaut- und Bindegewebebildungen.
- ***Äußere Stenosen:*** Kompression des Ösophagus bei Aortenbogenanomalien (arterielle Ringbildungen, rechtsläufige Aorta bzw. aberrierende Arterien).

Arteria lusoria = Dysphagia lusoria: Abgang der rechten A. subclavia als letztes Gefäß vom Aortenbogen, d.h. nach dem Abgang der A. subclavia sinistra; zieht meist zwischen Ösophagus und Wirbelsäule von links her zum rechten Arm. Häufigkeit etwa 0,5 %.

Vor dem Aufschneiden des Ösophagus stets sämtliche Arcusgefäße darstellen, da sonst anomale Gefäßverläufe durchtrennt werden!

Erworbene Stenosen:

- Stenosierende Neoplasmen,
- entzündliche und postentzündliche Stenosen: narbige Strikturen,

- Divertikel mit Kompression,
- Zysten und Tumoren im Medistinum,
- schrumpfende und narbenbildende Mediastinitis,
- kardiovskuläre Kompression (Vergrößerung des linken Vorhofes, Ergüsse im Herzbeutel, Aortenaneurysmen),
- PLUMMER-VINSON-Syndrom (sideropene Dysphagie): hypochrome Anämie (Eisenmangelanämie). Koilonychie (Hohlnägel mit muldenförmiger Eindellung), atrophe Glossitis, entzündliche atrophische und degenerative Epithelveränderungen mit Schrumpfungsneigung und Stenose im proximalen Ösophagus,
- Autoimmunerkrankungen vom Typ der Kollagenosen, z.B. Sklerodermie: verdickte Schleimhaut und Submukosa, Stenose im distalen Ösophagus.

29.8 Ösophagusdilatation

Allgemeine Dilatation in ganzer Länge.

Angeborene Ösophagusdilatationen:

- ***Megaoesophagus congenitus*** – Analogie zum M. HIRSCHSPRUNG.
- Angeborene Wandschwäche bei gleichzeitiger Tendenz zu viszeralem Gigantismus: Megakolon, Megaureter und dergleichen.

Erworbene Ösophagusdilatationen:

- Idiopathische Ösophagusdilatation.
- ***Achalasie:*** Störung des Kardiaöffnungsreflexes; neurovegetative Dysregulationen, Schädigungen des N. vagus, typische Komplikation der CHAGAS-Krankheit.

Meist diffuse, spindelförmige Ektasie mit Verjüngung zur Kardia; Längenzunahme und Schlängelung. Die Schleimhaut zeigt alle Formen akuter und chronischer Entzündungen mit Geschwür- und Narbenbildungen. Leukoplakien. Risikofaktor für Karzinomentstehung!

29.9 Ösophagusdivertikel

Lokal umschriebene, nur einen Teil der Zirkumferenz betreffende taschen- oder sackförmige Wandausstülpungen.
Hypopharynxdivertikel = ZENKER-Divertikel: Sack- oder flaschenförmiges, falsches Divertikel, d.h. nur Schleimhautausstülpung. Zwischen 1–10 cm groß, am Übergang zwischen Pharxny und Ösophagus, im Gebiet des muskelschwachen LAIMER-Dreiecks in Höhe des Ringknorpels gelegen. Divertikelzugang an der Ösophagushinterwand als senkrechter, evtl. klaffender Spalt. Große Divertikel senken sich zwischen Ösophagus und Wirbelsäule abwärts.

Komplikationen: komprimiert in gefülltem Zustand die Speiseröhre: Schluckstörungen Divertikulitis: Perforation: Mediastinitis bei „Überlaufen“: Aspiration, evtl. Aspirationspneumonie.
Traktionsdivertikel = ROKITANSKY-Divertikel: Runde oder längliche, faltige Öffnung, welche in eine zipfelig-zeltartige Ausbuchtung sämtlicher Ösophaguswandschichten führt (echtes Divertikel); bis etwa 1 cm tief. An der Vorder- oder Seitenwand des Ösophagus in Höhe der Trachealbifurkation gelegen.

An der Spitze des Trichters ist eine anthrakosilikotischer oder tuberkulös-narbiger Lymphknoten mit der Ösophaguswand verwachsen.

- *Laterale Pharynxdivertikel:* Pharyngeale Pulsionsdivertikel, nie unterhalb des Sinus piriformis.
- *Epibronchiale Divertikel:* An der vorderen linken Ösophaguszirkumferenz entspechend der Kreuzungsstelle von Speiseröhre und linkem Hauptbronchus.
- ***Epiphrenale Divertikel:*** Weitlumige, kugelige Ausstülpungen unmittelbar über dem Zwerchfell.

29.10 Muskularishypertrophie des Ösophagus

Verdickung der Muscularis propria bis etwa 10 mm(!) möglich.

Vorkommen: Bei angeborenem Megaösophagus (Lichtung weit), bei prästenotischer Dilatation (Lichtung weit), idiopathisch (Lichtung normalkalibrig oder verengt).

29.11 Fremdkörper im Ösophagus

Fremdkörper gelangen meist unwillkürlich (durch Auslösen des Schluckreflexes) vom Mund in den Ösophagus: Nadeln; Gebißprothesen in Narkose und Schlaf; zu große Speisebissen, Fruchtkerne. Besonders bei Kleinkindern auch Münzen, Ringe, Nägel, Kugeln, Schlüssel und dergleichen. Der Effekt der Fremdkörper richtet sich nach deren Art und Größe:

Größere Stücke werden am Ösophaguseingang eingeklemmt und können über einen Vagusreflex zum Herzstillstand führen: ***Bolustod*** („Frankfurter-Würstel-Tod“).

Kleine und spitze Fremdkörper können an den physiologischen Engstellen stecken bleiben und sich in die Wand einspießen.

Komplikationen:

- Drucknekrose: Wandabszeß: Phlegmone: Periösophagitis: Mediastinitis,
- Narbenbildung,

- nach längerem intramuralem Verweilen des Fremdkörpers Vereiterung mit entweder Ausstoßung in die Lichtung oder entzündliche Arrosion von Nachbarorganen,
- Anspießung von Gefäßen (Aorta, A. thyreoidea, A. carotis, A. lusoria (s. 29.7), V. azygos,
- Spitze und dünne Fremdkörper können durch die Wand hindurchtreten, „wandern" und bei der Sektion an anderen Orten, z. B. im Herzbeutel gefunden werden.

29.12 Perforationen und Ruptur des Ösophagus

Die traumatische Perforation liegt meist im proximalen Ösophagus bzw. Hypopharynx. Eine nichttraumatische Ruptur findet sich meist unmittelbar über der Kardia.

- *Traumatische Perforationen:*
  - Fremdkörperverletzungen,
  - stumpfes Hals-Thorax-Trauma,
  - Sondierungstraumen bei Ösophagoskopie bzw. Gastroskopie.
- *Nichttraumatische, „pathologische" Rupturen:*
  - perforierende Geschwülste,
  - Ulcus pepticum oesophagi,
  - ulzerös-nekrotisierende Ösophagitis,
  - Einbruch tuberkulöser oder anthrakosilikotischer Lymphknoten,
  - Einbruch neoplastischer Infiltrate von außen,
  - Aortenaneurysmen,
  - postmortal bei Ösophagomalazie.
- *Spontane, „idiopathische" Ruptur = BOERHAAVE-Syndrom:* Sehr selten! Längsrisse im distalen Ösophagus im Anschluß an Erbrechen und intraabdominelle Drucksteigerung; bei Alkoholikern.

29.13 Hiatushernien

Proximalverlagerungen von Magenanteilen durch den Hiatus oesophagicus.

! *Achtung:* der Nachweis von Hiatushernien bedarf einer besonderen Sektionstechnik:

- Inspektion der Hiatusregion in situ von beiden Pleurahöhlen aus,
- Entnahme der Brust- und Bauchorgane in toto.

Systematische Einteilung

- Gleitbruch
- parösophageale Hernie

- angeborener Brachyösophagus
- erworbener Brachyösophagus
- gemischte Bruchformen

Gleitbruch: „Hiatusinsuffizienz", häufigste Form (80 %). Kardia und Fundus gleiten inspirationssynchron in den Thoraxraum. Verwachsungen zwischen Pleura und Bruchsack bewirken eine thorakale Fixation der Hernie. Anfangs ist der Ösophagus normal lang und verläuft deshalb geschlängelt; später entzündungsbedingte Längsschrumpfung: erworbener Brachyösophagus.
Paraösophageale Hernie: Abnorme Weite des Hiatus oesophagicus. Verschieden große Magenteile sind neben einem regelrecht verlaufenden Ösophagus proximal verlagert.
Angeborener Brachyösophagus: Angeborene Verlagerung des Fundus ventriculi in den Thoraxraum. Der intrathorakale Magenteil erhält seine Gefäßversorgung direkt von der Aorta. (Bei erworbenem Brachyösophagus wird der intrathorakale Magenteil stets von Ästen der Arteria gastrica sinistra versorgt).

29.14 Geschwülste des Ösophagus

Benigne, mesenchymale Geschwülste: Am häufigsten Leiomyome, seltener Myofibrome, Lipome, Fibrome u. a.
Benigne, epitheliale Geschwülste: Meist solitär, beetförmig-erhabene bis höckrig-papilläre oder gestielt-polypöse Schleimhautveränderungen. Klassifikation nur histologisch möglich!
Ösophaguskarzinom: *Lokalisation* im Bereich der 3 physiologischen Engen, am häufigsten im mittleren (50 %) und distalen (36 %) Drittel:

- Polypös-blumenkohlartiger Typ,
- schüsselförmig-ulzerierender Typ,
- diffus-infiltrierender Typ.

▸ *Wichtige DD:* Einwachsen eines Bronchuskarzinoms in den Ösophagus: sog. Ösophagustyp eines Bronchuskarzinoms:

Die Abgrenzung eines proximalen Ösophaguskarzinoms gegenüber einem Hypopharynxkarzinom bzw. eines distalen Karzinoms gegen ein Kardiakarzinom ist nicht immer möglich:
Daher Sammelbezeichnung:

- pharyngoösphageale Karzinome,
- gastroösophageale Karzinome.

29.15 Ösophagusblutungen

Bei gleichzeitigem Reflux von Magensaft kann das Blut auch im Ösophagus „kaffeesatzartig" verändert werden.

Ursachen:

- Ösophagusvarizen,
- Phlebektasien,
- MALLORY-WEISS-Syndrom: längsverlaufende Schleimhauteinrisse im Kardiabereich, evtl. präexistente Phlebektasien,
- gehäuftes Erbrechen, Alkoholiker, postoperativ, evtl. als Postschocksyndrom,
- ulzerös-nekrotisierende Schleimhautveränderungen,
- Fremdkörperverletzungen,
- Ösophaguskarzinom,
- Perforationen und Rupturen,
- hämorrhagische Diathese.

Kapitel 30

Larynx und Trachea 30

30.1
Larynxödem = Glottisödem

Akutes, subepitheliales Ödem der aryepiglottischen Falten; dieselben sind prall geschwollen. Eventuell hochgradige Verringerung des luftführenden Raumes am Kehlkopfeingang: Erstickungsgefahr!

Ursachen:

- Entzündlich, z. B. Angina,
- toxisch-allergisch bzw. Mediatorenaktivierung: z. B. Insektenstiche,
- Folge eines Defektes im Komplementsystem: z. B. QUINCKE-Ödem bzw. Capillary leak-Syndrom,
- Bestrahlung, Lymphabfluß-behindernde Tumoren,
- Herz- und Nierenerkrankungen mit Ödembildung, Urämie,
- Tracheotomie.

30.2
Akute Laryngotracheobronchitis

Virale Infektionen, aber auch mechanische (Staub), chemische (Reizgase) oder toxische Reize; meist bakteriell superinfiziert.

Verschiedene Schweregrade und morphologische Besonderheiten:
Katarrhalische Laryngotracheitis: Geschwollene, gerötetete, stark schleimbedeckte Mukosa.
Grippe-Laryngotracheobronchitis: Hämorrhagische, ulzerös-pseudomembranöse Entzündung.
Pseudomembranös-fibrinöse Entzündung: Geschwollene Schleimhaut, bedeckt von einem leicht abziehbaren fibrinös(-eitrigen) Belag: Pseudomembran.
Fibrinös-nekrotisierende Entzündung: Diphtherie.
Nekrotisierende, ulzerierende, abszedierende, phlegmonöse, gangränöse und fistulierende Entzündungen.

30.3
Chronische Laryngotracheobronchitis

Als Folge chronisch-rezidivierender Entzündungen, durch anhaltende mechanische Reize (Tabakrauch, Staub) oder bei stimmlich-rednerischer Überlastung (Lehrer, Pfarrer, Sänger, Politiker).
Chronisch-hyperplastische Laryngitis: Schleimhaut gerötet und verdickt; submuköse hyperplastische Lymphfollikel bewirken eine „körnige“Schleimhautoberfläche.

Eventuelle Folgeerscheinungen:

Pachydermie bzw. Leukoplakie: grauweiße, flach erhabene, derbe, trockene Herde. „Sänger“-Knötchen: ausschließlich an den wahren Stimmbändern lokalisiert, einige Millimeter groß, halbkugelig-breitbasig. Schon bei Kindern als „Schrei"-Knötchen möglich. Stimmband„polypen": rundliche oder traubenförmige, gestielt oder breitbasig aufsitzende, von glatter Schleimhaut bedeckte Gebilde.

Ob es sich um neoplastischen Papillome oder tumorartigen Polypen handelt, ist nur histologisch zu unterscheiden.

Chronisch-atrophisch Laryngitis: Selten! Eintrocknung der Mukosa, Plattenepithelmetaplasie = weiß.

30.4 Papillomatose des Larynx

Häufig bei Jugendlichen, Virusätiologie. Multiple papilläre Bildungen, vom Kehlkopf bis in die Bronchialverzweigungen reichend.

30.5 Zysten, Kelen und Fisteln

Laryngozelen: Divertikelartige, luftgefüllte Ausstülpungen des Ventriculus laryngis: zwischen den Taschenbändern (kranial) und den Stimmbändern (kaudal) gelegen; entsprechend den Brüllsäcken anthropoider Affen.

Zysten im Kehlkopf: Drüsenretentionszysten, Lymphknoten, branchiogene Zysten.

Fisteln: Reste branchiogener Strukturen.

Von branchiogenen Zysten und Fisteln können entsprechend ihrer Innenauskleidung maligne epitheliale Tumoren = „branchiogene Karzinome" entstehen.

30.6 Tracheopathia chondroosteoplastica

Inselförmige Knorpel- und Knochenneubildungen zwischen den Trachealspangen. Die Schleimhaut ist vorgebuckelt, oft „*reibeisenartig*"; die gesamte Luftröhre fühlt sich fest und hart an.

30.7 Kehlkopfkarzinom

Das Tumorgewebe manifestiert sich in diffusen, grauweißen Verdickungen der Schleimhaut, papillomatösen oder verrukösen Bildungen.

Endolaryngeales Karzinom: Meist von den ventralen Teilen der Stimmbänder ausgehend, seltener von den Taschenbändern. 90 % aller Larynxkarzinome.

Extralaryngeales Karzinom: Ausgehend von Epiglottis, Aryknorpelgegend oder Sinus piriformis. Entsprechend der Topographie eigentlich ein Hypopharynxkarzinom.

Komplikationen:

- (Tödliche) Arrosionsblutung,
- Halsphlegmone, Mundbodenphlegmone, Mediastinitis,
- Glottisödem,
- Aspirationspneumonie,
- Osteochondritis laryngea dissecans (durch Zerstörung des Periosts des Schildknorpels).

30.8 Aspiration

Fremdkörperaspiration: Große Fremdkörper bleiben vor der Stimmritze liegen und verursachen den nerval-reflektorischen „*Bolustod*" = reflektorischer Herzstillstand, evtl. Erstickung.

Kleinere Fremdkörper passieren den Kehlkopf und bleiben meist im rechten Hauptbronchus stecken. Speisebrocken, Obstkerne, Nüsse, Bohnen, Erbsen; Zähne, Prothesenstücke; Steine, Nadeln, Schrauben u. a.

Blutaspiration: Blutungsquelle häufig im Magen. Bei Traumen auch Blutungen aus der Mundhöhle bzw. von Schädelbasisbrüchen her.

Aspiration von erbrochenem Mageninhalt: Typische, tödliche Komplikation bei schwerer Alkoholisierung bzw. Schädel-Hirn-Trauma (Bewußtlosigkeit, falsche Lagerung des Verletzten!).

30.9 Stenosen von Larynx und Trachea

- *Angeborene Mißbildungen:* Hypoplasien, Membranen
- *Glottisödem*
- *Entzündungen mit* Schwellung der Schleimhaut sowie fibrinösen Belägen
- *Strukturierende Narben* nach Entzündungen, Verletzungen, Bestrahlungen und dergleichen
- *Geschwülste aller Art*
- *Kompression* durch raumfordernde Prozesse von außen: Schilddrüse, Thymus, Lymphknoten, Aortenaneurysmen, Gefäßanomalien.

Ein typisches Bild ist die „säbelscheidenförmige Kompression" der Trachea.

30.10 Tracheotomie

Eröffnung der Luftröhre meist zwischen Ringknorpel des Kehlkopfes und Isthmus der Schilddrüse. Die mediane operative Lücke in der Trachea enthält praktisch immer einen gebogenen Tubus.

Achte auf entzündliche Komplikationen, Schleimhautnekrosen, Blutungen, ausgedehnte Zerstörung der Trachealknorpel sowie evtl. iatrogene Perforationen und Fistelbildungen.

30.11 Intubation

Bei orotrachealer Intubation ist auf die korrekte Lage des Tubus in der Luftröhre zu achten! Fehlposition in der Speiseröhre kommt hin und wieder vor.

! *Achte* auf Drucknekrosen an den Stimmbändern und Trachealknorpeln.

Kapitel 31

Schilddrüse 31

31.1 Struma = Kropf

Die Vergrößerung der Schilddrüse ist Ausdruck einer funktionellen Mangelproduktion von Schilddrüsenhormon. Dieser Mangel wird durch Zunahme der Follikelzahl und Follikelgröße, bzw. durch vermehrte Kolloidbildung wettgemacht.

Es resultieren verschiedene, makromorphologische Erscheinungen:
Struma diffusa colloides: Vergrößert, am Schnitt honigfarben, leimartig = stark kolloidglänzen (Histologie: große Follikel, Vermehrung des Kolloids).
Struma diffusa parenchymatosa: Vergrößert; matt-gelbbraun ohne Kolloidglanz (Histologie: kleine, aber quantitativ vermehrte Follikel).
Struma nodosa (adenomatosa) colloides: Vergrößert; am Schnitt einige bis zahlreiche verschieden große, knotige Bildungen. Die Knoten sind einerseits stark kolloidglänzend, zeigen andererseits meist unterschiedliche, regressive Umwandlungen: Blutungen, Zysten, Hyalinisierung, Verkalkung, Nekrosen, schleimige Degeneration.
Struma nodosa (adenomatosa) parenchymatosa: Vergrößert; knotige Bildungen ohne Kolloidglanz.

Komplikation:

- Verdrängung und Kompression der Trachea (Säbelscheidentrachea, Tracheomalazie),
- Venöse, obere Einflußstauung,
- Rekurrensparese.

Wie bei jedem inkretorischen Organ ist aus der Makroskopie kein sicherer Hinweis für die normale oder evtl. gesteigerte bzw. reduzierte funktionelle Leistung zu erkennen.

Die makroskopische Befundung der Schilddrüse erfolgt daher rein deskriptiv und kann keine Aussage über die Funktion enthalten.

31.2 Hyperthyreose

Befunde an der Schilddrüse

Diffuse hyperthyreote Struma: Schilddrüse meist nur gering vergrößert, Konsistenz derb, Schnittfläche „*pankreasartig*", grau-weiß, trocken, ohne Kolloidglanz.
Hyperthyreote Knotenstruma: Kein charakteristisches Makrobild; mehrere Knoten.
Aktives autonomes Adenom: Kein charakteristisches Makrobild; solitärer Knoten.

Die Kliniker unterscheiden zwischen *kalten, inaktiven* und *heißen, aktiven, toxischen Adenomen.*

Befunde an anderen Organen

- Endokrine Ophthalmopathie, z. B. Exophthalmus
- Prätibiale Ödeme
- Thyretoxische Myopathie – Histologie der quergestreiften Muskulatur
- Skelettveränderungen, z. B. Osteoporose, Osteomalazie
- Leberverfettung, disseminierte Nekrosen, evtl. feingranuläre Zirrhose
- Kachexie
- Enterokolitis

31.3 Adenom versus adenomatöse Hyperplasie

Adenom: Solitäre oder multiple, runde Knoten; häufig regressive Umwandlung. Das einzige diagnostische Entscheidungskriterium ist *eine bindegewebige Kapsel.*
Adenomatöse Hyperplasie: Immer mehrere bis viele knotige Bildungen. *Keine Kapsel!*
Kolloidzyste: Zystischer, kolloidgefüllter Hohlraum. Keine Kapsel! Entsteht durch Zerreißen von Follikeln und Zusammenfließen des Inhalts.

31.4 Thyreoiditis

Unspezifische, mikrobielle Thyreoiditis: Streuung oder Übergreifen der Entzündung aus der Nachbarschaft, z. B. Pharyngotonsillitis, Laryngotracheitis.
Autoimmunthyreoiditis HASHIMOTO: Schilddrüse stark vergrößert, derb; Schnittfläche graugelb, narbig durchsetzt.
Chronisch invasiv-fibrinöse Thyreoditis = RIEDELsche eisenharte Struma: Einseitig und innerhalb des betroffenen Lappens herdförmig. Es findet sich ein weißer, harter, durch Bindegewebe mit der Umgebung verwachsener unscharf begrenzter Organabschnitt.

31.5 Schilddrüsenkarzinom

Ein Schilddrüsenkarzinom ist sehr oft makroskopisch nicht eindeutig als maligner Tumor zu erkennen.

Erscheinungsvarianten: Solitäre oder multiple Knoten; scharf oder unscharf begrenzt; grau-weiß, grau-gelb, grau-rot; blutreich, blutarm, mit oder ohne regressive Veränderungen; sehr klein bis über 10 cm groß. Wenn Knochenmetastasen, dann fast immer osteoklastisch.

! *Achte* besonders auf das medulläre Schilddrüsenkarzinom, denn:

1. Ein Teil dieser Karzinome tritt familiär-erblich auf, daher Untersuchung der Verwandten.
2. Mitunter sind diese Karzinome mit anderen Tumoren kombiniert, z.B. Phäochromozytom, Epithelkörperchenadenom, kutane Neurofibrome: Syndrom der multiplen endokrinen Neoplasien MEN II.

pTNM-Klassifikation der Schilddrüsenkarzinome

pT1: Tumor bis 1 cm groß
pT2: Tumor 1–4 cm groß
pT3: Tumor größer als 4 cm
pT4: Tumor jeder Größe, wenn Ausbreitung jenseits der Schilddrüse

31.6 Dystopien und Dysplasien

Bei Fehlen von Schilddrüsengewebe an typischer Stelle ist gewöhnlich hyperplastisches Parenchym ektopisch im Verlauf des Ductus thyreoglossus oder kaudal im vorderen Medistinum und neben dem Herzen nachweisbar.

- *„Struma" lingualis:* Scharf begrenzter Knoten im Bereich des Foramen caecum am Zungengrund
- *Dystopien* von Schilddrüsengewebe intralaryngeal, intratracheal, intraösophageal und intraperikardial
- *Erhaltener proximaler Teil des Ductus thyreoglossus = Foramen caecum*
- *Erhaltener distaler Teil des Ductus thyreoglossus = Processus pyramidalis* (vom Isthmus der Schilddrüse nach kranial ziehend)
- *Ductus-thyreoglossus-Zysten:* In der Gegend des Zungenbeines bzw. am Zungengrund; bis etwa 3 cm große, von schleimig-gelblicher Flüssigkeit erfüllte Zysten

Kapitel 32

Epithelkörperchen 32

32.1 Hyperparathyreoidismus

Die Überproduktion vom Parathormon kann bewirkt werden durch:

Epithelkörperchenadenom: Bindegewebig abgekapselte, weiche bräunliche Knoten. Meist solitär!
Hyperplasie: Teils diffuse, teils knotige Vergrößerung. Alle Epithelkörperchen sind betroffen.
Epithelkörperchenkarzinom: Grau-brauner, mit den umgebenden Strukturen verwachsener, unscharf-knotiger Tumor.

Jeder Hyperparathyreodismus muß als primärer, sekundärer bzw. tertiärer HPT klassifiziert werden.

Weiterhin ist die Möglichkeit eines paraneoplastischen HPT, d.h. Parathormon durch Tumoren außerhalb der Epithelkörperchen, zu bedenken.

Organveränderungen bei Hyperparathyreoidismus:

- Osteodystrophia fibrosa generalisata cystica RECKLINGHAUSEN,
- Kalkablagerungen („Kalkinfarkte") in den Nieren; Verkalkungen des Alveolargerüstes der Lungen („Bimssteinlunge"), Verkalkungen in der Magenschleimhaut, Gefäßwandverkalkungen. Urolithiasis,
- Peptische Ulzera im Magen und Duodenum.

◆ *Merke:* Klassische Symptomentrias des Hyperparathyreoidismus: Stein-, Bein-, Magenpein.

Kapitel 33

Situs der Bauchorgane 33

Unmittelbar nach Eröffnung des Abdomens und Freilegung der Bauchorgane ist auf Befunde und Veränderungen zu achten, die durch weitere Manipulation entstellt und fehlinterpretiert werden könnten.

Überdies ist es bei gewissen „Initialbefunden im Abdomen" notwendig, den technischen Ablauf der Sektion zu modifizieren.

- *Inhalt der Bauchhöhle* (s. Kap. 48)
  Normalerweise findet sich im Abdomen eine geringe Menge (10–20 ml) klare, seröse Flüssigkeit; die Bauchhöhle kann durch Verdunstung auch völlig trocken sein.
- *Abnorme Lage der Eingeweideorgane, insbesondere des Darmes*
- *Hernien*
- *Ileus, Volvulus*
- *Entzündliches Exsudat*
- *Freie Körper*

33.1 Omentum majus

Nach entzündlichen Prozessen kommt es zu Adhäsionen, d.h. Verwachsungen des großen Netzes mit der Entzündungsstelle: Das Netz ist nach dieser Richtung hin verzogen, woraus man den Ausgangspunkt erkennen kann.
Primäre Tumoren des großen Netzes sind extrem selten! Eventuell Lipome, Leiomyome, Liposarkome, Leiomyosarkome; Mesotheliome; malige Lymphome.
Metastatische Tumorabsiedlungen am großen Netz sind häufig! Unterscheide zwischen kugelig-knotigen Metastasen im Netz sowie einer Carcinosis peritonei bzw. Peritonitis carcinomatosa am Bauchfell.

33.2 Oberbauch

Gastrektasie: Stark ausgeweiteter Magen, die große Kurvatur reicht kaudalwärts etwa bis in die Höhe des Nabels oder tiefer.
Gastroptose: Senkung des Magens, d.h. auch Pylorus und kleine Kurvatur sind tiefer getreten.
Arteriomesenterieller Darmverschluß: Bei starker Abmagerung, Kyphoskoliose und Enteroptose hängen die Dünndarmschlingen bis in das kleine Becken, und die Mesenterialwurzel ist straff über die Flexura duodenojejunalis gespannt und klemmt diese an der Wirbelsäule ab – akute arteriomesenteriale Duodenalkompression – Magen und Duodenum stark erweitert.
CHILAIDITI-Syndrom: Interposition der Flexura hepatica des Dickdarmes zwischen Leber und Zwerchfell.

- *Lig. hepatoduodenale:* Lateral liegt der Ductus choledochus, medial die A. hepatica, in der Mitte hinten die V. portae.

- *Foramen epiploicum WINSLOWi:* Eingang in die Bursa omentalis – wird begrenzt von: kranial Lobus caudatus, caudal Duodenum, ventral Lig. hepatoduodenale, dorsal V. cava inferior.

33.3 Unterbauch

Inspektion des Dünn- und Dickdarmes mit besonderer Berücksichtigung von:

- Verwachsungen einzelner Darmschlingen untereinander,
- inneren Fisteln,
- Stangulationen,
- Ileus,
- Volvulus,
- Invagination,
- hämorrhagischer Darminfarzierung,
- umschriebener oder diffuser Peritonitis.

Inspektion des Beckenbodens bzw. des Cavum DOUGLASi: Tiefstgelegenes Areal der Bauchhöhle, daher sog. „*Schlammfang*", d.h. frühzeitiges Auftreten von Tumormetastasen = SCHNITZLER-Metastasen bzw. Entzündungen = Pelveoperitonitis.

Kapitel 34

Leber 34

34.1
Beurteilung der Leber

1. Größe und Gewicht
Bei einem durchschnittlichen, normalen Individuum beträgt der größte Durchmesser der Leber etwa 25 cm. Wichtig ist die Entscheidung, ob das Organ vergrößert oder verkleinert ist. Sie erfolgt nach 2 Kriterien:

1. „*Paßt*“ die Größe der Leber zur Gesamtkonstitution der betreffenden Person.
2. Bedeutung der *Wölbung:* starke Wölbung, voluminös, freier Rand abgestumpft: Vergrößerung.

   Flache Wölbung, scharfer Rand, evtl. gerunzelte Kapsel: Verkleinerung.
   Das durchschnittliche Lebergewicht beträgt beim Erwachsenen 1500–1800 g.

2. Formabweichungen
Kerben: Schlitzförmige Spalten meist an der Leberunterfläche. Praktisch immer angeboren, als Atavismus gedeutet und „*Affenspalten*“ genannt.
Furchen: Muldenförmige Einsenkungen.
ZAHN-Zwerchfellfurchen: Parasagittal an der konvexen Oberfläche; möglicherweise Druckfurchen von Muskelsträngen des Diaphragma.
Schnürfurchen: Transversal, also quer am rechten Leberlappen, entstanden durch Druck des Rippenbogens. Das Leberparenchym ist durch Druckatrophie geschwunden, es bleibt die verdickte, weiße Kapsel sowie ein Netzwerk von Gallengängen und Gefäßen.
Narben: Grau-weiße, flächige Areale mit Schwund des Parenchyms und narbiger Hyperplasie des Bindegewebes, z. B. nach Massennekrosen (Knollenblätterpilzvergiftung), Hepatitis, Traumen u. a.
Abnorme Lappung: Angeboren oder erworben, können vorwiegend im Bereich des linken Leberlappens Parenchymteile fast abgeschnürt werden: *Nebenleber, Hepar succenturiatum*. Eine Schrumpfung des rechten Leberlappens und kompensatorische Hyperplasie des linken Lappens kombiniert mit unregelmäßigen Einschnitten und Narbenarealen war typisch für die „*Postpaketleber*“ = *Hepar lobatum syphiliticum*.

3. Oberfläche, Kapsel, Serosa
Man prüft durch Betasten bzw. Darüberstreifen mit einem trockenen, reinen Messer.
Oberfläche: Glatt, gehöckert, gefurcht, gelappt; Knoten an der Oberfläche.
Kapsel: Dünn-durchscheinend; verdickt-weißlich, undurchsichtig; verdickt-weiß-hyalinisiert (dicke, oft bizarre Hyalinisierungen nennt man Zuckerguß).
Serosa: Zart, glatt, glänzend, durchscheinend.

4. Konsistenz, Kohärenz
Konsistenz: Durch Fingerdruck prüfen: Es entsteht eine Delle, welche wieder verschwindet: ***prall-elastisch = normal.***

- Es entsteht eine Delle, welche bestehen bleibt: *weich*, d.h. Konsistenz herabgesetzt.
- Es läßt sich keine Delle eindrücken: *hart*, d.h. Konsistenz erhöht.

Kohärenz: Durch Auseinanderziehen der Schnittflächen prüfen:

- *leicht zerreißlich* = Kohärenz herabgesetzt,
- *nicht zerreißlich, zähe* = Kohärenz derb.

5. Schnittfläche

Eine Struktur ist schwach erkennbar: Entsteht durch eine geringe Farbdifferenz zwischen dem Zentrum und der Peripherie der Leberläppchen.

Daneben größere und kleinere Portalfelder mit Pfortader, Gallengang und A. hepatica; die Vv. sublobulares und hepaticae sind nicht vom Bindegewebe umsäumt.

Diagnostik der wichtigsten Lebererkrankungen an Hand von Leitsymptomen

1. Leitsymptom: Leber normal groß oder etwas vergrößert, Oberfläche glatt

Konsistenz herabgesetzt: Trübe Schwellung, fettige Dystrophie, Hepatitis.
Konsistenz erhöht: Ödem, Amyloidose.
Auffällige Struktur der Schnittfläche: Venöse Stauung, Stauungsikterus.
Auffällige Farbe: Hämosiderose/Siderose („rostbraun").

2. Leitsymptom: Leber stark vergrößert, Oberfläche glatt

Auffällige Farbe: („buttergelb") Steatose.
Systemerkrankungen des blutbildenden oder lymphatischen Gewebes: Leukämien, Lymphome. Speicherkrankheiten.

3. Leitsymptom: Leber verkleinert

Auffällige Farbe: („schokoladebraun") braune Atrophie.
Akute Leberdystrophie: Hepatitis mit Massennekrosen, Knollenblätterpilzvergiftung, Eklampsie.

4. Leitsymptom: Leber mit gehöckerter Oberfläche

Zirrhose.

5. Leitsymptom: Umschriebene Veränderungen in der Leber

Neoplasmen oder tumorartig: Karzinom, Metastasen, Angiosarkom; Adenom, noduläre Hyperplasie, Kavernom.

Hohlraumbildend: Leberabszeß, Zystenleber, Leberzysten; Echinokokkus; Peliosis hepatis.

Anämisch-hyperämisch: Spastisch-anämische Flecken, ZAHN-Infarkte.

Venenerkrankungen: Pfortaderthrombose, Lebervenenverschlußkrankheit.

1. Leitsymptom: Leber normal groß oder etwas vergrößert, Oberfläche glatt

34.2 Geringfügige Parenchymschäden

Trübe Schwellung: Schnittfläche strukturlos, blaßgraurot „wie gekocht", Konsistenz und Kohärenz herabgesetzt.
Fettige Dystrophie: Schnittfläche „schmutzig" graugelb, Struktur entweder verwischt oder Zeichen einer venösen Stauung.

34.3 Virushepatitis

Als *Zufallsbefund* bzw. *Begleiterkrankung* bei anderen Todesursachen: Leber etwas vergrößert, hyperämisch, vermehrte Kapselgefäßzeichnung; unterschiedlich ausgeprägter Ikterus sowie verwischte Struktur der Schnittfläche.

Als *Todesursache:* Meist starker Ikterus; Massennekrose der Leber: ***akute Leberdystrophie.***

Weder eine akute noch eine chronische Virushepatitis können makroskopisch mit annähernder Sicherheit erkannt werden.

Diagnostisch entscheidend sind die klinisch-serologischen Befunde bzw. eine vorangegangene Leberbiopsie.

Das Hauptproblem für den Obduzenten ist die nicht vorhersehbare Infektionsgefahr!

34.4 Ödem der Leber

Ein Ödem verursacht an jedem parenchymatösen Organ eine erhöhte = prallfeste Konsistenz sowie einen feuchten Glanz mit verwischter Struktur auf der Schnittfläche.

! *Achtung:* Bei Zusammentreffen einer Organkrankheit, welche die Konsistenz herabsetzt (z. B. Entzündung oder Dystrophie), mit einem Ödem, welches die Konsistenz erhöht (z. B. Stauung oder Entzündung), entsteht ein „Konglomerat der Veränderungen", d. h. es kann ohne weiteres eine schwere Dystrophie mit erhöhter Konsistenz einhergehen.

34.5
Amyloidleber

Vergrößert, Konsistenz stark erhöht = steif bis hart, Kohärenz brüchig. Schnittfläche trocken, gelbrötlich, wachsartig oder speckig glänzend.

Komplikationsgefahr: Bei geringstem Trauma Leberriß und massive Blutung. Cave Leberpunktion!

Bei Amyloidose ist immer nach der Ursache zu suchen (s. 6.8).

34.6
Venöse Stauung

Vergrößert, Konsistenz erhöht, allgemeiner Farbeindruck an Oberfläche und Schnitt: „blaurot"; weitlumig, klaffende Venen.

Man unterscheidet verschiedene Schweregrade der Leberstauung:

Stauung I. Grades: Rote, eingesunkene Pünktchen und Sternchen (ausgeweitete Zentralvenen und zentrale Radiärkapillaren) in einem braunen (Lipofuszin, Hämosiderin) bzw. gelblichen (Verfettung) Netzwerk des Parenchyms.

Stauung II. Grades: Rote, eingesunkene Punkte, Sterne und Striche (Stauungsbrücken zwischen mehreren Läppchen), dazwischen braunes bis gelbes Parenchym.

Stauung III. Grades: Rotes eingesunkenes, unregelmäßiges Netzwerk (miteinander verbundene Stauungsbrücken), dazwischen kleine Inseln des verfetteten Parenchyms: Umkehr der Zeichnung gegenüber Stauung 1. Grades (Abb. 34.1).

Oft werden durch das Netzwerk der Stauung *verfettete (gelbe)* oder *siderotische (braune)*, blattförmig verzweigte Areale abgegrenzt: Eichenlaubmuster bzw. ***Muskatnußleber.***

Stauungsinduration: Atrophie des Parenchyms, d. h. die Leber wird wieder kleiner; Bindegewebevermehrung, d. h. die Leber wird hart; Regenerationsversuche des Parenchyms, d. h. die Struktur wird völlig unregelmäßig und die Oberfläche

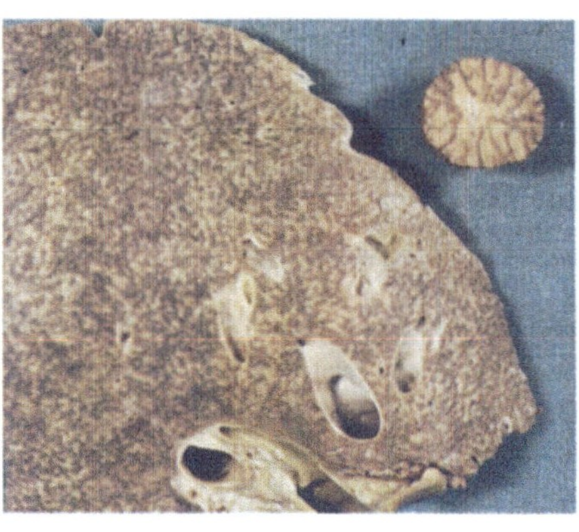

Abb. 34.1. Venöse Stauungsleber 3. Grades. Das unregelmäßige graurote Netzwerk auf gelblichem Hintergrund wird mit der Struktur einer Muskatnuß verglichen

leicht buckelig; die Lebervenenäste sind stark erweitert. Je nach Verfettung bzw. Siderose ist das Parenchym gelblich oder bräunlich. Die Stauungsinduration wird fälschlich als Stauungszirrhose = ***Cirrhose cardiaque*** bezeichnet. Es besteht aber kein zirrhotischer Strukturumbau.

Achtung: eine venöse Stauung geht immer mit örtlicher Hypoxie einher: Dies bedingt eine Verfettung und somit einen gelben Farbton. Weiterhin ist infolge von Zerfall der Erythrozyten immer eine Hämosiderose und daher eine braunrote Farbe zu erwarten.

34.7 Stauungsikterus der Leber

Vergrößert, schlaff (Parenchymschädigung), grün! Am Schnitt gelbgrüne Punkte sowie meist ein Netzwerk. Der Stauungsikterus beginnt im Läppchenzentrum.

Häufigste Ursachen:

- *Choledocholithiasis,*
- *Neoplasmen:* Gallenblase, extrahepatische Gallenwege, Papilla VATERi, Pankreaskopf; periduktale, komprimierende Tumoren (Lymphknoten!),
- *Entzündungen:* Papillitis stenosans, Papillenödem.

34.8 Siderose/Hämosiderose

Charakteristisch ist die rostbraune Verfärbung der Leber. Dies erkennt man am besten indirekt durch eine massive Pseudomelanose an der Unterfläche: Reaktion von Fe mit H_2S (aus dem Dickdarm): blaugrüne Verfärbung.

Häufigste Ursachen:

- *Venöse Stauung:* Erythrozytenzerfall,
- *Hämolyse* (u. a. auch massive Transfusionen),
- *Hämochromatose.*

2. Leitsymptom: Leber stark vergrößert, Oberfläche glatt

34.9 Fettleber = Steatose

Groß, Oberfläche glatt, Konsistenz „*teigig-weich*“: nach Fingerdruck bleibt eine Delle bestehen. Farbe gelbbraun bis buttergelb. Nach einem Einschnitt ist das Messer fettbeschlagen.

Partielle Steatose: Braunrote Punkte, umgeben von einem intensiv-gelben, breiten Netzwerk (Verfettung der Läppchenperipherie).
Komplette Steatose: Gleichmäßig gelb, keine Struktur.

Häufigste Ursachen:

- *Alkoholismus,*
- *allgemeine Fettsucht,*
- *Diabetes mellitus,*
- *medikamentös-toxisch,*
- *metabolische Störung,* z.B. Galaktosämie.

Die ***Steatose der Leber*** ist ein morphologischer Hinweis für eine stark herabgesetzte Resistenz des Patienten. Achte auf eventuelle Folgekrankheiten, z.B. tuberkulöse Streuung oder unspezifische Entzündungen in diversen Organen.

! *Achtung:* Bei der Fettleber ist grundsätzlich die Konsistenz und Kohärenz herabgesetzt! Wenn Konsistenz nicht teigig-weich, sondern erhöht:

Fettzirrhose (hart, evtl. andeutungsweise gehöckert).

◆ *Merke:* Eine Fettzirrhose kann wie eine Steatose aussehen, hat jedoch eine harte Konsistenz!

34.10 Hepatomegalie bei Systemerkrankungen

Erkrankungen des blutbildenden bzw. lymphatischen Systems: Keine makroskopisch charakteristischen Befunde – Hämosiderose, Verfettung durch Anämie, Schnittfläche meist strukturlos-graurot. Bei malignen Lymphomen häufig knotige, weiße, mehrere Zentimeter große Infiltrate.
Speicherkrankheiten: Fettspeicherkrankheiten, z.B. M. GAUCHER; Mukopolysaccharidosen, z.B. PFAUNDLER-HURLER-Syndrom; Glykogenspeicherkrankheiten, z.B. M. GIERKE.

3. Leitsymptom: Leber verkleinert

34.11 Braune Atrophie = Lipofuszinose

Organ gleichmäßig verkleinert, fest und zähe. Schnittfläche dunkelbraun = „*schokoladebraun*".

Intensivere Färbung der Läppchenzentren. Vergleich: Bild der Stauung I, aber dunkelbraune Farbe.

Unterscheide zwischen dunkelbraun (Lipofuszin) und rostbraun (Siderin).

34.12 Eklampsie, EPH-Gestose, HELLP-Syndrom

Peripartales Ereignis: EPH (= *e*dema, *p*roteinuria, *h*ypertonie) als klinische Symptome einer Präeklampsie. ***HELLP*** (= *h*emolysis, *e*levated *l*iver enzymes, *l*ow *p*atlet count) (Thrombozytopenie).

Leber schlaff, ikterisch gelb, akut verkleinert – daher Kapsel gerunzelt. Auf der Schnittfläche einerseits lehmfarbene, zackig-begrenzte Nekroseherde (Millimeter- bis Zentimetergroß) andererseits multiple kleinfleckige Blutungen.

34.13 Leberdystrophie in Form von Massennekrosen

Schwerste Form der Leberparenchymschädigung.
Sehr unterschiedliche Ursachen:

- *fulminante Virushepatitis*,
- *toxische Schädigungen*, z. B. Knollenblätterpilzvergiftung (Amanitatoxin), halogenierte Kohlenwasserstoffe (CCl_4), Schwermetalle, Phosphor,
- *Arzneimittel*, z. B. Anästhetika, Immunosuppressiva, Steroidhormone (Kontrazeptiva sowie anabole Steroide),
- *Eklampsie*,
- *Sepsis* mit Multiorganversagen.

Akute gelbe Leberdystrophie: Verkleinert, Kapsel gerunzelt, schlaff; Schnittfläche ockergelb, Parenchym weich, zerreißlich bis zerfließend.
Subakute rote Leberdystrophie: Bei längerem Überleben. Verkleinert, Kapsel gerunzelt. Konsistenz elastisch. Schnittfläche buntscheckig, es dominieren eingesunkene rote Blutungsareale, daneben lehmfarben-nekrotisches bzw. gelbgrün-ikterisches Parenchym.

4. Leitsymptom: Leber mit gehöckerter Oberfläche

34.14 Leberzirrhose

Die zahlreichen ätiologisch unterschiedlichen Typen von Leberzirrhose sind histologisch nur schwer und makroskopisch meist gar nicht zu unterscheiden.
Nomenklatur:

- *Pseudoazinus:* Ein durch zonale Nekrosen teilzerstörtes Leberläppchen.
- *Regenerat:* Durch Proliferatioin entstandener Knoten; vorspringend, rund bis polyzyklisch.

Makroskopische Typisierungskriterien bei Leberzirrhose:

- *Hypertrophe Form:* Vergrößert, meist intensiv verfettet.
- *Atrophe Form:* Verkleinert (sonst keine Charakteristika).

Mikronoduläre Zirrhose LAENNEC: Sowohl an der Oberfläche als auch am Schnitt ausschließlich kleine, annähernd rundliche bis etwa 5 mm große Knoten. Es entsteht ein regelmäßig-einheitliches Bild durch die gleichgroßen, vorspringenden Regeneratknoten und das dazwischenliegende, eingesunkene, zarte, bindegewebige Netzwerk. Die Farbe der Parenchymknoten ist von gelb über grün bis braun variabel, das Bindegewebe ist grau-weiß (Abb. 34.2a).

Sonderform: ***Fettzirrhose.*** Oberfläche manchmal fast glatt, Schnittfläche oft ohne deutliche Knotenstruktur. Bild der Steatose, aber Konsistenz hart. Ursache praktisch immer Alkohol.

Makronoduläre Zirrhose: Oberfläche unregelmäßig gehöckert, daneben wechselnd große, eingesunkene Narbenfelder. Am Schnitt ungleichmäßig angeordnete, kleine und große (bis mehrere Zentimeter) Knoten, unterbrochen von bindegewebigen, schlitzförmigen bis flächenhaften Narben. Die Farbe der Knoten ist variabel (Abb. 34.2.6).

Besondere Hinweise: Ist die Zirrhose am Schnitt intensiv ikterisch, die knotige Struktur abschnittweise verwaschen und sind evtl. lehmfarbene Nekrosebezirke sichtbar: ***akuter dystrophischer Schub*** (z.B. durch Hypoxie/Anämie bei

Abb. 34.2a, b. Makrotypen der Leberzirrhosen. **a** Gleichmäßige mikronoduläre Form (LAENNEC-Typ), **b** unregelmäßige makronoduläre Form

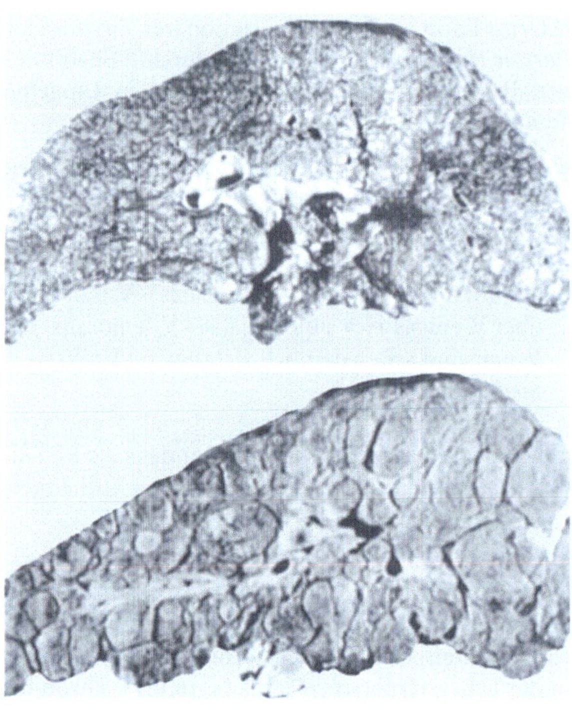

a

b

Ösophagusvarizenblutung, mikrobiell-toxische Einflüsse bei Sepsis, alimentär-toxische Einflüsse bei Alkoholexzeß, akuter Schub einer Virushepatitis sowie Narkose, Delirium tremens, Medikamentenschaden und dergleichen).

Ist das eingesunkene, bindegewebige Netzwerk bzw. der Rand der Narbenfelder nicht grau-weiß, sondern grau-rot: ***aktive progrediente Zirrhose,*** d.h. an der Parenchym-Bindegewebe-Grenze gibt es Nekrosen, keine Blutungen und Granulationsgewebe.

Der stabile Zustand heißt ***stationäre Zirrhose.***

Primär biliäre Zirrhose: Leber vergrößert, erst im Spätstadium feinhöckrig. Dunkelgrün bis dunkelbraun. Frauen in der Menopause, wahrscheinlich Autoimmunerkrankung.

Sekundär biliäre Zirrhose: Intensiv ikterische Zirrhose mit hochgradiger Cholestase als Folge eines lange bestehenden Gallenabflußhindernisses.

- *Rein cholestatische Form:* Gallengänge weit.
- *Cholangitische Form:* Gallengänge vernarbt. Entweder bakterielle Cholangitis oder primär-sklerosierende Cholangitis.

Zirrhose bei Hämochromatose, sog. Pigmentzirrhose: Mikronoduläre Zirrhose mit rostbraunen Parenchymknötchen. Charakteristisch ist eine analoge Verfärbung des Pankreas und der Lymphknoten (Eisenspeicherung!) sowie auch anderer Organe.

Zirrhose bei hepatolentikulärer Degeneration WILSON: Makronodulär, gelbbraun bis braun-rot, manchmal auch braun-grün (Farbe uncharakteristisch!).

Komplikationen und assoziierte Veränderungen bei Leberzirrhose

Ikterus: Kann allerdings bei stationärer Zirrhose fehlen.

Portale Hypertension infolge Blutdurchflußbehinderung in der umgebauten Leber. Daher Aktivierung von kollateralen Umgehungskreisläufen vom Pfortadersystem in das Hohlvenensystem.

- Vv. gastricae dextra und sinistra – Vv. oesoaphagicae = ausgeweitet als *Ösophagusvarizen* – V. azygos – V. cava superior.
- V. mesenterica inferior – Plexus venosus rectalis = ausgeweitet als *Hämorrhoiden* – V. iliaca interna – V. cava inferior.
- Vv. umbilicales und parumbilicales – V. thoracoepigastrica – V. axillaris bzw. über V. epigastrica superficialis – V. femoralis. Diese subkutan ausgeweiteten Venen sind selten deutlich sichtbar, im Umkreis des Nabels werden sie *Caput medusae* genannt.
- Anastomosen zwischen mesenterialen und retroperitonealen Venen – im Mesocolon ascendens und descendens als RETZIUS-Venen bezeichnet.
- Anastomosen zwischen Venen an den Aufhängebändern der Leber und dem Diaphragma.

Aszites.

Ödeme: Verminderter onkotischer Druck infolge Hyperalbuminämie.

Splenomegalie: Venöse Stauung und Fibrose der Milz.

Hämorrhagische Diathese: Verminderte Prothrombin- und Fibrinogensynthese in der Leber, Hypersplenismus (s. 36.19) – Thrombozytopenie.

Gesteigerte Anfälligkeit für Infektionskrankheiten: Proteinmangel.
Endokrine Störungen: Ungenügender Östrogenabbau in der geschädigten Leber. Mann: Gynäkomastie, Hodenatrophie, weiblicher Behaarungstyp, weiblicher Fettverteilungstyp. Frau: keine Menstruation, Osteoporose.
Ulcus ventriculi/duodeni: Verminderter Gastrinabbau; Helicobacterinfektion.
Pfortaderthrombose.
Pankreasfibrose bzw. chronische Pankreatitis: Einerseits venöse Stauung, andererseits evtl. direkte Alkoholschädigung.
Hypertrophie und myogene Herzdilatation: Störung der Gesamtzirkulation infolge der Kollateralgefäßeröffnung (Minuten-Volumen-Steigerung); evtl. alkoholische Kardiomyopathie.
Hepatorenales Syndrom: Funktionelle Niereninsuffizienz durch Störung des Renin-Angiotensin-Aldosteron-Systems.
Hirnatrophie: Als Alkoholschädigung, aber auch direkt mit dem gestörten Leberstoffwechsel zusammenhängend.
Multizentrisches Leberkarzinom: In mindestens 15% der Leberzirrhosefälle maligne Entartung der Regeneratknoten.
Coma hepaticum: Endstadium der Leberinsuffizienz:

- *Leberausfallskoma:* Die metabolische Leistung fällt aus.
- *Leberzerfallskoma:* Akuter Nekroseschub führt zur Ausschwemmung toxischer Leberzerfallsprodukte.

5. Leitsymptom: Umschriebene Veränderungen der Leber

34.15 Leberkarzinom

Es sind 3 makroskopische Erscheinungsformen zu unterscheiden:
1. ***Großknotiges Karzinom:*** Großer (mehr als 10 cm Durchmesser), unscharf begrenzter Tumorknoten in einer nicht-zirrhotischen Leber; häufiger im rechten Leberlappen, evtl. Metastasen in anderen Leberabschnitten.

- Tumorgewebe *weiß:* Entweder hepatozelluläres oder cholangiozelluläres Karzinom.
- Tumorgewebe *gelb:* Nur hepatozelluläres Karzinom möglich (Gallepigmentspeicherung!).

2. ***Multizentrisches Karzinom:*** In einer präexistenten Leberzirrhose entstanden = ***Cirrhosis carcinomatosa.*** Die multiplen Tumorknoten sind weitgehend scharf begrenzt, da in der Umgebung derbes Narbengewebe der Zirrhose: größer als die Regeneratknoten auf der Schnittfläche, stark vorspringend und andersfärbig - entweder hell-ikterisch oder grünbräunlich.
3. ***Diffuses Karzinom:*** Unscharf begrenzte, derbe, flächenhafte Tumorinfiltrate; seltenster Typ.

Beweis für ein primäres Leberkarzinom: Einbruch des Tumorgewebes in Lebervenen: Dies ist entweder schon auf der Schnittfläche zu sehen oder wird beim Aufschneiden der Lebervenen von der V. cava inferior her als Tumorthrombus erkennbar:

Selten: ***Angiosarkom der Leber:*** blutreich, unscharf begrenzt.
Frage: Polyvinylexposition?

pTNM-Klassifikation der Leberzirrhose

pT1: Solitärer Tumor bis 2 cm Größe, keine Gefäßinvasion.
pT2: Solitärer Tumor bis 2 cm Größe, mit Gefäßinvasion, solitärer Tumor über 2 cm Größe, keine Gefäßinvasion; multiple Tumoren in einem Lappen, keiner größer als 2 cm, ohne Gefäßinvasion.
pT3: Solitärer Tumor über 2 cm Größe, mit Gefäßinvasion; multiple Tumoren in einem Lappen, keiner größer als 2 cm, mit Gefäßinvasion; multiple Tumoren in einem Lappen, einer davon größer als 2 cm, mit oder ohne Gefäßinvasion.
pT4: Multiple Tumoren in beiden Lappen; Tumor(en) mit Invasion großer Venen bzw. Einwachsen in Nachbarorgane.

34.16 Lebermetastasen

Hämatogene Karzinommetastasen: Grauweiß, rundlich, scharf begrenzt; Krebsmilch, Krebsnabel; oft hyperämischer Randsaum bzw. ZAHNscher Infarkt (s. 34.20) in unmittelbarer Umgebung. Karzinommetastasen können in der Leber so zahlreich sein, daß nur mehr kleine Parenchymbezirke übrig bleiben.

Faustregel: Gleich große Metastasen sind wahrscheinlich gleich alt; die großen Metastasen sind die ältesten.

Ein Ikterus kann bei einer Metastasenleber relativ spät auftreten; eine frühzeitige Gallestauung tritt bei Metastasen an der Leberpforte und Kompression großer Gallengänge auf.
Lymphogene Karzinommetastasen: Tumoröse Infiltration der Portalfelder; daneben feine Streifung oder diffuse Durchsetzung im Leberparenchym. Lymphogene Lebermetastasen praktisch nur bei Gallenblasen-, Gallenwegs-, Magen- und Pankreaskarzinom.

- *Sarkommetastasen:* Grauweiß, fischfleischartig
- *Knotige Form maligner Lymphome*

34.17
Adenome in der Leber

Leberzelladenom = benignes Hepatom: Häufig solitär (1–20 cm Durchmesser!), selten multipel; rundlich, bindegewebig abgekapselt, scharf begrenzt; braun bis gelb, keine Portalfelder. Vor allem bei Frauen in Zusammenhang mit Einnahme von Kontrazeptiva sowie bei Bodybuildern nach Steroidmast.

DD: Fokale noduläre Hyperplasie: Knoten ohne echte Kapsel, Portalfelder vorhanden.

Gallengangsadenom: Weißliche, evtl. zystische Knoten.

34.18
Kavernöses Hämangiom

Häufig! Solitär oder multipel, meist subkapsulär gelegen. Rundliche bis zackig begrenzte, dunkelrote Herde: Blut ausdrückbar, es bleibt ein weißliches, schwammiges Gefüge. Meist etwa 2 cm groß, es kommen aber auch Riesenkavernome vor [KASABACH-MERRIT-Syndrom]. Kleine Kavernome können organisiert werden und verkalken.

34.19
Peliosis hepatis

Multiple, rundliche, bis maximal 1 cm große *„Blutzysten"* im Lebergewebe. Eventuell in kausalem Zuammenhang mit Kontrazeptiva, anabolen Steroiden sowie Tuberkulose oder malignen Tumoren.

34.20
ZAHN-Infarkt

Dunkelroter, zackig begrenzter, wenige Zentimeter großer Herd; am Schnitt eingesunken, maximal verstärkte Stauungszeichnung.

Es handelt sich um keinen Infarkt im Sinne einer Nekrose, sondern um die zirkulatorische Folge des Verschlusses (oder Kompression) eines Pfortaderastes bei bestehender, venöser Stauung: Die A. hepatica kann allein die Durchströmung nicht aufrechterhalten, die venöse Stauung führt zur Abflußbehinderung, die Sinus werden weit und strotzend blutgefüllt.

Sogenannte ZAHN-Infarkte, d.h. venös-hyperämische Gebiete, finden sich auch in der Umgebung von Tumoren und Metastasen.

◆ *Merke:* Ischämische Infarkte mit Koagulationsnekrose sind in der Leber extrem selten und kommen vor bei Verschluß von Ästen der A. hepatica: z.B. Panarteriitis nodosa, Embolie bei Endokarditis, im Rahmen von operativen Eingriffen.

34.21
Miliartuberkulose

Typisches Aussehen von Tuberkeln (s. 20.4) Subkapsulär, innerhalb des Parenchyms, aber auch auf der Serosa.

Wenn grünlich verfärbt: Gallengangtuberkel mit Destruktion kleiner Gallengänge. Wenn nur kleinste, weißgelbe Nekroseherdchen: Sepsis miliaris acutissima LANDOUZY.

34.22
Leberabszesse

Solitär oder multipel, verschiedene Typen abgrenzbar.
Cholangitische Abszesse: Eitrige Cholangitis: röhrenförmige, evtl. streifig-verzweigte, von grünem Eiter erfüllte Abszesse in unmittelbarer Umgebung der Gallengänge.
Pylephlebitische Abszesse: Erregereinschwemmung über die Pfortader, z.B. phlegmonöse Appendizitis, ulzerös-nekrotisierende Magen-Darm-Erkrankungen, Omphalitis, postoperative Thrombophlebitis der Pfortader. Streifige, in den Portalfeldern gelegene Abszesse.
Metastatisch-pyämische Abszesse: 1–3 mm große Abszeßchen mit hämorrhagischem Hof; es entleert sich Eiter. Manifestation einer Septikopyämie.
Amöbenabszeß: Multiple, kleine Abszesse konfluieren zu einem großen Balgabszeß mit eitrig-mißfärbigem Inhalt; nimmt oft den ganzen rechten Leberlappen ein.

Selten sind: infizierte traumatische Leberläsionen; infizierter nekrotischer Tumor; Abszesse durch Askariden, Schistosomiasis; Aktinomykose; retrograde Leberabszesse von einem Eiterherd im V.-cava-Bereich durch „Pendelblut“ (bei Hustenstößen) via Vv. hepaticae entstanden.

Extrahepatisch liegt der *subphrenische Abszeß* zwischen Leberoberfläche und Zwerchfell. Es handelt sich um eine lokalisierte Peritonitis bzw. ein abgekapseltes Empyem. *Ursachen:* eitrige und/oder perforierende Entzündung der Nachbarorgane, postoperativ.

34.23
Echinokokkus

Die Finne des Hundebandwurmes kann zu einer mehrere Zentimeter großen Blase heranwachsen. Die bindegewebige Kapsel = Kutikula aus Chitin ist weiß und evtl. teilweise verkalkt; als Inhalt gallertige Massen, Membranen sowie Tochterblasen: *Echinococcus hydatidosus sive granulosus sive cysticus.* Sprossen von der Außenseite der Mutterblase, zahlreiche Tochterblasen infiltrativ-destruierend in das Lebergewebe: *Echinococcus alveolaris sive multilocularis.*

34.24
Leberzysten, Zystenleber

Es handelt sich fast immer um dysontogenetische, hamartomartige Fehlbildungen des Gallengangsystems; da die Gallenflüssigkeit resorbiert wird, ist der Inhalt eine wasserklare Flüssigkeit.
Einfache Zysten: Solitär oder in geringer Zahl; Größe von 1–20 cm möglich; ein- oder mehrkämmrig mit klarer, wäßriger Flüssigkeit gefüllt.
CAROLI-Syndrom: Segmentale, polyzystische Veränderung; unterschiedlich zahlreiche und unterschiedlich große Zysten, teils sack-, teils fingerförmig. Es können verschieden große Abschnitte der Leber betroffen sein: mit oder ohne Fibrose des Lebergewebes, mit oder ohne portale Hypertension.
Zystenleber: Zahlreiche, unterschiedlich große Hohlräume durchsetzen die gesamte Leber, deren Oberfläche dann buckelig ist.
Sonstige zystenbildende Veränderungen: Parasitäre Zysten, Retentionszysten bei Stenosen von Gallengängen, dysontogenetisch-entodermale Zysten, Lymphzysten. Achte bei Leberzysten auf die Kombination mit Nieren- und Pankreaszysten.

Leberzysten disponieren zur Karzinomentstehung.

Eine Zystenleber ist nicht mit einer durch postmortale Fäulnis entstandenen „*Schaumleber*" zu verwechseln.

34.25
Pfortaderthrombose

Akuter Verschluß des Pfortaderstammes bewirkt meist einen Schocktod: hämorrhagische Darminfarzierung, akute portale Hypertonie.

Langsamer Verschluß des Pfortaderstammes kann durch einen Kollateralkreislauf kompensiert werden.

Lokale Ursachen: Leberzirrhose, Leberkarzinom mit Pfortadereinbruch, Leberquetschung, pylephlebitische Thrombose bei Appendizitis, Cholangitis, Leberabszeß und anderen Entzündungen im Einzugsgebiet.

Allgemeine Ursachen: Verbrauchskoagulopathie bei Eklampsie, Thrombophlebitis migrans als paraneoplastisches Syndrom, Zytostatika, orale Kontrazeptiva, Schwangerschaft.

34.26
Lebervenenverschlußsyndrom (BUDD-CHIARI-Syndrom)

Die Obstruktion der Lebervenen wird entweder an ihrer Einmündung in die untere Hohlvene oder intrahepatisch (auf der Schnittfläche) durch grauweißes Füllgewebe in den isoliert liegenden Ästen der V. hepatica erkennbar; im Leberparenchym massive Stauungszeichen.

Schematische Übersicht zur Typisierung des Lebervenenverschlußsyndroms:

Endophlebitis obliterans hepatica: Verschluß großer Lebervenenäste bzw. deren Einmündung in die V. cava inferior. Vaskulitis, Phlebitis migrans, rheumatoide bzw. allergisch-hyperergische Gefäßwanderkrankungen, fortgeleitete Entzündungen.
Venookklusive Erkrankung STUART-BRAS: Verschluß kleiner Lebervenenäste: Senecio-Alkaloide (Teezubereitung in Türkei und Umgebung, Jamaika, Südafrika und Australien).
Sekundäre und symptomatische Lebervenenverschlüsse: Viele Ursachen möglich, die wichtigsten kausalen Faktoren sind Polyzythämie, paraneoplastisches Syndrom, Kontrazeptiva, mechanischer Druck von Narben oder angeborene Stenosen.

34.27 Differentialdiagnose kleinknotiger Leberveränderungen

Subkapsuläre, kalkharte Herdchen:

- verkalkte Tuberkel,
- Echinokokkus,
- verkalktes Kavernom.

Subkapsuläre, weiße, maximal 1 cm große Herde:

- Fibrome der Kapsel,
- Gallengangadenome,
- Metastasen,
- Tuberkel.

Spastisch-anämische Flecke: Wechselnd große, unscharf begrenzte, gelblichgraue Areale, bis etwa 3 cm unter die Kapsel reichend. Agonale Gefäßkontraktionen mit der Folge von anämisch-ischämischen Gebieten.

Gallenblase und galleableitende Wege 35

Die Gallenblase ist weitgehend von Serosa überzogen, grüner Inhalt schimmert durch; Schleimhaut zart, feinnetzig, grünlich imbibiert. Durch Diffusion ist oft auch die unmittelbare Umgebung der Gallenblase grünlich imbibiert (DD: Pseudomelanose).

35.1 Entwicklungs- und Formanomalien

Größe: Hypoplasie; nur divertikelartige Erweiterung des Ductus cysticus; Aplasie (verwechsle letzteres nicht mit einer maximalen postentzündlichen Schrumpfung).

Form: Abknickungen im Korpus- oder Fundusbreich nach kaudal – „phrygische Mütze"; Sanduhrgallenblase; Verdoppelung bzw. Septierung; Divertikel.

Lage: Intrahepatisch; flottierende Gallenblase, welche frei am Ductus cysticus hängt. *Verengungen und Erweiterungen des Ductus choledochus:* zystische Erweiterungen, Stenosen, Verödungen.

35.2 Cholezystitis

Akute Cholezystitis: Meist ulzerös-pseudomembranös, phlegmonös oder/und nekrotisierend: lokale Peritonitis; bei Perforation gallige Peritonitis. Im Obduktionsgut findet sich eine akute Cholezystitis evtl. bei Sepsis, Bauchoperationen bzw. Patienten von Intensivstationen.
Chronische Cholezystitis: Wand verdicht, Schleimhaut schwielig-narbig verändert: evtl. Pseudopolypen oder Divertikel. Bei Verkalkung: *Porzellangallenblase*, bei geschrumpften Nieren: *Schrumpfgallenblase.*
Empyem der Gallenblase: Achte auf Stenose oder Stein im Ductus cysticus.

35.3 Cholangitis

Meist aufsteigende bakterielle Infektionen bei behindertem Galleabfluß (Narbe, Stein). Entzündungszeichen an Ductus choledochus und intrahepatischen Gallengängen. *Sonderform: Primär sklerosierende Cholangitis* mit fibröser Einengung der galleableitenden Wege; evtl. Kombination mit Retroperitonealfibrose.

35.4 Lipoidose der Gallenblasenschleimhaut

Synonyma: Stippchengallenblase, Erdbeergallenblase.

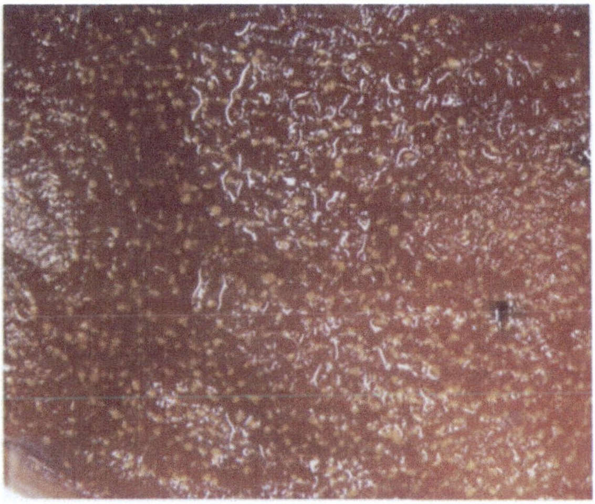

Abb. 35.1. Lipoidose der Gallenblasenschleimhaut, manchmal als „Erdbeergallenblase" bezeichnet

Schwefelgelbe Stippchen bzw. ein zartes Netzwerk in der sonst grünen Schleimhaut. Keine pathologische Bedeutung; Vorkommen bei hoher Cholesterinkonzentration in der Galle (Abb. 35.1).

35.5 Cholelithiasis

Cholezystolithiasis, Steine im Ductus cysticus, Choledocholithiasis (Abb. 35.2).
Cholesterinsteine: Meist solitär, eiförmig, 2–3 cm groß, glatt bis feingekörnt oberflächlich gelblich-transparent oder (häufiger) gallig imbibiert. Am Durchschnitt kristallinisch-glänzend, radiär gestreift.
Pigmentsteine, Bilirubinkalksteine: Multipel, 0,5–1 cm groß, zackig gehöckerte Oberfläche, schwarz-grün; je nach Kalkgehalt weich bis hart.
Cholesterinpigmentkalksteine: Multipel, verschiedene Formen: fazettiert (mehrere glatte Flächen mit vorspringenden Eckkanten); maulbeerförmig (höckrige Oberfläche); tonnen- oder walzenförmig mit aufeinander passenden Berührungsflächen.

Farbe variabel: meist grün, aber auch weiß, gelb, braun, schwarz möglich. Am Durchschnitt brauner Kern, dann konzentrische, verschieden gefärbte Schichten (je nach Bilirubin und Kalkgehalt), dazwischen Cholesterinkristallsplitter.
Kombinationssteine: Meist solitär, Cholesterinkristallkern, dann geschichteter Mantel aus Bilirubin und Kalk, Oberfläche höckrig, Farbe bräunlich-gelblich.
Konglomeratsteine: Aus vielen kleinen Stücken zusammengebacken.

Folgen und Komplikationen der Gallensteine

- *Drucknekrose* – Geschwür – Cholezystitis – Pericholezystitis – Verwachsungen mit umgebenden Organen – *Perforation* – *Fistelbildung* (Magen, Dünndarm, Querkolon)

Abb. 35.2. Steine aus der Gallenblase. *Untere Reihe* Multiple, dunkelgrüne, fazettierte Cholesterinpigmentkalksteine; solitärer gelblich-weißer Cholesterinstein; 2 gegenseitig abgeschliffene gallig imbibierte Cholesterinsteine. *Obere Reihe* Je ein geschichteter Kombinationsstein

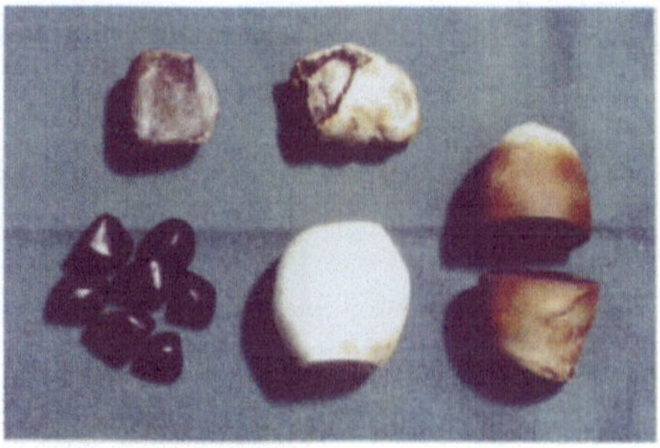

- *Perforation* bei nekrotisierender Entzündung – Cholaskos, *gallige Peritonitis*
- *Verschlußikterus* bei Steinblockade im Ductus choledochus
- *Pankreatitis* bei Steinblockade des Ductus pancreaticus im Papillenbereich
- *Cholangitis*
- *Chronische Cholezystitis*
- *Empyem*
- *Hydrops der Gallenblase:* Stein im Ductus cysticus: Gallenflüssigkeit wird aus der Gallenblase resorbiert und durch sezernierte, schleimige Flüssigkeit ersetzt: Wand und Schleimhaut weiß, nicht grün.
- *Ursächliche Faktoren* bei Entstehung von *Gallenblasenkarzinomen (?)*

35.6 Benigne Tumoren der Gallenblase

Selten! Eher solitär, vereinzelt multipel. Adenome (breitbasig oder gestielt) analog wie im Dickdarm; mesenchymale Tumore sind Raritäten.

35.7 Gallenblasenkarzinom

Häufig diffus infiltrierender Tumor mit breiflächiger Durchsetzung der Gallenblasenwand und direktem Übergreifen auf die Leber.

In 90 % der Fälle gleichzeitig Gallensteine, Geschlechtsverteilung männlich: weiblich = 1:4.

35.8 Karzinom der extrahepatischen Gallengänge

Prädilektionsstellen:

- Karzinom an der *Einmündung des Ductus cysticus in den Ductus choledochus*
- Karzinom im *distalen Ductus choledochus*

- *Papillenkarzinom* (beachte die Verwechslung mit der gutartigen Papillitis stenosans)
- *Bifurkationskarzinom* = KLATSKIN-Tumor: am Zusammenschluß der beiden Ductus hepatici
- In 40 % der Fälle gleichzeitig Gallensteine, Geschlechtsverteilung männlich: weiblich = 4:1

Milz 36

Die Milz liegt im linken Hypochondrium, ihre Längsachse verläuft etwa parallel zur 10. Rippe. Durchschnittliche Größe 12:8:3 cm, Gewicht 160 g.

36.1 Beurteilung

Größe

Verkleinert, vergrößert oder dem Individuum entsprechend groß.

Man richtet sich bei der Beurteilung der Größe der Milz nach der Kapsel: *gerunzelt:* Milz verkleinert; *gespannt:* Milz vergrößert; bei starker Vergrößerung evtl. dort, wo Trabekel in die Kapsel einstrahlen, trichterförmige, kleinste Einziehungen: sog. „*Lachgrübchen*".

Im unveränderten, normalen Situs der Bauchorgane ragt die Milz nicht unter dem Rippenbogen hervor.

Form und Lage

Lappung (Lien lobatus) bzw. ***Einkerbungen*** am Margo obtusus (Margo crenatus) sind angeborene Formabweichungen ohne pathogenetische Bedeutung. Stark gelappte Milzen können gemeinsam mit (embryonal) gelappten Nieren und trichterförmigem Abgang der Appendix vorkommen.

Nebenmilzen = akzessorische Milzen = Lien succenturiatus kommen in wechselnder Zahl und Größe im Lig. gastrolienale vor. Selten sind zahlreiche, am gesamten Bauchfell verstreute Nebenmilzen; es kann dies jedoch bis zur ***Splenosis peritonei*** gehen, wo hunderte kleinste Milzgewebeherde als rötliche Knötchen dem Bauchfell aufliegen: entweder angeboren oder „Milzgewebezerstreuung" mit Implantation am Peritoneum nach Milzruptur.

Alienie: Angeborener Mangel der Milz. Vorkommen als isolierte Fehlbildung oder in Kombination mit anderen, allerdings schweren Mißbildungen, z.B. IVEMARK-Syndrom, d.h. Alienie, angeborene Herzfehler, Situsanomalien der Bauchorgane oder Alienie gemeinsam mit Anenzephalus.

Wandermilz (Lien mobilis): Die Erschlaffung und Auszerrung der Aufhängebänder, z.B. durch Aszites, Gravidität, Tumoren, stark erhöhtes Eigengewicht der Milz. Gefahr der Stieldrehung mit hämorrhagischer Infarzierung der Milz.

Kapsel

Gespannt oder gerunzelt; verdickt; evtl. Adhäsionen: *chronische Perisplenitis.*

Serosa

Entzündliche Auflagerungen: *floride Perisplenitis*; wenn hyaline, weiße, dicke Einlagerungen: *Zuckergußmilz.*

Konsistenz

Normalerweise prall-elastisch.

Kohärenz

Nicht zerreißlich.

Schnittfläche
In wechselnder Menge Blut abstreifbar, dazu geringfügig Pulpa.

- *Pulpa:* grau-rot.
- MALPHIGI-*Körperchen*: Kleine, runde, weiße, unscharf begrenzte Punkte, im Niveau der Schnittfläche gelegen
- *Trabekelgerüst:* Scharf begrenzte, verzweigte, weißliche Stränge (Bindegewebegerüst), die manchmal in die Kapsel einstrahlen; wenn quer durchschnitten, scharf begrenzte, weiße Punkte

DD des Vorkommens „großer" MALPHIGI-Körperchen

- Endocarditis ulceropolyposa subacuta lenta
- Chronisch lymphatische Leukämie und andere follikuläre Lymphome
- Hyperthyreose
- Diphtherie
- Konstitutionelle Hyperplasie des lymphatischen Gewebes

Die wichtigsten Veränderungen der Milz

1. Leitsymptom: Milz vergrößert

- *Entzündliche Milzschwellung* (früher benannt als „entzündlicher Milztumor") bei fast allen Infektionskrankheiten, d.h. Bakterien, Viren, Protozoen u.a.
- *Venöse Stauung*
- *Myeloproliferative Systemerkrankungen*, z.B. myeloische Leukämie, Polycythaemia vera, Osteomyelosklerose
- *Lymphoproliferative Systemerkrankungen*, z.B. maligne Non-HODGKIN-Lymphome, Lymphogranulomatose HODGKIN
- *Retikulohistiozytäre Systemerkrankungen*, z.B. Histiocytosis X
- *Hämolytische Anämien* und sonstige Hämolysen
- *Speicherkrankheiten*, z.B. M. NIEMANN-PICK, M. GAUCHER
- *Amyloidose*
- *Systemische Autoimmunerkrankungen*, z.B. Lupus erythematodes, progredient-chronische Polyarthritis u.a.

2. Leitsymptom: Milz verkleinert

- *Atrophie*
- *Schock*

Manche *Immundefektsyndrome* (nicht alle!)

3. Leitsymptom: Lokale Veränderungen in der Milz

- *Infarkt*
- *Milzabszeß*
- *Miliartuberkulose*
- *Pulpome, Splenome, Zysten*
- *Echinokokkus*
- *Nodulär-tumoröse Manifestation von Systemerkrankungen*
- *Ruptur*

36.2 Entzündliche Milzschwellung

Als Organ des lymphatischen Gewebes und als Standort des Monozyten-Makrophagen-Systems reagiert die Milz bei allen Abwehrmaßnahmen gegen eingedrungene Antigene, d.h. vor allem Bakterien und deren Toxine.

Akute entzündliche Milzschwellung, d.h. kurze Krankheitsdauer. Stark vergrößert, Kapsel gespannt, Konsistenz weich. Schnittfläche grau-rot bis braunrot (je nach Hämolyse), keine Struktur erkennbar. Pulpa reichlich abstreifbar bis spontan zerfließlich. Meist im Rahmen einer Sepsis: *septische Milzschwellung* (Abb. 36.1). Wenn schwarzrote Flecken: *hämorrhagische Milzschwellung,* z.B. Influenza, Malaria, Milzbrand, Pest u.a.

Chronische entzündliche Milzschwellung, d.h. lange Krankheitsdauer. Etwas vergrößert, Kapsel verdickt. Konsistenz erhöht. Schnittfläche braunrot, Trabekelgerüst deutlich, MALPIGHI-Körperchen unterschiedlich je nach Reaktionslage und Reaktionsfreudigkeit des lymphatischen Gewebes. Pulpa nicht abstreifbar.

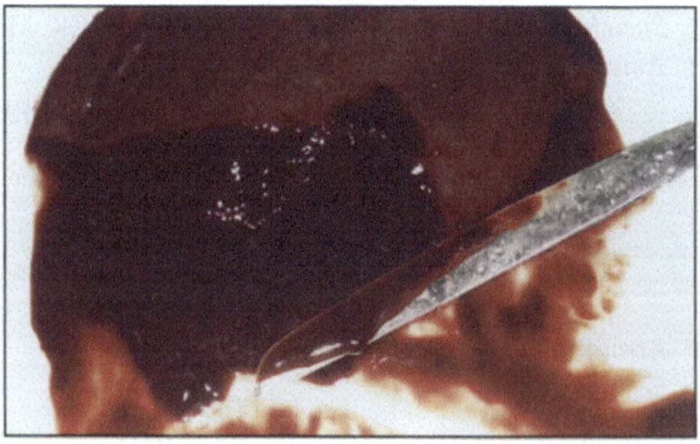

Abb. 36.1. Septische Milzschwellung. Pulpa nach Einschneiden zerfließlich und mit dem Messer abstreifbar

36.3 Spodogener Milztumor

Bei vermehrtem „Schlackenangebot“ an die Milz: zerfallene Erythrozyten (Bluttransfusionen, sonstige Hämolysen), nekrotisch-zerfallende Tumoren. Sieht aus wie eine entzündliche Milzschwellung.

36.4 Venöse Stauung der Milz

Akute Stauung: Vergrößert, Kapsel gespannt; Schnittfläche schwarz-rot, feucht, es ist nur Blut abstreifbar.
Chronische Stauung: Vergrößert, Kapsel verdickt, Organ gut gewölbt, Konsistenz fest bis knorpelhart. Schnittfläche braun-rot, Trabekelgerüst deutlich, evtl. etwas Blut abstreifbar.

Pathogenetisch zu unterscheiden sind:

- *kardiale Stauungsmilz* (rechtsventrikuläre Herzinsuffizienz),
- *portale Stauungsmilz* (Folge einer portalen Hypertension, meist Leberzirrhose).

36.5 Milzbeteiligung bei Systemerkrankungen des myelopoetischen und lymphatischen Systems

Es handelt sich durchwegs um Splenomegalien, wobei makroskopisch nur sehr selten krankheitstypische Veränderungen vorliegen.

Beispielhaft seien genannt:
Hämoblastosen, Leukosen, maligne Lymphome:

- *Chronisch-myeloische Leukämie:* Milz enorm vergrößert (20–30 cm im größten Durchmesser), Schnittfläche grau-rot bis braun-rot, evtl. Blutungen sowie subkapsuläre Nekrosen (genannt „nekrotische Keile“), sonst strukturlos.
- *Chronisch-lymphatische Leukämie:* Milz stark vergrößert (bis 20 cm), Schnittfläche grau-rot.
- MALPIGHI-Körperchen etwa 2 mm groß bzw. analoge weißliche, lymphatische Infiltrate.
- *Maligne Non-Hodgkin-Lymphome:* Milzvergrößerungen unterschiedlichen Grades, Schnittfläche grau-rot-diffus oder knotige bis einige Zentimeter große Lymphominfiltrate.
- *Malignes Hodgkin-Lymphom* (s. 36.13) (Tabelle 36.1).

Polycythaemia vera: Milz stark vergrößert, Schnittfläche dunkelrot, es fließt reichlich spontan Blut ab – Milz und andere Organe „*schwimmen im Blut*“.

Tabelle 36.1. Stadieneinteilung des M. HODKIN

Stadium	Charakteristik
I	Befall einer einzelnen Lymphknotenregion
I E	Befall eines einzelnen extralymphatischen Organs
II	Befall von mehreren Lymphknotenregionen auf gleicher Zwerchfellseite
II E	Befall eines einzelnen extralymphatischen Organs samt den regionären Lymphknoten; mit oder ohne Befall anderer Lymphknotenregionen auf gleicher Zwerchfellseite
III	Lymphknotenbefall auf beiden Seiten des Zwerchfells
III E	Zusätzlicher Befall eines extralymphatischen Organs
III S	Zusätzlicher Befall der Milz
IV	Multifokaler Befall eines oder mehrer extralymphatischer Organe mit oder ohne regionären Lymphknotenbeteiligung. Befall eines extralymphatischen Organs mit gleichzeitigem nichtregionärem Lymphknotenbefall

Osteomyelofibrose, Osteomyelosklerose: Milz enorm vergrößert, d.h. über 30 cm. Konsistenz derb, Schnittfläche braun-rot, evtl. Blutungen
Hämolytische Anämien: Milz vergrößert, Schnittfläche braun-rot bis rostfarben infolge Eisenpigmentablagerung aus den zugrundegegangenen Erythrozyten

! *Achtung:* Als Effekt der Therapie kann die Milz bei obengenannten Systemerkrankungen aber auch ganz anders aussehen!

36.6 Amyloidose

Schinken-* bzw. *Speckmilz: Diffuse Amyloidablagerung. Vergrößert, hart, starrbrüchig; Schnittfläche glasig-matt, je nach Blutgehalt wachsgelb = *Speckmilz* oder rosafarben = *Schinkenmilz*: Eventuell hyperämische und anämische Areale gemischt.

Sagomilz: Follikelamyloidose. vergrößert, nicht so hart und brüchig; Schnittfläche gekörnt durch vorspringende, 1–3 mm große, glasig-transparente, wachsartige Knötchen. Sehr selten!

36.7 Hepatopankreatikolienales Syndrom

Bei jeder Leberzirrhose findet sich eine assoziierte Splenomegalie. Die Milz ist stark vergrößert, derb, Kapsel verdickt; Schnittfläche braunrot, Trabekelgerüst deutlich, MALPIGHI-Körperchen fast nicht sichtbar; häufig 1 mm große, braune Knötchen = verkalkte, hämosiderinhaltige Narben (GAMNA-GANDY-Körperchen).

Ursache ist eine chronische, portale Hypertension sowie eine reaktive Pulpahyperplasie, ausgelöst durch in der geschädigten Leber nichtmetabolisierte Substanzen (z. B. Bakterientoxine, Zytokine, Leukotriene und andere Mediatorsubstanzen).

Eine weitere mit Leberzirrhose assoziierte Veränderung ist eine Pankreasfibrose = chronische Pankreatitis; hier kommt als ursächlicher Faktor noch Alkohol hinzu.

36.8 Hämorrhagische Infarzierung

Vergrößert, Kapsel akut gespannt; Pulpa schwarzrot, strukturlos, blutreich; das Milzgewebe beginnt zu zerfallen.

Ursache: Milzvenenthrombose (s. 36.18), Stieldrehung am Milzhilus, intraoperativ-chirurgische Ligatur der Milzvene.

36.9 Atrophie der Milz

Verkleinert (geringer als 8 cm), Kapsel meist schlaff, aber verdickt; Milzgewebe derb, zähe, bräunlich, blutarm; Trabekelgerüst deutlich.

Pathogenese: Senile Atrophie; Hungeratrophie; bei konsumierenden, zur Kachexie führenden Krankheiten wie z. B. Malabsorptionssyndrome; narbig geschrumpfte, entzündliche Milzschwellung; zyanotische Atrophie bei chronischer Stauung.

36.10 Milz bei Schock

Klein, Kapsel gerunzelt; Milzgewebe weich, blaßgraurot anämisch. Vor allem beim Blutungsschock bzw. im Stadium der Zentralisation des Kreislaufes.

36.11 Milzinfarkt

Verschluß eines Astes der A. lienalis: Nekrose im Versorgungsgebiet.
Ischämischer Infarkt: Keilförmig, Basis an der Kapsel; trocken, lehmfarben, evtl. von einem Blutungssaum umgeben. Bei älteren Infarkten manchmal puriforme Erweichung und Bildung einer Höhle; purulente Einschmelzung = Abszeß nur bei infektiösen Embolien.

Hämorrhagischer Infarkt: Durch kollaterale Gefäße sowie Refluxus venosus, bei Stauung blutet es in das Nekrosegebiet hinein: frisch - schwarz-rot, mit zunehmender Zeit: braun-rot. Bei allen Infarkten ist die Kapselserosa matt.
Infarktnarbe: Trichterförmige Einziehung an der Oberfläche; gelb-braune Nekrosereste am Grund. Am Schnitt weißliches Narbengewebe in Form eines schlanken Dreiecks, selten ein zystischer Hohlraum.

36.12 Milzabszeß

- Vereiterter Infarkt
- Fortgeleitete Vereiterung aus der Nachbarschaft, z. B. Magengeschwür, Magenkarzinom
- Metastatisch-pyämische Abszesse

! *Achte* auf Durchwanderung und subphrenischen Abszeß!

36.13 Lymphogranulomatose HODGKIN

Vergrößert, Oberfläche gehöckert, harte Knoten tastbar. Schnittfläche: lappige, weiße, gelbe und rot-gesprenkelte Knoten und Balken auf rotem Grund; im Zentrum oft landkartenartig begrenzte, trockene, lehmfarbene Nekrosen.

Wegen des „bunten Bildes“ am Schnitt „*Bauernwurst-*“ oder „*Porphyrmilz*“ genannt (Abb. 36.2).

36.14 Tumoren und Zysten der Milz

Splenome bzw. Pulpome: Solitäre oder multiple, einige Zentimeter große, unscharf abgegrenzte, meist etwa heller als die Umgebung gefärbte, knotige Herde. Es handelt sich um Hamartome.

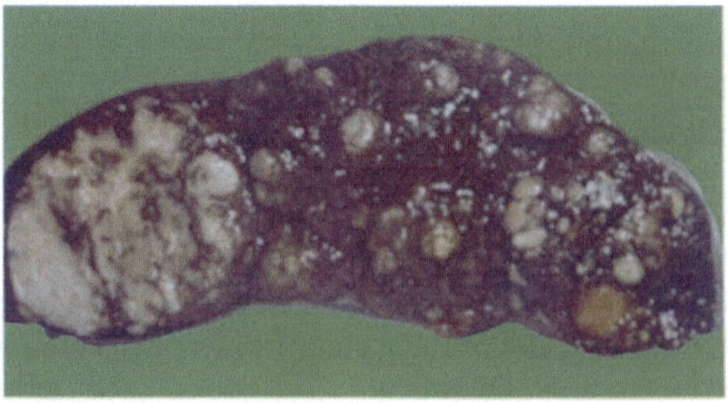

Abb. 36.2. Schnittfläche einer Milz bei M. HODGKIN: „Bauernwurst“ – oder „Porphyrmilz“

Hämangiome, Lymphangiome (meist zystisch), *Fibrome* und andere mesenchymale Geschwülste
Primäre Sarkome der Milz sind meist Angiosarkome
Maligne Lymphome: Entweder knotig-tumoröse oder diffuse Infiltrate
Karzinom- oder Sarkommetastasen: Selten
Parasitäre Zysten: Echinokokkus; sehr selten Zystizerkus
Primäre echte Zysten: Dermoidzysten, Lymphzysten
Falsche Zysten: Zystisch umgewandelte, bindegewebig abgekapselte Hämatome (posttraumatisch), Infarkte, Abszesse
Mesotheliale Zysten: An der Milzoberfläche, in einer Reihe hintereinander am Margo crenatus angeordnet. Bis maximal 1 cm groß, dünnwandig, wäßriger Inhalt.

36.15 Veränderungen der Milzkapsel

Perisplenitis adhaesiva: Bindegewebige Verwachsungen mit der Umgebung
Perisplenitis cartilaginea: Plattenförmige, milchigweiße, knorpelharte Verdickungen = *Zuckerguß*

36.16 Milzruptur

Traumatische Milzruptur: Stumpfes Trauma - Einrisse von Kapsel und Pulpa = *einzeitige Milzruptur.* Wenn zunächst nur ein subkapsuläres Hämatom entsteht, so kann dieses Tage oder Wochen später rupturieren: *zweizeitige Milzruptur.*
Spontanruptur: Bei Bagatelltraumen einer vorgeschädigten Milz mit Splenomegalie. Anläßlich von Milzrupturen können Pulpateile im Abdomen versprengt werden und am Peritoneum knötchenförmig anwachsen: *Splenosis peritonei*, d.h. Milzgewebeimplantationsherde.

36.17 Pigmentablagerungen in der Milzpulpa

Anthrakose: Kleine, schwarze Pünktchen und Flecken. Das anthrakotische Pigment gelangt hämatogen aus thorakalen Lymphknoten in die Milz.
Malariapigment: Grauer Farbton der Pulpa.
Hämosiderin: Braunrote bis rotbraune Pulpa, bei chronischer venöser Stauung, chronischen hämolytischen Anämien, Hämochromatose RECKLINGHAUSEN, längerfristigen Bluttransfusionen, chronischer Hämodialyse.

36.18
A. und V. lienalis

Typisch ist eine mit dem Alter zunehmende, serpentinenartige Schlängelung der A. lienalis (verläuft am kranialen Rand des Pankreas) und eine beträchtliche Atherosklerose.

Milzvenenthrombose: Bei chronischer, portaler Stauung (Leberzirrhose), entzündlichen oder neoplastischen Prozessen in der Umgebung (Abszeß, Pankreatitis, Pankreaskarzinom); posttraumatisch, postoperativ; bei allen Erkrankungen mit chronischer Splenomegalie; Ovulationshemmereinnahme bei Risikopatientinnen (Adipositas, Rauchen); terminale, marantische Thrombose.

36.19
Hypersplenismus

Es handelt sich um die Kombination von Splenomegalie, peripherer Hämozytopenie und Knochenmarkshyperplasie.

Wahrscheinlich wird in der großen Milz ein Teil der zirkulierenden Blutzellen zurückgehalten und zerstört. Bis zu 30% der Granulozyten, 40% der Erythrozyten und 90% der Thrombozyten können in der vergrößerten Milz aus dem Verkehr gezogen werden. Jede pathogenetische Form der Splenomegalie kann zum Hypersplenismus führen.

36.20
Milzverlustsyndrom

Eine Splenektomie (aus welcher Ursache immer) birgt die Gefahr einer erhöhten Anfälligkeit für Infektionskrankheiten.

OPSI-Syndrom d.h. *O*verwhelming *P*ost-*S*plenectomy *I*nfektion; es handelt sich um fulminante, bakterielle Infektionen mit Sepsis, Schock, disseminierter, intravasaler Gerinnung, Verbrauchskoagulopathie, Meningitis.

Die Sterblichkeit bei solchen Ereignissen liegt um 10%. Ursache ist eine gestörte Interaktion zwischen Makrophagen = Antigen präsentierenden Zellen und immunkompetenten Zellen.

Nebennieren 37

Eine normale Nebenniere mißt 5:3 cm auf der Fläche und ist etwa 1 cm dick; Gewicht ungefähr 6 Gramm.

Schnittfläche: Schwefelgelbe Rindenzone, die marknahe Zona reticularis ist braun pigmentiert (Lipofuszin); grauweißes, evtl. silbrig glänzendes Mark; aus der durchschnittenen V. centralis kann Blut austreten.

Infolge postmortaler ***Autolyse*** bildet sich ein Spalt zwischen Rinde und Mark, danach entsteht an Stelle des Markes eine von Blut und Detritus erfüllte Höhle.

Dystopie: Verlagerung der gesamten Nebenniere(n) in oder unter die Kapsel von Leber oder Nieren.
Akzessorisches bzw. ***versprengtes Nebennierengewebe*** kann sich in Form wechselnd großer, gelber Herde intra- und subkapsulär in der Niere, im Retroperitoneum sowie auch in den Genitalorganen finden.

37.1 Hyperplasie der Nebennierenrinde

Rinde verbreitert, intensiv gelb; praktisch immer bilateral. Kann mit oder ohne endokrine Funktionsstörungen einhergehen. Kritisches Grenzgewicht: Wiegen beide Nebennieren über 15 g, so sind dieselben hyperplastisch.
Diffuse Hyperplasie: Rinde gleichmäßig verdickt.
Noduläre Hyperplasie: Meist mehrere kleinknotige Herde (etwa 5 mm groß), keine bindegewebige Kapsel.
Kombinierte diffus-noduläre Hpyerplasie: Hpyerplasien der Nebennierenrinde kommen vor bei:

- *Überstimulation durch ACTH:*
  hypothalamisch-hypophysäres CUSHING-Syndrom,
  ektopisches paraneoplastisches ACTH-Syndrom (z. B. bei Bronchuskarzinom),
  adrenogenitales Syndrom,
  chronische Streßreaktion in der Adaptationsphase.
- Etwa 15% der Hyperaldosteroismusfälle,
- Leberzirrhose,
- Hypertonie,
- ohne funktionelle Grundlage oder Wirkung.

! *Beachte den Unterschied:*

- Normal breite, gelbe Rinde,
- Rinde verbreitert, intensiv gelb: *progressive Transformation* (meist hormonelle Anpassung an gesteigerten Bedarf),
- Rinde schmal, grau: *regressive Transformation* (meist Erschöpfungsphase bei konsumierenden Erkrankungen).

37.2 Nebennierenrindenadenome

Meist solitär und einseitig, einige Zentimeter groß, rund, weich, von einer Bindegewebekapsel umgeben. Manche Adenome enthalten wie die Zona reticularis Lipofuszien und sind daher braun-schwarz. Können endokrin aktiv oder häufiger inaktiv sein. Für aktive Adenome gilt: 77 % bilden Aldosteron, 15 % Glukokortikoide, 8 % Androgene.

37.3 Nebennierenrindenkarzinome

Neigen dazu, sehr groß zu werden, infiltrieren die Kapsel. Farbe gelb, braun oder grau, meist ausgedehnte Nekrosen und Blutungen. Lymphogene und hämatogene Metastasierung, evtl. Hormonproduktion.

37.4 Nebennierenmetastasen

Häufig, etwa bei 20 % aller Karzinomtodesfälle. Weit überwiegend bei Bronchus- und Mammakarzinomen.

37.5 Sonstige Nebennierengeschwülste

Myelomlipom der Rinde: Aussehen wie Lipom (histologisch auch knochenmarksähnliche Zellelemente).
Phäochromozytom des Markes: Grau-braun, meist mit bindegewebiger Kapsel. Viele dieser Tumoren sezernieren Adrenalin und/oder Noradrenalin.

37.6 Atrophie bzw. Zerstörung der Nebennieren

Es entsteht ein Glukokortikoidmangelsyndrom: M. ADDISON.

- *Immunadrenalitis:* Häufigste Ursache; Autoimmunerkrankung. Achte auch auf andere immunologische Störungen
- *Nebennierentuberkulose:* Käse oder Kalk, narbige Schrumpfung
- *Überlebte Nebennierenblutung*
- *Amyloidose:* Glasige Schnittfläche, radiergummiartige Konsistenz
- *Metastasen:* Hormonausfall wird erst wirksam bei über 90 %iger Parenchymzerstörung. *ACTH-Ausfall*
- Längerdauernde *Glukokortikoidmedikation*

37.7 Nebennierenblutungen bzw. hämorrhagische Nekrosen

- *Schock*
- *Verbrauchskoagulopathie, DIC-Syndrom*
- *Waterhouse-Friederichsen-Syndrom*
- *Sepsis*
- *Bauchtraumen*
- *Thrombose der Nebennierenvenen*
- *Idiopathisch*

! Der plötzliche Zusammenbruch der Nebennierenfunktion ist tödlich!

Kapitel 38

Nieren 38

Eine sichere Diagnosestellung ist rein makroskopisch nur bei wenigen charakteristischen Nierenveränderungen möglich. Darüber hinaus reicht es mit freiem Auge oft nur zu einer begründeten Verdachtsdiagnose, z. B. diabetische Nephropathie, oder zum Verweis auf die nachfolgende histologische Untersuchung, z. B. alle Formen der Glomerulonephritis.

38.1 Beurteilung

Kapsel abziehen und Organoberfläche komplett freilegen → Oberfläche und Konsistenz prüfen. Hauptschnitt bis in das Nierenbecken führen → Schnittfläche und Kohärenz beurteilen.

1. Größe und Gewicht
Durchschnittliche Größe 12:6:4 cm, je 160 g schwer.
Starke Verkleinerung: Angeborene Fehlbildung (Tabelle 38.1); Schrumpfnieren, Endstadiumsnieren (s. 38.31).
Starke Vergrößerung: Angeborene Mißbildung, d. h. bestimmte Typen von Zystennieren (s. 38.28); angeborene Hyperplasie (Gigantismus des Organs); kompensatorische Hypertrophie/Hyperplasie nach unilateraler Nierenagenesie bzw. einseitiger Nephrektomie; „große weiße" bzw. „große bunte" Niere; Pseudovergrößerung bei Hydronephrose.

2. Zahl, Form und Lage
Numerische Anomalien: Sehr selten. Sorgfältige Präparation erforderlich, da atopisch gelegene Strukturen leicht zerstört bzw. übersehen werden können.

Tabelle 38.1. Schematische Übersicht angeborener extrem kleiner Nieren: Aplasie, Hypoplasie, Dysplasie

Bezeichnung	Diagnostische Merkmale
Einfache Hypoplasie • Unilaterale Hypoplasie • Bilaterale Hypoplasie	Verkleinert auf weniger als 60 g, Renculi zahlenmäßig vermindert, sonst normal
Oligonephronische Hypoplasie	Histologie: auf 20% reduzierte Nephronenzahl
Totale Dysplasie/Aplasie:	
• Solide Dysplasie	Kompaktes, mißgestaltetes Gebilde
• Multizystische Dysplasie	Zystisches, mißgestaltetes Gebilde
Partielle Dysplasie/Aplasie	Dysplastisches und normales Nierengewebe nebeneinander
Ask-upmark-Niere	Segmental hypoplastisches Areal, ist durch eine Furche von der Restniere getrennt; meist unilateral

Bilaterale Agenesie, Arenie: Keine Nierenanlage, keine Nierenarterien, keine Ureteren. Häufigkeit etwa 1 bei 4000 Geborenen, männlich : weiblich = 3:1.30 % mit Genitalmißbildungen kombiniert, 10 % ohne Nierennieren. Renofaziale Dysplasie mit typischer Gesichtsform der POTTER-Sequenz.
Agenesie einer Niere: Ipsilateral keine Nierenarterie, evtl. kurzer Uretersproß; Genitalmißbildungen. Kontralaterale Niere oft verlagert, kompensatorisch vergrößert. Häufigkeit etwa 1:1000 Autopsien.
Überzählige Niere: 2 orthotope Nieren; dazu eine vollständig getrennte 3. Niere; meist kaudal gelegen. Ureter dieser Seite entweder geteilt oder vollständig gedoppelt mit 3. Ostium. Extreme Rarität.

POTTER-Sequenz (früher: Potter-Syndrom)

Synonym: Dysplasia renofacialis

Sammelbegriff für unterschiedliche Fehlbildungen, deren Gemeinsamkeit im Ausfall der fetalen Nierenfunktion besteht. Häufigkeit 1:3000, meist sporadisch.

- Bilaterale Nierenagenesie bzw. Nierenmißbildungen mit Funktionsausfall
- POTTER-Gesicht: greisenhafter Gesichtsausdruck des Neugeborenen, tiefstehende dysplastische Ohrmuschel mit Knorpelmangel, Hypertelorismus, Epikanthus, Retrogenie, Verbreiterung und Abflachung der Nasenwurzel
- Lungenhypoplasie mit teils atelektatischen, teils überblähten Arealen
- Klumpfüße, Gelenkkontrakturen
- Wirbelfehlbildungen, Genitalfehlbildungen, anorektale Fehlbildungen

Angeborene Form- und Lageanomalien
Hufeisennieren (Ren arcuatus): Meist ist der untere Pol beider Nieren vor der Aorta und V. cava inferior verbunden. Ureteren liegen ventral. Häufigkeit 1 bei 500 Menschen.
Sonderformen von Verschmelzungsnieren: *Asymmetrische Hufeisenniere* mit einem unvollkommen entwickelten Teil. *Ring-* oder *Diskusniere* mit Verwachsung auch der oberen Pole. *Sigmoidniere* mit Verwachsung eines unteren mit dem kontralateralen oberen Pol; dadurch entsteht eine S-Form. *Unilaterale Verschmelzungsniere:* Beide Nieren liegen meistens rechts und sind vertikal verschmolzen. Normale Ureterenmündungen, d.h. ein Ureter kreuzt. *Tandemniere:* Am unteren Pol einer normalen Niere ist horizontal die andere Niere verwachsen; es entsteht eine L-Form. *Becken-Klumpen-Niere: Beide* Nieren zu einem formlosen Klumpen verschmolzen. Die Nierenarterien kommen aus der linken und rechten A. iliaca, die Ureterenmündungen sind regulär. *Kuchenniere:* Ventrale Position des Nierenbeckens. Als extreme Seltenheit ist das Nierenbecken dorsal oder lateral. *Heterotopie, Dystopie:* Niere liegt an atypischer Stelle abdominal, pelvin oder kontralateral.

Erworbene Lageanomalien
Wanderniere (Ren mobilis, Nephroptose, erworbene Dystopie): Bei abnorm langem Gefäßstiel sowie Schwund des retroperitonealen Fettgewebes und konsti-

tutionsbedingter Nierenmobilität liegt die Niere bei aufrechter Körperhaltung abnorm tief. Folge ist meist eine Harnstauung wegen Ureterknickung.

Bei *abnormen Lageanomalien* entspringen die Nierenarterien aus der distalen Aorta oder den Iliakalarterien. Die *erworbenen Lageanomalien* zeigen elongierte, jedoch regulär entspringende Nierenarterien.

3. Oberfläche

Nach Abziehen der fibrösen Kapsel ist die Organoberfläche glatt und normalerweise von einheitlicher Farbe. Reste der embryonalen Lappung sind bedeutungslos und können bis in das hohe Alter als strichförmige Einschnürungen bestehen bleiben.

! Zu beachten sind:

Vv. stellatae VERHEYENi: Sternförmig verästelt, blau bis rot. Nicht mit scharf begrenzten, punktförmigen – in jedem Fall pathologischen – Blutungen = Purpura (s. 38.20) zu verwechseln.

Akzessorische Arterien: Ziehen strangförmig von der Kapsel in das Nierenparenchym und reißen meist beim Kapselabziehen durch. Solche „überzähligen" Gefäße sind häufig; sie ermöglichen hämorrhagische Infarkte (Affluxus arteriosus in das nekrotische Areal), die Verschonung ihres Versorgungsgebietes bei Verschluß einer Hauptarterie am Hilus, oder sie bewirken bei eigener Lichtungseinengung und Mangeldurchblutung umschriebene Parenchymatrophie. Akzessorische Arterien am Nierenhilus können den Ureter abklemmen!

Verlagerung von Teilen oder der gesamten Nebenniere in die oberste Rindenschicht. Multiple kleine gelbe Herdchen werden versprengte Nebennierenkeime genannt, es ist jedoch nicht geklärt, ob es Fehldifferenzierungen oder Choristien sind.

Solitäre, oder multiple, bis wenige Millimeter große, runde *Herdchen von brauner, gelber oder weißer Farbe*: ***Hamartome*** und ***Choristome, gutartige epitheliale oder mesenchymale Tumoren.***

Zysten: Reißen meist beim Kapselabziehen ein.

Spastisch-anämische Flecke: Weitgehend scharf begrenzte, in der Organgrundfärbung deutlich hellere = anämische Territorien. Man spricht von agonalen Arteriospasmen.

4. Konsistenz und Kohärenz

Konsistenz normalerweise fest: Die Varianten sind schlaff bzw. steif. Prüfung durch den Versuch, die Niere S-förmig zu krümmen.

Kohärenz normalerweise nicht zerreißlich: Die Varianten sind brüchig, bzw. zähe. Prüfung durch den Versuch, die etwas eingeschnittene Niere im Rindenbereich weiter „aufzubrechen".

5. Schnittfläche

Rinde graurot, Markpyramiden geringfügig dunkler gefärbt: ein Farbunterschied soll sichtbar sein. An der Rinden-Mark-Grenze liegen die durchschnittenen Aa. arcuatae (bei Atherosklerose über die Schnittfläche vorstehend) sowie

Tabelle 38.2. Diganostik bei den wichtigsten Nierenerkrankungen mittels Leitsymptomen

1. Leitsymptom: Farbänderungen an der Schnittfläche
Blaßgraurot, wie gekocht: trübe Schwellung
Schmutzig-graugelb: fettige Dystrophie
Abgeblaßte Grundfarbe: Anämie, Schock
Feucht-glänzend: Ödem
Gelbgrün bis dunkelgrün: Ikterus
Ziegelrot: Diabetes mellitus
Hortensienrot, speckig-wachsartig: Amyloidose
Scheckig blaßgraurot-grauweiß-graugelb: interstitielle Nephritis, Pyelonephritis, spastisch-anämische Flecke, Infiltrate von Neoplasmen
Zwetschgenblau: venöse Stauung
Radiäre Streifen in den Markpyramiden: *Dunkelbraunrot:* Hämoglobin, Myoglobin; *Goldgelb:* Urat; *Weiß:* Kalk

2. Leitsymptom: charakteristische Oberflächenveränderungen
Trichterförmig eingesunkene Narben: Graurot: Arteriosklerose; weiß: Infarkt
Beetartig-flache Narben: Pyelonephritis
Feingranulierte bis glatte, territoriale Atrophie: Subinfarkt
Gleichmäßig granuliert, eher dunkel: Angiolosklerose
Unregelmäßig granuliert bis gehöckert, eher hell: Glomerulonephritis
Gruppierte gelbe Abszesse: Pyelonephritis
Disseminierte gelbe Abszesse: Septikopyämie
Verstreute, punktförmige oder fleckige, rote Herde: Blutungen

3. Leitsymptom: Herdförmige Veränderungen
Ischämischer und hämorrhagischer Infarkt
Schalenförmige Nierenrindennekrose
Papillennekrose, Papillenspitzendefekte
Nierenabszesse, Nierentuberkulose, xanthogranulomatöse Pyelonephritis, Malakoplakie, Nierenzysten, Zystennieren

4. Leitsymptom: Schrumpfnieren
Vaskuläre Schrumpfnieren
Entzündliche Schrumpfnieren
Endstadiumsnieren

5. Leitsymptom: Nierentumoren
Klein, gutartig: „Fibrome", „Kapsulome", Adenome
Groß, bösartig: Nierenkarzinom, Nephroblastom

6. Leitsymptom: Makroskopisch-diagnostische Indizien
Große *„weiße"* Niere
Große *„bunte"* Niere

7. Leitsymptom: Veränderungen der großen Nierengefäße
Nierenarterienverschlüsse
Nierenvenenverschlüsse

8. Leitsymptom: Transplantatniere

die Vv. arcuatae (bei venöser Stauung markieren sie dunkelblaurot die Grenze). Im Nierenbecken normal meist trüber Harn infolge Epithelabschilferung und Salzfällung.

Ein schematisch-diagnostisches Vorgehen ist bei Nierenerkrankungen nur an Hand typischer Einzelveränderungen, z.B. Farbe, besondere Struktureigenschaften, herdförmige Auffälligkeiten, beziehungsweise durch differentialdiagnostische Gruppierungen, z.B. Narben, Schrumpfnieren, Tumoren möglich (Tabelle 38.2).

1. Leitsymptom: Farbänderungen an der Schnittfläche

38.2 Geringfügige Dystrophien

Trübe Schwellung: Struktur und Rinden-Mark-Grenze verwischt, Farbe einheitlich blaßgraurot, Aspekt „wie gekocht".
Fettige Dystrophie: Struktur verwischt, Rinde „schmutzig"-graugelb, Mark etwas dunkler bzw. graurot.

38.3 Anämie, Schock

Allgemeine Anämie: Farbe der Schnittfläche abgeblaßt, je nach Farbgrundton daher unterschiedlich; z.B. „gelb" einer Verfettung versus „braun" einer Hämolyse. Bei hochgradiger Anämie sind die Markpapillen fast weiß.

! *Achtung:* Die Ursache der Anämie muß geklärt und mit dem Kliniker diskutiert werden!

Schockniere: Schnittfläche feucht-glänzend, Rinde blaßgelblich, Pyramiden dunkelrot durch Dilatation der Vasa recta. Beim Blutungsschock mischt sich das Blut mit dem der Anämie.

Unterscheide: Akutes Nierenversagen durch Schock sowie viele andere ätiologische Möglichkeiten (Tabelle 38.3 und 38.4).

▸ Denke bei Schock an Fettembolie: Gefrierschnitt.

38.4 Ödem

Schnittfläche feucht-glänzend, Konsistenz steif. „Fiederung" der Pyramidenbasis, d.h. die Processus FERREINi sind deutlich sichtbar. Letztere strahlen radiär als Markfortsätze in die Rinde.

Tabelle 38.3. Hauptursachen der akuten Niereninsuffizienzen

1. Zirkulatorisch-ischämisches Nierenversagen
Blutverlust; Flüssigkeits- und Elektrolytverlust
Schock in allen Ursachen und Varianten
Sepsis
Postoperativ: z. B. Abdominaleingriffe
Bilaterale Nierenarterienthromboembolie
2. Toxisches akutes Nierenversagen
Hämolyse
Myolyse (sog. Crush-Niere)
Schwangerschaftstoxikose
Exogene Toxine: z. B. Schwermetalle, Medikamente (Antibiotika, Zytostatika u. a.)
Röntgenkonstrastmittel
3. Akut-obstruktives Nierenversagen
Konkremente in den harnableitenden Wegen
Entzündungen und Tumoren in den harnableitenden Wegen
Postoperativ: z. B. Ureterläsionen bei gynäkologischen Eingriffen
4. Sonstige Ursachen
Akute Glomerulonephritis
Akute interstitielle Nephritis
Akute Pyelonephritis
Akute Krankheitsschübe bei Systemerkrankungen mit Nierenbeteiligung
Niereninfarkte
Nierenrindennekrosen bei DIC-Syndrom
Transplantatabstoßung

Tabelle 38.4. Hauptursachen der chronischen Niereninsuffizienz

1. Chronische Glomerulonephritis
2. Diabetische Nephropathie
3. Chronische Pyelonephritis bzw. interstitielle Nephritis
4. Vaskuläre Nierenschädigungen
5. Analgetikanephropathie
6. Zystennieren und andere genetische Nierenerkrankungen
7. Systemerkrankungen

38.5 Ikterus

Rinde gelbgrün bis dunkelgrün, Pyramiden intensiv braungrün und radiär gestreift.

38.6 Diabetesniere

Farbe „*ziegelrot*" = gelbrot: entsteht als Oxidationsprodukt zwischen Luftsauerstoff und gespeicherten Fett-, Glykogen- und Glukosesubstanzen, d.h. ein nach etwa 15 min entstandenes Farbartefakt ist das charakteristische Indiz für Diabetes.

Daneben: Arterio- und Arteriolosklerose (s. 38.12), Papillennekrosen (s. 38.23), eitrige Pyelonephritis (s. 38.18).

Die makroskopischen Nierenveränderungen erlauben nur den „*Verdacht auf Diabetes mellitus*", d.h. eine diesbezügliche Frage an den klinischen Arzt. Die Nierenveränderungen bei Diabetes können nur histologisch diagnostiziert und klassifiziert werden.

38.7 Amyloidniere

Vergrößert, steif und starr, jedoch plastisch (Fingerdruck!) und leicht schneidbar; Schnittfläche speckig-wachsartig glänzend, Farbe der Rinde meist graugelb, die Pyramiden dagegen bläulichrot, genannt „*hortensienrot*".

In Spätstadien kommt es zur Amyloidschrumpfniere.

Makroskopischer Amyloidbeweis durch LUGOL-Lösung und Schwefelsäure (s. 6.8). Die Amyloidose muß ätiologisch typisiert werden (Übersicht s. 6.8). Zur histologischen Untersuchung weiterhin asservieren: Milz, Leber, Nebenniere, Myokard, Rektum, Knochenmark.

38.8 Interstitielle Nephritis

Vergrößert, Konsistenz herabgesetzt, Oberfläche und Schnittfläche scheckig: Grundfarbe blaßgraurot, dazu verwaschen begrenzte, teilweise konfluierende grauweiße bis graugelbe Herde in der Größe von Millimetern; weiterhin hyperämische und anämische Bezirke. Differentialdiagnostische Hinweise bei unscharf begrenzten, „helleren" Arealen im Nierengewebe:

- spastisch-anämische Flecke,
- interstitielle Nephritis,
- Pyelonephritis,
- Infiltrate von Leukämien und Lymphomen.

38.9 Stauungsnieren

Konsistenz stark erhöht (Achtung: gleichzeitige Verfettung setzt die Konsistenz wieder herab!), Rinde dunkelgrau-rot, Pyramiden dunkelblau („*Zwetschgenblau*").

Die zyanotische Farbe der Marksubstanz erklärt sich daraus, daß die Vasa recta in den Pyramiden die längsten Prä- und Postkapillaren des Körpers sind.

Sonderformen:
Chronisch venöse Stauung: Rinde gelb, Mark blau („Fettniere des Herzkranken")
Zyanotische Atrophie: Die Stauungsniere wird kleiner und die Oberfläche uneben.
Hämosiderose: Bei massiverem Erythrozytenzerfall infolge der Stauung tritt ein brauner Farbton in den Vordergrund.

! *Achtung:* Die Ursache der venösen Stauung muß geklärt werden! Lokale Abflußbehinderung oder generalisierte, kardiale Stauung bei Rechtsherzinsuffizienz.

38.10 Farb- und Strukturcharakteristika der Markpyramiden

Dunkelbraunrot, radiär gestreift: Hämoglobin und Myoglobin nach Hämolysen und Myolysen: chromoproteinurische Nephrose.
Goldgelbe radiäre Streifen: Uratablagerungen: „Harnsäureinfarkte" durch Zerfall der Erythroblasten bei Neugeborenen bzw. bei exzessivem Zerfall bei Leukämie- und Tumorpatienten (evtl. Therapieeffekt).
Weiße radiäre Streifen: Kalkablagerungen: „Kalkinfarkte" bei Hyperkalzämie, z.B. Hyperparathyreoidismus, osteoklastische Metastasen, paraneoplastisches Syndrom, Osteoporose.
Braungrüne radiäre Streifen: Ikterus.
Papillennekrosen (s. 38.23).

2. Leitsymptom: Charakteristische Oberflächenveränderungen

38.11 Arteriosklerotische Narben

Meist mehrere, jedoch isoliert liegende, wenige Millimeter große, zackig begrenzte Einziehungen mit dunkel-graurotem Grund (Abb. 38.1). Es handelt sich nicht um Nekrosen mit narbigem Ersatz, sondern um lokalisierte Parenchymatrophien infolge Mangeldurchblutung.

Achte auf Wandbeschaffenheit und Lichtungsweite der A. renalis und ihrer Verzweigungen; besonders die Arterien an der Rinden-Mark-Grenze klaffen.

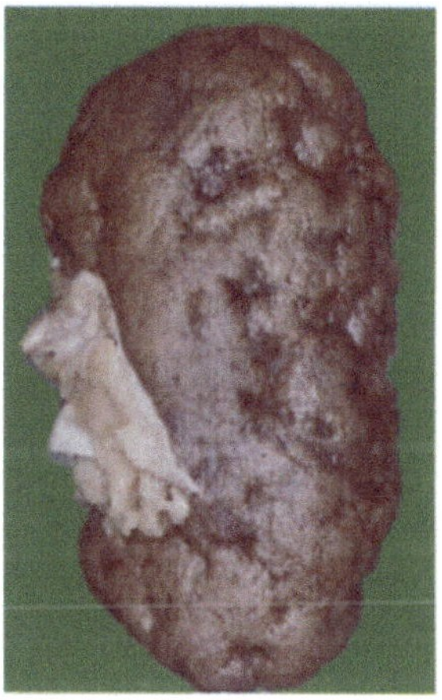

Abb. 38.1. Vaskuläre Narbenniere. Feinhöckerige Oberfläche als Zeichen der Arteriolosklerose; zackige, dunkel-graurote Einziehungen, die arteriosklerotischen „Narben" entsprechen

38.12 Arteriolosklerose = Angiolosklerose

Gesamte Nierenoberfläche gleichmäßig feinhöckrig granuliert; die kleinen Höckerchen sind graurot bis braunrot, die Konsistenz des Organs ist erhöht. Nach längerer Dauer führt eine Parenchymatrophie zur Schrumpfniere: ***rote Granularatrophie.*** Angiolosklerose der Nieren ist ein wichtiger morphologischer Hinweis für eine länger bestehende *Hypertonie.*

Arteriosklerose mit zahlreichen punktförmigen Blutungen in der Nierenrinde (und evtl. kleinsten Infarkten): Verdacht auf Übergang der Hypertonie in eine maligne Verlaufsform → *maligne Hypertonie* → *maligne Nephrosklerose.*

Bei akuter maligner Hypertonie (noch) keine Granulierung, lediglich Blutungen.

Bei bekannter ***Hypertonie*** (Tabelle 38.5 und 38.6) können

- beide Nieren gleich groß und oberflächlich glatt sein,
- beide Nieren angiolosklerotische Veränderungen zeigen,
- angiolosklerotische Schrumpfnieren vorliegen,
- Narben unterschiedlicher Ätiologie an beiden Nieren auftreten,
- eine granulierte Niere mit Narben vorliegen und die andere Niere durch eine Stenose der A. renalis zwar vor den Hypertoniefolgen geschützt, aber durch die Mangeldurchblutung gleichmäßig atrophisch sein: in der großen Niere herrscht Hypertonie, in der kleinen Niere Hypotonie.

Tabelle 38.5. Organbefunde bei chronischer Hypertonie

Herz	Konzentrische Hypertrophie der linken Herzkammer Exzentrische Hypertrophie mit Gefügedilatation beider Herzkammern Koronararteriensklerose
Nieren	Arteriosklerose vaskuläre Narbennieren, rote Granularatrophie Endstadiumsniere
Arterien	Arteriosklerose in Gefäßen aller Kaliber
Linksventrikuläre Herzhypertrophie und granulierte, vaskuläre Narbennieren sind wichtige Hinweise auf eine Hypertonie	

Tabelle 38.6. Todesursachen bei Hypertonie

Herzinsuffizienz: Koronarinsuffizienz, myogene Herzinsuffizienz, Myokardinfarkt	60–75%
Zerebraler Insult: Massenblutung, Infarkt	15–20%
Urämie	5–10%
Arteriosklerotische Gangrän, Aneurysmaruptur u.a.	5%

38.13 Andere vaskuläre Narben

Eine Mischung von „*arteriosklerotischen Narben*", „*angiolosklerotischen Veränderungen, atrophischen Parenchymbezirken, Infarkten, Blutungen* und *evtl. hyperplastisch-kompensatorisch regenerativen Arealen*" findet man z.B. bei ***Panarteriitis nodosa*** und anderen Immunerkrankungen, welche mit ***Vaskulitiden*** einhergehen.

38.14 Pyelonephritische Narben

Die „*Pyelonephritis*" ist eine interstitielle, destruierende Entzündung, die Gewebedestruktion ist die Ursache der Narbenbildung.

Landkartenartig begrenzte, nur gering unter dem Niveau der Umgebung liegende, flache, „*beetförmige*" Narben mit graurotem Grund; einige Zentimeter, d.h. etwa fingernagelgroß, oft hilusnahe gelegen.

38.15 Infarktnarben

Trichterförmige zackige Einziehungen, grauweißer Grund. Solitär bis multipel (Abb. 38.2).

! *Achtung:* Jede Narbe, die in einer Furche der embryonalen Lappung liegt, wird selbst strichförmig!

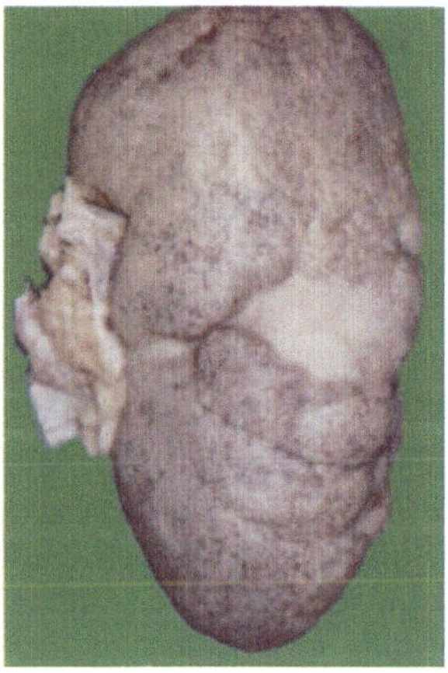

Abb. 38.2. Niereninfarktnarbe mit weißem Grund

38.16 Nierensubinfarkt

Partielle Schrumpfung (Atrophie) des Nierengewebes. Meist territorial in der Gegend eines Nierenpoles, es kann aber auch die ganze Niere betroffen sein. Glatte bis feingranulierte flächig ausgedehnte graurote Areale. Ursache ist eine globale oder partielle (stenosierte akzessorische Arterie) Mangeldurchblutung.
Totaler Subinfarkt: Gesamte Niere klein, feinstgranuliert oder fast glatt, dunkelgraurot, Rinde stark verschmälert. Nierenarterienstenose!
Territorialer Subinfarkt: Nur ein Teil der Niere, meist ein Polgebiet betroffen. Stenose einer akzessorischen Nierenarterie.

38.17 Glomerulonephritische Narbennieren

Beide Nieren gleich betroffen: verkleinert, Oberfläche fein-, jedoch unregelmäßig gehöckert. Die Höckerchen sind stets heller (meist gelblicher Farbton) als die Einziehungen. Schnittfläche graugelb bis graurot, Rinden-Mark-Grenze verwischt.

Differentialdiagnose der Narbennieren bzw. Nierennarben

- Trichterförmig, weiß: *Infarktnarbe*
- Trichterförmig, graurot: *Arteriosklerotische Narbe*
- Beetartig flacher Grund: *Pyelonephritische Narbe*
- Gleichmäßig granulierte Oberfläche, graurot, dunkel: *Angiolosklerose*
- Ungleichmäßig granulierte Oberfläche, graugelb, hell: *Glomerulonephritische Narbenniere*

38.18
Abszedierende Pyelonephritis

An der Nierenoberfläche liegen gelbliche, verwaschene Flecken oder in Gruppen beisammenliegende bis jeweils 1 cm große Abszesse, oft mit hämorrhagischem Hof (Abb. 38.3). Am Schnitt in Frühstadien trüb-blasse, gelblich weiße Streifchen überwiegend in der Marksubstanz, später gelbe, vom hyperämischem Rand gesäumte, radiäre Straßen von den Markkegeln bis zur Rinde. Eventuell Papillennekrosen.

Die Nierenbeckenschleimhaut kann Entzündungszeichen aufweisen (Rötung, Gefäßinjektion, Schwellung), dies muß aber nicht der Fall sein.

Bei Pyelonephritis häufig Harnabflußbehinderungen als begünstigende Faktoren für eine Infektion.

! Achte auf:

- Prostatahyperplasie,
- Descensus uteri,
- stenosierende quere Falten in Nierenbecken, Ureter oder Urethra; sonstige Fehlbildungen,
- Urolithiasis,
- Schwangerschaft,
- spinale Blasenlähmung,
- Tumoren innerhalb oder außerhalb der harnableitenden Wege,
- Dauerkatheter.

38.19
Metastatisch-pyämische Nierenabszesse

Zahlreiche, disseminierte, gleichmäßig über die Nierenoberfläche verteilte, bis 1 mm große („stecknadelkopfgroße"), runde, jeweils isoliert liegende gelbe

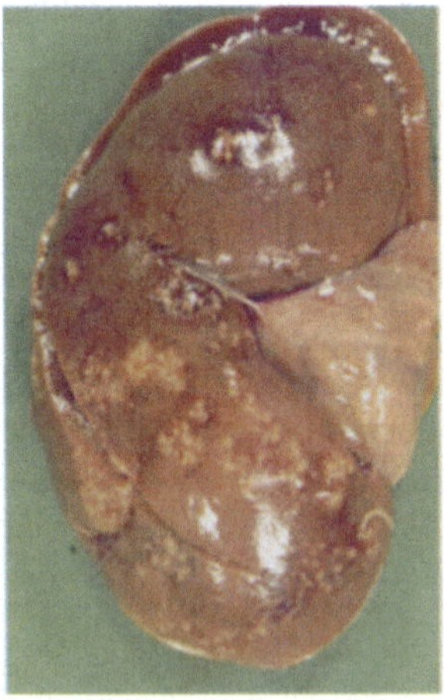

Abb. 38.3. Abszedierende Pyelonephritis mit in Gruppen liegenden gelben Abszessen

Herdchen, oft von einem roten Hof umgeben. Beim Einschnitt in größere Herde entleert sich Eiter.

Metastatisch-pyämische Abszesse sind Zeichen einer Septikopyämie.

38.20
Kleinfleckige oder punktförmige Blutungen

Eine ***Purpura*** an Nierenoberfläche und Schnittfläche ist ein Indiz für verschiedenste Erkrankungen, die makroskopisch nicht zu differenzieren sind:

- disseminierte intravasale Koagulation (Sepsis? Endotoxinschock?),
- Blutgerinnungsstörungen jeder Genese,
- thrombotisch-thrombozytopenische Purpura MOSCHCOWITZ,
- maligne Nephrosklerose,
- Vaskulitis,
- LÖHLEIN-Herdnephritis bei Endocarditis lenta,
- verschiedene Glomerulonephritiden,
- Fettembolie,
- hämolytisch-urämisches Syndrom GASSER.

3. Leitsymptom: Herdförmige Veränderungen

38.21
Niereninfarkt

Ischämischer Infarkt: An der Oberfläche wie am Schnitt zackig begrenzt, lehmfarben-gelb, trocken, hyperämischer Randsaum. Wenn keilförmig, dann Verschluß einer A. interlobaris; wenn trapezförmig, Verschluß einer A. arciformis. Der Stadienablauf entspricht einem Myokardinfarkt.
Hämorrhagischer Infarkt: Der Infarktbezirk ist dunkelrot, evtl. scheckig. Ursache des „Hineinblutens" ist ein affluxus arteriosus vom Rande her und/oder ein Refluxus venosus bei Stauung.

Häufige Ursachen von Nierenarterienverschlüssen

Thromboembolien

- Parietale Thromben aus Herz oder Aorta
- Endokarditis
- Paradoxe Embolie

Thrombosen

- Trauma, Angiographie
- Arteriitis

- Maligne Nephrosklerose
- Transplantatabstoßung

38.22 Nierenrindennekrose

Die Nierenoberfläche ist blaurot; am Schnitt reicht die zunächst blutige, später lehmfarbene Nekrosezone bis zur Rinden-Mark-Grenze. Unmittelbar subkapsulär ist häufig ein etwa 2 mm breiter Parenchymstreifen erhalten.

Ursache: Disseminierte intravasale Koagulation. Sepsis? Schwangerschaft?

38.23 Papillennekrose

Die betroffenen Markkegel sind am Schnitt meist schmutzig-grün bis gelblich-grau, trocken, brüchig; werden die Papillenspitzen abgestoßen bleiben Defekte mit ausgefransten Rändern, evtl. Blutungen.

Ursachen:

- Bakterieller Typ bei Pyelonephritis,
- angiopathischer Typ bei Gefäßverschlüssen,
- kompressiver Typ bei interstitieller Nephritis bzw. Abflußbehinderungen.

Papillenspitzennekrosen können ein Indiz für Medikamentenwirkung, z.B. Analgetikaabusus, sein!

38.24 Nierenabszesse

- *Metastatisch-pyämische Abszesse*
- *Pyelonephritische Abszesse:* An der Nierenoberfläche in Gruppen stehende Abszeßchen; am Schnitt gelbe, radiäre Streifen vom Mark in die Rinde hinein; manchmal rinnt sogar spontan Eiter ab.
- *Ausscheidungsabszesse:* Länglich-streifige oder runde Herde in die Vasa recta.
- *Perinephritische Abszesse:* Eiter zwischen Nierenoberfläche und Capsula fibrosa.
- *Paranephritische Abszesse:* Vereiterung des perirenalen Fettgewebes → eitergefüllter Sack.

38.25 Nierentuberkulose

Destruktiv-käsige, kavernöse Tuberkulose: weicher, bröckeliger gelber Käse; harte, weiße Verkalkungen. Bei narbiger Schrumpfung entstehen *Mörtel-* oder *Kittnieren.*

38.26 Große Nieren mit gelben Infiltraten

Xanthogranulomatöse Pyelonephritis: Einseitig sind Nierenbecken und Parenchym von gelben, teilweise blutigen, „nekrotischen" Massen durchsetzt. Die Niere ist stark vergrößert, dazu Hydronephrose und Nephrolithiasis.
Malakoplakie: Ein- oder beidseitig ist die vergrößerte Niere von weichen, gelben zackig-landkartenartig begrenzten Infiltraten durchsetzt.

38.27 Nierenzysten

Erworbene Retentionszysten: Bei allen schrumpfenden und mit Narbenbildung einhergehenden Nierenprozessen. Multipel, unterschiedlich groß. (Millimeter bis Zentimeter), in der Rinde häufiger als im Mark.
Angeborene einseitige multilokuläre Nierenzysten: Im Rahmen einer Nierendysplasie.
Solitäre, einfache Zysten: Bis mehrere Zentimeter groß. Entweder angeboren oder nach Tubulusobstruktion entstanden.
Peripelvine Lymphzysten: Lymphangiektasien in der Hilusgegend bei Lymphabflußbehinderung.

38.28 Zystennieren

Zystenniere vom Erwachsenen-Typ, POTTER III
Bilaterale polyzystische Nieren: Beide Nieren stark vergrößert, durchsetzt von zahllosen Zysten in der Größe von meist 1–3 cm. Die normale Nierenstruktur ist völlig aufgehoben, bereits an der Oberfläche buckeln sich die unzähligen Zysten vor, am Schnitt sind Rinde und Mark von zahlreichen Zysten durchsetzt. Dieselben enthalten Harn, aber auch Blut. Zwischen den Zysten sind schmale Parenchymstränge erhalten.

In 30% der Fälle kombiniert mit Leberzysten, in 15% mit Hirnarterienaneurysmen, selten mit Pankreaszysten. Niereninsuffizienz im höheren Erwachsenenalter, in 2/3 der Fälle Hypertonie.

Infantile Zystenniere, Schwammniere, POTTER I
Bilaterale polyzystische Nieren: Beide Nieren stark vergrößert, durchsetzt von zahllosen Zystchen in der Größe von 1–3 mm; diese Zystchen sind radiär angeordnet und oval bis zylindrisch. Die Veränderung wird auch als bilaterale angeborene Riesennieren bezeichnet. Fast immer kombiniert mit Leberzysten, evtl. auch Gallengangsadenomen; manchmal auch Zysten im Pankreas und in der Lunge, als Seltenheit auch in anderen Organen.

Meist Totgeburt oder maximale Überlebensdauer nur wenige Stunden.

Zystische Nierendysplasie, POTTER II
Betroffen können sein: Beide Nieren, 1 Niere, Teil einer Niere. Das Organ ist in jedem Fall deformiert, entweder vergrößert oder verkleinert, es finden sich multiple, teils große, teils kleine Zysten.

Obstruktive juvenile Zystenniere, POTTER IV
Angeborene Stenose im Verlauf der harnableitenden Wege, z. B. Schleimhautfalten. Je nach Sitz der Stenose ein- oder beidseitig. Kleine Zysten vorwiegend in der Nierenrinde, meist Hydronephrose. Tod im frühen Kindesalter.

Markschwammniere
Ein oder mehrere Markkegel von bis 5 mm großen Zysten durchsetzt. Häufig kombiniert mit Nephrolithiasis, Pyelonephritis und sekundärem Hyperparathyreoidismus.

Juvenile Nephrophthise FANCONI
Bilaterale, geschrumpfte, oberflächlich granulierte Nieren. Multiple Zysten (1 mm bis 1 cm) überwiegend an der Rinden-Mark-Grenze. In 85 % der Fälle familiär, manchmal mit Retinadysplasie gekoppelt. Klinisch „Salzverlustsyndrom" mit progressivem Nierenversagen im Jugendalter.

4. Leitsymptom: Schrumpfnieren

Von Schrumpfnieren spricht man, wenn der größte Durchmesser 6–8 cm nicht übersteigt und das Gewicht unter 100 g liegt.

38.29 Vaskulär bedingte Schrumpfnieren

Arterio-arteriolosklerotische Schrumpfnieren: Meist beidseitig, kann aber auch einseitig sein. Feingranulierte Oberfläche (Arteriolosklerose) und sternförmige bis 1 cm große Narben mit graurotem Grund (Arteriosklerose). Ausgeprägte Atherosklerose der A. renalis.
Infarktschrumpfniere: Ein- oder beidseitig, trichterförmige Narben mit grauweißem Grund.

Vaskuläre Atrophie, Subinfarkt: Meist einseitig, Niere oberflächlich (fast) glatt, am Schnitt besonders die Rinde stark verschmälert. Bei globaler Durchblutungsinsuffizienz infolge z. B. Abgangsstenose der A. renalis aus der Aorta.

Ein Subinfarkt kann infolge der verzweigten Gefäßversorgung der Niere auch nur einen Teil des Organs betreffen, z. B. einen Pol.

38.30
Entzündlich bedingte Schrumpfnieren

Glomerulonephritische Schrumpfniere: Immer beidseitig, Oberfläche fein bis grobunregelmäßig granuliert; Farbe eher graugelblich.
Pyelonephritische Schrumpfniere: Häufiger einseitig als doppelseitig. Flächenhaft konfluierende, landkartenartig begrenzte, beetartig-flache Narben mit graurotem Grund.

Exakte pathogenetische Rückschlüsse auf die Ursache von Schrumpfnieren sind meist nicht möglich, da sekundär sowohl Gefäßveränderungen wie auch Entzündungen kombiniert sein können.

Eine ***glatte Schrumpfniere*** kann sowohl eine ***vaskuläre Atrophie*** wie auch eine ***pyelonephritische Schrumpfniere*** sein.

38.31
Endstadiumnieren

Bezeichnung für Schrumpfnieren nach Langzeitdialyse: hochgradige Organinvolution mit manchmal polyzystischer Transformation. Es kommt zum Bild einer erworbenen Schrumpf-Zysten-Niere.

! *Achtung:* manchmal Ausbildung solider Adenome bzw. Nierenkarzinome.

5. Leitsymptom: Nierentumoren

38.32
Gutartige Geschwülste

Mesenchymale Tumoren: Wenige Millimeter bis mehrere Zentimeter groß. In der Marksubstanz gelegen, oft weiß und dann „*Fibrome*" genannt; wenn mit der Kapsel verbunden, dann „*Kapsulom*". Es existieren viele histologische Varianten.
Adenome: Bis mehrere Zentimeter groß, häufiger in der Rinde gelegen. Graurot bis bräunlich, scharf begrenzt durch eine bindegewebige Kapsel.

Faustregel: Tumoren unter 1 cm werden als Adenome bezeichnet, bei einem Durchmesser von 1–3 cm ist die Dignität zweifelhaft, über 3 cm sind die Tumore praktisch immer Karzinome. Eine histologische Untersuchung ist unbedingt erforderlich!

38.33 Nierenkarzinom

Rundliche oder polyzyklische Knoten von oft buntscheckiger Farbe: gelbliches Tumorgewebe, rote Blutungen, weiße hyaline Umwandlungen, zerfallende Nekrosen. Oft von einer „Kapsel" umgeben und daher scharf begrenzt. Selten, aber typisch sind primär zystische Nierenkarzinome bzw. ein Karzinom innerhalb einer Zyste.

Einwachsen in das Nierenbecken und die V. renalis: dort intravasal als Tumorthrombus bis in die untere Hohlvene reichend (Abb. 38.4). Osteoklastische Knochenmetastasen.

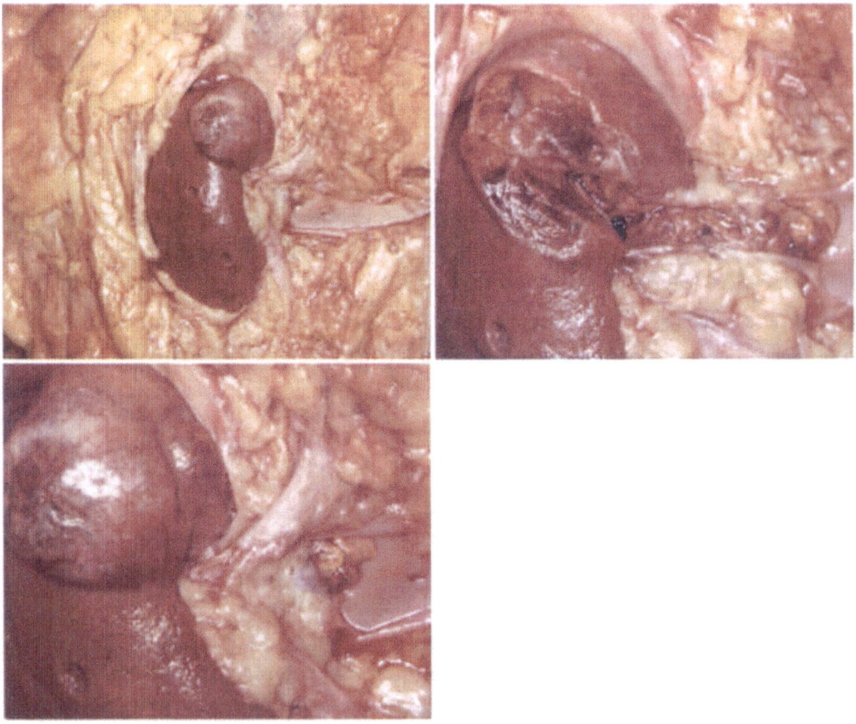

a b c

Abb. 38.4a–c. Hypernephroides Nierenkarzinom. **a** Tumor am kranialen Nierenpol, **b** Schnittfläche des Tumors und Tumorthrombus in der Nierenvene, **c** direktes Vorwachsen des Primärtumors in die V. renalis

Sektionstechnik: Von der V. cava inferior her die Nierenvene aufschneiden und einen Tumoreinbruch suchen! Desgleichen die Kelche des Nierenbeckens bezüglich einer Tumorinvasion inspizieren!

pTNM-Klassifikation des Nierenkarzinoms

pT1: Tumor bis 7 cm groß, auf die Niere begrenzt
pT2: Tumor über 7 cm groß, auf die Niere begrenzt
pT3: Einbruch in große Venen oder Infiltration des perirenalen Fettgewebes bzw. der Nebenniere
pT4: Tumorausbreitung jenseits der Fascia renalis GEROTa, d.h. über die Capsula adiposa hinaus

38.34 Nephroblastom, WILMS-Tumor

Bei Kindern vor dem 10. Lebensjahr. Oft sehr großer, meist bindegewebig abgekapselter Knoten mit Zystenbildung und Blutungen.

6. Leitsymptom: Makroskopisch-diagnostische Indizien

Viele Nierenerkrankungen sind nur histologisch zu diagnostizieren. Man sollte jedoch einige makroskopische Hinweise kennen, die ein weiteres gezieltes Vorgehen ermöglichen.
Große „weiße" Niere: Organ vergrößert, Farbe auffallend „hell"-grauweißlich bis graugelblich (Abb. 38.5). Vorkommen als: *Myelomniere* bei M. KAHLER, im

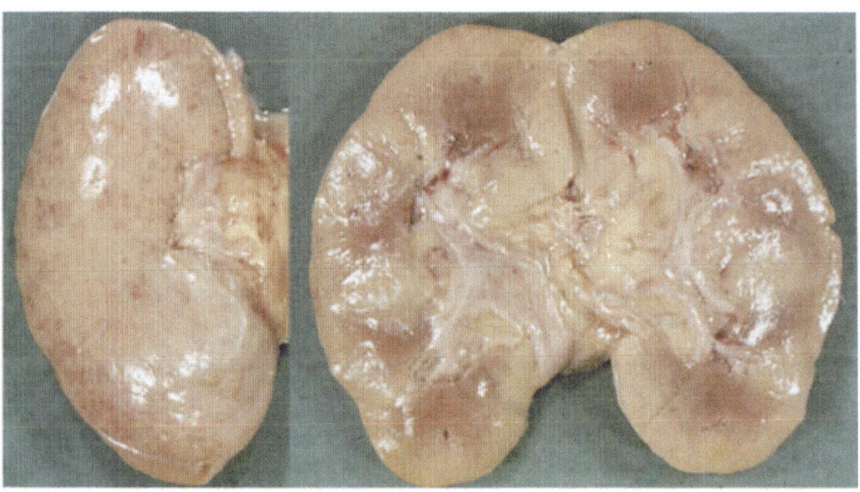

Abb. 38.5. Leitsymptom „große weiße Niere". Hinter diesem makroskopischen Indiz können verschiedene Krankheiten stehen, z.B. Myelomniere, Amyloidose u.a.

Rahmen einer *Amyloidose*, als *Lipoidnephrose* („Minimal-change"-Glomerulonephritis, manchmal bei Diabetes mellitus und bei klinisch-„nephrotischem Syndrom").
Große „bunte" Niere: Wie oben, jedoch mit roten Flecken; akute exsudative Glomerulonephritis, alle Glomerulonephritisformen mit Blutextravasaten im Frühstadium, LÖHLEIN-Herdnephritis (Blutpunkte) bei Endocarditis lenta, maligne Nephrosklerose.

7. Leitsymptom: Veränderungen der großen Nierengefäße

38.35 Nierenarterienverschlüsse

Thrombosen: Arteriosklerose, Aneurysma, Arteriitis, Trauma, Angiographie, spontan
Thromboembolien: Parietale Thromben aus Herz und Aorta, Endokarditis, paradoxe Embolie

Folgen von Nierenarterienschlüssen: Totalinfarkt, solitäre oder multiple Infarkte, Subinfarkt, vaskuläre Atrophie.

38.36 Nierenvenenverschlüsse

Erhöhte Blutgerinnungsbereitschaft: Nephrotisches Syndrom, paraneoplastisches Syndrom, Dehydratation (Neugeborene und Säuglinge!), Sepsis, Schwangerschaft, Kontrazeptiva
Gestörter Blutstrom: Venenkompression von außen, Trauma, Tumoreinbruch in die V. renalis

Folgen von Nierenvenenverschlüssen: Hämorrhagische Infarzierung mit blutiger Nekrose der Rinde.

8. Leitsymptom: Transplantatniere

- *Perakute Abstoßung:* Blaurotes, hämorrhagisches oder weißes, ischämisches Transplantat
- *Akute Abstoßung:* Scheckiges, teils gelbliches, teils rötliches Transplantat
- *Vaskuläre Abstoßung:* Meist hämorrhagische, territoriale Nekrosen.

! *Achtung:* Rekurrierende Grunderkrankung in der transplantierten Niere.

Weitere Komplikationen:

- Infektionskrankheiten, begünstigt durch Immunsuppression
- Hypertonie aus renaler Ursache
- Magengeschwüre, Magenschleimhauterosionen (Steroidnebenwirkung)
- Maligne Neoplasmen, besonders extrarenale Karzinome und Lymphome
- Virushepatitis

38.37 Morphologische Organveränderungen beim Urämiesyndrom

Pericarditis uraemica: Meist trockene fibrinöse, selten serofibrinöse oder hämorrhagische Entzündung. Analoge Veränderungen auch an den anderen serösen Häuten möglich.
Urämische Myokardiopathie: Herzmuskulatur abgeblaßt und gelblich-bräunlich. Verfettung, disseminierte Nekrosen, Ödem.
Urämische Gastroenterokolitis: Die Schleimhaut des Verdauungstraktes ist geschwollen, gerötet, kleinfleckige Blutungen sind häufig, seltener auch Nekrosen und Ulzerationen. Charakteristischer ist der Geruch nach Ammoniak (bakterielle Zersetzung des ausgeschiedenen Harnstoffs). Manchmal auch urämische Stomatitis, Pharnygitis und Ösophagitis.
Hirnödem, Hirnschwellung: Hirndrucksteigerung und Elektrolytentgleisung führen zum Koma.
Urämische Wasserlunge: Die Lunge ist blut- und flüssigkeitsreich. Häufig unspezifische entzündliche Veränderungen, welche *urämische Pulmonitis* genannt werden.
Renale Osteopathie: Knochenabbau.
Extraossäre Verkalkungen: Ausfallen von Kalziumphosphat-Kristallen meist in gelenknahen Weichteilen.
Renale Anämie: Dadurch entsteht das charakteristische „fahlgelbliche Hautkolorit" des Urämiepatienten (Hämolyse: gelblich; Anämie: Abblassung).
Blutgerinnungsstörungen: Subseröse und submuköse Blutungen. Infolge der Blutungsneigung sind die „urämischen Entzündungen" hämorrhagisch.

Kapitel 39

Harnableitende Wege 39

39.1 Hydronephrose und Hydroureter

Ausweitung des prall gefüllten Nierenbeckens mit Druckatrophie des Nierenparenchyms: *Abplattung der Papillen*, diese werden letztendlich konkav. Das Parenchym kann praktisch völlig verschwinden, es verbleibt ein dünnwandiger Sack. Der Ureter kann auf 2–3 cm Durchmesser ausgeweitet sein. Eine Ausweitung des Nierenbeckens beginnt etwa 1 Woche nach Einsetzen der Abflußstörung. Die Behinderung kann lokalisiert sein.

Im Nierenbecken: Konkremente, narbige Stenosen, Faltenbildung, Tumor, Kompression von außen durch ein unteres Polgefäß oder einen Bindegewebestrang. Nicht immer ist eine Lichtungsverengung nachweisbar: funktionelle, neuromuskuläre Störung.

Im Ureter: Konkremente, Blutkoagula, Uretertumor, raumfordernde Prozesse, die von außen den Ureter komprimieren: primäre Neoplasmen, vergrößerte Lymphknoten, idiopathische Retroperitonealfibrose, Strahlenfibrose, Arterienaneurysmen.

Am ureterovesikalen Übergang: Zustand nach gynäkologischen Operationen, Ureterozele (Einstülpung des Ureterendes in die Harnblase), Mißbildungen.

In der Urethra: benigne Prostatahyperplasie, Prostataneoplasmen, Urethrastrikturen.

39.2 Formanomalien von Nierenbecken und Ureter

Kelchdivertikel: Zystische Hohlräume, die durch einen schmalen Gang mit einem Kelch in Verbindung stehen
Hydrokalix: Zystische Erweiterung eines Kelches
Megakalikose: Vergrößerung des gesamten Kelchsystems
Megaureter: hochgradig erweiterter, vielfach geschlängelter Ureter
Hypoplasie, Atresie des Ureters: Ureter vollständig oder partiell nur als solider Strang vorhanden
Heterotope Uretermündung: Der Ureter mündet dystop in die Harnblase oder ektop z. B. in Urethra, Samenblasen, Vagina u. a.

◆ Jede obstruktive Uropathie disponiert zur bakteriellen Entzündung: Pyelonephritis, Pyonephrose.
Merkwort: „*Wo Retention, dort Infektion*“.

39.3
Verdoppelung des Ureters

Ureter duplex: Verdoppelung des Nierenbeckens, 2 Uretern, die sich nicht vereinen; der Ureter vom oberen Nierenpol mündet tiefer unten in die Blase und umgekehrt.
Ureter fissus: Ureter gespalten, evtl. auch das Nierenbecken; die beiden Ureteren vereinigen sich vor der Einmündung in die Harnblase.

39.4
Divertikel der harnableitenden Wege

Ureterdivertikel: Abortiver Ureter fissus, d. h. kranial blind endend. Angeborene *echte Divertikel* bis mehrere Zentimeter groß; erworbene *Pseudodivertikel.*
Blasendivertikel: Echte *Divertikel* von erheblicher Größe liegen meist kaudal-paraurethral oder neben den Ureterenostien. Am Blasendach befinden sich die kranial gerichteten *Urachusdivertikel.* Erworbene *Pseudodivertkel* bei Trabekelblase.
Urethradivertikel: Erworbene Divertikel bei Männern als Komplikation häufigen Katheterisierens (traumatische Wandschädigung: periurethraler Abszeß: Epithelauskleidung), bei Frauen posttraumatisch oder postentzündlich (selten, da kurze Urethra!)

39.5
Urolithiasis

Die Konkremente in Nierenbecken, Ureter und Harnblase sind gleich beschaffen (Abb. 39.1).
Uratsteine: Rundlich-oval, glatt oder feinhöckerig, gelbbraun, hart, multipel.
Oxalatsteine: Je etwa 1 cm groß, scharfkantige Oberfläche, maulbeerartig, vielzackig bis spitzstachelig, hart, schwarz, multipel.
Phosphatsteine: In der Harnblase rundlich-oval, im Nierenbecken die Calices „hirschgeweihartig" ausfüllend: *Ausgußstein, Pfeifenstein.* Grau-weiße bis graubraune aufgerauhte Oberfläche, weich, brüchig; oft solitär.
Zystinsteine: Rundlich-oval, gelb, wachsartig, multipel.
Kombinationssteine: Zentral braun bis schwarz (Urat, Oxalat); darüber geschichtet gelb bis weiß (Phosphat).
Nomenklatur: Ein *Struvitstein* ist eine Magnesiumammoniumphosphatkonkrement.

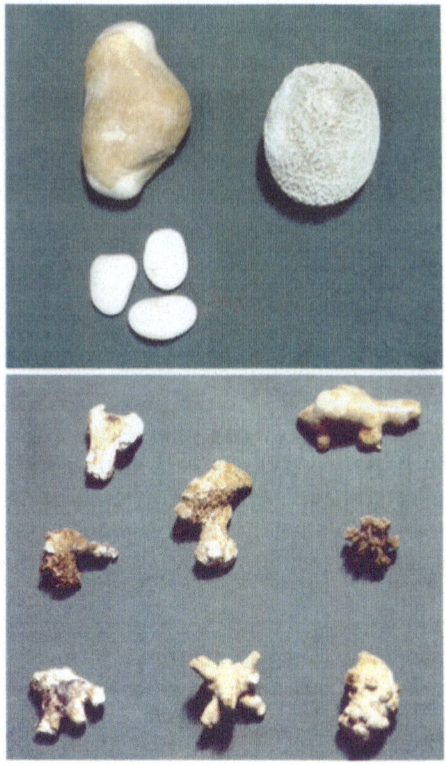

Abb. 39.1a, b. Konkremente aus Nierenbecken und Harnblase. **a** 2 ovale, feinhöckerige Uratsteine sowie 3 grauweiße Phosphatsteine, **b** verschiedene Ausgußsteine des Nierenbeckens. Die Mehrzahl sind überwiegend Phosphatseine, in der *mittleren Reihe rechts* ein spitzstacheliger Oxalatstein

a

b

39.6 Pyelitis, Ureteritis, Zystitis

Eine bakterielle Entzündung wird begünstigt durch eine Entleerungsstörung bzw. einen Dauerkatheter. Nicht selten als Krankenhausinfektion = Hospitalismus.

Einteilung der Entzündung nach Art des Exsudates sowie den üblichen Entzündungskriterien. Häufig sind seröse, hämorrhagische, eitrige oder pseudomembranös-nekrotisierende Entzündungen.

Sonderformen, wobei eine floride Entzündung völlig in den Hintergrund treten kann:

Pyelitis, Ureteritis, Zystitis granularis bzw. glandularis: Multiple 1–5 mm große, glasige, grauweiße bis graurote Knötchen, welche die Schleimhaut vorwölben. In der Harnblase im Trigonumbereich sowie um die Ureterenostien gelegen. Es handelt sich um Proliferationen der BRUNN-Epithelnester.

Pyelitis, Ureteritis, Zystitis cystica: Die kleinen Knötchen sind zystisch umgewandelt und enthalten klare, gelbliche Flüssigkeit.

Pyelitis, Ureteritis, Zystitis follicularis: Dicht angeordnete hyperplastische Lymphfollikel.

Papilläre, polypoide bullöse Zystitis: Teils schmale, teils plumpe Vorwölbung der Schleimhaut durch ein Stromaödem. Meist Folge von Dauerkathetern.
Pyelitis, Uretheritis, Zystitis emphysematosa: Entzündung und Durchsetzung der Schleimhaut mit Gasblasen. Infektion mit gasbildenden Bakterien, z.B. E. coli oder Anaerobier.
Inkrustierte Zystitis: Auf oder in der geschädigten Schleimhaut liegen flächenhafte Ablagerungen kristallinischen, oft verkalkten Materials.

Sehr selten ist das Vorkommen einer *Malakoplakie, Tuberkulose oder Bilharziose.*

39.7 Balkenblase, Trabekelblase

Arbeitshypertrophie der Blasenmuskulatur bei Abflußbehinderung. Mann: *Prostatahyperplasie;* Frau: *Descensus uteri.* Verdickte Muskelbündel springen als Wülste oder Balken gegen die Lichtung vor, dazwischen Aussackungen der Schleimhaut in Form falscher Divertikel. Die Lichtung der Harnblase ist meist weit.

39.8 Änderungen der Lichtungsweite der Harnblase

Die Harnblase erscheint *weit, mittelweit* (normal) oder *eng.*
Die ***weite Blase*** ist Zeichen einer Abflußstörung:

- Prostatahyperplasie,
- Descensus uteri, Zustand nach gynäkologischer Operation, Zystozele,
- postentzündliche Urethralstrikturen, konnatale Urethralfalten,
- Sphinktersklerose am Blasenhals,
- neurologische Störungen, d.h. sog. „spinale“ (z.B. Querschnittsläsionen) oder „zerebrale“ (z.B. Insult) Blase,
- idiopathische Blasenektasie = Megazystis.

Die ***enge Blase*** ist Zeichen der Funktionslosigkeit bzw. eines schrumpfenden Prozesses:

- Dialysepatient mit stummen Nieren,
- chronische intramurale Entzündung mit narbiger Schrumpfung: interstitielle Zystitis HUNNER, Bestrahlungseffekt, Bilharziose, Tuberkulose u.a.,
- Neurogen durch lokale Störungen im Rückenmark oder Plexus pelvinus.

39.9 Lokale Veränderungen der Harnblasenschleimhaut

Leukoplakie, Xerosis vesicae: Plattenepithelmetaplasie; evtl. mit Verhornung. Die Schleimhaut ist in wechselnder Ausdehnung, meist aber im Trigonumbereich, verdickt, weiß und trocken.

Blutungen oder Dekubitalulzera: Dauerkatheter
Lokale venöse Hyperämie: Venöse Stauung im Trigonumbereich bei Abflußbehinderung, z.B. Prostatahyperplasie, Descensus uteri
Endometrioseherde

Differentialdiagnose von Blutungen in der Harnblase

- Hämorrhagische Entzündung (Zystitiszeichen!)
- Hämorrhagische Diathese (keine Zystitis, d.h. Blutungen in der sonst unveränderten Schleimhaut)
- Kontaktblutungen durch Katheter (meist im Blasenfundus)
- Blutung e vacuo nach brüsker Katheterisierung
- Phlebektasien oder venöse Stauung im Trigonumbereich
- Blutung aus einem Tumor
- Endometrioseherde

39.10 Tumoren der harnableitenden Wege

Nierenbecken, Harnleiter und Harnblase haben eine dermaßen enge histogenetische Verwandtschaft, daß weitgehend gleichartige Tumoren vorzufinden sind. Eine sichere Beurteilung sowie Digitätsbestimmung ist makroskopisch nicht möglich.
Papillom: Maximal 1–2 cm groß; entweder fein-verzweigte, flottierende Strukturen oder polypoide, glatte Gebilde. Solitär oder multipel, rasenförmig als Papillomatose. Die Diagnose Papillom kann nur nach histologischen Kriterien gestellt werden: fibrovaskuläres Stroma, reguläres Urothel, nicht mehr als 6 Zellschichten. Geschwülste, welche diese Definition erfüllen, sind selten!
Karzinom: Teils papilläre, teils knotig-solide Tumorinfiltrate, schmal- oder breitbasig. Flächenhafte Ausbreitung an der Oberfläche, Tiefenwachstum durch alle Blasenwandschichten.

95% aller Tumoren der harnableitenden Wege sind Karzinome, 3% sind Papillome. Der Rest verteilt sich auf die anderen Geschwulsttypen.

39.11 Befunde an der Urethra

Hypospadie: Bei Männern Mündung der Urethra an der Unterseite des Penis, bei Frauen in die Vagina.
Epispadie: Mündung der Urethra auf dem Dorsum penis bzw. clitoridis.
Angeborene Urethralstenosen: Einengung, klappenartige Falten oder obstruierende Membranen.

Verletzungen: Katheter, Geburt, sonstige Traumen. Infektion führt oft zu paraurethralen Abszessen.
Entzündungen: Chlamydien, Mykoplasmen, Staphylokokken, Gonokokken. Postentzündlich entstehen narbige Strikturen.
Condylomata acuminata
Seltene Tumoren und tumorartige Läsionen

Prostata, Hoden 40

Form und Größe der Prostata entsprechen etwa einer Roßkastanie, ihr Gewicht beträgt beim jungen Mann ca. 20–30 g. Die Konsistenz ist prall-fest, an der Schnittfläche tritt milchig-trübes, visköses Sekret aus.

40.1 Benigne Prostatahyperplasie (BPH)

Das Vorkommen nimmt ab dem 40. Lebensjahr kontinuierlich zu und findet sich in 50 % der über 60jährigen. Die Prostata ist insgesamt stark vergrößert, die Kapsel intakt. Am Schnitt zeigt sich eine knotige Umwandlung: *solide makro- und mikronoduläre Herde*, dazwischen kleinere und größere *spaltförmige und zystenartige Hohlräume* (Abb. 40.1a). Betroffen sind urethranahe Areale, d.h. die Seitenlappen und der Mittellappen. Dadurch Kompression der Urethra von außen, deren Lichtung eng! Eine ausgeprägte Mittellappenhyperplasie wird HOME-Lappen genannt: ein solcher kann „kugelventilartig" die Urethra einengen.

Struktur und Farbe der Knoten hängt vom geweblichen Aufbau ab: fibromuskuläre Knoten sind faszikulär, adenomatöse Areale sind körnig und weich, stark vaskularisierte Knoten erscheinen rötlich. Die Konsistenz ist unterschiedlich, wird jedoch im allgemeinen mit dem angespannten Daumenballen verglichen: glandulär-adenomatöse Anteile sind weicher, fibromuskuläre Areale sind härter. Nicht selten finden sich auch teils ischämische, lehmfarbene und teils hämorrhagische, dunkelrote Infarkte. Das eigentliche Prostataparenchym ist an der Peripherie des Organs zu einem schmalen Saum komprimiert und verstärkt scheinbar die Kapsel: *Druckatrophie der Außendrüse.*

Häufige assoziierte Veränderungen:

- Trabekelblase mit oder ohne Zystitis: chronische Urozystitis,
- Prostatakonkremente,
- Thrombose periprostatischer Venen (Plexus prostaticus),
- Hydronephrose,
- Pyelonephritis.

! *Achte* auf eine scheinbar diskrepante Befundkombination: 1. Trabekelblase, 2. kleine Prostata, 3. weite Urethralichtung. Dies ist ein Zustand nach transurethraler Prostatateilresektion, wodurch die Lichtung der Harnröhre freigemacht wurde.

In einer Prostatahyperplasie sind kleinste Karzinomherde mit freiem Auge nicht zu erkennen!

40.2 Prostatakarzinom

Verschiedene klinische Varianten der Diagnosefindung sollten berücksichtigt werden:

Manifestes Karzinom: Der Tumor ist klinisch bekannt und morphologisch eindeutig.

Abb. 40.1. a Benigne, noduläre Prostatahyperplasie, **b** Prostatakarzinom

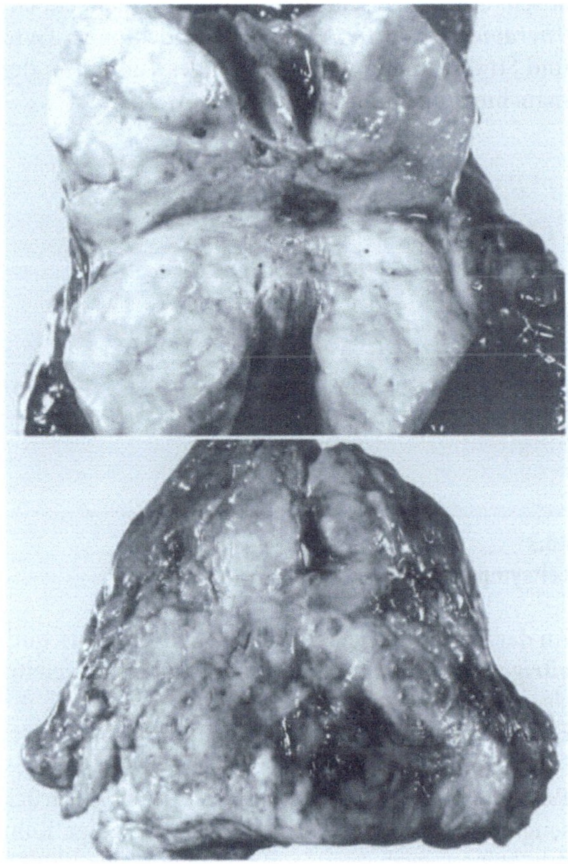

a

a

Okkultes Karzinom: Klinisch war der Primärtumor unbekannt, obwohl eine Tumorkrankheit, z. B. durch den Nachweis von Metastasen, evident war.
Inzidientes Karzinom: Klinisch unbekannt, der Tumor wurde zufällig anläßlich einer Biopsie oder Operation entdeckt.
Latentes Karzinom: Klinisch kein Karzinomverdacht, der Tumor wird erst anläßlich der Obduktion entdeckt.

Ein Prostatakarzinom besteht bei 50 % der über 70jährigen.

Die karzinomatöse Prostata muß nicht vergrößert sein. Der Tumor liegt häufig dorsoperipher, d. h. rektumnahe in der Außenzone: unscharf begrenzt, sehr derb bis hart, eine Kapsel ist nicht abgrenzbar. Farbe grauweiß, typischerweise auch gelb = Xanthokarzinom durch lipidspeichernde Tumorzellen (Abb. 40.1 b).
Ausbreitungswege: Samenblasen, Harnblase, Urethra, Rektum. Lymphogene Metastasen in die obturatorischen und iliakalen Lymphknoten, hämatogene Metastasen in Beckenknochen und Wirbelsäule.

Die Knochenmetastasen des Prostatakarzinoms sind fast immer osteoplastisch! Osteoklastische Metastasen kommen jedoch als Rarität vor.
Therapieassoziierte Befunde: Orchidektomie, Gynäkomastie. Nach Hormon- und Strahlentherapie Regression des Tumors → derselbe kann makroskopisch manchmal nicht mehr identifiziert werden.

pTNM-Klassifikation des Prostatakarzinoms

pT1:	*Nicht definiert*
pT2a:	*Befall eines Lappens*
pT2b:	*Befall beider Lappen*
pT3a:	*Tumor durchbricht die Kapsel*
pT3b:	*Invasion der Samenblase(n)*
pT4:	*Invasion weiterer benachbarter Strukturen (Harnblase, Rektum, Beckenbodenmuskulatur, Beckenwand)*

40.3
Leitsymptom: Eiter

An der Schnittfläche der Prostata tritt Eiter aus, quillt bei Druck reichlich nach: ***eitrige Prostatitis.*** Hämatogen oder lokal-fortgeleitet entstanden; kann ein Sepsisentwicklungsherd sein.
Echte Abszesse: Nach Ausdrücken und Abspülen der eitrigen Flüssigkeit bleiben Höhlen mit fetziger Wand, d.h. Gewebezerstörung.
Pseudoabszesse, Retentionsabszesse: Nach Ausdrücken des Eiters aus den Drüsengängen bleiben dieselben als glattwandige Röhrchen oder sie kollabieren, d.h. keine Gewebezerstörung; lediglich kanalikuläre Ausbreitung der Entzündung.

Ausgedrückter Eiter muß mikroskopisch identifiziert werden! Gefahr der Verwechslung mit blanden Sekreten.

40.4
Leitsymptom: Kleinfleckige Farbänderungen

Schnupftabakkörner: Gelbbraune bis braunschwarze etwa 1 mm große Gebilde, evtl. mobilisierbar. Es sind Prostatolithen, d.h. eingedicktes, kalkinkrustiertes, durch Blutpigment gefärbtes, intrakanalikulär gelegenes Material. Diese Konkremente werden auch als Corpora amylacea bezeichnet.

- *Gelb und flüssig:* Eiter
- *Gelb und trocken:* Ischämische Nekrose, Tuberkulose
- *Gelb und derb:* Xanthokarzinom
- *Rot und feucht:* Entzündung, Blutung

Die Prostata ist bei einer Urogenitaltuberkulose in 2/3 der Fälle betroffen. Die Ausbreitung im Genitalsystem erfolgt kanalikulär, meist in Richtung des Sekretstromes.

40.5
Leitsymptom: Im Skrotum ist kein oder nur ein solitärer Hoden

Konnatale Anorchie: Ein- oder doppelseitig, Anteile von Nebenhoden und Samenstrang sind oft erhalten.
Monorchie: Einseitiges komplettes Fehlen von Hoden und Samenstrang sowie der Niere.
Maldeszensus, Kryptorchismus: Es gibt 2 verschiedene Typen von Deszensusstörungen.

- *Hodenretention, durch mangelhaften Deszensus:* Rechts häufiger als links, 10% bilateral. Am häufigsten ist der Leistenhoden, d.h. der Hoden befindet sich am proximalen Eingang, in der Mitte oder am distalen Ausgang des Leistenkanals. Einen *Gleithoden* kann man in das Skrotum drücken, doch er rutscht sofort wieder zurück. Ein *Pendelhoden* befindet sich im Skrotum, wird jedoch gelegentlich in den Leistenkanal hinaufgezogen. Selten ist der Hoden intraabdominell liegengeblieben = *Retentio testis abdominalis.* Retinierte Hoden haben ein 10fach erhöhtes Tumorrisiko.
- *Hodenektopie:* Abnorme Lage außerhalb des Deszensusweges – perineal, femoral, zwischen den Bauchdecken, am Penisrücken oder beide Hoden in einer Skrotumhälfte

Semikastration: Nach Tumoren oder Entzündung; Hautnarbe
Orchidektomie: Bei Prostatakarzinom, Hodentorsionen oder mißglückten Hernienoperationen; Hautnarbe, Implantation von Kunststoffhoden
Posttraumatischer Hodenverlust

40.6
Leitsymptom: Verkleinerter Hoden

Klein, meist weich und dunkelbraun oder von weißem, geschrumpftem Narbengewebe durchsetzt.

- *Hypogonadismus:* Diverse Syndrome mit meist chromosomalen und hormonellen Störungen
- *Postentzündlich, postnekrotisch*
- *Diabetes, chronischer Alkoholismus, Leberzirrhose*
- *Endogen – endokrin:* z.B. Hypophysenshädigung
- *Exogen – endokrin – medikamentös:* z.B. Östrogene, Antiandrogene, Zystostatika u.a.
- *Ausgebrannter Hodentumor:* Vernarbter Primärtumor

40.7 Leitsymptom: Vergrößerter Hoden

Megatestis: Rarität!
Hodentorsion: Hämorrhagische Infarzierung mit blutiger Nekrose
Akute Orchitis und Epididymitis: Miterkrankung im Rahmen einer allgemeinen Infektion oder Begleitorchitis bei meist viralen Kinderkrankheiten, z. B. Mumps
Tuberkulöse Epididymitis und Orchitis: Häufige Streumanifestation der Tuberkulose; Verkäsung und Tuberkelbildung
Neoplasmen des Hodens: Fast immer maligne! Eine Identifikation und Klassifikation ist nur histologisch möglich.

40.8 Leitsymptom: Hohlräume und Zysten

Hydrozele: Normal ist im Cavum scroti, also zwischen Epi- und Periorchium eine geringe Menge wäßriger Flüssigkeit; ist diese vermehrt, spricht man von Hydrozele. *Akut:* als Begleitscheinung von Entzündungen; *chronisch:* primär schleichend beginnend, bis 2 l umfassend, Hoden in der Zelenwand druckatrophisch abgeplattet.
Hydrocele vaginalis communicans: Processus vaginalis ist in seiner gesamten Ausehnung offen. *Hydrocele testis et funiculi spermatici:* Obliteration am abdominalen Ende. *Hydrocele funiculi spermatici:* gegen Hoden und Peritoneum abgeschlossen. *Hydrocele testis:* nur das Cavum scrotis ist ausgeweitet.
Hämatozele: Blut in einer Hydrozele.
Verkalkte Periorchitis: Entweder chronische Entzündung in einer Hydro- oder Hämatozelenwand oder bei zystischer Fibrose = Mukoviszidose.

Zysten der Hoden-Nebenhoden-Gegend sind Reste embryonaler Kanalsysteme.

- *Appendix testis, ungestielte MORGAGNI-Hydatide*: Zyste an der Hodenoberfläche.
- *Appendix epididymidis, gestielte MORGAGNI-Hydatide*: Bläschenförmig aufgetriebener Nebenhodenkopf.

Wenn in eine Zyste Spermien einfließen: *Spermatozele.*

Hydatiden sind papierdünne Zystchen mit glatter Wand und einer farblosen Flüssigkeit als Inhalt. Klinisch bedeutungslos.

Kapitel 41

Die Organe des weiblichen Genitales 41

41.1
Leitsymptome der Veränderungen an den Ovarien

Der Eierstock ist bei der geschlechtsreifen Frau ein abgeflachter, ovoider, etwa 4 × 3 × 1 cm großer Körper, oberflächlich buckelig mit Einziehungen. Schnittfläche graurot bis grauweiß. Sichtbar sind: *Corpus rubrum* - kleine Blutung; *Corpus luteum menstruations* - gelb, bis 5 mm groß; *Corpus luteum graviditatis* - gelb, über 5 mm groß; *Corpus albicans* - narbig-weiß.

Altersentsprechende Größe

- *Ovarium gyratum, Involution*
- *Oophroitis*
- *Adnexitis chronica adhaesiva*

Mäßige Vergrößerung

- *Stromahyperplasie*
- *Stromaödem*
- *Hämorrhagische Infarzierung*

Zystische Bildungen

- *Ovarialzysten*
- *Parovarialzysten*
- *Tubovarialzysten*

Starke Vergrößerung durch solide und/oder zystische Neoplasmen

- *Ovarialtumoren*
- *Metastasen*

41.2
Involution des Ovars

Durch die narbige Schrumpfung der Corpora albicantia wird das Ovar kleiner, hart, weiß und oberflächlich hirnrindenartig gefaltet: *Ovarium gyratum.* Hyalinisierung und Verkalkung der Arterien. Durch Narbenzug oft Einstülpungen des peritonealen „Oberflächenepithels“ = MÜLLER-Epithel (fälschlich Keimepithel) und Bildung von Inklusionszysten = *germinalen Einschlußzyten.* Dies sind die häufigsten Zysten in Ovarien älterer Frauen.

41.3 Oophoritis

Meist eitrige Entzündung, gewöhnlich zusammen mit eitriger Salpingitis: *Adnexitis.* Wenn auch das Peritoneum des kleinen Beckens betroffen ist → *Pelveoperitonitis* bzw. „*pelvic inflammatory disease*" (PID).

Entstehung: Kanalikulär-aszendierend von der Tube; Übergreifen von Appendizitis, Divertikulitis, Ileitis regionalis; hämatogen, lymphogen. Die Infektion erfolgt meist sexuell, postpartal, postabortal oder durch mechanische IUPs.

- *Akute Oophoritis:* Schwellung, Rötung, eitriges Exsudat, Pyosalpinx
- *Ovarialabszeß:* Einschmelzung, evtl. in präformierten Zysten,
- *Tubovarialabszeß*
- *Oophoritis durch spezifische Erreger:* Tuberkulose, Mumpsviren, Chlamydien u. a.
- *chronische Oophoritis:* Vernarbungen

41.4 Adnexitis chronica adhaesiva

Narben und bindegewebige Verwachsungen zwischen Ovar, Tube und Pelveoperitoneum; evtl. sogar Darmschlingen. Strangbildungen sind eine potentielle Gefahr für Ileus, narbenbedingte Hohlräume können epithelial ausgekleidet werden und Pseudotumoren darstellen.

41.5 Stromahyperplasie, Stromaödem

Oft bilateral, knotenartig oder diffus. Die Ovarien sind stark vergrößert, am Schnitt blaßgelb mit verwaschener Grenze zwischen Rinde und Mark. Auftreten meist in der Postmenopause, evtl. Virilisierung. Nicht selten kombiniert mit Endometriumhyperplasie, Endometriumkarzinom und Mammakarzinom.

Tumorähnliche, jedoch nicht neoplastische Ovarialvergrößerungen

- *Stromahyperplasie (Hyperthekose, Fibromatose),* Stromaödem
- *Schwangerschaftsluteom:* Meist bilateral und multinodulär, solid, weich, gelb
- *Hyperplastisch verlaufende Entzündungen,* Xanthogranuloma und Malakoplakie eingeschlossen
- *Ektopische Gravidität*

41.6
Hämorrhagische Infarzierung

Meist als Folge einer Stildrehung am Mesovar: Organ stark vergrößert, düsterrot, blutig destruiert.

! *Achtung:* Häufig bei Tumoren (die dann verdeckt sein können) und bei Zysten.

41.7
Nichtneoplastische Zysten

Follikelzysten: Präovulatorische Zysten, denn sie entstehen aus nichtrupturierten, zystisch-atretischen Follikeln. Solitär oder multipel, glattwandig, wasserklarer Inhalt. Meist 1–5 cm groß, können auch erheblich größer werden.
Corpus-luteum-Zysten: Vergrößertes Corpus luteum (gelbe Wand) mit zentralem Hohlraum und kleiner Blutung (bräunliche Flüssigkeit).
Thekalutein-Zysten: Inhalt wasserklar, blutig, schokolade- oder teerartig. Manchmal mit Blasenmole oder Chorionepitheliom kombiniert.
Corpus-albicans-Zysten: Wand weiß, Inhalt evtl. leicht verfärbt.
Inklusionszysten = germinale Einschlußzysten: Meist multipel, Größe schwankt zwischen wenigen Millimetern und mehreren Zentimetern, Inhalt wasserklar bis schleimig. Praktisch in allen Ovarien älterer Frauen vorhanden.
Endometriosezysten: Kleine, rötliche Knötchen oder größere zystische Bildungen mit braunschwarzem Inhalt: *Schokoladezysten, Teerzysten.*
STEIN-LEVENTHAL-Syndrom: Ovarien bilateral (evtl. sehr stark) vergrößert, weiß, derb. Am Schnitt ist vor allem die Rinde von zahlreichen bis 1 cm großen Follikelzysten durchsetzt: *polyzystische Ovarien.* Kombiniert mit Oligoamenorrhö, Sterilität, Hirsutismus, Adipositas.
Parovarialzysten: Zystische Gebilde in Mesovar und Mesosalpinx, ausgehend vom Epoopheron = Rest des WOLFF-Ganges. Unterschiedlich groß, wäßriger oder schleimiger Inhalt. Charakteristisch ist die Doppelwandigkeit: Zystenwand plus Peritoneum, daher sind in dieser dünnen Wand 2 *gegeneinander verschiebliche Gefäßnetze vorhanden.*
Tubovarialzyste: Bezeichnung für Kommunikationszysten von Tube und Ovar. Es gibt verschiedene Möglichkeiten:

- Ovarialzyste platzt, das Fimbrienende wächst an die Öffnung an: Vom Ende der Tube ziehen zarte radiäre Streifchen auf die Zyste.
- Tube verwächst mit einem Zystovar, die Zyste entleert sich in die Tubenlichtung.
- Hydrosalpinx verwächst mit einem Zystovar, Schwund der Trennwand, evtl. seitliche Kommunikation der Tube mit dem Ovar.
- Hydrosalpinx verwächst mit einem unveränderten Ovar.

Differentialdiagnostische Anhaltspunkte: Tube und Ovar nicht voneinander zu differenzieren, kein freies Fimbrienende.

41.8 Ovarialtumoren

Die Klassifizierung und Dignitätsbeurteilung der Ovarialtumoren erfolgt nach histogenetischen Kriterien. Der Makroskopie kommt lediglich eine deskriptive Bedeutung zu, nur vereinzelt gibt es diagnostische Indizien. Ein Gefrierschnitt ist zur ersten groben Orientierung hilfreich.
Seröses Zystadenom: Meist beidseitig, häufiger einkämmerig, seltener mehrkämmerig. Kleine (1 cm) bis große (30 cm) Zyste(n), dünnwandig, seröser gelblicher Inhalt (selten schleimig, kommt aber vor). Innere und äußere Zystenoberfläche meist glatt: *Cystadenoma simplex* oder herdförmig papillär-zottig: *Cystadenoma papilliferum.* Diese papillären Proliferationen können die ganze Lichtung ausfüllen oder sich auch nur an der äußeren Oberfläche entwickeln: *seröses Oberflächenpapillom.*
Seröses Zystadenofibrom: An Stelle der papillären Strukturen große, plumpe, fibröse Knotenbildungen. Wenn eine zystischen Hohlräume: ***Adenofibrom.***
Seröses Zystadenokarzinom: Aussehen ähnlich wie Zystadenom, jedoch unregelmäßige knotig-solide Abschnitte sowie Blutungen, Nekrosen und intrazystisch abgelöste Tumorfragmente. Zystenwand oft tumorös durchwachsen, Ausbreitung papillärer Formationen an der Oberfläche.

Die Diagnose eines jeglichen Ovarialkarzinoms ist nur histologisch möglich. Das einzige Kriterium ist ein invasives Tumorwachstum, welches oft nur an einzelnen Stellen nachweisbar ist: papilläre Proliferationen, solide oder kleinzystische Areale.

Es ist daher wichtig festzustellen, ob die papillären Strukturen nur an der inneren Zystenfläche oder auch an der äußeren Oberfläche entwickelt sind und ein Durchwachsen der Wand vorliegt.

Weitere Indizien der Malignität: Nekrosen, Blutungen, Kapsel- und Serosadurchbrüche. Ovarialkarzinome verursachen frühzeitig eine ausgedehnte Carcinosis peritonei.
Muzinöses Zystadenom: Meist einseitig und mehrkämmerig. Größer als seröse Zystadenome, d.h. bis 50 cm und mehr. Dickwandige, multilokuläre, unterschiedlich große Zysten; solide, evtl. schwammartig-mikrozystische Areale. Zystenwände glatt, selten papillär; Inhalt gelblich-gallertiger Schleim. Typisch ist die Kombination mit einem BRENNER-Tumor oder einem Teratom.

Bei spontaner oder artifizieller (iatrogener) Ruptur eines muzinösen Zystadenoms entstehen Implantationen am Peritoneum: *Pseudomyxoma peritonei.* Produktion großer Mengen gallertigen Materials, das die ganze Bauchhöhle ausfüllt. Entstehung auch nach Ruptur einer Mukozele der Appendix möglich.
Muzinöses Zystadenofibrom bzw. *Adenofibrom* bei fibröser Knotenbildung.
Muzinöses Zystadenokarzinom: Gegenüber dem Zystadenom treten die schwammartigen und soliden Partien in den Vordergrund. Die papillären Strukturen werden mehr, die Schleimproduktion wird geringer.

41.8.1
Diagnostische Hinweise auf einige spezielle Tumortypen

Endometroide Karzinome: Blutgefüllte Zysten; solide, teils schwammartige, teils nekrotische Tumorareale.
BRENNER-Tumor: Solid, grau-weiß, derb (fibromartig). Oft in der Wand eines muzinösen Zystadenoms. Wenige Millimeter bis mehrere Zentimeter groß.
Granulosazelltumor: Schnittfläche gelblich, weich, solide oder zystisch.
Thekom: Schnittfläche gelblich, derb, solide.
Fibrom: Schnittfläche weiß, hartfaserig oder myxoid.
Reifes, zystisches Teratom, Dermoidzyste: Meist einseitig, derbe Kapsel; teigiger Inhalt, evtl. Haare; bis 20 cm groß.

41.8.2
Karzinommetastasen

Meist lymphogen, aber auch hämatogen und durch peritoneale Aussaat. Es werden 2 Erscheinungsformen unterschieden:
Hämatogene Metastasen: Rund, scharf begrenzt, Krebsnabel. Zwischen den Metastasen komprimiertes Ovarialgewebe.
KRUKENBERG-Tumoren: Meist beide Ovarien stark vergrößert, die große Form jedoch erhalten. Am Schnitt diffuse, z. T. streifige, evtl. schleimglänzende Infiltrate. Primärtumor bei KRUKENBERG-Metastasen: Magen, Pankreas, Mamma, Dickdarm (Abb. 41.1).

41.9
Akute Salpingitis

Je nach Entstehungsweg werden 3 Typen unterschieden.
Kanalikulär-aszendierend, „gonorrhoischer" Typ: Eitrige Entzündung längs des Genitalkanals. Tube stark geschwollen und gerötet, aus der Lichtung fließt

Abb. 41.1. KRUKENBERG-Metastasen in beiden Ovarien. Dieselben sind unter Wahrung der ursprünglichen Form und Oberfläche stark vergrößert

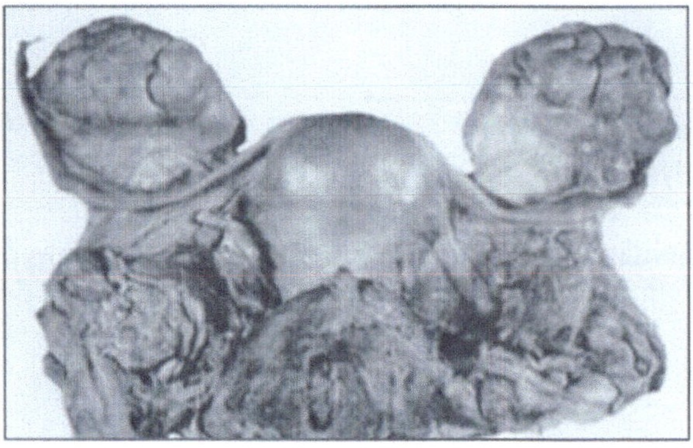

Eiter. Achtung: Am Uterus ist meist nur die Endozervix entzündlich verändert.
Lymphogen-kontinuierlich, „puerperaler" Typ: Endometritis - Myometritis - Parametritis. Tube stark geschwollen und gerötet, Wand enorm verdickt (Phlegmone), Lichtung spaltförmig eingeengt. Achtung: Ausbreitung der Entzündung im kleinen Becken.
Hämatogen-metastatisch, „tuberkulöser" Typ: Bei jeder Sepsis möglich, häufig jedoch als Streuform einer Tuberkulose: Tuberkel an der Serosa, Käse in der Lichtung.

41.10 Chronische Salpingitis

Strangförmige oder flächenhafte Verwachsungen mit den Nachbarorganen, Verziehungen, Knickungen, PID (s. 41.3).

Das abdominelle Tubenende meist narbig verschlossen, es kann eine posthornartig im Ampullenbereich aufgetriebene Tube entstehen: *Saktosalpinx*, die je nach Inhalt als *Hydrosalpinx* (wäßrig-klar), *Hämatosalpinx* (Blut) oder *Pyosalpinx* (Eiter) bezeichnet wird.

▸ *Denke bei einer Hämatosalpinx auch immer an eine Tubargravidität oder eine Neoplasma.*

Eine wurstförmige, blutig durchtränkte Tube kann Resultat einer hämorrhagischen Infarzierung sein.

41.11 Salpingitis isthmica nodosa

Der Terminus ist irreführend, es besteht keine *-itis*, sondern eine Fehlbildung: multiple, knotige, weißlich bis bräunliche Verdickungen der Tube im Isthmusbereich, dadurch oft groteske Änderung der Form. Hyperplasie der Muskulatur mit divertikelartigen Einschlüssen von Tubenepithel.

41.12 Hydatiden

Solitäre oder multiple, 1–10 mm große, gelblichweiße Zystchen mit wasserklarem Inhalt. Liegen unter der Tubenserosa oder in der Mesosalpinx.

41.13 Tumoren der Tube

Selten! Gutartige und bösartige Neoplasmen unterschiedlichsten Aufbaus. Können nur histologisch geklärt werden.

41.14 Der normale und der mißgebildete Uterus

Bei Eintritt der Geschlechtsreife hat der Uterus eine Sondenlänge von etwa 5–7 cm und eine Wanddicke am Fundus von 1–2 cm. Er befindet sich durch einen Anteversioknick im Isthmusgebiet in Anteflexioposition.

Rudimentäre Entwicklungen

1. Symmetrische Aplasien und Hypoplasien:

- Aplasie (Ovarien, Tuben und Vagina können ausgebildet sein)
- Hypoplasie
- Uterus bicornis solidus (keine Lichtung, getrennt bis auf eine gemeinsame Portio)

2. Asymmetrische Aplasien und Hypoplasien

- Uterus bicornis cum cornu rudimentario
- Uterus unicornis (eigentlich ein „längshalber" Uterus)

Unvollständige Verschmelzung der MÜLLER-Gänge

1. Äußerlich sichtbare Trennungen:

- Uterus duplex separatus
- Uterus didelphys cum vagina septa (2 Uteri, nur am Kollum verbunden; Längsscheidewand in der Vagina)
- Uterus bicornis bicollis (Korpus und Isthmus komplett getrennt, gemeinsame Portio, jedoch doppelter äußerer Muttermund)

2. Äußerlich vollständige, im Inneren unvollständige Verschmelzung:

- Uterus bilocularis septus cum vagina septa (Scheidewand in Uterus und Vagina)
- Uterus duplex (Scheidewand im Uterus)
- Uterus septus unicollis (Scheidewand in Korpus und Isthmus)
- Uterus subseptus (Scheidewand im Fundus)

41.15 Descensus uteri

Tiefertreten des Uterus und der Vagina bei Nachgiebigkeit des Halteapparates und des Beckenbodens. Charakteristisch ist ein Mißverhältnis der Proportionen durch eine *Elongation des Collum uteri.* Es kann zu Entleerungsstörungen der Harnblase kommen → Trabekelblase, Zystitis und aufsteigender Harnwegsinfekt.

Höhere Grade der Senkung führen zu einem Sichtbarwerden des Uterus an der Vulva = *Prolaps.*

41.16 Veränderungen an der Portio

Die Schleimhaut der Ektozervix ist normalerweise graurot und glatt-glänzend. Der äußere Muttermund kann grübchenförmig, quergestellt oder klaffend sein. Folge eines Einrisses = *Lazeration* ist eine narbige Verziehung einer Muttermundlippe und evtl. Verödung des Fornix. Vorkommen nach Geburten, instrumentellen Eingriffen oder durch Pessar.
Leukoplakie: Weißer, trockener Fleck an der Portioschleimhaut. Meist umschriebene Verhornung.
Echte Erosion: Hochroter, samtartiger Fleck, Epitheldefekt.
Ektopie = Pseudoerosion: Dunkelroter Fleck, meist granulär oder feinpapillär; Zervixschleimhaut auf die Portiooberfläche verlagert.
Papillom, Condyloma acuminatum: Flächige, papilläre Proliferationen. Durch Papillomviren (HPV) induziert.
Endometrioseherde: Blauschimmernd bis blutig.

41.17 Veränderungen im Zervikalkanal

Die Schleimhaut ist palmblattartig zart gefaltet: *Plicae palmatae.* Die Lichtung des Kanals häufig vom KRISTELLER-Schleimpfropf erfüllt.
Ovula NABOTHi: Oft multiple, bis 1 cm große Düsenretentionszysten. Es entleert sich zäher Schleim.
Zervixpolyp: Häufig! Wenige Millimeter bis mehrere Zentimeter große, breitbasig oder gestielt angewachsene, weiche, oft tropfenförmige Gebilde mit glatter oder papillärer Oberfläche. Bei Stieldrehung hämorrhagisch infarziert.
Zervizitis
Verödung des Zervikalkanals: Postentzündlich; infolge Abflußbehinderung aus dem Uteruscavum: *Hämatometra, Mukometra, Pyometra.*

41.18 Zervixkarzinom, Kollumkarzinom

3 typische Erscheinungsformen:
Exophytischer, blumenkohlartiger Tumor: Meist von einer Muttermundlippe (vorne: hinten = 6:1) ausgehend, häufig Übergreifen auf die Vaginalwand. Oberflächlich papillär bis zerklüftet, brüchig; Nekrosen, Blutungen, Ulzera (Abb. 41.2).
Endophytisch wachsender Tumor: Zervix tonnenförmig aufgetrieben, diffus tumorös infiltriert, hart. Der Tumor wächst unter der intakten Schleimhaut in die Vaginalwand bzw. dringt in die Parametrien ein; Ulzeration erst spät.
Primär ulzerierter Zervixhöhlentumor: An der Portio ein Geschwulstkrater, der konisch in die Tiefe der Zervix reicht, oder ein rein endozervikaler Tumor, der zirkulär den Zervikalkanal umgibt: „Höhlenbildung".

pTNM-Klassifikation des Zervixkarzinoms

pT1:	*Tumor auf Zervix beschränkt*
pT1a:	*mikroinvasiv (max. 3–5 mm)*
pT1b:	*Invasionstiefe über 3 (5) mm*
pT2:	*Infiltration der Parametrien, ohne die Beckenwand zu erreichen, oder der oberen 2/3 der Vagina*
pT3:	*Ausbreitung bis an die Beckenwand* *Befall des unteren Drittels der Vagina*
pT4:	*Einbruch in Harnblase oder Rektum und/oder extrapelvine Ausdehnung*

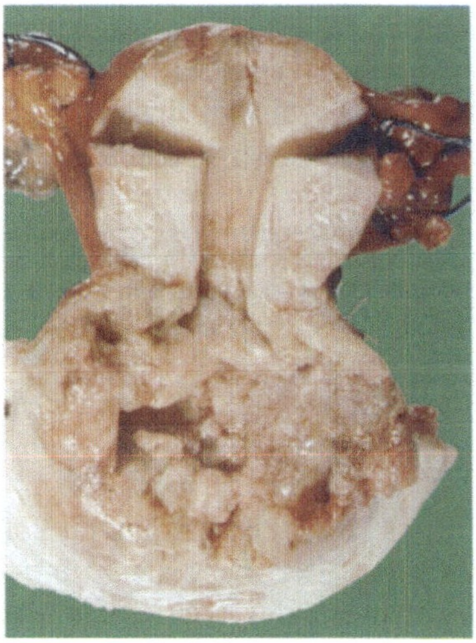

Abb. 41.2. Exophytisch-blumenkohlartiges Zervixkarzinom. Ein Tumor dieses Ausmaßes ist im Zeitalter gynäkologischer Vorsorgeuntersuchungen extrem selten geworden

Ausdehnung des Zervixkarzinoms

- *Kontinuierlich* auf Parametrien, Vagina, Uteruskörper. Bei Ausbreitung längs der Schleimhaut der Genitalorgane (Endometrium-Tube) ohne Tiefenwachstum = *Zuckergußkrebs.*
- *Diskontinuierliche Metastasen:* Vorwiegend lymphogen; parametran, parazervikal, hypogastrisch, iliakal, obturatorisch. Lymphogene Ausbreitung auch auf Ovar, Tube und Lig. uterina.
- *Hämatogene Fernmetastasen:* Haut, Gehirn, Leber, Knochen und andere Organe. Diese Metastasierung ist relativ selten, da meist früher der Tod infolge anderer Komplikationen eintritt.
- Peritonealkarzinose.

Komplikationen:

- Umscheidung und Obstruktion der Ureteren mit aufsteigender Harnwegsinfektion und Urämie = häufigste Todesursache. Harnwegsinfektion auch infolge Bildung von
- Rektovesikovaginalfisteln (Kloakenbildung, besonders nach intensiver Strahlentherapie) oder bei Blaseneinbruch.
- Folgen der Strahlentherapie können sein: Kloakenbildung, Fibrosierung des Beckenbindegewebes (ebenfalls mögliche Ursache einer Ureterenstenose).

41.19 Veränderungen im Corpus uteri

Während der Geschlechtsreife ändert sich die Höhe des Endometriums zyklisch und beträgt am Ende der Proliferation etwa 3–5 mm.

Verdickung des Endometriums

- *Ödem*
- *Hyperplasie:* ungleichförmig bis 2 cm dick, „polypös“ imponierend
  - Glandulär-zystische Hyperplasie
  - Adenomatöse Hyperplasie
  - Polypen der Korpusschleimhaut
- *Endometritis:* Entzündungszeichen je nach Art des Exsudates

Atrophie des Endometriums in der Postmenopause

Intrauterinpessar

- Ring, Schleife, Spirale, Anker, Bügel und dergleichen
- IUP: Intrauterinpessar; IUD: Intrauterine device

Blut im Corpus uteri

- *Apoplexia uteri:* Frische Blutung im Endometrium des Fundus. Hypertonie, Atherosklerose, Herzinsuffizienz, intraoperative Gefäßklemmung. Häufig dabei im Myometrium Arterien mit Mediasklerose.

- *Hämatometra:* Verschluß des Zervikalkanals
- *Status menstruationis:* Indiz ist ein Corpus luteum im Ovarium
- *Neoplasmen*

41.20 Korpuskarzinom

2 typische Erscheinungsformen:
Umschriebenes Karzinom: Sitz meist im Fundus an der Hinterwand oder im Tubenwinkel. Abgegrenzte schwammige oder zottige exophytische Verdickung des Endometriums.
Diffuses Karzinom: Großer Teil oder ganzes Endometrium betroffen, wächst polypös in die Lichtung; weich-brüchig, Blutungen, Nekrosen. Übergreifen auf Zervix und Invasion des Myometriums: Uterus vergrößert, kugelig aufgetrieben, weich.

pTNM-Klassifikation des Korpuskarzinoms

pT1: ***Auf den Uteruskörper beschränkt***
pT2: ***Korpus und Zervix befallen***
pT3: ***Extrauterine intrapelvine Ausbreitung***
pT4: ***Übergreifen auf Blase und Rektum und/oder extrapelvine Ausbreitung***

Metastasierung des Korpuskarzinoms

- *Lymphknoten:* Paraortal, hypogastrisch und iliakal, inguinal
- *Ovarium:* Implantationsmetastasen nach Perforation des Peritoneums oder transtubalem Transport
- *Tuben:* Lymphogen
- *Zervix, Blase, Rektum:* Meist kontinuierliches Übergreifen
- *Peritoneum*
- *Fernmetastasen:* Sehr selten

41.21 Veränderungen im Myometrium

Diffuse Myohyperplasie: Der gesamte Uterus ist durch eine nichtknotige starke Verdickung des Myometriums beträchtlich vergrößert.
Myome im Uterus: Das typische Leiomyom ist ein runder, scharf begrenzter, fester Knoten; am Schnitt faszikuläre Struktur, weiß bis gelblich. Große Myome zeigen regressive Veränderungen: Blutungen, rote Degeneration, mißfärbige Nekrosen, schleimig-zystische Umwandlung, Verkalkungen. Myome sind häufig und treten meist multipel auf. Histologisch sind reine Leiomyome selten, meist sind es Fibromyome/Myofibrome.

Lokalisation der Myome: 1. Intramural am häufigsten; multiple große Myome können den Uterus beträchtlich vergrößern und verformen. 2. Subserös knotige oder gestielt, manchmal in das Lig. latum vorwachsend. Bei Verwachsung mit dem Omentum majus kollaterale Blutversorgung von Netzgefäßen aus = parasitäres Myom. 3. Submukös am seltensten. Schleimhautläsionen führen zu Blutungen, gestielte Myompolypen können durch Stieldrehung hämorrhagisch infarziert werden.

Die Entartung eines Leiomyoms zu einem Myosarkom ist selten (0,7%).

Adenomyosis uteri interna: Uterus vergrößert, oft asymmetrisch. Die Wand ist verdickt; am Schnitt wirbelartige, schwammige Struktur mit winzigen eingesunkenen Herden, die grauweiß oder braunrot sein können.

MÖNCKEBERG-Mediasklerose metraner Arterien: Auf der Schnittfläche des Myometriums springen kleinste, weiße, harte Herde vor, die bei Lupenbetrachtung verkalkte durchschnittene Arterienstümpfe sind. Im Senium häufig.

41.22 Normale Befunde an Vulva und Vagina

Vulva ist topographisch die Gesamtheit des äußeren Genitales der Frau: Mons pubis, Labia majora et minora, Klitoris, BARTHOLIN-Drüsen, Ductus paraurethrales SKENE, Orificium urethrae externum, Hymen(reste).

Die ***Vagina*** grenzt vorne-oben an die Blase und Harnröhre, reicht mit dem hinteren Fornix bis an das Peritoneum des DOUGLAS-Raumes und liegt hinten-unten dem Rektum an. Die Schleimhaut ist in der Jugend graurot und trägt zahlreiche quere Falten (Rugae), die vor allem nach Geburten verschwinden. Mit zunehmendem Alter wird die Schleimhaut weißlich. Der Hymen ist die Grenze zwischen innerem und äußerem Genitale, Reste sind die wärzchenförmigen Carunculae hymenales.

41.23 Vulvitis

Alle dermatologischen Erkrankungen der behaarten Haut können auch an der Vulva vorkommen, z. B. Psoriasis, Ekzeme, allergische Dermatitis.

Ortsspezifische Besonderheiten sind:

Akute Vulvitis: Schwellung, Rötung, Exsudat.

Vulvovaginitis gonorrhoica: Eitriges Exsudat aus Urethra und SKENE-Gängen (beiderseits unterhalb der Urethra) ausdrückbar.

BARTHOLINitis: Die Drüsen liegen seitlich unten an den kleinen Labien. Rötung, Schwellung. Es kann ein BARTHOLIN-Abszeß bzw. nach Entleerung des Eiters und Verschluß des Ausführungsganges eine BARTHOLIN-Zyste entstehen.

Indiz für eine stattgehabte BARTHOLINitis ist eine braunrote Verfärbung der Drüsenmündung an den Labien: SÄNGER-Fleck.

Chronische Vulvitis: Schwellung, Erosionen, Kratzeffekte, Krusten, spitze Kondylome.
Soormykose: Grauweiße bis weiße, krümmelige, festhaftende Beläge; nach Abziehen nässender Oberflächendefekt. Gehäuftes Vorkommen bei Diabetes, Schwangerschaft, hormoneller Kontrazeption sowie im Kindes- und Greisenalter.

41.24 Craurosis vulvae = Lichen sclerosus et atrophicus

Beginn mit weißlichen Flecken (Leukoplakien), später zackig-konfluierende, glatte, perlmuttartig glänzende, harte Bezirke mit Schrumpfungszeichen, d.h. Stenosen der Orifizien. Häufig Erosionen. Praktisch nur im Klimakterium vorkommend.

41.25 Leukoplakie

Dies ist ein rein deskriptiver Begriff für einen weißen Fleck (meist Hyperkeratose), hinter dem sich jedoch viel verbergen kann: *isolierte Keratose, Vitiligo, depigmentierte Narbe, chronische Dermatitis, Craurosis vulvae, Karzinom.*

41.26 Tumoren und tumorartige Veränderungen an der Vulva

■ *Hinweis auf wichtige Typen:* Papillom, Polyp, Kondylome, Keratose, Keratoakanthom, Karzinome, embryonales Rhabdomyosarkom (Sarkoma botryoides), Nävuszellnävus, malignes Melanom, Endometriose, heterotopes Mammagewebe, Zysten.

Condyloma acuminatum: Warzenförmig, oft konfluierend, blumenkohlartig-zerklüftet. Meist multipel an Vulva, Perineum sowie perianal, in der Vagina und an der Zervix. Verursacht durch Infektion mit HPV-1 und -6 (analoge Veränderungen beim Mann am Penis und perianal).
Condyloma latum: Plateauförmige, grauweiße Hauterhebungen, konfluierend, ulzeriert. Vulva, Vagina, Portio. Charakteristische Veränderung bei Lues II.

41.27 Karzinom der Vulva

- *Oberflächliches Karzinom:* Flach oder leicht erhabene Erosion/Ulzeration
- *Exophytisches Karzinom:* Knotig oder papillomatös, leukoplakieartig oder ulzeriert

- *Endophytisches Karzinom:* Kraterförmig ulzeriert oder solid-knotig.

Häufigste Lokalisation sind die großen Labien. Über 90 % sind umschriebene Tumoren, etwa 5 % diffus ausgebreitet.

Lymphogene Metastasen in inguinale und femorale sowie iliakale Lymphknoten; Kontaktmetastasen an gegenüberliegender Vulvaseite.

pTNM-Klassifikation des Vulvakarzinoms

pT1: *Kleiner als 2 cm, begrenzt auf Vulva*
pT2: *Größer als 2 cm, begrenzt auf Vulva*
pT3: *Invasion von Urethra, Vagina oder Anus*
pT4: *Invasion der Harnblase oder des Rektums*

41.28
Kolpitis, Vaginitis

Häufig präpubertär oder in der Menopause. Die florid-aktive Kolpitis wird stets von einem Ausfluß aus der Vagina begleitet: *Fluor.*

Morphologische Besonderheiten zeigen folgende Formen:

Akute Kolpitis: Seröse bis milchig-eitrige Exsudation (Fluor albus), Rötung und Schwellung der Schleimhaut. Am häufigsten ist die Soorkolpitis sowie Trichomonaden und Chlamydien als Erreger. *Colpitis vesiculosa* (Bläschenbildung), *Colpitis ulcero-necroticans* (z. B. Agranulozytose), *Colpitis pseudomembranacea* (Vaginaldiphtherie), *Vulvovaginitis gonorrhoica infantum.* Die *Colpitis exfoliativa,* d. h. ein Abstoßen einer feinen Schleimhautlamelle als Ausfluß der Vagina während der Menstruation, ist keine Entzündung, sondern eine besondere Reaktionsform.

Mechanisch-traumatische Kolpitis: Geschwüre durch Pessare bzw. bei Prolaps des Uterus. Scheidendiaphragmen oder Tampons können ebenfalls Ulzera erzeugen.

Ein Schleimhautdefekt erleichtert das Eindringen toxinbildender Staphylokokken: Möglichkeit des *Toxic-shock-Syndroms.*

Bei Zustand nach Uterusexstirpation existiert nur ein blind endender Vaginalstumpf. Dort kann es überschießendes, graurot-glänzendes Granulationsgewebe geben oder einen Tubenprolaps, wobei das Fimbrienende einer Tube in den Stumpf hineinragt.

Colpitis emphysematosa: Zahlreiche Bläschen von 0,1–2 cm Größe unter der Schleimhaut. Wahrscheinlich durch gasbildende Bakterien verursacht.

Chronische Kolpitis: Meist bei atrophischer Vaginalschleimhaut im Senium. *Colpitis maculosa* (dünne, glatte, bräunlich gefleckte Mukosa), kombiniert mit *Colpitis erosiva* (kleinste rötliche Epitheldefekte), wird als *Colpitis vetularum* bezeichnet und ist eher ein Effekt der Schleimhautatrophie als eine Entzündung. *Colpitis granularis (follicularis)* zeigt körnchenförmige grauweiße Lymphfollikel.

Narben: Mediane Narben nach Kolporrhaphie, laterale Narben nach Episiotomie. Am senilen Genitale ist der Fornix vaginae vollständig verödet.

41.29
Zysten in Vulva und Vagina

BARTHOLIN-Zysten: Innenseite des kleinen Labiums. Klarer, fadenziehender Inhalt, evtl. eitrig.
GARTNER-Gangzysten = mesonephroide Zysten: Lateral gelegen, oft zwischen Vagina und Urethra. Meist unscheinbar klein, selten ballonförmig; glatte Innenwand, klarer, farbloser Inhalt.
Paramesonephroide Zysten = MÜLLER-Epithelzysten: Median, meist im Fornixbereich, aber auch weiter distal gelegen, bis mehrere Zentimeter groß, evtl. gestielt, schleimiger Inhalt.
Zysten aus paraurethralen Gangresten: Vorderwand des unteren Scheidendrittels
Traumatische Epithelzysten: Epithelverlagerungen bei Dammriß, Operationen oder sonstigen mechanischen Läsionen. Bis wenige Zentimeter groß, fettiger Detritus als Inhalt.
Endometriosezysten

41.30
Tumoren und tumorartige Veränderungen in der Vagina

- *Hinweis auf wichtige Typen:* Papillom, Polyp, Kondylome (letztere oft rasenförmig ausgebreitet), Karzinome, embryonales Rhabdomyosarkom (Sarcoma botryoides), Nävuszellnävus, malignes Melanom, Endometriose, Adenose, Adenom.

41.31
Karzinom der Vagina

Lokalisation im oberen Drittel der Scheidenhinterwand; leicht erhabene, selten papilläre, oft dunkelrote, derbe Areale. Frühzeitig Ulzeration, häufig Abklatschmetastasen an der gegenüberliegenden Schleimhaut sowie lymphogene, subepitheliale Propagation mit entweder mehreren Sekundärknötchen oder starrer Vaginalwand.

Weitere Ausbreitung durch Infiltration der Parametrien, Übergreifen auf Vulva und Portio, Infiltration der Blasenwand sowie des Rektums.

Lymphogene Metastasierung in inguinale, retrovesikale und retroperitoneale Lymphknoten.

pTNM-Klassifikation der Vaginalkarzinoms

pT1:	*Tumor begrenzt auf die Vagina*
pT2:	*Tumorinfiltration in das paravaginale Gewebe, erreicht nicht die Beckenwand*
pT3:	*Tumor erreicht die Beckenwand*
pT4:	*Invasion bis in die Schleimhaut der Harnblase oder des Rektums, bzw. der Tumor überschreitet die Grenzen des kleinen Beckens*

Karzinommetastasen sind in der Vagina häufiger als primäre Vaginalkarzinome!

Lokalisation der Primärtumoren: Zervixkarzinom, Endometriumkarzinom, Ovarialkarzinom, Nierenkarzinom, Choriokarzinom des Uterus.

41.32 Sarcoma botryoides (embryonales Rhabdomyosarkom)

Gelappte, grobhöckrige, traubenartige polypöse Bildung von fleischiger oder glasig-gallertiger Beschaffenheit. Kann ganze Vagina ausfüllen und aus der Vulva vorquellen.

Seltener Tumor des Kindesalters vor dem 5. Lebensjahr. Lokal invasives Wachstum mit Einwachsen in die Bauchhöhle und Obstruktion der Harnwege.

Schwangerschaft und Plazenta 42

Die normale Plazenta ist eine rundliche Scheibe, etwa 3 cm dick und 15 cm im Durchmesser, ca. 500 g schwer. Die *fetale Fläche = Chorionplatte* ist glatt und glänzend, da von Amnion überkleidet; die Verzweigungen der Nabelschnurgefäße schimmern durch. Von der Mitte geht die etwa 60 cm lange und 2 cm dicke Nabelschnur mit 2 Arterien und 1 Vene ab. Die *mütterliche Seite = Basalplatte* ist graurot, rauh und durch unregelmäßige Furchen gelappt. Der puerperale Uterus ist sehr groß, etwa 30 cm sondenlang, weich und schlaff. Die Ansatzstelle der Plazenta ist vorgebuckelt und rauh, evtl. eine große Wundfläche. Blutkoagula an der Innenwand und in der Lichtung. Zervikalkanal weit, Portio evtl. lazeriert.

Die Schwangerschaftsdauer beträgt durchschnittlich 40 Wochen, d.h. 280 ± 10 Tage. *Frühgeburt* vor der vollendeten 37. Woche, *Spätgeburt: Übertragung* nach 42 Wochen. *Abortus* ist eine vorzeitige Beendigung der Schwangerschft durch Ausstoßen einer nicht entwicklungsfähigen oder intrauterin abgestorbenen Frucht mit einem Gewicht von weniger als 500 g.

Embryonaler Abort: Ausstoßen der Frucht bis zum Ende der 14. Schwangerschaftswoche, d.h. bis zum Ende der Organogenese

Frühabort: Bis zur 10. Schwangerschaftswoche

Spätabort: Nach der 10. Schwangerschaftswoche

Fetaler Abort: Fehlgeburt ab der 15. Schwangerschaftswoche, Gewicht des intrauterin abgestorbenen Fetus weniger als 500 g

! *Achtung:* Schwangerschaftswochen (SSW) werden ab der letzten Menstruation (p.m. = post menstruationem) gezählt und sind daher in der Gesamtzahl stets um 2 mehr als die tatsächlichen Entwicklungswochen post conceptionem (p.c.). *Beispiel:* 10. SSW = 8. Woche p.c.

Ein Gewicht von 500 g wird bei der Frucht gewöhnlich am Ende der 22. SSW erreicht; dazu eine Scheitel-Fuß-Länge von 30 cm. Eine Körperlänge von 35 cm entspricht etwa der 26. SSW (Tabelle 42.1).

Daraus ergeben sich folgende Definitionen (s. auch 2.6):

Totgeburt: Reifes, aber tot ausgetretenes Kind. Klinisch keine Atmung, kein Herzschlag, kein Pulsieren der Nabelschnur, aber Körperlänge 35 cm und darüber (Österreichische Vorschrift) bzw. Gewicht von mindestens 500 g (Vorschrift in Deutschland).
Frühgeburt: Geburt nach der 28. und vor Beendigung der 37. SSW.
Fehlgeburt: Tot ausgetretene Frucht, weniger als 35 cm lange (österreichische Vorschrift) bzw. unter 500 g Körpergewicht (Vorschrift in Deutschland). Keine standesamtliche Meldepflicht.

In Deutschland wie auch in Österreich ist zum Schwangerschaftsabbruch eine Kombination aus Indikations- und Fristenlösung in Kraft. Die angespro-

Tabelle 42.1. Korrelation von Körpergröße und Schwangerschaftsalter nach der HAASE-Regel

SSW	Lunarmonat (je 28 Tage)	Körpergröße in cm
1–4	1	1 × 1 = 1 cm
5–8	2	2 × 2 = 4 cm
9–12	3	3 × 3 = 9 cm
13–16	4	4 × 4 = 16 cm
17–20	5	5 × 5 = 25 cm
21–24	6	6 × 5 = 30 cm
25–28	7	7 × 5 = 35 cm
29–32	8	8 × 5 = 40 cm
33–36	9	9 × 5 = 45 cm
37–40	10	10 × 5 = 50 cm

chene Frist beträgt 12 Wochen p.c., also 3 Monate tatsächliche Schwangerschaft bzw. 14. SSW p.m.

42.1 Formanomalien der Plazenta

Placenta arcuata: Hufeisenförmig (auch Nieren-, Herz- oder Semmelform).
Placenta succenturiata: Akzessorische Lappen oder mehrere Teilplazenten durch Gefäße miteinander verbunden.
Placenta bipartita s. duplex, Placenta tripartita s. triplex: 2 bzw. 3 annähernd gleich große Teile mit dazwischen verlaufenden Verbindungsgefäßen; letztere können Ursache schwerer Blutungen sein.
Placenta membranacea: Flach, fast hautartig, nur bis 5 mm dick.
Placenta circumvallata: Chorionplatte kleiner als Plazentardurchmesser, daher zeigt die fetale Fläche einen wallartigen Rand.
Anomaler Nabelschnuransatz: Exzentrisch, marginal, velamentös.

42.2 Implantationsanomalien der Plazenta

Placenta praevia: Die tiefsitzende Plazenta erreicht den Rand des inneren Muttermundes ***(Placenta praevia marginalis)***, bedeckt denselben teilweise ***(Placenta praevia partialis)*** oder ganz ***(Placenta praevia totalis)***
Zervixplazenta
Placenta accreta (Zotten reichen an das Myometrium heran)
Placenta increta (Zotten liegen innerhalb des Myometriums)
Placenta percreta (Zotten reichen bis zur Serosa)

42.3
Anomalien der Nabelschnur

Die Nabelschnur ist am Ende der Gravidität 50–70 cm lang und 1–2 cm dick.
Überlange Nabelschnur: Nabelschnurvorfall, -umschlingung, echte Nabelschnurknoten, Thrombose der Nabelschnurgefäße mit Atrophie des Fetus oder intrauterinem Fruchttod.
Abnorm kurze Nabelschnur: Vorzeitige Plazentalösung, Gefäßspasmen während des Geburtsvorganges. ***Achordie*** ist ein völliges Fehlen der Nabelschnur, wobei die Plazenta direkt an der Bauchdecke des Fetus ansetzt.
Thin-cord-complex: Diffuser oder segmentaler Mangel an WHARTON-Sulze, daher leichte Vulnerabilität der Gefäße.
Nabelschnurtorsion und -striktur
Zysten: Entweder Reste der Gangstrukturen oder „Pseudozysten" durch umschriebene Flüssigkeitsansammlungen.
Verkalkungen: Folge von Gefäßwandnekrosen
Hämatome: Blutextravasate in die WARTHON-Sulze
Echte Nabelschnurknoten: Hypoxische Gefährdung des Fetus
Falsche Nabelschnurknoten: Vorgetäuschte Knotenbildung durch variköse Gefäßerweiterungen oder herdförmige Vermehrung der WHARTON-Sulze.
Solitäre Nabelschnurarterie
Aneurysmen und Varizen in der Nabelschnur und an der Deckplatte

Manchmal findet sich in der Nähe der Insertion der Nabelschnur zwischen Amnion und Chorion ein etwa 1 cm großes, gelblich-weißes Gebilde als Rest des Dotterbläschens.

42.4
Plazentarinfarkt

Bis einige Zentimeter große, knotige bis gitterförmig vernetzte schwarzrote (frische), braunrote (ältere) oder weiße (alte) Areale. Später Zystenbildung oder Verkalkung. Die Ursache kann eine Störung des arteriellen Blutzustromes bzw. des venösen Abflusses im mütterlichen Teil des Plazentarkreislaufes sein: *materno-plazentare Durchblutungsstörung.*

42.5
Hämatome, Blutungen

Retroplazentares Hämatom: Je nach Alter schwarzrot bis braun, haftet an der Basalplatte und drückt dieselbe muldenförmig ein. Oft gleichzeitig Infarkte. Zeichen einer vorzeitigen Plazentalösung.
Randhämatom: An der äußersten Peripherie.
Deckplattenhämatom: Buckelt die choriale Deckplatte vor.

42.6
Plazentarzysten

Zysten der Chorionplatte: Pseudozysten infolge Hohlraumbildung in der amniochorialen Verschiebeschicht oder echte Zysten durch Abschnürung der Eihaut.
Zysten im Plazentaparenchym: Pseudozysten nach degenerativen Veränderungen oder blasenförmig aufgetriebene Stammzotten.

42.7
Entzündung der Plazenta

Entstehung entweder aszendierend aus Vagina oder Zervix bei eröffneter Fruchtblase (vorzeitiger Blasensprung, instrumentelle Läsion, Zervixinsuffizienz) oder hämatogen bei mütterlicher Parasitämie. Sehr selten per continuitatem von einer Endometritis, durch Keimdeszension von der Tube oder iatrogene Infektion bei Amniozentese, intrauteriner Transfusion oder intraamnialer Substanzapplikation.

Definierte Infektionen: Unspezifische GRAM-positive und -negative Kokken sowie Stäbchen, Mykolasmen, Chlamydien, Viren. Listeriose, Toxoplasmose, Röteln, Zytomegalie, Tuberkulose, Lues, Pilze.

Mißfarbenes Fruchtwasser, schmutzig-graue Trübung der Chorionplatte und Eihäute, kleine Entzündungsherde auf der Nabelschnur. Infarkte und Abszesse in Plazentaparenchym.

42.8
Tumoren der Plazenta und tumorartige Veränderungen

Eine Hyperplasie von Trophoblaststrukturen ist kein Neoplasma! Einteilung und nomenklatorische Bewertung uneinheitlich.
Blasenmole: Plazenta stark vergrößert, die Zotten bestehen aus traubenartigen, bis 2 cm großen, dünnwandigen Bläschen. Die Zwischenräume sind durch Cruormassen ausgefüllt, daher imponiert das ganze Gebilde als blutiger Klumpen. Erst nach Abspülen werden die Blasen sichtbar. Ein Embryo/Fetus fehlt! Lediglich bei einer Partialmole ist ein Embryo/Fetus vorhanden. Die Blasenmole ist eine Trophoblasthyperplasie mit erhöhtem Risiko zur Entwicklung eines Tumors: in 15 % Übergang in eine invasive Blasenmole, in 5 % Entstehung eines Chorionkarzinoms.
Invasive, destruierende Blasenmole: Einwachsen des Trophoblasten in die Uteruswand.
Chorionkarzinom: Weiche, dunkelrote, blutreiche, unregelmäßig begrenzte Tumorknoten mit reichlich frischen Blutungen und Nekrosen.

Metastasierung vorwiegend in die Lungen, aber auch in alle anderen Organe.

Bei manchen Fällen Rückbildung der Metastasen nach Entfernung des Primärtumors, man spricht dann von Chorionepitheliose.

Ovarialveränderungen bei Blasenmole und Chorionkarzinom
Häufig multiple Luteinzysten; spontane Rückbildung nach Entfernung des Tumors.

Chorangiom: Lappig gebaute, scharf begrenzte, rote bis braune derbe Knotenbildung, manchmal sogar gestielt. Häufig Nekrosen, Blutungen, Verkalkungen. Sehr selten diffuse *Chorangiomatose.*

42.9 Indizien der Plazentainsuffizienz

Eine Plazentainsuffizienz führt zur Beeinträchtigung des Stoffaustausches zwischen Mutter und Kind. Die Folge ist entweder eine chronische Mangelentwicklung des Fetus oder akute hypoxische Schäden.

- *Makromorphologische Hinweise:*
  - Vorzeitige Plazentalösung, retroplazentares Hämatom,
  - Frische ausgedehnte Plazentainfarkte,
  - Deutliches Über- oder Untergewicht der Plazenta,
  - Chronische Infarktplazenta: multiple frische und alte Infarkte.

42.10 Zwillings-(Mehrlings-)Plazenta

Getrennte Plazenten: Dichoriotisch-diamniotisch mit je einer eigenen Fruchthöhle.
Fusionierte Plazenta mit 2 Fruchthöhlen: Wenn die Trennwand sowohl Chorion wie auch Amnion enthält: *dichoriotisch-diamniotisch*; enthält die Trennwand nur die beiden Amnien: *monochoriotisch-diamniotisch.*
Fusionierte Plazenta mit einer Fruchthöhle: *Monochoriotisch-monoamniotisch.*

Häufigkeit von Mehrlingsgeburten: Zwillinge 1:85 Geburten, Drillinge $1:85^2 = 7225$, Vierlinge $1:85^3 = 614\,125$. Infolge hormonaler Sterilitätstherapie nimmt die Häufigkeit von Mehrlingsschwangerschaften zu.

Abortrate und perinatale Mortalität sind bei Zwillingsschwangerschaften um das 10fache erhöht!.

Häufigste Ursache für ein *konkordantes Sterben beider Zwillinge* ist ein *chronisches fetofetales Transfusionssyndrom* über Gefäßanastomosen zwischen beiden Plazentateilen. Der *Tod eines Zwillings* wird verursacht durch Plazentainsuffizienz, Nabelschnurkomplikationen, Implantationsanomalien der Plazenta, fetofetales Transfusionssyndrom sowie letale Mißbildungen.

Morphologische Sonderformen eines abgestorbenen Zwillings sind der *Fetus papyraceus* sowie der *Akardius.*

42.11 Befunde an den Eihäuten

Amnion nodosum: 1–5 mm große, graugelbe Knötchen an der Oberfläche der Chorionplatte, Eihaut und Nabelschnur. Es handelt sich um Ablagerungen von korpuskulären Fruchtwasserbestandteilen bei Oligohydramnion.
Amnionbänder, SIMONART-Bänder, ADAM-Komplex („amniotic deformities, adhesions, mutilations"): Bindegewebestränge, welche mit dem Fetus und der Fruchthöhlenwand verwachsen sind. Folgen sind Umschlingungen, Abschnürungen, Amputationen und groteske Deformierungen.

42.12 Extrauteringravidität

Implantation eines befruchteten Eies außerhalb der Gebärmutter. 95% der ektopen Schwangerschaften sind in der Tube lokalisiert, daneben auch Ovarial-, Abdominal- bzw. Peritonealgravidität.
Tubargravidität: Häufigkeit etwa 1:300 Schwangerschaften

Je nach der Lokalisation der Eiimplantation handelt es sich um eine:

- *Graviditas ampullaris:* in der Ampulle,
- *Graviditas isthmica:* im Isthmus,
- *Graviditas interstitialis:* im intramuralen Tubenabschnitt,
- *Graviditas infundibularis:* am Fimbrienende.

Folgen der Tubargravidität:

- *Tubenruptur:* (äußere Fruchtkapselaufbruch): Erfolgt in der 6. bis 8. Woche infolge Arrosion der Tubenwand durch Trophoblasten. Vergesellschaftet mit schwerer Blutung, evtl. Verblutungstod (Schock) oder retrouterines Hämatom (Hämatozele).
- *Tubarabort* (innerer Fruchtkapselaufbruch): Ausstoßung des Eies durch das Fimbrienende oder – selten – in den Uterus (tubouteriner Abort).

Nach Absterben der Frucht meist ausgedehnte Blutungen in die Eihäute mit sekundärer Thrombose; Tube blutwurstartig verdickt, von geschichteten geronnenen Blutmassen, meist ohne nachweisbare Eihöhle, erfüllt. Plazentazotten schattenhaft erhalten. Selten Mumifikation oder Skelettierung des Fetus oder Lithopädion.
Ovarialgravidität
Bauchhöhlenschwangerschaft: Implantation des befruchteten Eies am Peritoneum, meist im DOUGLAS-Raum.

42.13
EPH-Gestose

Klinisches Syndrom in der 2. Schwangerschaftshälfte mit den Symptomen *e*dema, *p*roteinuria, *h*ypertonia. Die schwerste Manifestation der Erkrankung heitß *Eklampsie,* eine besondere Verlaufsform ist das *HELLP-Syndrom: h*aemolysis, *e*levated *l*iver-enzymes, *l*ow *p*latelet (erniedrigte Thrombozytenzahl).

- *Plazentaveränderungen:* Infarkte
- *Organveränderungen der Mutter:*
  - *Leber:* Verkleinert, schlaff, ikterisch, gelb, teils lehmfarbene Nekrosen, teils kleinfleckige Blutungen (s. 34.12)
  - *Niere:* Große weiße oder große, bunte Niere
  - *Gehirn:* Hirnschwellung, evtl. Purpura cerebri
  - *Nebenniere:* Rindennekrosen, Blutungen
- *Folgeveränderungen beim Kind:*
  - Frühgeburt, erhöhte perinatale Mortalität
  - Wachstumsretardierung, Hypoxie

42.14
Puerperale Infektion (Puerperalsepsis, Wochenbettfieber)

Infektionspforte ist die Wundfläche im Uterus, auch Zervixrisse, Dammrisse und Scheidenwunden. Meist Streptokokken, seltener andere Erreger.
Endometritis puerperalis: Die Entzündung beginnt an den nekrotischen Deziduaresten im Uterus und setzt sich nekrotisierend bzw. mit gangränösem Zerfall des Gewebes in das Myometrium hinein fort. Hier Übergreifen auf die Blutgefäße: *Metrophlebitis puerperalis,* d.h. septische Thrombophlebitis der uterinen Venen. Es kann zu Abszeßbildungen oder Phlegmonen in der Uteruswand kommen, fast immer folgt eine diffuse Peritonitis. Letztendlich Generalisation im Sinne einer *Septikopyämie.*

Magen und Duodenum 43

Form und Größe des Magens sind abhängig vom Füllungszustand (Flüssigkeiten, Luft, Gase) sowie der Kontraktion durch die Totenstarre der Wand. Die Lichtung ist *weit, mittelweit* oder *eng*, die Gestalt wird (bei aufrechter Position) als Angelhaken- oder (liegend) Stierhornform bezeichnet. Der „Feldflaschenmagen" ist eng und wundstarr (z.B. diffuse Tumorinfiltration), der Sanduhrmagen (röntgenologisch Kaskadenmagen) hat eine (fast zirkuläre) Einziehung, welche narbig oder tumorös bedingt sein kann.

Schema der Befunderhebung

- *Der Magen von außen:* Form, Größe, topographische Lage, Serosa
- *Der Magen von innen:* Inhalt, Mukosa, diffuse oder herdförmige Besonderheiten
- *Die Magenwand am Schnitt*

Die *Magenserosa* (zart, glatt, glänzend, durchscheinend) wird häufig während des Obduktionsablaufes durch darüberrinnendes Blut diffus rosarot blutig imbibiert. Fleckförmige weißliche Verdickungen von Zentimetergröße und darüber sind ähnlich den Sehnenflecken am Epikard entweder postentzündlich oder durch mechanische Reizung entstanden. Subserös sind die an den Kurvaturen einstrahlenden *Blutgefäße* zu beachten: Aneurysmen und Ektasien bei M. RENDU-OSLER (hereditäre Teleangiektasien): perlschnurartige, knötchenförmige, weißliche Verdickungen bei Panarteriitis nodosa KUSSMAUL-MAIER.

Die *Magenschleimhaut* ist graurötlich bis graugelblich, Falten liegen meist in der Längsrichtung, daneben aber auch netzförmig: charakteristisch ist die „*Magenstraße*", parallel zur kleinen Kurvatur.

Der Schleimhautrelief des Magens ist ein Effekt der Totenstarre der glatten Muskulatur und daher diagnostisch ohne Bedeutung. Neben den *Falten = Plicae* existiert eine polyedriche *Felderung = Areae gastricae*; diese Strukturen können manchmal stark betont sein und „pflastersteinartig" imponieren. Man hat dies mit flachen Warzen verglichen und „État mamelloné" genannt: keine pathogenetische Bedeutung, sondern durch die Totenstarre Kontraktion der Muscularis mucosae hervorgerufen.

Auf der Mukosa kann bis 1 mm dicker, grobdurchsichtiger Schleim liegen. Abgesehen von Speiseresten ist der Mageninhalt eine farblose, säuerlich riechende Flüssigkeit.

Zur Beurteilung von Wandverdickungen eignet sich besonders die *Magenwand am Schnitt:* Beachte, daß die Muskulatur weiß erscheint und die Schleimhaut verschieblich sein muß. Zu unterscheiden sind Schleimhautverdickungen und Muskelverdickungen.

Besondere Befunde:

- *Divertikel:* Selten! Meist kardianahe, sowohl echte Divertikel wie auch Pseudodivertikel.
- *Lagenanomalien:* Zwerchfellhernien, Zwerchfelldefekte,
- *Konnatale hypertrophische Pylorusstenose beim Säugling,*
- *Pylorushypertrophie des Erwachsenen.*

Das *Duodenum* ist ein Teil des Dünndarms und liegt zwischen Pylorus und Flexura duodeno-jejunalis. Es gibt Plicae circulares und die Schleimhautoberfläche trägt feine Zotten. 4 topographische Abschnitte sind zu unterscheiden:

1. *Pars (horizontalis) superior:* Bulbus duodeni, grenzt nach oben an Leber und Gallenblase sowie nach unten hinten an das Pankreas.
2. *Pars decendens:* Dorsomedial liegt als Längsfalte die Plica lingoduodenalis; auf derselben, etwa in mittlerer Höhe, befindet sich die VATER-Papille mit der Mündung von Ductus choledochus und Ductus pancreaticus major. Die Mündung des Ductus pancreaticus minor ist 2–3 cm proximal.
3. *Pars horizontalis (caudalis):* Wird ventral von der Mesenterialwurzel des Dünndarms überkreuzt.
4. *Pars ascendens:* Die Flexura duodenojejunalis wendet sich rechtwinkelig nach vorne und geht in den weiteren Dünndarm über. Links der Flexur liegt der Recessus duodenalis [TREITZ-Hernie!].

43.1 Leitsymptom: „Großer", weiter Magen

Die große Kurvatur reicht manchmal bis in das Becken hinein.
Gastroptose: Senkung des Magens, d.h. auch der Pylorus ist kaudalwärts verlagert. Vorkommen isoliert oder bei allgemeiner Enteroptose. Schwäche des Aufhängeapparates der Baucheingeweide, Schwund des Fettgewebes als Stützmaterial.
Gastrektasie: Überdehnung des Magens bei Magenausgangsstenose, der Pylorus ist in normaler topographischer Position.

Ursachen einer Magenausgangsstenose:

- Ulkus oder Ulkusnarbe im Antrum-Pylorus-Bereich,
- Tumor: Obstruktion von innen, Kompression von außen,
- Gastroduodenale Invagination oder Schleimhautprolaps,
- Gallensteinileus,
- Arteriomesenterialer Darmverschluß: Kompression des Duodenums knapp vor der Flexura duodenojejunalis. Hinten liegt das Duodenum der Wirbelsäule an und wird von vorne durch die Mesenterialwurzel mit der darin verlaufenden A. mesenterica superior dann gequetscht, wenn ein fettverarmtes Mesenterium, vor allem bei Rückenlage des Betroffenen, durch das Darmgewicht straff gespannt wird (rasche Abmagerung bei Anorexie, Hyperlordose bei beschleunigtem Längenwachstum, Gipskorsett-cast = Gipsverband, daher „cast-syndrome").

43.2 Leitsymptom: „Kleiner", enger Magen

Für einen kleinen Magen mit verdickter Wand und enger Lichtung werden auch die Bezeichnungen *Feldflaschenmagen* oder *Linitis plastica* gebraucht. Auf der

Schnittfläche ist die Trennung von Mukosa und Muskularis aufgehoben, die Schleimhaut ist unverschieblich.

Diffus infiltrierendes Karzinom (in 99% der Fälle)
Fibrosierende Entzündung: Unspezifisch, tuberkulös, syphilitisch u.a. (Rarität!)

Faustregel: Ein diffus tumorös infiltrierter Magen mit enger Lichtung spricht für ein Karzinom, in weiter Lichtung eher für ein malignes Lymphom.

43.3 Gastromalacia acida

Durch eine postmortale Andauung der Magenwand und Umwandlung des Blutfarbstoffes in den Gefäßen in salzsaures Hämatin entsteht ein charakteristisches Artefakt. Die Magenwand ist besonders im Fundusbereich stark verdünnt, die Schleimhaut gallertig bis seifig; ein schmutzig-braungrünes Netzwerk tritt als Gefäßzeichnung hervor, die Wand wird immer mehr durchscheinend, zerreißlich und zeigt schließlich ein rundliches Loch mit fetzigen Rändern: postmortaler Austritt von Mageninhalt mit Andauung von Zwerchfell, Leber, Milz.

Die braune Farbe entsteht durch Umwandlung von Hämoglobin in salzsaures Hämatin, die grüne Verfärbung entsteht durch Einwirken von Schwefelwasserstoff auf das Eisen des Hb mit Umwandlung in Sulfhämoglobin (Pseudomelanose).

Unterscheide: Schmutzig-grüne Verfärbung im Fundus: Gastromalazie; gelbgrüne Verfärbung im Antrum: gallige Imbibition bei duodenalem Reflux.

! *Achtung:* Keine Verwechslung von Geschwürperforation und Peritonitis mit postmortaler Durchdauung der Magenwand.

Charakteristisches Symptom: Eine braungrüne bis schwarzgrüne Verfärbung im Magen-Darm-Trakt mit Pseudomelanose, welche auf stattgehabte Blutungen hinweist. Schwarzgrüne feine Pünktchen entstehen nach kleinsten Blutungen, die durch Verdauungsgase pseudomelanotisch verändert werden.

43.4 Fremdkörper im Magen

Alles, was irgendwie verschluckt werden kann, ist als Mageninhalt möglich! Metallteile wie z.B. Schrauben, Nadeln, Schlüssel, Eßbesteck, Knopfbatterien; Horn- und Plastikteile wie z.B. Kämme, Zahnbürsten und andere Toilettenartikel; Kondome als Drogenbehälter. Konkrementartige kugelige Gebilde, die auch Ausgüsse der Magenlichtung sein können, nennt man *Bezoar*. Sie entstehen bei längerfristigem Verschlucken von meist exquisiten Fremdmaterialien: Trichobezoar (eigene Körperhaare, Puppen- sowie Matratzenhaare), Phytobezoar (pflanzliche Bestandteile werden zu Zellulosekonglomeraten), Laktobezoar (geronnene Milchprodukte), Pharmabezoar (von Aspirin bis Lezithin alles schon dagewesen), Technobezoar (vom Plastikmaterial bis Zement).

43.5 Leitsymptom: Dunkelrote, hyperämische Magenschleimhaut

Aktive Hyperämie bei akuter Entzündung bzw. als Reaktion auf exogene Reize (z. B. Alkohol). Passive Hyperämie bei venöser Stauung.
Stauungshyperämie: Schleimhaut ödematös verdickt, dunkelrot bis blaurot, von zähem Schleim bedeckt. Oft stecknadelspitzengroße Diapedeseblutungen, die strotzend gefüllten Venen treten streifenförmig hervor, manchmal auch ein rotfleckiges Bild.

- *Passive kardiale Stauungshyperämie* bei Rechtsherzinsuffizienz
- *Passive portale Stauungshyperämie* bei Leberzirrhose und allen anderen Abflußbehinderungen im Pfortaderbereich

! *Achtung:* Die völlig falsche Bezeichnung Stauungsgastritis wurde aus der Nomenklatur eliminiert!

Sonderformen: ***Strotzend blutgefüllte Gefäße:*** Streifenförmig oder umschrieben-fleckartig können dunkelrote Gefäßzeichnungen auftreten:

- Teleangiektasien bei M. RENDU-OSLER: stecknadelkopfähnlich-rund oder stern- bis spinnenförmig.
- Gastrale antrale vaskukläre Ektasien [abgekürzt: GAVE]: Zum Pylorus ausstrahlende rote Streifen auf den Schleimhautkuppen, verursacht durch Gefäßkonvolute. Wird als Wassermelonenmagen bezeichnet.

43.6 Leitsymptom: Magenblutungen

Es soll unterschieden werden zwischen intramuralen und intraluminalen Blutungen.
Intramurale Blutungen, d. h. Blutungen in die Schleimhaut, bei

- venöser Stauung,
- hämorrhagischer Diathese,
- Urämie,
- selten: infektiös-toxisch (z. B. Typhus), exogen-toxisch (Medikament bis Ätzmittel), mechanisch (Endoskopie).

Intraluminale Blutungen, d. h. massive Blutungen in die Lichtung, bei

- Magen- und Duodenalulkus,
- Schleimhauterosionen,
- Ösophagusvarizen,

- MALLORY-WEISS-Syndrom,
- Neoplasmen,
- DIEULAFOY-Läsion,
- durchgebrochenen intramuralen Blutungen.

Das Blut in der Magenlichtung ist entweder flüssig und rot oder braunschwarz und kaffeesatzähnlich oder ein blauschwarzes Koagulum.

Bestimme die Menge des Blutes! Dazu gehört auch die Quantität, welche bereits im tieferen Verdauungstrakt liegt bzw. jenes Blut, das erbrochen wurde. Frage den Kliniker nach Hämatemesis und Meläna.

! *Achtung:* Der akute Blutverlust kann die Todesursache sein! Man kann auch tröpfchenweise verbluten.

43.7 Erosionen der Magenduodenalschleimhaut

Die Erosionen sind in der Regel multipel und am häufigsten im Antrum sowie postpylorisch lokalisiert. Eine Erosion ist ein Schleimhautdefekt (Nekrose), der die Muscularis mucosae nicht überschreitet.
Hämorrhagische Erosionen: Zackig begrenzte, schwarzbraune (hämatinisierte) Flecke im oder unter dem Schleimhautniveau. Meist kleiner als 5 mm, aber auch Riesenerosionen möglich. Solitär, spärlich (2–5) oder multipel (mehr als 5).
Nichthämorrhagische Erosionen: Wie oben, jedoch hellgelblich oder fast weiß. Diese entstehen entweder durch einen Fibrinbelag oder nach Abstoßen des nekrotischen Schorfes, wenn die Muscularis mucosae am Erosionsgrund blank liegt. Letzteres wurde früher als „gereinigte Erosion" bezeichnet.

Ursachen der Erosionen:

- Mikrozirkulationsstörungen, z. B. bei Streß- und Schocksituationen,
- Kortikoid-, Steroid-, Zytostatikamedikation,
- Azetylsalizylsäure und andere nichtsteroidale Antirheumatika (NSAR),
- Alkohol,
- Ätzgifte,
- Entzündungen, wie z. B. M. CROHN.

Sogar kleine Erosionen können die Ursache lebensgefährlicher oder tödlicher intestinaler Blutungen sein.

43.8 Gastritis, Duodenitis

„Gastritis" und „Duodenitis" sind rein histologische Diagnosen. Makroskopisch gibt es lediglich hinweisende Indizien: Ödem der Schleimhaut, Erythem, Gefäßzeichnung, intramurale Blutungen, Erosionen.

Makroskopische Bezeichnungen von sehr eingeschränkter Aussagekraft sind:

- hämorrhagisch-erosive Gastritis: Kriterium sind die Erosionen.
- Urämische Gastritis: Kriterium ist die Urämie.
- Eitrige, phlegmonös oder abszedierende Gastritis: Alkoholiker und/oder Diabetiker, Leberzirrhose. Kennwort: „Erysipel des Magens".
- Erosive Duodenitis
- Noduläre Duodenitis: einzelne oder multiple Knötchen (2–10 mm) in oder unter der Schleimhaut, evtl. deutlich gehöckerte Schleimhaut. Dies kann sein: chronische Entzündung, Hyperplasie von BRUNNER-Drüsen, hyperplastische Lymphfollikel, Magenschleimhautheterotopie.

Eliminiert wurden die makroskopischen Begriffe der hypertrophischen bzw. atrophischen Gastritis.

43.9 Säuren- und Laugenverätzung

Säuren und Schwermetallsalze erzeugen *Koagulationsnekrosen* = trockenbrüchige Ätzschorfe, grauweiß bis schwarzbraun.
Laugen führen zu *Kolliquationsnekrosen:* seifig-schmierige Gewebeauflösung.

43.10 Magenverletzung durch mechanische Gewalt

- Ruptur nach stumpfen oder penetrierenden Bauchtraumen
- Perforation bei Gastroskopie
- Perforation bei fehlerhafter Intubation

Spontanruptur des Magens bei massiver Überdehnung sowie bei heftigem Erbrechen möglich.

43.11 Magen- und Duodenalulkus

Die klinische Bezeichnung „*Ulcus pepticum rotundum*" muß kritisiert werden. Eine peptische Läsion ist nicht das primäre Ereignis, sondern eine Sekundärveränderung, rund ist das Ulkus nur in etwa 2/3 der Fälle.
Das Duodenalulkus ist etwa 3mal häufiger als das Magenulkus.

Ulcus ventriculi
Bevorzugte Lokalisation kleinkurvaturseitig im Bereich des Magenangulus sowie präpylorisch. Etwa 80 % der Magenulzera sind solitär.
Frisches, akutes Ulkus: Rund, oval oder polyzyklisch; meist 0,5–2 cm im Durchmesser, aber auch wesentlich größer möglich. Letztere sind meist seichte, oft

zackig begrenzte Riesenulzera als Streßreaktion, bei Verbrennungen, bei Unterkühlung oder als Arzneimittelkomplikation: *Curling ulcer.*

Der Schleimhautdefekt ist scharf begrenzt, Rand und Geschwürsgrund sind weich; die Mukosa der Umgebung ist unverändert.

Altes, chronisches Ulkus: Meist rund, in die Tiefe trichterförmig mit der Spitze proximalwärts gegen die Kardia: der wulstförmig aufgeworfene derbe Rand hängt lippenförmig über den Defekt, dadurch wird die Öffnung zur Magenlichtung verkleinert und die Ränder sind vor allem kardiawärts unterminiert; pyloruswärts steigt das Geschwür treppenförmig an. Der Ulkusgrund ist derb, Schleimhautfalten ziehen radiär aus der Umgebung zum Geschwürsrand. Ein chronisches Ulkus mit besonders derb-schwieligem Rand und Grund heißt ***Ulcus callosum.***

In der Regel sind die chronischen Ulzera kleiner als die akuten Geschwüre.

Ulkusnarbe: Schleimhautfalten strahlen sternförmig auf eine meist etwas eingesunkene Stelle hin, dort jedoch kein Defekt mehr. Hält man die Magenwand gegen das Licht, erscheint ein Faltenstern. An der Serosa oft Verdickungen und/oder Adhäsionen.

Befunde an Geschwürgrund

- *Grund graurot bis gelbweiß:* ***stationäres Ulkus.***
- *Grund schwarzbraun:* ***progredientes Ulkus.***
- *Ein blutgefäß mit Lücke:* ***Gefäßarrosion.***
- *Lücke des Geschwürsgrundes:* ***Perforation.***
- *Grund liegt im benachbarten Organ:* ***Penetration.***

Makroskopisch ist zu unterscheiden: ***frisches*** oder ***altes*** sowie ***progredientes*** oder ***stationäres*** *Ulkus*

Befunde bei assoziierten Veränderungen

Massive Blutung: Frisches Blut bzw. Koagulum. Es kann sowohl bei einem progredienten wie auch bei einem stationären Ulkus bluten. Entweder profuse (kapilläre) Blutung oder Gefäßarrosion am Ulkusrand. Letalität 20 %.

Gefäßarrosion: Eine Gefäßlücke oder ein Gefäßstumpf ist am Ulkusgrund erkennbar.

- *Zentrale, axiale Arrosion:* Man kann durch das Lumen mit der Sonde nur in eine Richtung eindringen, d.h. es liegt ein gekappter Gefäßstumpf vor.
- *Laterale Arrosion:* Durch eine Lücke in der Gefäßwand kann man eine Sonde nach beiden Seiten vorschieben.

Die Blutung aus einer zentralen Arrosion kann durch Gefäßkontraktion gestoppt werden, bei einer lateralen Arrosion wird durch Kontraktion das Loch eher größer.

Perforation: Durchbruch in die freie Bauchhöhle oder ein benachbartes Hohlorgan (Colon transversum, Herzbeutel, Pleurahöhle, Gallenblase). Bei freier Perforation → Schock, Peritonitis.

Die Perforation kann in jedem Stadium eines Ulkus erfolgen; Duodenalulzera perforieren häufiger als Magenulzera, denn die Zwölffingerdarmwand ist dünner.

Penetration, gedeckte Perforation: Eindringen des Geschwürs in ein Nachbarorgan, am Geschwürgrund liegt das Gewebe des betroffenen Organs frei (Pankreas, Milz, Leber, peritoneales und retroperitoneales Fett).
Lichtungsstenose: Sowohl beim floriden Ulkus wie auch durch Narbenbildung möglich. Pylorusstenose führt zu Hypertrophie der Muskulatur des vorgeschalteten Magenteiles, Dilatation des Restmagens und evtl. Sekundärulzera an der Kardia und im distalen Ösophagus. Narben an der kleinen Kurvatur verformen den Magen zum Sanduhrmagen. Narbenbildung im Bulbus duodeni geht mit Duodenalstenose, Gastrektasie und mit Bildung von Pulsionsdivertikeln der Bulbuswand [HAUDEK-Nischen] einher.
Ulkuskarzinom: Selten! Karzinomgewebe nur in Teilen des Randwalles, nicht am Geschwürgrund; Faltenstern.

Zu unterscheiden ist das *Ulkuskarzinom = Karzinom auf dem Boden eines lange Zeit bestehenden Magengeschwüres* von einem *ulzerierten Karzinom = primäres Karzinom mit sekundärer Ulzeration.*

Das Entartungsrisiko chronischer Magenulzera liegt unter 1%, Duodenalulzera entarten nie maligne.

Ulcus duodeni

Bevorzugte Lokalisation bis 3 cm distal des Pylorus, in etwa 30% der Fälle multipel. Wenn 2 Ulzera einander z.B. an Vorder- und Hinterwand gegenüberliegen: *Kissing ulcers*. Ulzera jenseits der Papilla VATERI werden nur beim ZOLLINGER-ELLISON-Syndrom angetroffen. Die Morphologie des Ulcus duodeni entspricht in etwa dem Magengeschwür, die Größe beträgt meistens 1 cm, Riesenulzera können bis 6 cm messen.

Komplikationen: Blutungen sowie Perforation und Penetration sind häufiger als beim Magenulkus. Duodenalstenose (s. Magenstenose).

43.12 DIEULAFOY-Läsion

Kleiner (2–5 mm), solitärer, erosiver oder flach-ulzeröser Schleimhautdefekt mit Arrosion eines abnormal weitkalibrigen Blutgefäßes (angeborene Ektasie, Aneurysma cirsoides) und massiver Blutung. Bevorzugt kleinkurvaturseitig in der Kardia-Fundus-Region.

Die Läsion sollte auf Vorschlag von REMMELE (1996) mit dem einprägsamen Kürzel DRAMA bezeichnet werden: *D*ieulafoy's *R*ecent *A*rrosion of *M*al-developed *A*rtery. Es besteht immer akute Lebensgefahr!

43.13 Leitsymptom: Riesenfaltengastropathie

Verdickung der Magenschleimhautfalten auf mehr als 1 cm, sie ragen als plumpe Aufwölbungen in die Magenlichtung hinein: „hirnwindungsähnliche“

Vergröberung des Faltenreliefs. Die Veränderung kann auf einzelne Magenabschnitte begrenzt sein oder diffus auftreten. Es handelt sich um ein makroskopisches Symptom, dem verschiedene Ursachen zugrundeliegen können.

- *Foveoläre Hyperplasie der Schleimhaut:* M. MÉNÉTRIER
- *Glanduläre Hyperplasie der Schleimhaut infolge Hypergastrinämie bei ZOLLINGER-ELLISON-Syndrom*
- *Magenschleimhautpolypen*
- *Neoplastische Infiltrate*, z.B. diffuses Karzinom, Magenlymphom, Magenschleimhautadenome

43.14 Lipidinseln in der Magenschleimhaut

Gelbe bis gelbweiße, evtl. leicht erhabene, scharf begrenzte Flecken in der Magenschleimhaut. Meist multipel, selten solitär. Es handelt sich um Pseudoxanthomzellherde mit entsprechender Fettspeicherung.

43.15 Seltene Veränderungen im Duodenum

Gewebeheterotopien: 2–3 mm große, leicht erhabene, polypoide Magenschleimhautheterotopien, bis 1 cm große Pankreasheterotopien.
Noduläre Schleimhautveränderungen (s. 43.8, noduläre Duodenitis).
Divertikel und Pseudodivertikel häufig iuxtapapillär, aber auch kombiniert mit Ulzera im Bulbus.
Arteriomesenterialer Darmverschluß (s. 43.1).
Neoplasmen und tumorähnliche Veränderungen: Breitbasig bis gestielt, glatt bis villös, mit oder ohne intakte Mukosa, solid bis zystisch:

- Mesenchymale Tumoren,
- Adenome,
- Karzinoid [ZOLLINER-ELLISON-Syndrom, MEN I],
- Karzinom,
- Polypen.

Intraluminale Divertikel: Sackförmig in die Lichtung eingestülpt

43.16 Leitsymptom: Magenschleimhautpolyp

Der Ausdruck „Polyp" ist ein klinischer Begriff ohne einheitliches pathologisches Substrat. ***Als Polyp wird jede Erhebung über ein Schleimhautniveau bezeichnet:*** Dies können hyperplastische oder neoplastische, epitheliale oder mesenchymale Veränderungen sein; weiterhin Entzündungen, Hamartome,

Heterotopien, Fehlbildungen und desgleichen mehr. „Magenpolyp" ist keine Diagnose, sondern eine makroskopische Beschreibung; eine Typisierung kann nur histologisch erfolgen.

Epitheliale Veränderungen
Fundusdrüsenpolyp, Drüsenkörperzysten: nur Korpus/Fundus. Kleine, glasige, etwas vorgewölbte Schleimhautareale.
Hyperplastische Polypen: Bevorzugt Korpus. Breitbasig oder gestielt, Millimeter bis mehrere Zentimeter groß, manchmal multipel.
Entzündliche, fibroide Polypen; Granulationsgewebepolypen
Heterotopien von Pankreasgewebe, Heterotopien von BRUNNER-Drüsen,
Adenome: Flach, vorgewölbt, breitbasig oder gestielt; oberflächlich glatt oder villös
Karzinoide und Karzinome können Polypenform haben
Sonstige

Mesenchymale Veränderungen
Leiomyome: Unterschiedliche Größe von wenigen Millimetern bis mehreren Zentimetern; submukös, intramural, subserös. Bei größeren Tumoren ist die Schleimhaut ulzeriert.
Lipome, Fibrome, Angiome u. a.
Neurogene Tumoren
Gastrointestinale Stromatumoren [GIST]

Formen der Magenpolypose
Es ist nicht verbindlich festgesetzt, wie viele Polypen eine Polypose ausmachen.

> *Faustregel:* Bis 5 → multiple Polypen, mehr als 5 → Polypose. Es soll jedoch stets angegeben werden, wie hoch die Anzahl der Polypen etwa ist, vor allem, ob es mehr oder weniger als 50 sind.

- *Hyperplastische Polypose*
- *Drüsenkörperzystenpolypose*
- *CRONKHITE-CANADA-Syndrom:* Gastrointestinale Polypose, Hyperpigmentation von Haut und Schleimhäuten, herdförmige Vitiligo, Alopezie, Anychodystrophie
- *PEUTZ-JEGHERS-Syndrom:* Gastrointestinale Polypose, mukokutane Pigmentierung
- *Familiäre juvenile Polypose:* Polypen hauptsächlich in Kolon und Rektum, daneben auch in Magen und Dünndarm
- *Sonstige seltene Syndrome mit gastrointestinalen Polypen*

43.17 Karzinoid, neuroendokrine Tumoren (NET)

Solitäre oder multiple, realtiv scharf begrenzte, gelbliche bis bräunliche, solide Knoten. Bei kleineren Geschwülsten ist der Schleimhautüberzug intakt, bei größeren Tumoren evtl. ulzeriert.

Die Tumorgröße gibt Anhaltspunkte zur Dignität:

- Bis 1 cm Durchmesser: Fast immer benignes Verhalten.
- Bis 2 cm Durchmesser: Benignes oder niedrigmalignes Verhalten.
- In allen Größen: Hochmalignes Verhalten möglich, dann als neuroendokrines Karzinom zu bezeichnen.

43.18 Magenkarzinom

Frühkarzinom des Magens, early cancer
Das invasive Tumorwachstum ist auf die Mukosa beschränkt (M-Typ) oder reicht maximal bis in die Submulosa (SM-Typ). Die Flächenausdehnung und eventuelle Metastasen bleiben bei der Definition unberücksichtigt. Diagnosestellung nur nach entsprechender histologischer Aufarbeitung möglich.

Makroskopische Klassifikation:
Typ I: Vorgewölbte, polypöse Form
Typ II: Flache Form, d. h. erhaben oder eben oder vertieft
Typ III: Ulzerierte Form

Fortgeschrittenes Magenkarzinom
Das invasive Tumorwachstum erreicht die Muscularis propria. Diagnose nur histologisch.

Makroskopische Klassifikation (Abb. 43.1):

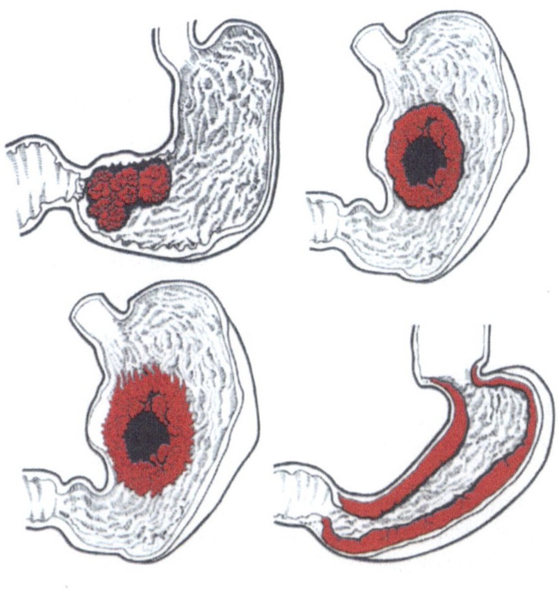

Abb. 43.1. Makrotypen des Magenkarzinoms. **Typ I** polypös-exophytisch, „blumenkohlartig“; **Typ II** zentral kraterartig zerfallen, „schüsselförmig-ulzeriert“; **Typ III** ulzeriert, mit unscharfer Begrenzung und Ausläufern; **Typ IV** flächenhaft infiltrierend, wandstarr, „szirrhös“

Typ I: Polypöses Karzinom: Knotig-exophytisch, manchmal „*blumenkohlartig*" in die Magenlichtung vorragend. Schnittfläche grauweiß, homogen bis körnig, evtl. schleimig glänzend.
Typ II: Schüsselförmig ulzeriertes Karzinom: Wallartig erhabener, ziemlich scharf begrenzter Rand, der steil zur umgebenden Schleimhaut abfällt: *Ringwallkarzinom*. Entsteht meist aus Typ-I-Karzinomen durch zentralen Gewebezerfall und Ulzeration.
Typ III: Ulzeriertes Karzinom mit unscharfer Begrenzung: Das Tumorgewebe breitet sich zentrifugal aus und geht kontinuierlich mit unscharfer Grenze in die Umgebung über.
Typ IV: Diffus infiltrierendes Karzinom: Flache, flächenhaft ausgedehnte Tumoren mit plumper Verdickung der Magenwand: *Feldflaschenmagen*. Es können seichte oder tiefe Ulzerationen auftreten, dann evtl. Übergang in Typ III.

Typ III kommt in etwa 40 % der Fälle vor, gefolgt von Typ II und Typ IV; Typ I ist selten.

Typische Metastasierung des Magenkarzinoms

- *Lymphogen:* Lymphknoten der großen und kleinen Kurvatur, der Leberpforte sowie peripankreatisch; links supraklavikulär VIRCHOW-Drüse.
- *Hämatogen:* Leber, Lunge, Pleura, Nebennieren, Skelett
- *Peritoneum*, Netz, Mesenterium, Nabel: KRUKENBERG-Metastasen
- *Kontinuierliches Übergreifen* auf Leber, Milz, Colon transversu, Netz, Zwerchfell, Bauchwand. Pylorus und Kardia können überschritten werden.

Assoziierte Veränderungen

- *Hauptkomplikationen:* Blutung, Stenose, Penetration, Perforation
- *Acanthosis nigricans* (s. 11.11)
- *Paraneoplastische Hormonbildung:* ACTH; STH, PTH (Hyperkalzämie!)

pTNM-Klassifikation des Magenkarzinoms

pT1, pT2: Tumorgewebe infiltriert nur die Magenwand, die Serosa wird nicht erreicht
pT3: Tumor penetriert die Serosa und ist als Carcinosis peritonei an der Magenaußenseite entwickelt
pT4: Tumor infiltriert benachbarte Organe und Strukturen

Karzinom im operierten Magen

Bevorzugt in der Anastomosenregion, aber auch im sonstigen Restmagen. Ein Karzinom kann 10–30 Jahre nach der Erstoperation auftreten, das Risiko beträgt etwa 4:1.

43.19 Maligne Lymphome

Die Primärmanifestation eines Lymphoms im Gastrointesinaltrakt ist zu unterscheiden von einem sekundären Befall bei einem nodalen Lymphom als Erst-erkrankung.
Die Erscheinungsformen eines Magenlymphoms können sein:

- Bild der Schleimhauthyperplasie,
- diffuse, flächenhafte, weißliche Infiltration,
- polytope noduläre Iniltrate,
- Bilder eines Karzinoms.

pTNM-Klassifikation der primären Magenlymphome

pT1 *pT2*	*Infiltration der Magenwand mit Ausnahme der Serosa*
pT3: *pT4:*	*Penetration der Serosa und dementsprechend Tumorinfiltrate an der Außenfläche des Magens*
pT5:	*Invasion benachbarter Strukturen*
pN0:	*Kein Lymphknotenbefall*
pN1:	*Befall perigastraler Lymphknoten innerhalb eines 3 cm Radius um den Tumor*
pN2:	*Ausgedehnterer perigastraler Lymphknotenbefall*
pN3:	*Befall der hepatoduodenalen und paraortalen Lymphknoten*
pN4:	*Befall extraabdominaler Lymphknoten*

Kapitel 44

Dünndarm 44

Der Dünndarm ist etwa 5 m lang; Unterschiede sind individuell-konstitutionell bedingt oder durch Kontraktion bzw. Erschlaffen der Totenstarre. Das Jejunum trägt Plicae circulares sowie 1 mm große Lymphfollikel, das Ileum hat eine faltenlose Schleimhaut, jedoch antimesenteriell längsovale, 1 cm große PEYER-Plaques (Lymphonoduli aggregati). Die Dünndarmschleimhaut ist normalerweise blaßgraugelblich bis zart-rötlich und feinzottig. Dazu kommt eine eventuelle Imbibition durch den Darminhalt.

44.1 Anomalien des Situs

Nonrotation: Dünndarm liegt rechts, Dickdarm links.
Malrotation I: Das Zökum liegt etwa median und in Höhe des Duodenums.
Malrotation II: Das Duodenum liegt vor der Mesenterialwurzl, das Kolon dahinter.
Situs inversus: Partielle oder totale seitenverkehrte Position des Gastrointestinaltraktes; KARTAGENER-Syndrom: Situs inversus, Bronchiektasien, Nasenpolypen.
Mesenterium commune: Colon ascendens hängt am Dünndarmmesenterium. Volvolusgefahr!
Coecum mobile: Mesokolon im Zökalbereich nur mangelhaft an der hinteren Bauchwand fixiert. Durch die Mobilitätsreibung ist das Peritoneum fibrosiert.
Omphalozele: Medianer Defekt der Bauchwand, nur das Peritoneum parietale erhalten. Die Nabelschnur ist der Bruchsack.
Gastroschisis: Paramedianer Bauchwanddefekt mit Austritt der Eingeweide. Nabelschnur unversehrt.

44.2 MECKEL-Divertikel

Fingerförmig ausgestülpter Blindsack der Darmwand, ungefähr 50 cm proximal der Valvula BAUHINi antimesenteriell gelegen. Manchmal zieht noch ein Bindegewebestrang zur Nabelregion.

Komplikationen: Strangulationsileus, Invagination, Blutungen, Entzündungen. Das MECKEL-Divertikel ist die Persistenz des ileumnahen Teiles des Ductus omphaloentericus (Dottergang).

Totale oder partielle Persistenz des Dotterganges

- *Umbilikale Kotfistel:* Offene Verbindung zwischen Ileum und Nabel
- *Sezernierende Nabelfistel:* Offenbleiben des umbilikalen Dottergangteiles
- *Enterozyste, Dottergangszyste, Enterokystom:* Persistenz des Mittelstückes des Ductus omphalocentericus und Umbildung desselben zu einem Zystenbalg

- *MECKEL-Divertikel*
- *Lig. terminale:* Strangförmig obliterierter Dottergang. Gefahr eines Strangulationsileus, dieses Ereignis wird *Chordaps* genannt.

Eine Dünndarmdivertikulose in Form multipler Divertikel ist - im Gegensatz zum Dickdarm - äußerst selten!

44.3 Ileus (Tabelle 44.1)

Ileus ist eine Behinderung der Darmpassage, keineswegs generell ein Darmverschluß. Darmschlingen gebläht, weit; Inhalt dünnflüssig, „plätschernd". Serosa stellenweise matt bis fibrinös belegt. Streifige Injektion der Serosa; die Darmserosa ist beim Ileus hyperämisch, die geblähten Darmschlingen drücken jedoch aneinander und erzeugen dadurch druckanämische Areale, zwischen denen streifenförmige hyperämische Bezirke bestehen bleiben.

Todesursache bei Ileus: Schock (Blutvolumenverlust, Toxineinschwemmung), Kalium-, Natrium- und Chlorverarmung infolge Erbrechen und mangelnder Resorption, Niereninsuffizienz, Azidose, Permigrationsperitonitis.

Jeder Ileus führt nach kurzer Zeit zur (Permigrations-)Peritonitis. Jede Peritonitis führt zu einem paralytischen Ileus.

Charakteristika spezieller Ileusformen

Invagination: In der Richtung der Peristaltik ist ein proximales Darmstück (Intussuszeptum) in einen distalen Teil (Intussuszipiens) hineingeschoben, d.h. die Spitze des Invaginates liegt analwärts. Hier liegt auch häufig ein Leitgebilde, welches die Invagination ausgelöst hat, z.B. Polyp, Narbe, geschwollene PEYER-Plaque u.a.

Assoziierte Veränderungen: Ileus, Darminfarzierung, Peritonitis, Perforation. Antiperistaltische Invaginationen kommen agonal sehr selten vor.

Tabelle 44.1. Wichtige Ileusformen

Mechanischer Ileus	Dynamischer Ileus
1. Obturationsileus: Hindernis innen Neoplasmen, Narben, Invagination Kotsteine, Gallensteine, Fremdkörper Mekonium, Askariden	1. Paralytischer Ileus: Darmlähmung Peritonitis, Mesenterialgefäßverschluß, postoperative Darmatonie, reflektorisch bei Nieren- und Gallensteinkoliken sowie nach Stieldrehung eines Ovarialzystoms, Bauchtrauma
2. Strangulationsileus: Hindernis außen Adhäsionen (Bridenileus), Hernien-inkarzeration, Volvulus, Kompression durch Raumforderung	2. Spastischer Ileus: Darmkrampf Medikamentös-toxisch

Volvulus: Drehung beweglicher Darmteile um die Mesenterialachse und dadurch Lichtungsverschluß sowie Blutgefäßblockade. Entscheidend für die Entstehung ist eine abnorm freie Beweglichkeit: Mesenterium commune, langes Mesokolon. Wird bei der Obduktion die schraubenförmige Drehung des Mesenteriums übersehen und gelöst, ist das diagnostische Kriterium unwiederbringlich zerstört. Diesbezügliche Vorsicht ist wichtig, da ein Volvulus durch peritonealen Schock zu einem plötzlichen Tod führen kann, bevor Blutungen, Infarzierung oder Peritonitis auftreten.

44.4 Leitsymptom: Hämorrhagische Infarzierung

Infolge der arkadenförmigen arteriellen und venösen Gefäßanastomosen sind alle vaskulär inszenierten Nekrosen der Darmwand von Blutungen durchsetzt.

Nomenklatur: Arterieller Verschluß – hämorrhagischer Infarkt, venöser Verschluß – hämorrhagische Infarzierung.

Zeitlicher Ablauf: Nach 8–10 h – blutige Durchtränkung (potentiell reversibel), nach 12–24 h – hämorrhagische Nekrose (irreversibel).

Todesursache: Schock, Peritonitis.
Die Darmwand ist transmural dunkelblaurot bis schwarzrot: „*düsterrot*"; komplette blutige Durchtränkung, Wand daher verdickt und starr; blutiger Inhalt im Lumen. Zirkuläre, streifige Nekrosen auf den Faltenhöhen, oft als Pseudomembranen ausgebildet. Serosa matt, evtl. fibrinös belegt. Mitbeteiligung(!) des Mesenteriums: ein mehrere Zentimeter breiter Mesenteriumstreifen ist entlang des betroffenen Darmabschnittes geschwollen und von Blutungen durchsetzt.

Arterielle Durchblutungsstörungen: Vorwiegend im Versorgungsgebiet der A. mesenterica superior

- ***Mesenterialarterienembolie:*** Thrombose im linken Herzohr, Endokarditis der Mitral- oder Aortenklappen, parietale Thrombose in der linken Herzkammer, Atherosklerose der Aorta.
- ***Mesenterialarterienthrombose:*** Lokale Thrombose bei arteriosklerotischen Wandveränderungen; selten Arteriitis.
- ***Mesenterialarterienstenose:*** Abgangsstenose der A. mesenterica superior in der Aorta; periphere Stenose vor dem Eintritt in die Darmwand.
- ***Durchblutungsstörung ohne arteriellen Verschluß/Stenose:*** Ursache ist eine Verminderung der Herzauswurfleistung: Low-cardiac-Output bei Myokardinfarkt, Rhythmusstörungen, Herzinsuffizienz, angeborenen und erworbenen Vitien. Die Veränderung ist ein (territorial unterschiedlich ausgeprägter) hämorrhagischer Infarkt, die terminologische Bezeichnung verwirrt: *Perfusionsischämie, ischämische Enteropathie, nonocclusive mesenteric ischemia/infarction, hämorrhagisch-nekrotisierende Enteropathie/ Enterokolitis.*

Venöse Durchblutungsstörungen: Die V. mesenterica superior ist doppelt so häufig betroffen wie die V. mesenterica inferior.

Ätiologische Faktoren: Polyzythämie, portale Hypertonie, Sepsis, Tumorkompression, orale Kontrazeptiva.

44.5 Entzündliche Dünndarmerkrankungen

Die Klassifikation dieser Erkrankungen ist ausschließlich nach ätiologischen Gesichtspunkten sinnvoll (Tabelle 44.2). Dazu kann das makromorphologische Erscheinungsbild nur Indizien liefern, welche den Weg zu entsprechenden mikrobiologischen Untersuchungen weisen.

44.5.1 Typhus abdominalis

Erreger: Salmonella typhi
1. Woche: Markige Schwellung der Lymphfollikel und **PEYER-*Plaques:*** Vergrößert, mehrere Millimeter dick und vorgewölbt; grau bis graurötlich, plattenartig bis knollig; charakteristisch ist eine oberflächliche riffelartige Gyrierung. Die umgebende Schleimhaut ist gerötet. Schwellung der mesenterialen Lymphknoten.
2. Woche: Schorfbildung: Lymphfollikel und PEYER-Plaques zeigen im Zentrum ausgedehnte schmutzig-braungrüne Nekrosen, am Rand noch einen schmalen Saum markig-weichen, grauen Gewebes.

Tabelle 44.2. Diagnostische Indizien bei entzündlichen Dünndarmerkrankungen

Leitsymptom	Krankheiten
Serös-katarrhalisches Exsudat	Cholera nostras (meist Lebensmittelvergiftung) Salmonellenenteritis E.-coli-Enterokolitis Virusbedingte Enteritiden Helicobacter-(Campylobacter-)Infektionen Cholera asiatica
Blutiges Exsudat	Salmonellenenteritis (einschließlich Paratyphus) E.-coli-Enterokolitis Helicobacter-(Campylobacter-)Infektionen Enteritis necroticans Cholera asiatica
Nekrotisierende Enteritis	Typhus abdominalis (einschließlich Paratyphus) Enteritis necroticans E.-coli-Enterokolitis Yersiniose Darmtuberkulose Strahlentherapie, Chemotherapie

*3. Woche: **Geschwürbildung:*** Ovale, scharfrandige, längsgerichtete, d.h. parallel zur Darmachse liegende Ulzera mit aufgeworfenen, unterminierten Rändern.
*4. Woche: **Beginn der Heilung:*** Seichte Schleimhautvertiefungen bzw. Verdünnungen der Darmwand sind die narbigen Residuen. Eventuell schmutzig-graugrüne Flecken (Pseudomelanose) als Zeichen stattgehabter Blutungen.

Assoziierte Veränderungen und Komplikationen:

- Mesenteriale und ileozökale Lymphknoten: Schwellung, Nekrose, evtl. Verkalkung,
- Septische Milzschwellung,
- Lebernekrosen; pylophlebitische und cholangitische Abszesse,
- Cholezystitis oder scheinbar unverändertes Organ,
- Knochenmarknekrosen,
- Spondylitis und Osteomyelitis bzw. Periostitis der langen Röhrenknochen als Früh- (3. Woche) oder Spätkomplikation (nach 1 Jahr),
- ZENKERsche wachsartige Degeneration mit Muskelrissen und Blutungen am M. rectus abdominis sowie Zwerchfell,
- Roseolen an der Haut,
- Myokarditis,
- Laryngotracheobronchitis, Herdpneumonie,
- Miliare typhöse Abszesse in den Organen des Urogenitaltraktes,
- Seröse oder eitrige Meningitis bzw. Meningoenzephalitis.

44.5.2 Paratyphus

Erreger: Salmonella paratyphi A, B und C.
Die Veränderungen sind im Prinzip analog wie bei Typhus abdominalis, meist jedoch schwächer ausgebildet.
Bei Paratyphus gibt es auch enteritische Verlaufsformen.

44.5.3 Salmonellenenteritis

Erreger: Salmonella enteritis GÄRTNER, Salmonella typhimurium und etwa 2000 weitere Salmonellenspezies.

Gastroenteritis: Schleimhaut ödematös und gerötet, Blutungen und Erosionen; flüssiger, schleimig-blutiger Darminhalt
Keine Milzschwellung, keine Miterkrankungen anderer Organe

44.5.4
Darmtuberkulose

Erreger: Mycobacterium tuberculosis. Lokalisation im distalen Ileum, Coecum und Colon ascendens.

Miliare Schleimhauttuberkel: Subepithelial im Bereiche der PEYER-Plaques oder der Solitärfollikel
Lentikuläre Geschwüre: Flache, 5 mm große Ulzera mit unterminierten Rändern; am Geschwürgrund Käse oder/und miliare Knötchen
Zirkuläre Ulzerationen: Zackig begrenzte, unterminierte Geschwüre, die hauptsächlich quer zur Darmachse angeordnet sind und zu zirkulären bis landkartenartigen Ulzerationen konfluieren. Dazwischen restierende Schleimhautinseln. An der Serosa perlschnurartig angeordnete, quer verlaufende miliare Tuberkel. Die mesenterialen Lymphknoten sind in der Regel nicht betroffen (Ausnahme: Primärtuberkulose des Darmes, Tabes mesaraica).
Tuberkulöser Ileozökaltumor: Polypöse Granulationsgewebewucherung mit Verkäsung und Tuberkeln; später Narbenbildung

44.5.5
Cholera asiatica

Erreger: Vibrio cholerae, Vibrio El Tor.
Befallen ist der gesamte Darm, bevorzugt jedoch der Dünndarm.

Dünndarminhalt ursprünglich farblos, reiswasserähnlich mit grauweißen Körnchen und Flocken, später gallig-braungrün oder blutig. Die Schleimhaut ist wechselnd hyperämisch, oft flächenhaft abgestoßen: *Bild der blutgetränkten Leinwand.* Das Peritoneum der Dünndarmschlingen ist rosig, „*pfirsichfarben*", seifig bis klebrig.

Bei Cholera sind alle Gewebe vertrocknet, nur der Darm ist wasserreich.

Zyanose; hochgradige Exsikkose mit kahnförmig eingezogenem Bauch und Wäscherinnenhänden. Frühzeitige Totenstarre; eingedicktes, teer- oder heidelbeerfarbenes Blut. Keine Milzschwellung. Muskelnekrosen und Blutungen in den Waden und im Kehlkopf: deshalb „Vox cholerae".

44.5.6
Cholera nostras

Ätiologisch völlig uneinheitlicher „Brechdurchfall". Meist intestinale bakterielle Infektion (Staphylokokken, Salmonellen, Clostridien u.a.) aber auch durch Schwermetallvergiftung möglich (Arsen, Kadmium, Zink u.a.).

Das lebensbedrohliche Kriterium ist der starke Flüssigkeitsverlust und die Elektrolytentgleisung.

44.5.7 Enteritis necroticans

Erreger: Clostridium perfringens mit β-Toxinbildung.

Hämorrhagisch-nekrotisierende Enteritis mit bevorzugtem Befall des Jejunums! Seltener Ileum und Kolon mitbetroffen. Der Darm ist gummischlauchartig-steif, braunschwarz; erinnert an verbranntes Gewebe, daher „*Darmbrand*". In der Darmlichtung reichlich wäßrig-schleimig-blutiger Inhalt.

Exsikkose, Schock.

44.5.8 E.-coli-Enterokolitis

Erreger: Verschiedene E.-coli-Stämme:

- *Enterotoxischer E. coli (ETEC):* Tropische Reisediarrhö
- *Enteroinvasiver E. coli (EIEV):* Ruhrähnliche Diarrhö
- *Enterohämorrhagischer E. coli (EHEC):* Hämorrhagische Diarrhö
- *Zytotoxisch-nekrotisierender E. coli (CNEC):* Diarrhö
- *Enteropathogener E. coli (EPEC):* Säuglingsenterokolitis.

Die E.-coli-Enterokolitis kann als serös-katarrhalische bis hämorrhagisch-nekrotisierende Entzündung auftreten. Jedes Lebensalter kann betroffen sein, die Infektion ist sowohl in Mitteleuropa wie auch in exotischen Gegenden zu erwerben.

44.5.9 M. WHIPPLE

Erreger: Tropheryma whippelii.
Dünndarm: Schleimhaut verdickt, traubenartig umgestaltet und mit kolbigen Auftreibungen gegen die Lichtung vorragend. Serosa gerötet und weißlich verdickt. Netzartige, gestaute, gelbweiße Chylusgefäße, die knötchenförmig die Schleimhaut vorwölben. *Malabsorptionssyndrom.*

44.6 Brown-bowel-Syndrom

Selten! Gelbbraune Verfärbung (lipofuszinähnliches Pigment) der Muscularis propria des Gastrointestinaltraktes, entweder diffus oder segmental. Mit intestinaler Pseudoobstruktion verbunden → Malabsorption.

44.7 Zottenmelanose

Schleimhaut feinst schwärzlich getüpfelt, daher der Gesamteindruck schiefergrau. Es handelt sich um ein hämatogenes Pigment und stellt einen Hinweis auf stattgehabte Blutungen dar.

44.8 Lymphatische Hyperplasie

Die Ausbildung des lymphatischen Gewebes ist im gesamten Intestinaltrakt (oral bis anal) individuell-konstitutionell sehr unterschiedlich. Nur bei massiven Vergrößerungen der lymphatischen Standorte (Lymphfollikel, PEYER-Plaques, evtl. mesenteriale Lymphknoten) ohne sonstige beeinflussende Erkrankungen darf man von Hyperplasie sprechen.

44.9 Dünndarmulzera

Unspezifische, idiopathische Dünndarmulzera: Solitär oder multipel, reaktionslos, antimesenterial gelegen. Ätiologie unbekannt.
Kaliumulkus: Nach Einnahme kaliumchloridhaltiger Präparate. Selten!
Ulzera bei Entzündungen: s. Tabelle 44.2, nekrotisierende Enteritis.

44.10 Lymphangiektasien

Weißgelbe Flecken, Knötchen oder Netzformen. Submukös und subserös gelegen.
Primäre Lymphangiektasien: Konnatale Fehlbildung.
Sekundäre Lymphangiektasien: Bei allen Lymphabflußstörungen.

Intestinale Lymphangiektasien können einerseits ein bedeutungsloser morphologischer Befund sein, andererseits mit einem Malabsorptionssyndrom bzw. einem enteralen Eiweißverlustsyndrom einhergehen.

44.11 Maldigestions- und Malabsorptionsyndrome

Maldigestion ist eine Störung der Zerlegung der Nahrungsstoffe, ***Malabsorption*** ist eine Störung der resorptiven Aufnahme. Folge ist ein Marasms mit Fett-, Kohlehydrat- und Proteinmangel.

Übersicht der wichtigsten Maldigestionssyndrome

Gastrogene Maldigestion

- Operierter Magen
- Vagotomie
- Chronische Gastritis

Hepatobiliäre Maldigestion

- Gallensäuremangel (Ileumresektion, bakterielle Fehlbesiedelung des Dünndarms, Gallenblasen-Kolon-Fistel
- Biliäre Zirrhose
- Stauungsikterus
- Leberparenchymschäden unterschiedlicher Art und Genese

Pankreatogene Maldigestion

- Chronische Pankreatitis
- Operiertes Pankreas
- Zystische Fibrose

Primäre Malabsorptionssyndrome

- Konnatale Enzymdefekte mit Resorptionsstörung
- Zöliakie, Sprue

Sekundäre Malabsorptionssyndrome

- M. CROHN (Abb. 44.1) M. WHIPPLE, chronische Enteritisformen, Tuberkulose
- Kardiale Stauung (Rechtsherzinsuffizienz) portale Stauung (Leberzirrhose)
- Arterielle Mangelversorgung (Atherosklose, M. ORTNER, Arteriitis, Bypass)
- Lymphgefäßblockade (Kompression, Entzündung, Neoplasma)
- Medikamentenwirkung, Strahlenschäden
- Endokrinopathien (Diabetes mellitus, Hyperthyreose, MEN-Syndrome)
- Darmparasiten
- Postoperative Enteropathien

Abb. 44.1. M. CROHN. Unteres Ileum wandverdickt, Lichtung hochgradig stenosiert. Proximal starke prästenotische Dilatation

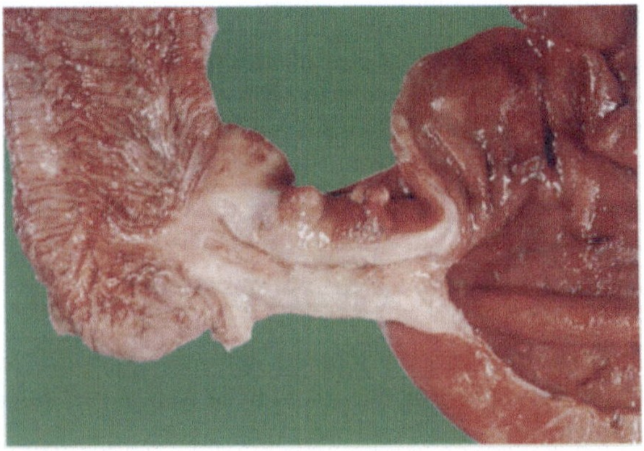

44.12 Dünndarmtumoren

Adenome, Adenomatosen, *Polypen*
Dünndarmkarzinom: Meist zirkulär-stenosierend oder polypös. Lokalisation bevorzugt im Jejunum.
Dünndarmkarzinoid: 0,3–3 cm große, halbkugelige, breitbasig-polypöse oder beetartige, scharf begrenzte Tumoren. Schnittfläche gelblichbräunlich. Nur größere Geschwülste führen zu Schleimhautulzerationen.

Karzinoide liegen meist antimesenterial, Darmwand und Serosa sind oft weißlich verdickt. Narbige Abknickung oder Faltenbildung des Darmes, Fibrose des Mesenteriums mit ziehharmonikaartiger Raffung. Karzinoide können multipel auftreten, es gibt Satellitenmetastasen in der umgebenden Schleimhaut. Mesenteriale Lymphknotenmetastasen. Lebermetastasen.

Karzinoidsyndrom

Haut: Rötung (Flush, Dauerzyanose), Teleangiektasien, pellagraähnliche Dermopathie,
Lunge: Spastische Bronchitis, Dyspnoe
Herz: Rechtskardiale Endokardfibrose mit Trikuspidalinsuffizienz und Pulmonalstenose
Darm: Diarrhöen, Koliken, Obstruktionen

Lokalisation der intestinalen Karzinoide: 50 % Appendix, 30 % Dünndarm, bevorzugt unteres Ileum, 28 % Dickdarm, Rektum, 2 % Magen.

Mesenchymale Tumoren: Subserös, submukös, intramural; meist gutartig. Myome, Lipome, neurogene Tumoren, Gefäßtumoren. Die häufigsten malignen mesenchymalen Tumoren sind Leiomyosarkome und Non-HODGKIN-Lymphome.

pTNM-Klassifikation der gastrointestinalen Lymphome

pT1: *Lokalisierter Befall einer oder mehrerer gastrointestinaler Regionen, keine Lymphknotenbeteiligung*
pT2: *Dazu Lymphknotenbefall*
pT3: *Dazu Lymphknotenbefall beiderseits des Zwerchfells*
pT4: *Gastrointestinale Tumormasse (im Gegensatz zu pT1), dazu evtl. Lymphknotenbefall und evtl. Generalisation*

Für den gesamten Gastrointestinaltrakt gilt als Faustregel: Die malignen Tumoren führen ganz in der Regel zu Stenosen, nur bei Lymphomen sind Lichtungserweiterungen nicht ungewöhnlich!

Kapitel 45

Appendix vermiformis 45

Der Abgang des Wurmfortsatzes wird in Verfolgung der Taenia libera erreicht und liegt meistens retrozökal. Die Appendix kann zwischen 1 und 30 cm lang sein, Trichterform ist beim Neugeborenen häufig, beim Erwachsenen selten. Im freien Rand des Mesenteriolums verläuft die A. appendicularis. Die Lichtung des Wurmfortsatzes ist entweder leer oder kotgefüllt: in „Kotsteinen" können exogene Fremdkörper liegen.

45.1 Appendizitis

Die Entstehung einer Entzündung wird häufig durch eine Lichtungsstenose (Kotsteine, Fremdkörper, Narbe, Adhäsionen) begünstigt: distal der Stenose Lichtungserweiterung mit Sekretstau, Dehnung und Verdünnung der Wand. Die Appendizitis ist weit überwiegend eine bakterielle inszenierte Entzündung.
Akute Appendizitis: Gefäßinjektion der Serosa, distales Ende evtl. aufgetrieben.
Phlegmonöse Appendizitis: Wurmfortsatz verdickt, starr; Serosa gerötet, matt, fibrinös belegt. In der Lichtung rahmig-gelbes Exsudat.
Ulzerös-phlegmonöse Appendizitis: Fibrinbedeckte Schorfe sowie Geschwüre in der Schleimhaut.
Abszedierende Appendizitis: Gelbe, eitrige Einschmelzungsherde in der Wand, Schleimhautulzera, Periappendizitis im Mesenteriolum, lokale Peritonitis.
Gangränöse Appendizitis: Wurmfortsatz stark aufgetrieben, düsterrot oder mißfärbig; Wand brüchig, evtl. zundriger Zerfall; meist Perforation.
Oxyurenappendikopathie (Sonderform).

Komplikationen:

- *Perforation,*
- *Perityphlitischer Abszeß, Retrozökalphlegmone, Retroperitonealphlegmone, DOUGLAS-Abszeß, Pelveoperitonitis, subphrenischer Abszeß,*
- *Diffuse Peritonitis,*
- *Pylephlebitis, pylephlebitische Leberabszesse, Sepsis, Septikopyämie,*
- *Narbige Verödung der Lichtung,*
- *Adhäsionsbildung, Strangulationsileus,*
- *Mukozele* (s. 45.2).

Folgen der Appendektomie:

- *Lokale Wundinfektion,*
- *Gefäßverletzung, Blutung, Nekrose, Peritonitis:* Risiko bei laparoskopischer Appendektomie erhöht!,
- *Postoperative Verwachsungen, Strangulationsileus.*

Der Zustand nach Appendektomie ist ein Risikofaktor für einen Strangulationsileus.

45.2 Mukozele der Appendix

Auftreibung der Appendix als Folge einer Schleimansammlung in der Lichtung. Es gibt unterschiedliche Ursachen:

- Narbige Obstruktion und Abflußblockade: In seltenen Fällen dabei Myxoglobulose: in der Lichtung zahlreiche, bis 5 mm große, perlenartige, schleimig-eingedickte, teilweise verkalkte Kugeln – „*Appendix mit weißem Kaviar*".
- Schleimhauthyperplasie, Schleimhautpolypen;
- muzinöse Tumoren: Zystadenom, Adenokarzinom;
- bei zystischer Fibrose.

Bei Perforation einer Mukozele: Pseudomyxoma peritonei (s. Kap. 48.12)

45.3 Tumoren der Appendix

- *Gutartige mesenchymale Tumoren*
- Non-HODGKIN-*Lymphome, Sarkome*
- *Adenome, Polypen*
- *Karzinom:* Selten, aber dennoch als Standortvariante des Dickdarmkarzinoms zu bewerten
- *Karzinoid:* Meist in der Appendixspitze, selten im Mittelabschnitt.

Kapitel 46

Dickdarm 46

Kolon und Rektum sind etwa 120 cm lang. Am Kolon erkennt man durchlaufend die *Taenia libera*, am Aufhängeapparat die *Taenia mesocolica* und am Ansatz des Omentum majus eine *Taenia omentalis*. *Haustren* sind Ausbuchtungen zwischen den Taenien, sie werden durch querverlaufende äußere Einschnürungen gegeneinander abgesetzt. Diesen entspechen die lichtungswärts vorspringenden *Plicae semilunares.* Läppchenförmige, subseröse Fettgewebebürzel sind reihenförmig als *Appendices epiploicae* vorhanden. Die Dickdarmlichtung ist je nach Füllung und Totenstarre verschieden weit.

Das Rektum beginnt in Höhe des 3. Kreuzbeinwirbels und ist kein gerades Rohr, sondern weist 2 in der Sagittalebene liegende Krümmungen auf. Die *Plica transversa recti* KOHLRAUSCH läßt die kraniale *Pars ampullaris* von der kaudalen *Pars analis* trennen, wobei letztere distalwärts die Längsfalten der *Columnae rectales* MORGANI entwickelt. Eine Linea dentata markiert die Grenze zwischen Rektumschleimhaut und Analhaut.

46.1 Megakolon

Der Dickdarm ist maximal erweitert, die Wand entweder dick oder verdünnt. In der Lichtung ist eingedickter Kot, die Schleimhaut des erweiterten Darmteiles zeigt Erosionen und Dehnungsulzera, eine Perforation erfolgt meist an der Taenia libera im Zoekum. Folgende pathogenetische Typen werden unterschieden:

Prästenotisches Megakolon, angeboren oder erworben

- Angeborenes, aganglionäres, enges Darmsegment im Rektum-Sigma-Bereich: M. HIRSCHSPRUNG
- Erworbene Stenose durch Tumoren oder Strikturen

Toxisch-neurogenes Megakolon: Erworben, Zerstörung und Schwund der Ganglienzellen und Nervenfasern in den neuralen Plexus

- Entzündungen: CHAGAS-Krankheit, Colitis ulcerosa, M. CROHN, jede nekrotisierende Kolitis möglich
- Degeneration: Senium

Funktionelles Megakolon: Erworben. Es besteht eine massive Kolondilatation ohne Stenose, daher als „Pseudoobstruktion“ bezeichnet.
Myogenes Megakolon: Angeboren. Bei myotonischen Dystrophien.

46.2 Kolondivertikel

Am häufigsten im Sigma als typische ***GRASER-Divertikel:*** meist zweireihig zwischen den Taenien angeordnete falsche Divertikel. Die Schleimhaut ist in Form eines „*engen Halses*“ durch die Darmmuskulatur ausgestülpt und erweitert sich extramural zu einem „*dicken Kopf*“. Im meist dünnwandigen Divertikel ausdrückbarer, eingedickter Kot, evtl. Kotsteine. Koprostatische Drucknekrosen leiten eine Divertikulitis ein.

Assoziierte Veränderungen:

- Divertikulitis, Peridivertikulitis,
- Blutungen, da die Divertikel unmittelbar neben den Gefäßdurchtritten liegen,
- Stenose infolge entzündlich-narbiger Schrumpfung,
- Perforation: perikolischer Abszeß und/oder Pelveoperitonitis, diffuse Peritonitis,
- Fistelbildung: Harnblase, Dünndarm, Bauchdecken.

Eine Divertikulose kommt wesentlich seltener auch in rechtsseitigen Kolonabschnitten vor, solitäre echte Divertikel sind Einzelfälle.

46.3 Leitsymptom: Hämorrhagische Infarzierung (s. 44.4)

Die betroffenen Dickdarmabschnitte sind dilatiert, die Darmwand ist durch Ödem und Blutungen verdickt, aber brüchig und düsterrot. Das Mesokolon ist mitbetroffen, an der Serosa eine fibrinös-hämorrhagische Peritonitis. In der Darmlichtung befindet sich Blut. *Darmgangrän* ist bakteriell mitbedingt: Endotoxinschock!

Ursachen:

- Mesenterialvenenthrombose (selten!),
- Mesenterialarterienverschluß,
- arterielle Durchblutungsstörungen ohne Gefäßverschluß jedoch mit konsekutiver Ischämie.

Da die Hauptursache eine Ischämie der Dickdarmwand ist, wird die Veränderung (unbeschadet des „hämorrhagischen" Erscheinungsbildes) ***ischämische Kolitis*** bezeichnet (Tabelle 46.1).

Hauptlokalisation: Grenzgebiete der arteriellen Versorgung. Linke Kolonflexur (Grenzbereich A. mesenterica superior/inferior), Sigma (Grenzbereich A. mesenterica inferior/A. iliaca interna). Eine ischämische Proktitis ist infolge von Kollateralen sehr selten. Die schockbedingte ischämische Kolitis bevorzugt die rechte Kolonhälfte.

Erscheinungsbild: Hämorrhagische Infarzierung, pseudomembranös-nekrotisierende Kolitis, Darmgangrän, Abstoßung der nekrotischen Mukosa als „Mukosaschlauch", strikturierende Narben.

Tabelle 46.1. Hauptursachen für intestinale Ischämien

1. Vaskuläre Stenosen und Verschlüsse
Atherosklerose mit arteriellen Abgangs- oder Verlaufsstenosen
Thromboembolie
Disseminierte intravasale Koagulation
Vaskulitis größerer und kleinerer Arterien
Radiogene Vaskulopathien
Sog. „Kollagenosen"
Mesenterialvenenthrombose
2. Hypoxämie
Herzinsuffizienzen mit Low-cardiac-Output
Hypotonie
Schock
3. Medikamentös verursachte Durchblutungsstörungen
Orale Kontrazeptiva
Vasopressive Medikamente, Katecholamine
Hypotensiva, Ganglienblocker, Diuretika
Digitalis
4. Bakteriell-toxisch inszenierte Durchblutungsstörungen
Sepsis
Entzündliche Darmerkrankungen
5. Ileus
6. Traumen, postoperativ

46.4
Leitsymptom: Blut im Darm, Meläna

Je nach Lokalisation der Blutungsquelle und Massivität der Blutung ist zu unterscheiden (Tabelle 46.2):

- frisches, schwarzrotes Blut im Magen („*kaffeesatzartig*") und Darm: Blutungsquelle im Magen oder Duodenum, evtl. Ösophagus,
- frisches, schwarzrotes Blut im Dünn- und Dickdarm: Blutungsquelle im Duodenum, evtl. Dünndarm,
- frisches, schwarzrotes Blut im Dickdarm: Blutungsquelle im Kolon,
- frisches, schwarzrotes Blut im Rektum und Anus: Blutungsquelle rektoanal,
- schwarzer, teerartiger Inhalt in Dünn- und Dickdarm: Meläna, d.h. stattgehabte Blutung.

Je nach Aussehen des Darminhaltes ist zu unterscheiden:

- flüssiges Blut, Koagula: frische Blutung,
- teerartige Fäzes: das Blut hat die Darmpassage absolviert: Bild der Meläna.

Unmittelbare Blutungsquelle ist grundsätzlich ein Schleimhautdefekt. Durch sanftes Ausstreichen nach distal ist der Defekt an einem Blutaustritt lokalisierbar.

Tabelle 46.2. Typische Quellen gastrointestinaler Blutungen

Topographische Logalisation	Blutungsquelle
Ösophagus	Ösophagusvarizen MALLORY-WEISS-Syndrom, BARETT-Syndrom BOERHAAVE-Syndrom M. RENDU-OSLER und andere vaskuläre Ektasien Trauma (Thoraxkompression, Fremdkörper, iatrogen) Refluxösophagitis Divertikel Tumoren
Magen/Duodenum	Ulkus, Erosionen, DIEULAFOY-Läsion Tumoren M. RENDU-OSLER und andere vaskuläre Ektasien
Dünndarm	Dünndarmulzera Entzündungen mit blutigem Exsudat Nekrotisierende Entzündungen Arterielle und venöse Durchblutungsstörungen M. RENDU-OSLER und andere vaskuläre Ektasien Invagination Divertikel Tumoren
Kolon	Entzündungen mit Schleimhautläsionen Polypen, Adenome Maligne Tumoren Divertikel M. RENDU-OSLER und andere vaskuläre Ektasien Arterielle und venöse Durchblutungsstörungen
Rektum/Anus	Hämorrhoiden Proctitis ulcerosa/M. CROHN u.a. Sterkorale Ulzera, Ulcus recti simplex Polypen, Adenome Maligne Tumoren M. RENDU-OSLER und andere vaskuläre Ektasien Mechanisch-traumatisch
Gesamtes Intestinum	Hämorrhagische Diathesen jeglicher Ursache

! *Beachte:* Es sind multiple Blutungsquellen möglich! Auch ein völlig unscheinbarer Defekt kann Quelle einer massiven Blutung sein.

Das Leitsymptom Blut im Darm muß bereits bei der Inspektion des abdominellen Situs (s. 33.3) erkannt werden: aus der Darmlichtung schimmert der dunkle Inhalt durch, weite Darmstrecken sind gefüllt: entweder flüssig-plätschernd oder fäkal-fest.

Immer ist Ausdehnung und Menge des blutigen Darminhaltes festzustellen. Je tiefer die Blutungsquelle, je röter das Blut!

46.5 Entzündliche Dickdarmerkrankungen

Das makroskopische Erscheinungsbild liefert nur Indizien; mikrobiologische und histologische Untersuchung unbedingt erforderlich.

46.5.1 Bakterielle Ruhr, Dysenterie, Shigellose

Erreger: Shigellen der Gruppen A–D.
Zunächst kleienartige, flockige Beläge auf der Schleimhaut, dann schmutziggelbe, trockene Schorfe, die den Schleimhautfalten und Taenien folgen: *strickleiterartiges Aussehen.* Durch Abstoßen der Schorfe entstehen unregelmäßige, landkartenartige Geschwüre mit stehengebliebenen Schleimhautbrücken. Die Veränderungen nehmen analwärts quantitativ zu. Ausheilung meist ohne Narbenbildung.

46.5.2 Amöbenruhr

Erreger: Entamoeba histolytica.
Millimetergroße Ulzera mit hochroter Umgebung; wenn größer, dann „*erlenmeyerkolbenartig*“ unterminiert. Die Veränderungen nehmen analwärts quantitativ ab.

Assoziierte Veränderungen und Komplikationen:

- Blutung, Perforation,
- solitäres Amöbom,
- strikturierende Narben,
- Leberabszeß,
- Absiedelungen in Pleura, Lunge und Gehirn.

46.5.3 Antibiotikainduzierte, pseudomembranöse Kolitis

Erreger: Clostridium difficile.
Zahlreiche, aneinanderstoßende bzw. zusammenhängende, vorspringende, gelblichweiße Schorfe und Pseudomembranen, schwer ablösbar. Das gesamte Kolon ist befallen, manchmal mit Aussparung des Rektums.

46.5.4
Sonstige Ursachen einer pseudomembranös-nekrotisierenden Kolitis

- *Agranulozytose*
- *Zytostatika, Immunsuppressiva*
- *Strahlentherapie*
- *Urämie*
- *Schwermetallvergiftung*

46.5.5
Colitis ulcerosa

Beginn im Rektum, Ausbreitung proximalwärts. Die Entzündung ist hämorrhagisch-nekrotisierend-ulzerös.

Ausgedehnte, zackig begrenzte, vorwiegend in der Darmlängsachse orientierte, miteinander verbundene Geschwüre. Blutungen in die Darmwand und in die Lichtung. Schleimhautinseln inmitten ausgedehnter Ulzerationen imponieren als Pseudopolypen.

Assoziierte Veränderungen und Komplikationen:

- toxisch-neurogenes Megakolon,
- intramurale Abszesse: Peritonitis,
- Kolonkarzinom.

46.5.6
M. CROHN

Am häufigsten manifestiert sich der M. CROHN als Ileokolitis, jedoch können alle Abschnitte des Gastrointestinaltraktes betroffen sein (Tabelle 46.3). 3 Hauptmerkmale sind charakteristisch:

Tabelle 46.3. Differentialdiagnostische Merkmale zwischen M. CROHN und Colitis ulcerosa

Merkmal	M. CROHN	Colitis ulcerosa
Lokalisation	Segmental Ileum 50% Anus 80%	Kontinuierlich Ileum sehr selten Anus 20%
Schleimhaut	„Kopfsteinpflaster"	Flächenhafte Ulzerationen mit Pseudopolypen
Darmwand	Stark verdickt, starr	Normal dick
Serosa	Sklerolipomatöser Überwuchs	Normal
Strikturen	Segmentale Stenosen	Selten
Fisteln	Häufig	Selten

Flache Ulzerationen: Unregelmäßig gestaltete, kleinzackig gesäumte, „rattenbißartige", seichte Geschwüre mit blutigem Grund.
Kopfsteinpflasterartige Schleimhaut: Longitudinal verlaufende, schlitzförmige Schleimhautrisse („clefts") mit Querverbindungen; es entsteht ein netzartiges Muster, wobei die erhaltenen Schleimhautareale pflastersteinartig aufgeworfen sind.
Gartenschlauchartige Stenosen: 2–20 cm lange Darmabschnitte mit stark verdickter, starrer Wand und eingeengter Lichtung. Serosa und mesenteriales Fettgewebe sind als „sklerolipomatöser Überwuchs" in die Induration einbezogen.

Die Veränderungen sind diskontinuierlich-segmental angeordnet, sie fallen durch eine dunkelrote Verfärbung auf und fühlen sich derb an.

Assoziierte Veränderungen:

- Verwachsung der Darmschlingen zu Konglomeraten mit fuchsbauartigen Fistelsystemen; innere Fisteln zwischen einzelnen Darmschlingen und auch angrenzenden Organen
- Äußere Fisteln zur Haut, häufig peranal
- Adhäsionen, Ileus
- Blutungen, Perforation
- Strikturen
- Toxisch-neurogenes Megakolon
- Kolonkarzinom

46.6 Leitsymptom: (Solitäres) Geschwür in der Rektumschleimhaut

Ulcus recti simplex: Meist in der vorderen Rektumwand gelegen. Rundlicher oder polygonaler, flacher Defekt der Schleimhaut; graugelber oder rötlicher Grund; weich.
Sterkorale Ulzera: Drucknekrosen durch Skybala

46.7 Melanosis coli

Es handelt sich um eine Pseudomelanose, denn das chemisch noch nicht definierte Pigment ist nicht Melanin. Braunschwarze Verfärbung der Dickdarmschleimhaut in unregelmäßigen, gitterartigen Mustern angeordnet: wie *Krokodilleder.* Endet proximal abrupt an der Valvula BAUHINi. Laxantienabusus begünstigt die Pigmentablagerung.

46.8
Pneumatosis cystoides coli

Die gesamte Darmwand ist von 0,2–2 cm großen, zystischen, gasgefüllten Hohlräumen durchsetzt. Die Schleimhaut wie auch Serosa dementsprechend buckelig gewölbt. Nach Einschneiden unter Wasser entweichen Gasblasen.

46.9
Kolonperforation

Perforierende Verletzungen, stumpfe Bauchtraumen
Fremdkörper: Verschluckt oder peranal eingebracht
Endoskopie, Röntgenkontrastmittel, forcierte Einläufe
Megakolon, Divertikel, ischämische Kolitis, M. CROHN, Neoplasmen
Dehnungsruptur proximal einer Stenose

46.10
Kolorektale Tumoren

46.10.1
Adenome

Breitbasig oder gestielt; zottig, gebuckelt oder glatt; Schleimhaut intakt oder partiell erodiert; Blutungen. Die Adenome beginnen als kleinste Knospen und erreichen Größen von mehreren Zentimetern. Manchmal flächenhafte Adenomrasen, die auch in der gesamten Darmzirkumferenz entwickelt sein können. Adenome kommen im gesamten Dickdarm vor, am häufigsten im Sigma, am seltensten im Rektum.

Die Möglichkeit der malignen Entartung ist bei jedem Adenom gegeben. Bezogen auf die Adenomgröße gilt als Karzinominzidenz: unter 1 cm bis 0,1%, 1–2 cm bis 1%, über 2 cm bis 10%.

Adenomatose, Polypose

Bei weniger als 100 Geschwülsten spricht man von multiplen Adenomen, bei mehr als 100 von Adenomatose/Polypose.
Familiäre Adenomatosis coli: Autosomal-dominant vererbt
GARDNER-Syndrom: Adenomatose, Osteome und Exostosen, kutane Fibrome und Lipome
TURCOT-Syndrom: Adenomatose, maligne Hirntumoren
OLDFIELD-Syndrom: Adenomatose, kutane Talgdrüsenzysten

46.10.2 Kolorektales Karzinom

2/3 der Tumoren liegen im Rektum und Sigma. Makroskopische Klassifikation in 3 Hauptformen (Abb. 46.1):

- schüsselförmig ulzeriert,
- polypös-blumenkohlartig,
- diffus infiltrierend.

Metastasierung: Lymphogen regionär und paraaortal; hämatogen in Leber, Lunge, Knochen, Ovarien; Carcinosis peritonei.

Komplikationen: Stenose, Ileus; Blutung; Fistelbildung, Perforation, Peritonitis.

Abb. 46.1 a, b. Polypöses Dickdarmkarzinom. **a** Ansicht der Schleimhautfläche, **b** Ansicht in situ, d.h. der Blick des Endoskopikers

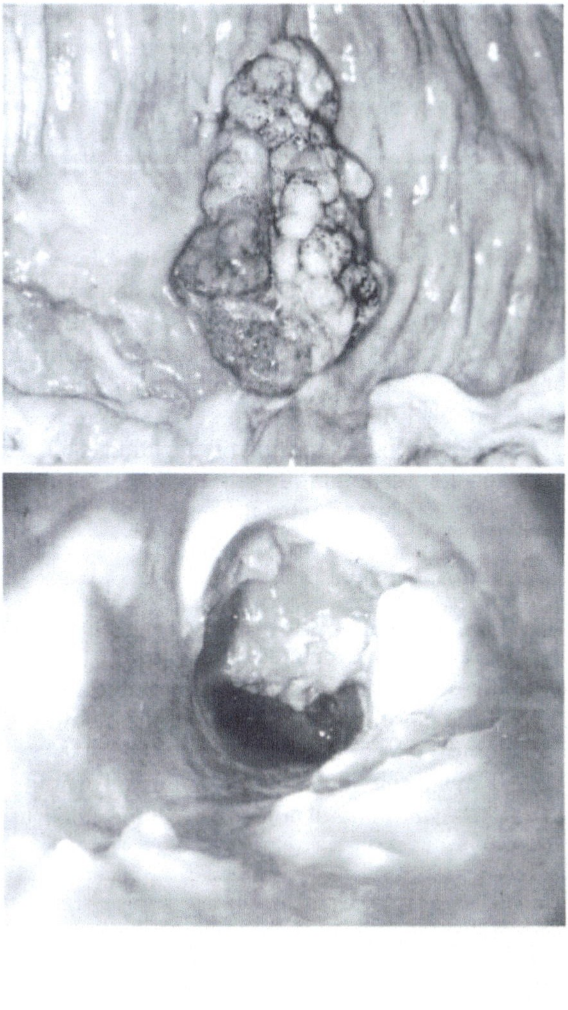

a

b

Eine pTNM-Klassifikation der kolorektalen Karzinome bezieht sich auf histologische Kriterien und ist daher makroskopisch nicht anwendbar. Zur Dokumentation dieser Karzinome werden folgende Angaben gefordert:

- solitär oder multipel,
- Größenausdehnung in 3 Dimensionen abmessen,
- Form des Tumors,
- Abgrenzung, überschreitende Organgrenze,
- Serosabefall,
- Lymphknotenbefall.

LYNCH-Syndrom
„Hereditary non-polyposis colorectal cancer syndrome". Autosomal-dominant erblich.

- Kolonkarzinom vor dem 45. Lebensjahr,
- im Zökum bzw. Colon ascendens lokalisiert,
- in der Familie ein in jungen Jahren aufgetretenes Endometrium- und/oder Ovarialkarzinom.

46.11 Typische Befunde am Ileozökum

- *„Lipom" an der Valvula BAUHINi:* Unscharf begrenzte, submuköse Lipohyperplasie direkt an einer Lippe der Klappe
- *Melanosis coli*
- *M. CROHN*
- *Enterocolitis uraemica*
- *Antibiotikainduzierte, pseudomembranöse Kolitis*
- *Venöse Stauung*

46.12 Typische Befunde der Rektoanalregion

- *Proktitis, Abszesse, Fisteln* (immer: Ausschluß eines M. CROHN)
- *Hämorrhoiden*
- *Prolaps*
- *Neoplasmen* (anorektal liegt das maligne Melanom des Verdauungstraktes!)
- *Retrorektale Zysten, Tumoren und entzündliche Pseudotumoren*

46.13 Intestinale Makroparasiten, Würmer

Taenia solium, Hakenbandwurm, Schweinebandwurm: 2–7 m lang, Kopf 1 mm groß. Ein Rüssel (Rostellum) ist von einem doppelreihigen Hakenkranz umge-

ben. 800-1000 Proglottiden, ungefähr ab dem 400. Proglottid jeweils ein geschlechtsreifer Uterus mit 7-10 dendritischen Verzweigungen.
Taenia saginata, unbewaffneter Bandwurm, Rinderbandwurm: 5-25 m lang, Kopf 1 mm groß. Kein Rostellum, kein Hakenkranz, nur 4 schwarz pigmentierte Saugnäpfe. 1000-2000 Proglottiden, ungefähr ab dem 800. Proglottid ein geschlechtsreifer Uterus mit 20-30 dichotomen Verzweigungen.
Ascaris lumbricoides: 20-40 cm lange, 5 mm dicke Spulwürmer
Oxyuris vermicularis: 5-104 mm lange, weiße Madenwürmer

Kapitel 47

Pankreas 47

Das Pankreas ist ungefähr 15 cm lang, sein Kopf liegt direkt dem Duodenum und dem Ductus choledochus an und ist von Peritoneum überzogen; Korpus und Kauda liegen retroperitoneal. Auf Grund dieser räumlichen Beziehung greifen Erkrankungen des Pankreas (z. B. Pankreatitis) leicht und schnell auf das Duodenum sowie Peritoneum und Retroperitoneum über. Zwischen Caput pancreatis (ventral) und Processus uncinatus (dorsal) verlaufen A. und V. mesenterica superior.

Ductus pancreaticus major und Ductus choledochus münden in 3/4 der Fälle mit einem gemeinsamen Endstück an der Papilla VATERi; im Rest ist die Mündung septiert oder überhaupt getrennt. Das Pankreas ist in der Jugend graurot, später gelblich bräunlich. Oberflächlich und am Schnitt ist das Organ lappig gebaut und mäßig fest. Am oberen Rand des Pankreas verläuft die A. lienalis.

Heterotopes Pankreasgewebe (1–2 cm groß) findet man nicht selten im Magenantrum, Duodenum und Jejunum. Weiterhin in gastroduodenalen Divertikeln, in einem MECKEL-Divertikel sowie in Dickdarm, Gallenwegen und Mesenterium. Weitere Fehlbildungen sind ein ***Pancreas anulare*** (komprimierender Pankreasgewebering um die Pars descendens duodeni) sowie ein ***Pancreas divisum*** (dorsaler oberer Pankreaskopf mit dem Ductus pancreaticus minor und ventraler unterer Pankreaskopf mit dem Ductus pancreaticus major sind geteilt.

47.1 Leitsymptom: Zysten im Pankreas

Angeborene Zysten: Solitär oder multipel, 1–2 cm groß, kombiniert mit Zystennieren Typ POTTER III, Angiomatosis retinocerebellosa HIPPEL-LINDAU oder anderen Mißbildungssyndromen.
Retentionszysten: Dilatierte Gangsegmente als Folge einer Obstruktion. Bei zystischer Fibrose (zäher Schleim), chronischer Pankreatitis (Narbenstenosen) und duktalen Neoplasmen (Tumorstenose).
Pseudozysten: Entstehen auf dem Boden von Nekrosen bei akuter und chronischer Pankreatitis. Die Hohlräume können sehr groß werden (20 cm), bestehen aus einem Bindegewebebalg und haben einen entweder schmierig-nekrotischen oder flüssigen, meist bräunlichen Inhalt. Solche postnekrotischen Pseudozysten können auch extrapankreatisch liegen (Magen-Darm-Wand, Mesentrium, Bursa omentalis u. a.)
Neoplastische Zysten: Zystadenome, Zystadenokarzinome.
Selten: ***lymphoepitheliale Zysten, Echinokokkuszysten, Endometriosezysten.***

47.2 Leitsymptom: Änderung von Farbe, Größe und Konsistenz des Pankreas

Hämochromatose: Rostbraunes Pankreasgewebe, derb. Ähnliches Bild auch bei Hämosiderose (Abb. 47.1).
Atrophie und Fibrose: Im Senium. Pankreas verkleinert, derb.

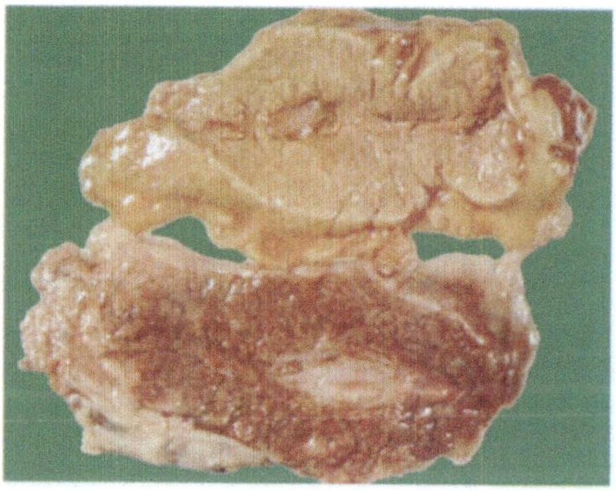

Abb. 47.1. Hämochromatose des Pankreas. Der rostbraune Farbton ist gegenüber dem Normalbild absolut charakteristisch

Lipomatose, Pseudohypertrophie: Schwund des Drüsenparenchyms und (überschießender) Ersatz durch einwucherndes Fettgewebe. Äußerlich ist das Pankreas oft vergrößert, am Schnitt fast nur gelbes Fett.
Fibrose bei chronischer Pankreatitis sowie zystischer Fibrose

47.3 Akute Pankreatitis

Schwere Form: Pankreas vergrößert, „blutwurstartig" aufgetrieben, schmutzigbraun verfärbt, brüchig bis zundrig-zerfallen, von ausgedehnten Blutungen durchsetzt. Am Schnitt fetzige, blutige Höhlen und mißfärbiges, nekrotisches Gewebe. Multiple, millimetergroße, weißgelbe Flecken = „*Kalkspritzer*" im Fettgewebe: Diese breiten sich über das Mesocolon transversum und das Mesenterium wie auch Omentum majus aus und dringen auch retroperitoneal kranialwärts (Diaphragma, Thorax), nach lateral (Niere) und kaudalwärts (Becken) (Abb. 47.2).

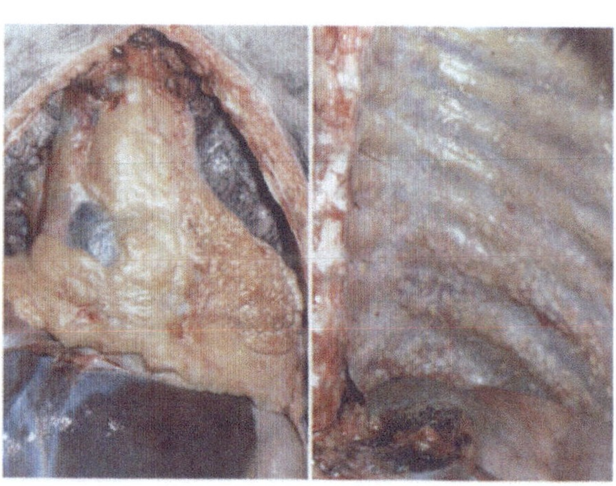

a b

Abb. 47.2 a, b. Weiße, kalkspritzerartige Fettgewebenekrosen bei akuter Pankreatitis. **a** Befall des subepikardialen Fettgewebes, **b** Befall des interkostalen Fettgewebes, d. h. Übergreifen der Nekrosen transdiaphragmal in die Brusthöhle

Unmittelbare Komplikationen:

- Ileus,
- Peritonitis,
- Schock,
- Sepsis mit Multiorganversagen,
- Gefäßarrosion mit massiver Blutung,
- Gefäßthrombosen mit hämorrhagischer Darminfarzierung.

Weitere Veränderungen:

- Pseudozysten,
- Abszesse,
- Fisteln.

Leichte Form: Pankreas ödematös geschwollen, nur kalkspritzerartige Herde erkennbar, evtl. vereinzelte, diskrete Blutungen.

47.4 Chronische Pankreatitis

Wiederholte Nekroseschübe = primär chronische Pankreatitis oder ein meist tumoröser Gangverschluß mit Drüsenatrophie und Fibrose = sekundär chronische Pankreatitis.
Primär chronische Pankreatitis: Fibrose und Sklerose, d.h. oft steinharte Narbenbildung, wobei das Organ kleiner geworden ist. Ektatische Ausführungsgänge im Korpus-Kauda-Bereich, Konkremente; Pseudozysten.
Sekundär chronische Pankreatitis: Ursache der Gangstenose ist meist ein Tumor, selten ein Konkrement. Hochgradige Gangektasie und deutlicher Parenchymschwund.

47.5 Zystische Pankreasfibrose, Mukoviszidose

Pankreas normal lang, jedoch schlanker. Oberfläche fein granuliert, am Schnitt evtl. kleinste Zystchen und erweiterte Gänge mit eingedicktem Sekret. Das Parenchym zunehmend durch Fett- und Bindegewebe ersetzt.

Assoziierte Veränderungen:

- In allen muzinösen Drüsen eingedickter Schleim mit Auswirkungen auf die Organstrukturen.
- Mekoniumileus post partum: Dünndarmdilatation, in der Lichtung zähes, grünschwarzes Mekonium. Bei Perforation: Mekoniumperitonitis.
- Im späteren Lebensalter: Zähe, gummiartige Kot- und Schleimmassen im terminalen Ileum und Zoekum.
- Ektasie intrahepatischer Gallengänge, Cholangitis, sekundäre biliäre Leberzirrhose.

- Atrophie der Gallenblase nach Verschluß des Ductus cysticus.
- Bronchiektasien, chronische Bronchitis, Bronchopneumonie, obstruktives Lungenemphysem.
- Cor pulmonale.

47.6 Pankreastumoren

Zystadenom: Etwa 10 cm groß, scharf begrenzt, honigwabenartig
Duktales Pankreaskarzinom: Meist solide, seltener zystische grauweiße, unscharf begrenzte Tumorinfiltrate; proximalwärts Dilatation der Ausführungsgänge und Fibrose. 70 % der Karzinome liegen im Kopf-, 30 % im Korpus-Kauda-Bereich.

Pankreaskarzinome wachsen direkt in das peripankreatische retroperitoneale Fettgewebe und metastasieren in hier gelegene Lymphknoten.

Eine *Unterscheidung zwischen einem Gangkarzinom und einem Papillenkarzinom* ist, wenn überhaupt, nur makroskopisch möglich. Dies gelingt nur bei kleinen Tumoren, ausgedehntere Karzinome mit Ulzerationen und Nekrosen lassen eine topographische Zuordnung oft nicht mehr zu. Man sollte unterscheiden zwischen: 1. Duktalem Pankreaskopfkarzinom, 2. Karzinom des distalen Ductus choledochus, 3. Karzinom des Duodenums. 4. Karzinom der Papilla VATERi.

Weiterhin stellt sich makroskopisch häufig die *Differentialdiagnose zwischen einem Karzinom und einer chronischen Pankreatitis*, da in beiden Fällen die Bauchspeicheldrüse vergrößert und hart erscheint. Diese Unterscheidung ist nur histologisch möglich.

Komplikationen des Pankreaskarzinoms:

- Mechanischer Ikterus bei Pankreaskopfkarzinom,
- Einbruch in Magen oder Duodenum,
- Aszites mit Peritonealkarzinose,
- Venenthrombose, Lungenarterienembolie (Thromboseneigung ist ein häufiges paraneoplastisches Syndrom beim Pankreaskarzinom),
- abakterielle thrombotische Endocarditis verrucosa.

Neuroendokrine Pankreastumoren: Meist scharf begrenzt, 1–4 cm groß, gelblich. Häufig Metastasen, dies ist auch das einzige Malignitätskriterium.

pTNM-Klassifikation des Pankreaskarzinoms

pT1: Tumor auf das Pankreas begrenzt, bis 2 cm groß
pT2: Tumor auf das Pankreas begrenzt, größer als 2 cm
pT3: Tumorinvasion von Duodenum, Gallengang und/oder peripankreatischem Gewebe (retroperitoneales und mesenteriales Fettgewebe, Mesokolon, großes und kleines Netz sowie Peritoneum)
pT4: Direkte Tumorausbreitung auf Magen, Milz, Kolon und/oder benachbarte große Gefäße

47.7 Pankreas bei Diabetes mellitus

Makroskopisch ist das Pankreas bei Diabetes mellitus fast immer unauffällig und diagnostisch nicht brauchbar. Beim Typ-1-Diabetes kann nach jahrelangem Verlauf eine Atrophie mit diskreter Fibrose auftreten.

Die schwere Form einer akuten Pankreatitis führt in 0,5 % der Fälle zu einem Diabetes, die chronische Pankreatitis überhaupt nicht.

Bauchhöhle, Peritoneum, Retroperitoneum 48

Bis 50 ml klare oder leicht getrübte, gelbliche, „bernsteinfarbene" Flüssigkeit sind in der Bauchhöhle normal. In geringem Ausmaß vermehrte Flüssigkeit (bis etwa 500 ml) ist meist ein agonales Transsudat infolge des Rechtsherzversagens und einer hypoxiebedingten Gefäßwanddurchlässigkeitssteigerung.

Flüssigkeit in der freien Bauchhöhle

- Seröser Aszites (Hydroperitoneum)
- Entzündliches Exsudat (Peritonitis)
- Chylöser Aszites
- Hämaskos
- Cholaskos

48.1 Seröser Aszites

Bei Leberzirrhose sind 10–20 l möglich. Abdomen „wie bei Gravidität" vorgewölbt, Nabel ausgestülpt, Hautvenen deutlich hervortretend, Striae, Zwerchfellhochstand, Querlagerung des Herzens.

Längerdauernder Aszites reizt das Peritoneum → diffuse oder herdförmig betonte grauweiße Verdickung: *Peritonealfibrose* (schlechte Bezeichnung: chronische fibrosierende Peritonitis), im Extremfall „Zuckergußperitoneum" (Tabelle 48.1).

Tabelle 48.1. Typische Ursachen des serösen Aszites

Hepatogener Aszites	Leberzirrhose Alle Formen der Hepatitis Metastasenleber, neoplastische Systemerkrankungen (z.B. Leukämie) mit Leberinfiltration, Hepatom Lebervenenverschlußkrankheit
Kardiovaskulärer Aszites	Rechtsherzinsuffizienz, Trikuspidalklappenfehler Konstriktive Perikarditis Einengung der V. cava inferior kranial der Lebervenen (Thrombose, Mediastinaltumor) Einengung der V. portae (Kompression durch Raumforderung, d.h. meist Lymphknoten; Tumorinvasion; Pfortaderthrombose) Einengung von Blut- und Lymphgefäßen bei malignen Lymphomen
Hypoproteinämischer Aszites	Proteinverlustenteropathie Nephrotisches Syndrom Mangelernährung
Sonstige Ursachen	Flüssigkeits- und Elektrolytretention, Urämie Myxödem Polyserositis

48.1.1 Sonderformen des serösen Aszites

„Maligner Aszites": Meist Carcinosis peritonei und blutiger Aszites.
MEIGS-Syndrom: Benigner Ovarialtumor, meist rechtsseitiger Hydrothorax, Aszites. Bei malignen Ovarialtumoren „Pseudo-MEIGS".
Aszites bei Dialysepatienten: 10 % der Hämo- oder Peritonealdialysen. Ursache?
Pankreatogener Aszites: Peritonealer Reiz durch Freisetzung pankreatischer Enzyme.
Konnataler (fetaler) Aszites: Verschiedenste Grundleiden und Anomalien.
Blutiger, seröser Aszites: Carcinosis peritonei, Mesotheliom, maligne Lymphome, hämorrhagische Diathese. CAVE! *DD*: hämorrhagische Peritonitis.

Unter „Pseudoaszites" oder „falscher" Aszites versteht man klinisch solche Veränderungen, die einen Aszites vortäuschen können: flüssigkeitsgefüllte große abdominelle Zysten und Pseudozysten.

48.2 Chylöser Aszites

Selten! Der milchig-weiße, fettige Chylus in der Bauchhöhle ist ein Symptom, keine Krankheitsentität. „Pseudochylöse" Ergüße sind bei chronischer Peritonitis möglich. Hauptursachen des echten chylösen Aszites sind Lymphabflußstörungen vom Darm zur Cysterna chyli sowie Obstruktionen des Ductus thoracicus.

Beispiele: Lymphangiektasien und andere Fehlbildungen; Traumen, Operationen, Bestrahlung; Tumoren und Entzündungen in Lymphknoten und Lymphgefäßen; peritoneale und retroperitoneale Raumforderung.

48.3 Cholaskos

Wanddefekte der Gallenwege führen zum Übertritt steriler Galle in den Bauchraum.

Beispiele: Traumatisch, vor allem iatrogen (Leberbiopsie, Endoskopie mit Biopsie, ERCP), Gallenblasenperforation.

Meist kommen Bakterien aus dem Duodenum über das Leck der Gallenwege in den Bauchraum → gallige Peritonitis.

48.4 Hämaskos

Intraabdominelle Blutung. Die Übergänge zum blutigen Aszites bzw. zur hämorrhagischen Peritonitis sind fließend (Tabelle 48.2).

Tabelle 48.2. Typische Ursachen eines Hämaskos

Trauma	Milzruptur, Mesenterialriß
Iatrogen	Gefäßoperationen, Organtransplantation, postoperative Nachblutung, Perforation bei Uteruskürettage u.a.
Organrupturen	Ulcus ventriuli/duodeni, maligne Tumoren, benigne Lebertumoren, Aortenaneurysma, gravider Uterus, Extrauteringravidität, Corpus luteum, Endometriose, Pankreatitis
Diffuse Blutungen	Hämorrhagische Diathese, hämorrhagische Infarzierung, Carcinosis peritonei, Tuberkulose, Splenosis peritonei

48.5 Pneumaskos, Pneumoperitoneum

Ansammlung von Luft oder Darmgasen in der Bauchhöhle.

- *Perforation eines krankhaft veränderten Hohlorgans*
- *Postoperativ*
- *Peritonitis mit gasbildenden Bakterien*
- *Gasfäulnis*

Häufigste Ursache für das Entweichen von Gas bei obduktionsmäßiger Eröffnung der Bauchhöhle ist eine instrumentelle Darmverletzung durch den Obduzenten!

48.6 Zysten

Kleine, d.h. Millimeter bis Zentimeter große Serosazysten sind häufig: anlagebedingte Fehlbildungen sowie postentzündlich entstandene Zysten.

Große, d.h. mehrere Zentimeter große Zysten, Pseudozysten und zystische Tumoren sind selten: unilokulär, multilokulär.

48.7 Leitsymptom: Rote Herde am Peritoneum

Solitär oder multipel, wenige Millimeter bis einige Zentimeter große, flache oder vorgewölbte Herde, in der Farbe von graurötlich bis schwarzrot. Es können sich auf solche Art sehr unterschiedliche Veränderungen manifestieren:

- *Stielgedrehte Appendices epiploicae* (klinisch: akutes Abdomen),
- *Endometrioseherde,*
- *Deziduale Bindegewebewucherungen in der Gravidität,*
- *Splenosis peritonei* (meist traumatische Milzzersprengung).

48.8
Peritonitis

Eine Peritonitis ist zu klassifizieren nach (Tabelle 48.3):

- *Ausdehnung und Lokalisation:* diffus/lokal; Oberbauch/Unterbauch, Pelveoperitonitis, umschriebenes Empyem.
- *Art des Exsudates.*
- *Zeitliches Stadium:* Akut, subakut, chronisch.
- *Ätiologie:* Erregerbedingt („bakteriell“); nicht erregerbedingt („steril“).
- *Pathogenese:* Perforationsperitonitis oder Permigrationsperitonitis; selten hämatogen im Rahmen einer Septikopyämie oder Sonderformen (s. 48.8.3).

48.8.1
Diffuse Peritonitis

Die Darmschlingen sind gebläht und dicht aneinandergedrängt; Serosa matt und trocken, streifige Rötung durch Druckanämie (s. 44.3). Später entstehen Fibrinauflagerungen bzw. ein Exsudat je nach Charakter der Entzündung: fibrinös-eitrig, hämorrhagisch, jauchig. Paralytischer Ileus. Schock.

Bei einer älteren Peritonitis sieht man fibrinöse Verklebungen (noch stumpf löslich) sowie abgesackte Eiterherde. Die abgelaufene Peritonitis hinterläßt eine

Tabelle 48.3. Pathogenetische Einteilung der Peritonitis

Perforationsperitonitis	Eitrige oder kotig-jauchige („braune Sauce“) sterkorale Peritonitis
Appendizitis, Cholezystitis	
Magen-/Duodenalulkus	
Divertikulitis	Wenn grün: gallige Peritonitis
Magen-Darm-Karzinom	
Colitis ulcerosa, Typhus abdominalis	Immer Perforationsstelle suchen!
Leber-/Milzabszesse	
Unfallbedingtes Trauma	
Iatrogenes Trauma (Endoskopie, Operation, Peritonealdialyse)	
Permigrationsperitonitis	Fibrinöse oder fibrinös-eitrige Peritonitis
Ileus	
Peritonealkarzinose	
Transdiaphragmal vom Thorax	
Kanalikulär-aszendierende Peritonitis	
Eitrige Salpingitis (gonorrhoischer Typ)	Bakteriologie: Ausstrich
Hämatogene Peritonitis	
Pneumokokkenperitonitis des Kindes	Bakteriologie: Ausstrich
Septikopyämie	
„Spontane“ bakterielle Peritonitis	
Leberzirrhose	
Andere Lebererkrankungen	

weißlich verdickte Serosa mit flächenhaften oder strangförmigen bindegewebigen Adhäsionen:

- *Peritonitis adhaesiva,*
- *Chronische fibrosierende (sklerosierende) Peritonitis,*
- *Peritonitis chronica deformans:* Verwachsungen des viszeralen und parietalen Peritoneums bilden einen unentwirrbaren Klumpen von Darmschlingen, Netz und Bauchwand,
- *Zuckergußperitoneum.*

48.8.2
Lokale Peritonitis

Wird meist fälschlich als „Abszeß" bezeichnet (z. B. subphrenischer Abszeß). Da sich das eitrige Exsudat in einer präexistenten Körperhöhle befindet, lautet die richtige Bezeichnung *Empyem.*

Topographie der lokalen Peritonitis:
Perityphlitisches Empyem: Rechtsseitiges Unterbauchempyem, meist nach Appendizitis.
Perisigmoiditisches Empyem: Divertikulitis.
Subphrenische Empyeme: Rechtsseitiges, suprahepatisches Empyem: Eiteransammlung zwischen Leberoberfläche (evtl. nekrotisch) und Zwerchfell (brüchig); der rechte Lungenunterlappen ist häufig mit dem Diaphragma verwachsen. Oft 1–2 l Eiter, daher „subphrenischer Abszeß". *Ursachen*: Magenduodenalulzera, postoperativ, posttraumatisch, Appendizitis, thorakale Entzündungen.

Weitere Lokalisationen: Rechtsseitiges, subhepatisches Empyem. Linksseitiges, perihepatisches Empyem. Linksseitiges perilienales Empyem.
Rechtsseitige Oberbauchperitonitis: Typisch als Komplikation einer genitalen Gonokokken- oder Chlamydieninfektion mit kanalikulärer Ausbreitung durch die Tuben in die Bauchhöhlen. Dort aus ungeklärten Gründen Lokalisation im Oberbauch.
DOUGLAS-Empyem.

48.8.3
Sonderformen der Peritonitis

Peritonitis bei chronischer Peritonealdialyse: Fibrinöse oder fibrinös-eitrige Peritonitis.
Peritonitis tuberculosa: Hämatogene Streuung, Exazerbation einer Mesenteriallymphknotentuberkulose, fortgeleitet von einer Darm-, Tuben- oder Pleuratuberkulose. Leitsymptom sind miliare Tuberkel und eine hämorrhagische Entzündung.
Mykotische Peritonitis: Bakeriologie: Ausstrich.

Fremdkörperperitonitis: Chirurgischer Handschuhpuder, Zellulose von Bauchtüchern. Zahlreiche derbe kleine Knötchen am Peritoneum, das Netz häufig in eine harte Platte umgewandelt. *DD*: Tuberkulose, Karzinose.
Peritonitis arenosa: Kalkkörnchen am Peritoneum. Es handelt sich um eine kalzifizierende Peritonealfibrose.
Rezidivierende Polyserositis: Bei familiärem Mittelmeerfieber.
Neugeborenenperitonitis: Entweder pränatale Perforation: Mekoniumperitonitis, oder postpartale Perforation bzw. Infektion: bakterielle Peritonitis.
Peritonitis des Kindesalters: Typisch als Pneumokokkenperitonitis.

48.9
Leitsymptom: Verdickung und Verhärtung des Mesenteriums

- *Primäre idiopathische Mesenteritis*
- *Sklerosierende Mesenteritis durch Betarezeptorenblocker*
- *Mesenteriale Fibromatose*
- *Übergreifen einer Retroperitonealfibrose*
- *Strahlenfibrose*
- *Fremdkörperentzündungen*
- *Neoplasmen*
- *Peritonealkarzinose*

48.10
Tumoren des Peritoneums

Mesotheliom: Entweder multinodulär mit zahlreichen Knoten zwischen wenigen Millimetern und mehreren Zentimetern oder diffus mit plaqueartigen sowie flächenhaften Verdickungen. Einmauerung der Bauchorgane in porzellanartige Tumormassen.
Solitärer fibröser Peritonealtumor
Kleinknotig-papilläre Peritonealtumoren
Leiomyomatose des Peritoneums

48.11
Peritonealkarzinose

Grauweiße Knötchen, kleine Flecken und plattenförmige Infiltrate mit der Tendenz zu konfluieren. Es entstehen schließlich harte Tumorplatten mit Schrumpfung von Netz und Mesenterium: Das Konvolut der Darmschlingen wird kleiner und ist an der Mesenterialwurzel „blumenstraußähnlich" gerafft. Wenn gleichzeitig ein Aszites besteht, ist der weite Bauchraum für den geschrumpften Darm zu groß.
Carcinosis peritonei: Nur Tumormetastasen, keine Entzündung
Peritonitis carcinomatosa: Karzinose plus Entzündung (oft hämorrhagisch)

48.12 Pseudomyxoma peritonei

Schleim in der Bauchhöhle! Vorwiegend an der Zwerchfellunterseite sowie im Becken knötchenförmige schleimige Tumorherde.

Vorkommen bei rupturierten oder nichtrupturierten, schleimbildenden Karzinomen (Ovarium, Appendix, Pankreas, Magen) sowie einer geplatzten Mukozele appendicis.

Schlammfang des Peritoneums
Jene Areale in der Bauchhöhle, in denen sich entsprechend der Schwerkraft bewegliche Partikel absetzen: Beckenboden, rechts retrohepatisch sowie subphrenisch, links sigmoidal und im Recessus duodenojejunalis.

48.13 Retroperitoneum

Retroperitoneale Blutungen

- *Penetrierendes Trauma, stumpfes Trauma*
- *Iatrogen mechanisch:* Punktionen, Gefäßkatheterisierungen, Operationen
- *Iatrogen medikamentös:* Gerinnungsstörungen
- *Spontan:* Gefäßrupturen, hämorrhagische Diathese, Pankreatitis

Retroperitoneales Emphysem

- *Wandläsionen bei Endoskopie*
- *Perforierte Divertikel*

Retroperitoneale Entzündungen

- *Abszeß und Phlegmone:* Appendizitis, Cholezystitis, Pankreatitis, Divertikulitis, M. CROHN mit Fistelbildung, Kolonkarzinom mit Penetration, Osteomyelitis.
- *Tuberkulöser Senkungsabszeß:* Käsige Karies eines Wirbelkörpers → ein kalter Abszeß breitet sich der Schwerkraft folgend aus und benützt den M. iliopsoas als Leitschiene. Meist erscheint der Abszeß unterhalb des Leistenbandes und kann sich in den Adduktorenkanal fortsetzen; selten tritt er oberhalb des Beckens unter die Haut oder durch das Foramen ischiadicum nach gluteal und dorsal abwärts.

Retroperitoneale Fibrose
Derbe, grauweiße, plattenförmige Infiltrate; evtl. baumrindenartig geschichtet, manchmal Verkalkungsherde. Bis mehrere Zentimeter dick, relativ scharf begrenzt, asymmetrisch angeordnet. Umscheidung der Gefäße und der Harnwege.

- *Idiopathische Fibrose ORMOND*
- *Sekundäre Fibrose:* Medikamentös (Methysergid), entzündlich (M. CROHN, Pankreatitis u.a.), traumatisch (Hämatom, Harnwegsverletzung), Bestrahlung, Tumorinfiltration

Retroperitoneale Tumoren

- *Lymphknotenmetastasen*
- *Maligne Lymphome*
- *Sarkome*
- *Teratogene Geschwülste*

48.14 Hernien im Abdominalbereich

An der Innenseite der vorderen Bauchwand liegt in der Leistengegend die beiderseits etwa paramedian aufsteigende Plica epigastrica: Darin verläuft die A. epigastrica inferior – und das ist zu tasten! Medial dieser Plica befindet sich die Fossa inguinalis medialis, lateral die Fossa inguinalis lateralis; letztere ist der Zugang zum Leistenkanal.

Hernia inguinalis directa: Medialer Leistenbruch; Bruchpforte, ist die Fossa inguinalis medialis, der Bruchsack gelangt ohne Benützung des Leistenkanals direkt durch den äußeren Leistenring nach außen.
Hernia inguinalis indirecta: Lateraler Leistenbruch; Bruchpforte ist die Fossa inguinalis lateralis, der Bruchsack stülpt sich in den Leistenkanal.
Hernia femoralis: Die Bruchpforte ist der Anulus femoralis = Lacuna vasorum, unterhalb des Leistenbandes und medial von den großen Oberschenkelgefäßen; der Bruchsack stülpt sich in den Canalis femoralis der mit dem Hiatus saphenus am Oberschenkel endet.
Hernia umbilicalis: Nabelschnurbruch (angeboren); Bruchsack besteht aus Amnion und Peritoneum. Nabelringbuch (erworben); Dehnung und Ausstülpung des Nabelringes.
Hernia duodenojejunalis = TREITZ-Hernie: Bruchpforte ist der Recessus duodenojejunalis. Topographie: Colon transversum mit dem Omentum nach oben schlagen, Dünndarmkonvolut nach rechts.
Hernia epigastrica (ventralis): Bruchpforte sind Faszienlücken in der Linea alba.
Hernia cicatricea: Im Bereich schlecht geheilter Wunden bzw. Narben.
Seltene intraabdominelle Hernien: Hernia retrocoecalis, intersigmoidea, obturatoria, ischiadica, im Foramen WINSLOWi.

Unterscheide:

- *Wahre Hernien:* Der Bruchsack ist von Peritoneum ausgekleidet.
- *Eingeweideprolaps:* Peritoneale Auskleidung fehlt.
- *Bruchsack:* Ausgestülpter Anteil des Peritoneum parietale.
- *Bruchsackinhalt:* Nezt, Dünndarm, Mesenterium, Magen u.a.
- *Reponible Hernien:* Der Inhalt des Bruchsackes läßt sich in die Bauchhöhle zurückstülpen.
- *Irreponible Hernien:* Der Inhalt des Bruchsackes ist fixiert infolge Verwachsung = *Hernia accreta* oder Einklemmung = *Hernia incarcerata.*

Folgen der Hernien

- Bindegewebige Verödung des Bruchsackes
- Entzündungen mit bindegewebiger Verwachsung der verlagerten Darmschlingen untereinander und mit dem Bruchsack: *Hernia accreta*
- Inkarzeration der Hernie: *Hernia incarcerata*

Elastische Einklemmung: Werden durch plötzliche Einwirkung der Bauchpresse (z.B. Hustenstoß) weitere Darmschlingen oder Anteile des Netzes in den erweiterten Bruchring eingepreßt, so können sie nach Aufhören des Druckeffektes von dem sich verengenden Bruchring abgeschnürt werden.
Koteinklemmung: Durch zunehmende Füllung des oralen Schenkels einer verlagerten Darmschlinge können der abführende Schlingenschenkel und das mitverlagerte Mesenterium komprimiert werden. In beiden Fällen hämorrhagische Infarzierung des eingeklemmten Darmanteiles und seines Mesenteriums.

Schlingenperforation in den Bruchsack mit Fistelbildung nach außen („Anus praeter naturalis") bzw. Bauchwand- oder Skrotalphlegmone möglich. Peritonitis im Bruchsack und - bei offener Bruchpforte - diffuse Peritonitis.

Ist das Inkarzerat am Bruchring fest mit dem Peritoneum parietale verklebt oder verwachsen, bleibt die diffuse Peritonitis aus.

Kapitel 49

Skelettsystem 49

Die Beurteilung der Knochen erfolgt zu verschiedenen Zeitpunkten während der Obduktion. Daraus ergibt sich, daß eine systematische Besichtigung des gesamten Skelettsystems meist nicht erfolgt und aus technischen Gründen (z.B. Verunstaltung der Leiche) nicht durchführbar ist. Bezüglich der Diagnostik von Skelettveränderungen ist der Pathologe weitgehend von Hinweisen der Kliniker abhängig. Weiterhin gilt: ein Röntgenbild, Computer- oder Kernspintomogramm ist in der Regel aussagekräftiger als die Makropathologie. Es wird daher hier lediglich schematisiert auf ausgewählte Skeletterkrankungen hingewiesen.

Äußere Besichtigung

- Wachstumsabnormitäten, Riesen- und Zwergwuchs (s. 11.1)
- Deformierungen, Asymmetrien, Extremitätenverkürzungen (s. 11.35)
- Hinweisende Operationswunden bzw. Narben, Fisteln

Beurteilung der Schädelknochen anläßlich der Herausnahme des Gehirns: M. PAGET, Lückenschädel, Exostosen, Frakturen.
Beurteilung der Wirbelsäule nach Entnahme der Brust- und Bauchorgane: Kyphoskoliose, Spondylarthrose, M. BECHTEREW.
Beurteilung der Wirbelsäule auf einem Flachschnitt: Osteoporose, Bandscheibenveränderungen, evtl. Tuberkulose, Metastasen, M. KAHLER.
Beurteilung bestimmter Knochen und/oder Gelenke: Frakturen, Osteomyelitis, Hyperparathryeoidismus, Arthrosis deformans, Rachitis, Osteomalazie, Tumoren, Gicht.

Jede implantierte Gelenkprothese ist autoptisch zu beurteilen. Jede Knochenfraktur ist präparatorisch darzustellen!

Beurteilung des Knochenmarks bei hämatopoetischen Erkrankungen: Leukämien, Panmyelophthise, Osteomyelosklerose und viele andere.

49.1 Leitsymptom: Veränderungen der Wirbelsäule

49.1.1 Kyphoskoliose

Nicht nur eine Verbiegung der Wirbelsäule, sondern auch eine Verdrehung um die Längsachse; am häufigsten thorakolumbal. Ursachen meist unbekannt, Folge ist eine Thoraxverformung mit Behinderung von Lungenkreislauf und Ventilation → *Cor kyphoskolioticum*, d.h. ein extrapulmonal verursachtes Cor pulmonale.

Manche Wirbelkörper sind zu seitlichen Keilwirbeln komprimiert, es besteht eine reaktive Osteosklerose. Die Bandscheiben degenerieren, ossäre Randzacken und Knochenspangen sind die Regel.
Kyphose: Alterskyphose der Brustwirbelsäule bei Involutionsosteoporose; Kyphosen unterschiedlichen Ausmaßes bei allen Formen der Osteoporose; M.

SCHEUERMANN, M. BECHTEREW; M. PAGET; spitzwinkelige, anguläre Kyphose bei Wirbeldestruktion.
Skoliose: Eine reine Skoliose ist extrem selten. Bei Kyphoskoliose: evtl. horizontale Schnürfurche an der Leber.

Unterscheide: Arkuäre Kyphose (bogige Krümmung) und *anguläre Kyphose* (eckige Winkelbildung).

49.1.2 Spondylosis und Spondylarthrosis deformans

Spondylose ist die Reaktion des Wirbelkörpers auf Bandscheibenveränderungen mit dementsprechend gestörter Druckübertragung. Es kommt zu *knöchernen Randwulstbildungen*, welche klammerartig die Zwischenwirbelscheiben überbrücken können: *osteophytenartige Knochenbrücken*, dazu *Verknöcherung des vorderen Längsbandes.* Extremform ist die *Spondylosis hyperostotica.* Prädilektionsstellen der Spondylose sind die untere Brust- und Lendenwirbelsäule.
Spondylarthrose ist die Knorpelschädigung an den Wirbelbogengelenken durch die unphysiologische Belastung infolge Spondylose: *Papageienschnabelartige Osteophyten an den Wirbelkanten, Verschmälerung der Zwischenwirbelscheiben* (Kompression der Foramina intervertebralia), *Synostose benachbarter Wirbelkörper, Versteifung.* Prädilektionsstelle ist die Halswirbelsäule.

49.1.3 Veränderungen der Bandscheiben

Degenerative Diskopathien führen zu radiären und konzentrischen Einrissen, einer graubraunen Verfärbung fragmentierter Gewebeteile sowie zur Verlagerung von Bandscheibenteilen → Bandscheibenprolaps, Diskushernie. Verlagertes Bandscheibengewebe induziert Osteophytenbildung.
Schmorl-Knötchen: Deckplatteneinbruch des Wirbelkörpers und Herniation der Bandscheibe in die Knochenspongiosa.

49.1.4 Spondylitis ankylopoetica BECHTEREW

Verknöcherung der Gelenkkapseln an den Intervertebralgelenken, der Längsbänder, der Zwischenwirbelscheiben und der Rippenwirbelgelenke. Knochenspangen- und Randwulstbildung, ausgeprägte Brustkyphose, knöcherne Versteifung der Wirbelsäule, Inaktivitätsosteoporose. Die „Bambusstab"-Wirbelsäule ist ein röntgenologisches Bild (Abb. 49.1).

Assoziierte Veränderungen und Komplikationen: Atembehinderung durch die Unbeweglichkeit des Thorax: Cor pulmonale. Aortenklappeninsuffizienz durch

Abb. 49.1a, b. Starre Kyphose bei M. BECHTEREW. Am Mazerationspräparat ist die Verknöcherung des Bandapparates und der Zwischenwirbelscheiben deutlich. Knöcherne Überbrückungen der Zwischenwirbelräume verursachen das Bild der „Bambusstabwirbelsäule“

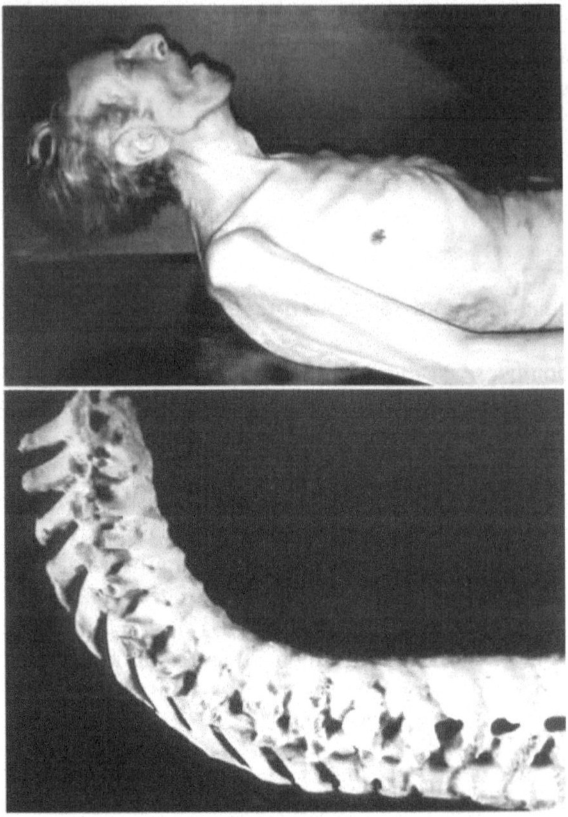

a

b

Anulusdilatation: exzentrische Hypertrophie der linken Herzkammer. Inaktivitätsatrophie von Knochen und Muskulatur, Dekubitus.

Charakteristisches Aussehen: Versteifte Wirbelsäule mit gerader Lendenwirbelsäule, gesteigerter Brustkyphose und starker Halslordose: steif nach vorne gebeugte Haltung mit Rückwärtsneigung des Kopfes.

49.1.5 Osteoporose

Schnittfläche der Wirbelkörper: Rarefizierung der Spongiosa, zuerst Schwund der Querstreben, später der Längsverstrebungen; einige Längspfeiler jedoch verstärkt. Eindellung der Grund- und Deckplatten: bikonkave Wirbelkörper, bikonvexe Zwischenwirbelscheiben: *„Fischwirbel“*. In Extremfällen Keilwirbelbildung. Impressionsfrakturen. Kyphose der Brustwirbelsäule.
Andere Knochen: Atrophie der Kompakta, Schwund der Spongiosa in den Metaphysen und Ausdehnung des Diaphysenmarkraumes. Typische Komplikation ist eine Schenkelhalsfraktur.

Pathogenetische Hauptformen der Osteoporose

- ***Involutionsosteoporose:***
  - Altersatrophie, senile Osteoporose
  - Postmenopauseosteoporose
- ***Steroidosteoporose***
- ***Immobilisationsosteoporose***
- ***Osteoporose bei anderen Grundkrankheiten:***
  - Malabsorptionssyndrome
  - Chronische Niereninsuffizienz
  - Hyperthyreose

49.2 Leitsymptom: Herdförmige, tumorartige Veränderungen

49.2.1 Hämangiom des Knochens

Hauptsächlich in der Wirbelsäule und den Schädelknochen. Rote, 1–3 cm große Herde: Kompakta bzw. Kortikalis erhalten, Spongiosa teilweise zerstört. Durch Druck läßt sich Blut auspressen.

Multiple Hämangiome bei GORHAM- sowie MAFUCCI-Syndrom.

49.2.2 Knochenmetastasen (Abb. 49.2) (s. 15.3)

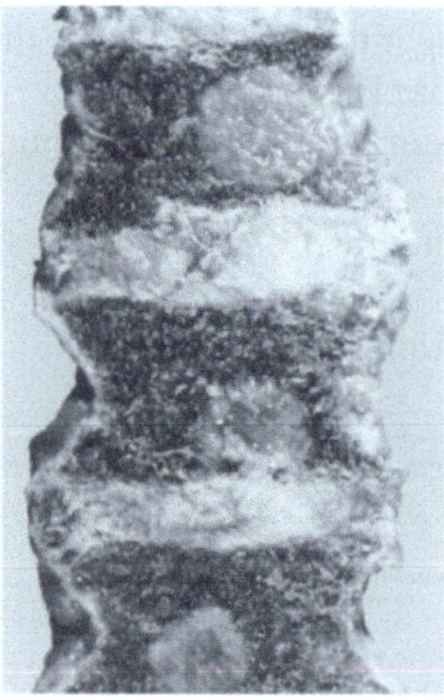

Abb. 49.2. Osteolytische Knochenmetastasen in der Wirbelsäule. Fremdgewebe ersetzt die Knochenstruktur

49.2.3 „Braune Tumoren"

Ein brauner Tumor entsteht durch Hämosiderinakkumulation nach Blutungen. Die Braunfärbung ist lediglich ein Symptom bei vielen ossären Veränderungen:

- Resorptionsgranulome bei Hyperparathyreoidismus,
- knöcherne und fibröse Neoplasien,
- Knochenzysten.

49.2.4 Knochendefekte am Beispiel des Lückenschädels

- Multiples Myelom
- osteolytische Metastasen
- HAND-SCHÜLLER-CHRISTIAN-Syndrom, Histiozytosis X
- Rachitis
- angeboren: unvollständige Ossifikation, kombiniert mit Hirnmißbildungen

49.2.5 Tumoren des Skelettsystems

Für den Pathologen stellt das Röntgenbild ein entscheidendes makroskopisch-diagnostisches Hilfsmittel dar. Ein „Knochentumor" ist nur in Kenntnis der klinischen Daten und Befunde ausreichend beurteilbar. Dies gilt für die intravitale wie auch die postmortale Diagnostik. Makroskopisch kann ein Tumor lediglich deskriptiv erfaßt werden, wobei besonders folgende Merkmale wichtig sind:

- Ausbreitung innerhalb der Kortikalis oder Durchbruch derselben,
- Verhalten des Periost,
- dreidimensionale Größenausdehnung, Form und Konfiguration,
- Konsistenz,
- osteolytisches oder osteoblastisches Verhalten,
- Farbe,
- regressive Umwandlungen.

Die Beurteilung eines „*Knochentumors*" muß histologisch erfolgen!

49.3 Osteomyelitis

Am häufigsten betroffen sind lange Röhrenknochen, speziell die Metaphysen. Die hämatogen entstandene, ***eitrige Osteomyelitis*** hat ein charakteristisches Erscheinungsbild der ablaufenden Veränderungen: *Roter Entzündungsherd* in der

Spongiosa: Knochendestruktion kleiner *Abszeß*. Ausbreitung durch die Kortikalis: *Abhebung des Periosts*, die Knochenoberfläche an dieser Stelle rauh, d.h. periostale, reaktive *Knochenneubildung*. *Nekrotische Knochenteile* werden herausgelöst: Die Fragmente werden zum *Sequester: totaler Sequester* bei Abstoßung von Kortikalis und Spongiosa, *kortikaler Sequester*, wenn nur die Kortikalis betroffen, sind lediglich innere Knochenteile erfaßt, dann *zentraler Sequester*.

Die Ausbreitung der Entzündung in den Röhrenknochen ist vom Lebensalter abhängig: Säuglinge: Ausbreitung in Richtung Gelenk: *Pyarthrose* und in Richtung Periost: *Periostitis*. Kindesalter: Ausbreitung in Richtung Periost: *periostale Abszesse mit kortikalem Sequester*. Erwachsene: Ausbreitung in Richtung Markraum der Diaphyse: *Markabszeß, Markphlegmone*.

Bei Abheilung bzw. Übergang in chronischen Verlauf entsteht im Entzündungsareal *Granulationsgewebe* und *Narbenbildung*. Periostale Knochenneubildung - unregelmäßig geformte, oft *spiculaartige Osteophyten* - Ersatz des zerstörten Gewebes durch eine dichtkompakte Sklerose. Wenn eine Knochenschale um einen verbliebenen Sequester gebildet wird, nennt man dies *Totenlade*.

Lokale Komplikationen:

- BRODIE-Abszeß, chronische Osteomyelitis in der Metaphyse langer Röhrenknochen. Der zystenähnliche Eiterherd in der Spongiosa hat eine sklerosierte Umgebung.
- Phlegmone und Abszeßbildung in den Weichteilen,
- Fortleitung der Entzündung in benachbarte Organe,
- Fisteln mit Durchbruch nach außen,
- Eitrige Arthritis: Ankylose,
- Knochenfrakturen.

Allgemeine Komplikationen:

- Metastatisch-pyämische Streuherde,
- Sepsis,
- Amyloidose,
- Fistelgangkarzinom.

49.4 Knochentuberkulose

2 Erscheinungsformen sind zu unterscheiden:
Caries carnosa: Produktive, granulierende Form. Graurotes Granulationsgewebe mit gelben Tuberkeln, herdförmige Knochendestruktion.
Caries caseosa: Käsige, nekrotisierende Form. Gelbe Käseherde mit kavernenartiger, ausgedehnter Knochenzerstörung.

Am häufigsten betroffen sind Wirbelsäule, Hand- und Fußskelett, Becken und große Gelenke.

Spondylitis tuberculosa: Beginn im ventralen Teil eines Wirbelkörpers nahe der Zwischenwirbelscheibe, evtl. in 2 benachbarten Wirbeln. Zerstörung der Zwischenwirbelscheibe und des vorderen Teils des Wirbelkörpers: Zusammenbruch mit Keilwirbelbildung und Abknickung der Wirbelsäule nach vorne: *spitzwinkelige, anguläre Kyphose,* ***POTT-Gibbus***.

Vom Wirbelherd ist ein Senkungsabszeß (s. 48.13) möglich.

Gelenktuberkulose: Entzündung und Verkäsung der Synovia, Knorpelzerstörung, evtl. Sequestration von Knochenteilen. In der Gelenkhöhle klare bis eitrig-käsige Flüssigkeit, oft unspezifische „Reiskörper" (s. u.).

Je nach dem Schweregrad und dem Gewebeverhalten können unterschieden werden:

- *tuberkulöser Hydrops:* Es dominiert ein Erguß,
- *Fungus articularis:* Kapselverdickung, tuberkulöses Granulationsgewebe in der Synovia,
- *tuberkulöser Pyarthros:* eiterartiges Exsudat, käsige Nekrose.

49.5 Leitsymptom: Veränderungen in Gelenken

Arthritis: Hyperämische Synovia, fibrinös-eitriges Exsudat, Knorpeldestruktion, Pannusbildung, Ankylose.

Arthrose: Aufrauhung des Knorpels, gelbbräunliche Verfärbung, zackig begrenzte Knorpelusuren mit freiliegendem Knochen („Knochenglatze"), gelbe Knochennekrosen. An den Gelenkrändern entstehen korallenstockartige, knöcherne Randwülste. Randexostosen an den Fingergelenken werden HEBERDEN-Knoten genannt.

Hochgradige Deformierungen, daher *Arthrosis deformans.*

Gicht: Kreidig-weiße Stippchen bis flächenhafte Uratablagerungen. Knorpelzerstörung. Paraartikuläre Weichteiltophi.

Arthropathie bei Hämophilie: Schokoladebraune, hyperplastische Synovia; frischere und ältere Blutkoagula; Knorpelzerstörung

Ochronose: Schwarzfärbung des Knorpels (s. 6.9.7)

Freie Gelenkkörper: In den Gelenkhöhlen finden sich solitäre oder multiple, oft rundlich abgeschliffene Gebilde von härterer Konsistenz: sog. „*Gelenkmäuse*".

- abgesprengte Knorpel- oder Knochenteile, Meniskusteile; „Schneegestöber" bei Gelenkschondromatose
- Synoviateile, Fettgewebe
- Corpora oryzoidea = „Reiskörper": eingedicktes, entzündliches Exsudat

Tumoren und tumorartige Bildungen:

- *pigmentierte, villonoduläre Synovitis:* Knoten oder Zotten, rotbraun bis grauweiß.
- *Chondromatose:* kleine und größere, knorpelharte Synoviaknötchen.

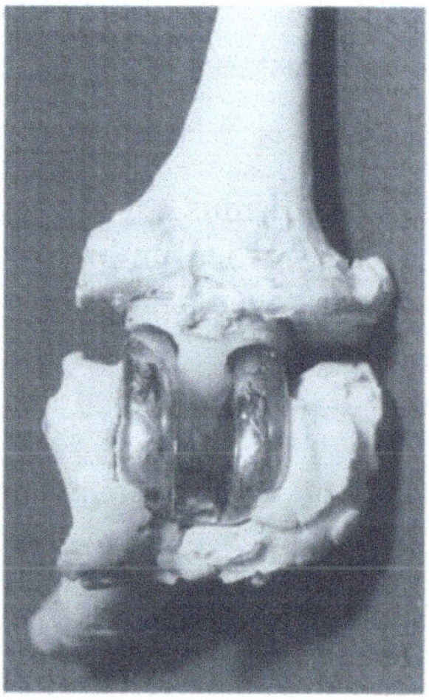

Abb. 49.3. Mazerationspräparat einer Kniegelenkprothese

- *Lipoma arborescens:* adipös-villöse Hyperplasie der Synovia.
- Benigne und maligne Tumoren der Synovia.

Implantierte Gelenkprothesen (Abb. 49.3)

49.6 Leitsymptom: Knochenfrakturen

Bei der Beurteilung von Knochenbrüchen sind folgende Gesichtspunkte zu beachten:

- *Vollständige Frakturen oder unvollständige Frakturen, Fissuren,*
- *Grünholzfraktur* bei erhaltenem Periost,
- *Impressionsfraktur* (Knocheneinbruch), *Kompressionsfraktur* (Knochenquetschung),
- *Dislokation der Bruchenden,*
- *Topographischer Verlauf der Fraktur:*
  - Querbrüche, Schrägbrüche, Längsbrüche, Schraubenbrüche,
  - Stückbrüche, Splitterbrüche, Trümmerbrüche,
  - T- und Y-Brüche.
- *Offene* oder *geschlossene Frakturen,*
- *Luxationsfrakturen,*
- *Nekrose, Infektion,*
- *Operativ versorgte Fraktur, Prothesenimplantation,*
- *Kallus,*
- *Heilung in Fehlstellung,*
- *Pseudoarthrosebildung,*
- *Traumatische Fraktur oder pathologische Fraktur.*

Übersicht geläufiger Ursachen pathologischer Frakturen

- Osteolytische Metastasen
- M. KAHLER
- Osteoporose
- Hyperparathyreoidismus
- Knochenzysten/Knochentumoren
- Entwicklungsstörungen des Skeletts

49.7
Das Knochenmark auf der Knochenschnittfläche

Grundsätzlich sollte das Knochenmark an 3 Stellen beurteilt werden:

- Schnittfläche Sternum,
- Schnittfläche Wirbelkörper,
- Längsschnitt Femurknochen.

Beim Erwachsenen findet sich nur im spongiösen Knochen ausreichend Zellmark, die Diaphysen der langen Röhrenknochen enthalten nur Fettmark,

Ein rotes Knochenmark = *medulla ossium rubra*" an Stelle von Fettmark ist ein pathologischer Befund → Histologie!

Das Knochenmark kann als Erscheinungsbild sein:

Hyperplastisches, rotes Mark: Hinweis auf eine myeloproliferative Erkrankung. Ein hyperplastisches Zellmark ist oft derart intensiv gefärbt, daß es „*himbeergeleeartig*" imponiert, z.B. bei hämolytischen Anämien. Die Wucherung des Zellmarkes reizt das Endost, und es kommt zur Knochenverdickung infolge endostaler Apposition.

Grauweißes Fasermark: Osteomyelosklerose, Osteomyelitis, Panmyelophthise u.a.

- *Glänzendes Gallertmark:* Umwandlung des Fettmarks im Senium und bei Kachexie.
- *Gelbes Fettmark.*
- *Schwund des Knochenmarkes:* Osteosklerose, M. PAGET u.a.

Teil V

Kann man das Sterben verstehen und den Tod akzeptieren?

Ein Pathologe, der während eines langen Lebens das Sterben sowie den Tod beobachtet hat und den menschlichen Leichnam als medizinisches Präparat ansehen muß, macht sich natürlich Gedanken über das vorgezeichnete Schicksal des Menschen.

Da der Mensch das einzige Lebewesen ist, welches nicht bloß stirbt, sondern auch weiß, daß es sterben wird, ist er in dieser Beziehung ein armer Hund.

„*Ein Hund*
der stirbt
und der weiß
daß er stirbt
wie ein Hund
und er sagen kann
daß er weiß
daß er stirbt
wie ein Hund
ist ein Mensch“.

Erich Fried (1921–1988): „Warngedichte“, 1964 Carl Hanser Verlag München

Allgemein erwünscht und angestrebt wird der gute Tod – d.h. Euthanasie im klassischen Sinne der griechischen Wortbedeutung. Das gewollte Sterben als Märtyrer ist die extravagante Ausnahme.

Der Begriff Euthanasie stammt aus der Antike und bedeutet „*schöner Tod*“; gemeint ist damit ein leichtes und schmerzloses Sterben. Euthansie bezog sich in der ursprünglichen Bedeutung nie auf das Eingreifen eines Arztes oder eines anderen Menschen in den Sterbeverlauf.

In der Vorstellung der antiken Hochkulturen setzte sich der Lebensweg über den Tod hinaus ins Land der Verstorbenen weiter fort, die Stätten der Lebenden und Toten waren aber getrennt, die Friedhöfe lagen außerhalb der Städte, man denke an die römische Via Appia. Aber im Detail bestanden große Gegensätze in den Lehren: Der Esoteriker Pythagoras postulierte nach dem Sterben eine höhere Existenzentfaltung und lehrte die Unsterblichkeit der Seele und die Seelenwanderung; Epikur, der Philosoph des Diesseits, der Freude und der Lust am Leben, erklärte den Tod als nicht so wichtig:

„*Denn solange wir existieren, ist der Tod nicht da, und wenn der Tod da ist, sind wir nicht mehr*“.

Die Philosphie Epikurs zielte besonders auf diese Befreiung von Furcht vor den Göttern und vor dem Tod.

Wesentlich komplizierter wurde die gegenseitige Beeinflussung von Leben und Tod durch das Christentum. Die Friedhöfe kamen wieder in die Städte, die Verstorbenen in die Obhut der Kirche. Beerdigungen erfolgten in anonymen Massengräbern, die von Zeit zu Zeit geleert werden mußten, die Knochen wurden in sogenannten Beinhäusern aufgeschichtet – die Vorbereitungen für die Auferstehung waren zu treffen. Petrus Hispanus, der einzige Arzt, der Papst wurde und als Johannes XXI. von 1276–1277 regierte, definierte den Tod medizinisch und zwar als Auslöschung der Existenz.

Am Ende des Mittelalters erschienen die Todessymbole: der Sensenmann, das Knochengerüst, die den Lebensfaden abschneidende Parze, der ungebetene Gast an der Tafel Jedermanns. Theophrastus von Hohenheim (1493–1541), der sich später Paracelsus nannte, sprach den Tod als das natürliche Ziel des Menschenlebens an und näherte sich damit der biologischen Seite des Problems.

Da das Wissen um den Tod nur durch eine lange Erfahrung im Umgang mit Sterbenden erworben werden kann, wurde dies in der Gegenwart verdrängt – der Tod entschwand dem öffentlichen Bewußtsein: Das Sterben wurde zur medizinischen Angelegenheit und dem Arzt, dem Krankenhaus, dem Pflegeheim übertragen; das Einsargen und Bestatten wurde einer Berufsgruppe überlassen, der Transport einer Leiche wird vor den Blicken der Lebenden weitgehend geschützt, und das Grab ist dem Gärtner anvertraut worden.

Jeder Mensch stellt sich – irgendwann einmal – die Frage: *Warum muß ich sterben?* Denn der Tod ist bekanntlich das einzige, das mit absoluter Gewißheit eintritt. Mit der Unsterblichkeit kokettiert niemand, vielleicht mit Ausnahme einiger Sekten und Religionen, die ein Weiterleben von *Fragmenten des Lebewesens*, prognostizieren. Da wird allerdings die Enttäuschung groß sein, doch wird es keiner mehr bemerken.

Wendet man sich der Biologie und Pathologie zu, gibt es eine akzeptable Auffassung, die auch zu verstehen ist. Der ungeheure Fortschritt in der Evolution der Arten muß erkauft werden. Der Preis ist kein geringerer als der Tod des Individuums, und zwar ein durch planmäßiges Altern erfolgtes „Ableben". Die Gesetze der Evolution sind grausam, aber nützlich. Ohne Evolution gäbe es die Menschen nicht und damit keinen von uns. Die Evolution erzeugt Arten und Individuen. Als Individuum sind wir die selbst betroffenen Lebewesen. Altern ist eine Grundeigenschaft jedes Lebewesens. Es ist keine Krankheit, sondern ein biologisch vorgeschriebener Weg, der ab der Geburt über Wachstum und Entwicklung zu Differenzierung und Reife führt. Gleichzeitig ist Altern eine Einschränkung der Anpassungsreserve und Reparaturkapazität. Der Prozeß unterliegt einer für jeden Menschen anders programmierten genetischen Steuerung, daher sind die Zeitspannen des individuellen Lebens verschieden.

Die entscheidende Frage lautet: *Warum sind zunehmende Differenzierung und Spezialisierung letztendlich tödlich?* Sobald das differenzierte Individuum seinen Beitrag zur Fortpflanzung und Fortentwicklung geleistet hat, ist ein weiteres Verbleiben nicht mehr von Vorteil und biologisch überflüssig. Somit gab es auch keinen Selektionsdruck, der auf eine Verlängerung der Fruchtbarkeitsperiode oder Erhöhung des Lebensalters abgezielt hätte. Differenzierte Lebewesen müssen sterben, denn nur durch ihren Tod schaffen sie Lebensraum für neue Generationen, was eine unabdingbare Voraussetzung für weitere Evolution und damit den Erwerb neuer Anpassung in einer sich verändernden Umwelt darstellt. Die Gebote der Evolution sind mit dem Traum von Unsterblichkeit nicht vereinbar! Lediglich einzellige, undifferenzierte Lebewesen besitzen eine potentielle Unsterblichkeit, da ihr Zellkörper durch Teilung immer wieder „vollständig" in den Tochterzellen aufgeht, so daß kein Leichnahm zurückbleibt. Sterben ist nichts anderes als ein zwangsläufiger Generationswechsel, ein Auswechseln von „*alt*“ gegen „*neu*“ mit der biologischen Chance der Fortsetzung der Evolution. In uns lebt das genetische Material unserer Vorfahren, und in unseren Nachkommen wird unseres weiterleben, durch Mutation und Selektion vielleicht sogar verbessert. Vergleichen wir dies ruhig mit dem Stafettenlauf: die Fackel des Bios eine Strecke lang zu tragen und dann an einen neuen, frischen, noch erholten Läufer weiterzugeben. Das ist unsere biologische Aufgabe.

Die Frage, die uns alle beschäftigt, auch wenn wir sie lange von uns weisen, ist die nach unserer eigenen letzten Lebensstunde. Die Situation ist am treffendsten mit den Worten Carl Spitzwegs, des Apothekers, Malers und Poeten, zu skizzieren:

„Oft denk ich an den Tod, den herben,
Und wie am End' ich's ausmach'?!
Ganz sanft im Schlafe möcht' ich sterben –
Und tot sein, wenn ich aufwach'!

Allgemeine Literaturhinweise

Eine ausführliche Darstellung der anatomischen Grundlagen wichtiger Krankheiten, also eine Präsentation der „Krankheitsbilder", findet sich in den Handbüchern und Nachschlagewerken sowie in einigen guten Atlanten unseres Faches.

Wer die nachfolgend angebotenen Werke zur Verfügung hat, ist bestens ausgerüstet.

Handbücher

Handbuch der speziellen pathologischen Anatomie und Histologie. Begründet von O. Lubarsch und F. Henke, seit 1924 mit zahlreichen Bänden erschienen bei Springer, Berlin

Lehrbuch der speziellen Pathologischen Anatomie. Begründet von E. Kaufmann, letzte Auflage 1955–1969, erschienen bei de Gruyter, Berlin

Pathologie. Begründet und herausgegeben von W. Remmele. 2. Aufl., 6 Bände, Springer, Berlin Heidelberg New York 1995–1998

Spezielle pathologische Anatomie. Ein Lehr- und Nachschlagewerk.
Begründet von W. Doerr und E. Uehlinger, erschienen seit 1966 in zahlreichen Bänden bei Springer, Berlin Heidelberg New York

Systemic Pathology. Begründet von G.P. Wright und W.S.C. Symmers, erschienen in zahlreichen Bänden seit 1986 bei Churchill Livingstone, Edinburgh

Atlaswerke

CURRAN RC, JONES EL (1976) Farbatlas der makroskopischen Pathologie. Springer, Berlin Heidelberg New York

DOERR W, SCHUMANN G, ULE G (1975) Atlas der pathologischen Anatomie. Thieme, Stuttgart

Farbatlanten der Medizin. Begründet von F.H. Netter. Band 1–9, Thieme, Stutgart 1990–1996

GRUNDMANN E (1986) Spezielle Pathologie. Farbatlas der makroskopischen und mikroskopischen Pathologie. Urban & Schwarzenberg, München

HELPAP B (1997) Die klinisch-pathologische Konferenz. Springer, Berlin Heidelberg New York Tokio

REZEK PR, MILLARD M (1963) Autopsy Pathology. A Guide for Pathologists and Clinicians. Thomas, Springfield

THOMAS C (1993) Makropathologie. Schattauer, Stuttgart New York

Sachverzeichnis

SPRINGER NATURE

GPSR Compliance

The European Union's (EU) General Product Safety Regulation (GPSR) is a set of rules that requires consumer products to be safe and our obligations to ensure this.

If you have any concerns about our products, you can contact us on ProductSafety@springernature.com

In case Publisher is established outside the EU, the EU authorized representative is:

Springer Nature Customer Service Center GmbH
Europaplatz 3
69115 Heidelberg, Germany

The manufacturer's authorised representative in the EU is Springer Nature Customer Service Centre GmbH, Europaplatz 3, 69115 Heidelberg, Germany. If you have any concerns regarding our products, please contact ProductSafety@springernature.com

Printed and bound by CPI Group (UK) Ltd, Croydon, CR0 4YY
19/08/2026
02200193-0014